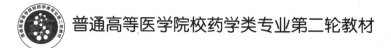

生 药 学

（第 2 版）

（供药学类专业用）

主　编　张东方　税丕先

副主编　高红莉　杨扶德　付小梅　刘　芳

编　者（以姓氏笔画为序）

习云鹏（大连医科大学）　　　　　王晓华（桂林医学院）

邓可众（江西中医药大学）　　　　付小梅（江西中医药大学）

毕琳琳（空军军医大学）　　　　　刘　芳（长治医学院）

杨扶德（甘肃中医药大学）　　　　李　坤（辽宁师范大学）

吴文如（广州中医药大学）　　　　张东方（中国医科大学）

周学刚（哈尔滨医科大学）　　　　段静雨（徐州医科大学）

高红莉［山东第一医科大学（山东省医学科学院）］

高春华（锦州医科大学）　　　　　桑育黎（辽宁大学）

韩　娜（沈阳药科大学）　　　　　税丕先（西南医科大学）

靳　鑫（中国医科大学）

编写秘书　靳　鑫

中国健康传媒集团

中国医药科技出版社

内 容 提 要

本教材是"普通高等医学院校药学类专业第二轮教材"之一，分为绪论和上篇总论、下篇各论三部分。每章设置"学习导引""实例解析""知识链接""知识拓展""本章小结"等编写模块。上篇为总论，重点介绍基本理论、基本方法和基本技能，包括生药的鉴定、采收、加工、炮制、质量标准及开发利用等；下篇为各论，共收载生药347种，重点生药57种。本教材为书网融合教材，即纸质教材有机融合电子教材、教学配套资源（PPT、微课、视频等）、题库系统、数字化教学服务（在线教学、在线考试、在线作业），使教材内容更加立体、生动、形象、便教易学。

本教材供药学类专业本科学生使用。

图书在版编目（CIP）数据

生药学／张东方，税丕先主编．—2版．—北京：中国医药科技出版社，2021.7

普通高等医学院校药学类专业第二轮教材

ISBN 978-7-5214-2462-1

Ⅰ．①生… Ⅱ．①张… ②税… Ⅲ．①生药学-医学院校-教材 Ⅳ．①R93

中国版本图书馆 CIP 数据核字（2021）第 109386 号

美术编辑 陈君杞
版式设计 易维鑫

出版 **中国健康传媒集团** | 中国医药科技出版社
地址 北京市海淀区文慧园北路甲 22 号
邮编 100082
电话 发行：010-62227427 邮购：010-62236938
网址 www.cmstp.com
规格 889×1194mm ¹⁄₁₆
印张 22¾
彩插 7
字数 715 千字
初版 2016 年 1 月第 1 版
版次 2021 年 7 月第 2 版
印次 2022 年 8 月第 2 次印刷
印刷 三河市万龙印装有限公司
经销 全国各地新华书店
书号 ISBN 978-7-5214-2462-1
定价 **62.00 元**

获取新书信息、投稿、为图书纠错，请扫码联系我们。

出版说明

全国普通高等医学院校药学类专业"十三五"规划教材，由中国医药科技出版社于 2016 年初出版，自出版以来受到各院校师生的欢迎和好评。为适应学科发展和药品监管等新要求，进一步提升教材质量，更好地满足教学需求，同时为了落实中共中央、国务院《"健康中国 2030"规划纲要》《中国教育现代化 2035》等文件精神，在充分的院校调研的基础上，针对全国医学院校药学类专业教育教学需求和应用型药学人才培养目标要求，在教育部、国家药品监督管理局的领导下，中国医药科技出版社于 2020 年对该套教材启动修订工作，编写出版"普通高等医学院校药学类专业第二轮教材"。

本套理论教材 35 种，实验指导 9 种，教材定位清晰、特色鲜明，主要体现在以下方面。

一、培养高素质应用型人才，引领教材建设

本套教材建设坚持体现《中国教育现代化 2035》"加强创新型、应用型、技能型人才培养规模"的高等教育教学改革精神，切实满足"药品生产、检验、经营与管理和药学服务等应用型人才"的培养需求，按照《"健康中国 2030"规划纲要》要求培养满足健康中国战略的药学人才，坚持理论与实践、药学与医学相结合，强化培养具有创新能力、实践能力的应用型人才。

二、体现立德树人，融入课程思政

教材编写将价值塑造、知识传授和能力培养三者融为一体，实现"润物无声"的目的。公共基础课程注重体现提高大学生思想道德修养、人文素质、科学精神、法治意识和认知能力，提升学生综合素质；专业基础课程根据药学专业的特色和优势，深度挖掘提炼专业知识体系中所蕴含的思想价值和精神内涵，科学合理拓展专业课程的广度、深度和温度，增加课程的知识性、人文性，提升引领性、时代性和开放性；专业核心课程注重学思结合、知行统一，增强学生勇于探索的创新精神、善于解决问题的实践能力。

三、适应行业发展，构建教材内容

教材建设根据行业发展要求调整结构、更新内容。构建教材内容紧密结合当前国家药品监督管理法规标准、法规要求、现行版《中华人民共和国药典》内容，体现全国卫生类（药学）专业技术资格考试、国家执业药师职业资格考试的有关新精神、新动向和新要求，保证药学教育教学适应医药卫生事业发展要求。

四、创新编写模式，提升学生能力

在不影响教材主体内容基础上注重优化"案例解析"内容，同时保持"学习导引""知识链接""知识拓展""练习题"或"思考题"模块的先进性。注重培养学生理论联系实际，以及分析问题和解决问题的能力，包括药品生产、检验、经营与管理、药学服务等的实际操作能力、创新思维能力和综合分析能力；其他编写模块注重增强教材的可读性和趣味性，培养学生学习的自觉性和主动性。

五、建设书网融合教材，丰富教学资源

搭建与教材配套的"医药大学堂"在线学习平台（包括数字教材、教学课件、图片、视频、动画及练习题等），丰富多样化、立体化教学资源，并提升教学手段，促进师生互动，满足教学管理需要，为提高教育教学水平和质量提供支撑。

普通高等医学院校药学类专业第二轮教材
建设评审委员会

数字化教材编委会

主　　编　张东方　税丕先

副 主 编　高红莉　杨扶德　付小梅　刘　芳

编　　者（以姓氏笔画为序）

刁云鹏（大连医科大学）　　　　　王晓华（桂林医学院）

邓可众（江西中医药大学）　　　　付小梅（江西中医药大学）

毕琳琳（空军军医大学）　　　　　刘　芳（长治医学院）

杨扶德（甘肃中医药大学）　　　　李　坤（辽宁师范大学）

吴文如（广州中医药大学）　　　　张东方（中国医科大学）

周学刚（哈尔滨医科大学）　　　　段静雨（徐州医科大学）

高红莉［山东第一医科大学（山东省医学科学院）］

高春华（锦州医科大学）　　　　　桑育黎（辽宁大学）

韩　娜（沈阳药科大学）　　　　　税丕先（西南医科大学）

靳　鑫（中国医科大学）

编写秘书　靳　鑫

前言

本教材是"普通高等医学院校药学类专业第二轮教材"之一，是对全国普通高等医学院校药学类专业"十三五"国家规划教材《生药学》的修订。体现"加强创新型、应用型、技能型人才培养规模"的高等教育教学改革精神，满足"药品生产、检验、经营与管理和药学服务等应用型人才"的培养需求。坚持理论与实践、药学与医学相结合，突出学生实践能力和创新能力的培养编写思路和原则。

在本教材修订过程中，注重教材内容与相关课程对接，教材内容与就业岗位的知识和能力要求相对接，教材内容与国家药品标准《中国药典》（2020年版）及全国卫生（药学）专业技术资格考试、国家执业药师资格考试相对接，以便更好地培养药品生产、检验、经营与管理和临床合理用药及开展药学服务等应用型人才，更好地服务行业发展。

结合《生药学》课程的特点，本教材的编写注重理论知识与实践应用相结合，强化学生职业能力和创新能力培养，在介绍理论知识的同时注重适当引入案例，并注重拓展学生的知识面。每章设置"学习导引""实例解析""知识链接""本章小结"等模块，增加了"课程思政"内容。案例选择注重知识性、趣味性、新颖性，引人入胜，并切入本章内容主题。

本教材分为绪论和上篇、下篇，书末附生药原植（动）物学名索引、重点原植（动）物及生药彩色图片。上篇为总论，重点介绍基本理论、基本方法和基本技能，包括生药的鉴定、采收、加工、炮制、质量评价及开发利用等。下篇为各论，共收载生药347种，重点生药57种；加入【制剂】栏目，便于学生了解生药临床应用，增强实用功能；以表格形式，总结了"本科常用生药"，方便学生掌握相关知识。

本教材配套"医药大学堂——中国医药科技出版社智能化在线学习平台"发挥在线学习优势，同时弥补纸质教材版面不足，内容包括电子教材、课件、题库、植物和药材图片等，使得教材内容立体化、生动化。

本教材编写分工如下。张东方：绪论；桑育黎：第一章、第十一章卫矛科至五加科；段静雨：第二章；毕琳琳：第三章、第十一章豆科；高红莉：第四章、第十一章唇形科至茜草科；李坤：第五章；付小梅：第六章；刁云鹏：第七章；刘芳：第八章、第九章；王晓华：第十章；邓可众：第十一章第一节、第十一章桑科至石竹科；杨扶德：第十一章毛茛科至樟科；吴文如：第十一章罂粟科至蔷薇科；韩娜：第十一章芸香科至漆树科、第十三章；周学刚：第十一章伞形科至紫草科；高春华：第十一章忍冬科至菊科；靳鑫：第十一章第三节；税丕先：第十二章。大部分重点药材彩色图片由张东方、靳鑫提供。

教材难免存有疏漏之处，敬请广大师生和读者提出宝贵意见。

编　者
2021 年 3 月

绪论 ·· 1

第一节 生药学的研究内容和任务 ·· 1
  一、生药的品质评价与控制 ·· 1
  二、调查、考证生药资源 ·· 2
第二节 生药学的起源与发展 ·· 3
  一、古代本草学与生药学起源 ·· 3
  二、生药学的发展 ·· 4

上篇 总 论

第一章 生药的分类与记载 ·· 8

第一节 生药的分类 ·· 8
  一、按自然系统分类法 ·· 8
  二、按化学成分分类法 ·· 9
  三、按药用部位分类法 ·· 9
  四、按药理作用或中医功效分类法 ······································ 9
  五、其他分类法 ·· 9
第二节 生药的记载 ·· 9
  一、生药的拉丁名 ·· 9
  二、生药的记载项目 ·· 10

第二章 生药的化学成分 ·· 13

第一节 概述 ·· 13
第二节 生药的化学成分及其性质 ·· 14
  一、生物碱类 ·· 14
  二、糖和苷类 ·· 16
  三、黄酮类 ·· 18
  四、醌类 ·· 20
  五、香豆素类 ·· 22
  六、木脂素类 ·· 23
  七、强心苷类 ·· 24
  八、皂苷类 ·· 25
  九、萜类 ·· 27
  十、挥发油类 ·· 30
  十一、有机酸类 ·· 30

十二、鞣质类 ……………………………………………………………………… 31

十三、其他成分 …………………………………………………………………… 32

第三章　生药的采收、产地加工与贮存 …………………………………… 34

第一节　生药的采收 …………………………………………………………… 34

一、生药有效成分的积累规律 …………………………………………………… 34

二、采收期的确定 ………………………………………………………………… 34

三、一般的采收原则 ……………………………………………………………… 35

四、采收方法 ……………………………………………………………………… 36

五、采收中的注意事项 …………………………………………………………… 36

第二节　生药的产地加工 ……………………………………………………… 36

一、产地加工的目的 ……………………………………………………………… 36

二、产地加工的方法 ……………………………………………………………… 37

第三节　生药的贮藏和保管 …………………………………………………… 38

一、常见的变质现象 ……………………………………………………………… 38

二、生药的贮藏 …………………………………………………………………… 39

第四章　中药材的炮制 …………………………………………………… 43

第一节　中药材炮制的发展概况 ……………………………………………… 43

第二节　中药材炮制的目的 …………………………………………………… 44

一、提高净度 ……………………………………………………………………… 44

二、增强药物疗效 ………………………………………………………………… 44

三、消除或降低药物毒性或副作用 ……………………………………………… 44

四、改变或缓和药物的性能 ……………………………………………………… 45

五、改变或增强药物作用的部位和趋向 ………………………………………… 45

六、矫味矫臭，利于服用 ………………………………………………………… 45

七、便于调剂制剂 ………………………………………………………………… 45

八、利于贮运 ……………………………………………………………………… 45

第三节　中药材炮制的方法 …………………………………………………… 46

一、一般修制 ……………………………………………………………………… 46

二、水制 …………………………………………………………………………… 46

三、火制 …………………………………………………………………………… 47

四、水火共制 ……………………………………………………………………… 48

五、其他制法 ……………………………………………………………………… 48

第四节　中药材炮制的机制 …………………………………………………… 49

一、炮制对含生物碱类药物的影响 ……………………………………………… 49

二、炮制对含苷类药物的影响 …………………………………………………… 49

三、炮制对含挥发油类药物的影响 ……………………………………………… 49

四、炮制对鞣质的影响 …………………………………………………………… 49

五、炮制对含有机酸类药物的影响 ……………………………………………… 50

六、炮制对含油脂类药物的影响 ………………………………………………… 50

七、炮制对含无机化合物类药物的影响 ………………………………………… 50

八、炮制对含其他类成分药物的影响 …………………………………………… 50

第五章　生药的鉴定 ……………………………………………………………… 52

第一节　概述 ……………………………………………………………………… 52
第二节　生药鉴定的一般程序与方法 ………………………………………… 53
一、生药鉴定的工作程序 ………………………………………………………… 53
二、生药常规检查的内容和方法 ………………………………………………… 54
第三节　生药的原植（动）物鉴定 …………………………………………… 56
第四节　生药的性状鉴定 ………………………………………………………… 57
第五节　生药的显微鉴定 ………………………………………………………… 58
一、显微鉴定的方法 ……………………………………………………………… 58
二、显微鉴定的要点 ……………………………………………………………… 59
三、中成药显微鉴别要点 ………………………………………………………… 62
四、扫描电镜等的应用 …………………………………………………………… 63
第六节　生药的理化鉴定 ………………………………………………………… 64
一、物理常数 ……………………………………………………………………… 64
二、一般的理化鉴定 ……………………………………………………………… 64
三、分光光度法 …………………………………………………………………… 65
四、色谱法 ………………………………………………………………………… 65
第七节　DNA 分子标记鉴定 …………………………………………………… 66
一、DNA 分子遗传标记技术的方法及原理 …………………………………… 67
二、DNA 分子遗传标记技术在生药学研究中的应用 ………………………… 68

第六章　生药质量标准的制订与控制 ………………………………………… 71

第一节　影响生药品质的因素 ………………………………………………… 71
一、自然因素对生药品质的影响 ………………………………………………… 71
二、人为因素对生药品质的影响 ………………………………………………… 73
第二节　生药质量控制的依据 ………………………………………………… 74
第三节　生药质量控制的主要内容和方法 …………………………………… 76
一、生药质量的限量控制 ………………………………………………………… 76
二、生药质量的定量控制 ………………………………………………………… 77
三、生药化学成分的指纹图谱 …………………………………………………… 78
第四节　生药质量标准的制订 ………………………………………………… 79

第七章　生药的资源开发与利用 ……………………………………………… 82

第一节　我国生药资源概况 …………………………………………………… 82
第二节　生药资源开发的思路 ………………………………………………… 84
一、从历代医书、本草记载中发掘新药源 ……………………………………… 85
二、利用生物亲缘关系密切与化学成分相近开发新药源 ……………………… 85
三、从民族药、民间药中开发新药源 …………………………………………… 86
四、扩大药用部位，寻找新药源 ………………………………………………… 86
五、提取有效成分、有效部位开发新药品种 …………………………………… 87
六、利用先导化合物转化及结构修饰开发新药物 ……………………………… 87
七、积极开发人工代用品和人工合成品 ………………………………………… 88
八、利用现代生物技术开发新药源 ……………………………………………… 88

九、生药资源的综合开发 ……………………………………………………………………… 88
第三节 中药和天然药物的开发 …………………………………………………………………… 89
第四节 天然保健食品的开发 ……………………………………………………………………… 90
第五节 海洋生药资源的开发利用 ………………………………………………………………… 92
一、概述 ……………………………………………………………………………………… 92
二、海洋生物的活性成分及应用 ………………………………………………………… 93

下篇 各 论

第八章 藻、菌类生药 …………………………………………………………………………… 98

第一节 藻类 ………………………………………………………………………………………… 98
  昆布 ……………………………………………………………………………………………… 98
  海藻 ……………………………………………………………………………………………… 99
第二节 菌类 ………………………………………………………………………………………… 99
  冬虫夏草 ………………………………………………………………………………………… 100
  灵芝 ……………………………………………………………………………………………… 102
  茯苓 ……………………………………………………………………………………………… 104
  菌类其他生药 …………………………………………………………………………………… 104

第九章 蕨类生药 ………………………………………………………………………………… 107

第一节 蕨类植物的主要特征 ……………………………………………………………………… 107
第二节 蕨类植物的重要生药 ……………………………………………………………………… 108
  绵马贯众 ………………………………………………………………………………………… 108
  骨碎补 …………………………………………………………………………………………… 111
  海金沙 …………………………………………………………………………………………… 111
  蕨类其他常用生药 ……………………………………………………………………………… 111

第十章 裸子植物类生药 ………………………………………………………………………… 114

第一节 裸子植物的主要特征 ……………………………………………………………………… 114
第二节 裸子植物的分类与重要生药 ……………………………………………………………… 115
  一、银杏科 Ginkgoaceae …………………………………………………………………… 115
    银杏叶 ………………………………………………………………………………………… 115
  二、松科 Pinaceae …………………………………………………………………………… 118
    松花粉 ………………………………………………………………………………………… 118
  三、柏科 Cupressaceae ……………………………………………………………………… 119
    侧柏叶 ………………………………………………………………………………………… 119
  四、红豆杉科（紫杉科） Taxaceae ……………………………………………………… 119
    紫杉 …………………………………………………………………………………………… 119
  五、麻黄科 Ephedraceae …………………………………………………………………… 120
    麻黄 …………………………………………………………………………………………… 120
  六、裸子植物类其他常用生药 ……………………………………………………………… 123

第十一章 被子植物类生药 ……………………………………………………………………… 126

第一节 被子植物的主要特征 ……………………………………………………………………… 126

第二节　双子叶植物纲 ……………………………………………………………………… 127

一、桑科　Moraceae ………………………………………………………………… 127

火麻仁 …………………………………………………………………………… 127

桑白皮 …………………………………………………………………………… 128

二、马兜铃科　Aristolochiaceae …………………………………………………… 128

细辛 ……………………………………………………………………………… 129

三、蓼科　Polygonaceae …………………………………………………………… 131

大黄 ……………………………………………………………………………… 132

何首乌 …………………………………………………………………………… 135

虎杖 ……………………………………………………………………………… 137

蓼科其他常用生药 ……………………………………………………………… 138

四、苋科　Amaranthaceae ………………………………………………………… 138

牛膝 ……………………………………………………………………………… 138

五、石竹科　Caryophyllaceae ……………………………………………………… 139

银柴胡 …………………………………………………………………………… 139

王不留行 ………………………………………………………………………… 139

六、毛茛科　Ranunculaceae ………………………………………………………… 139

黄连 ……………………………………………………………………………… 140

附子 ……………………………………………………………………………… 142

草乌 ……………………………………………………………………………… 145

白芍 ……………………………………………………………………………… 145

威灵仙 …………………………………………………………………………… 147

毛茛科其他常用生药 …………………………………………………………… 147

七、小檗科　Berberidaceae ………………………………………………………… 148

淫羊藿 …………………………………………………………………………… 148

八、木通科　Lardizabalaceae ……………………………………………………… 149

木通 ……………………………………………………………………………… 150

九、防己科　Menispermaceae ……………………………………………………… 152

防己 ……………………………………………………………………………… 152

北豆根 …………………………………………………………………………… 154

十、木兰科　Magnoliaceae ………………………………………………………… 154

厚朴 ……………………………………………………………………………… 154

辛夷 ……………………………………………………………………………… 157

五味子 …………………………………………………………………………… 157

十一、樟科　Lauraceae ……………………………………………………………… 159

肉桂 ……………………………………………………………………………… 159

乌药 ……………………………………………………………………………… 162

十二、罂粟科　Papaveraceae ……………………………………………………… 162

延胡索 …………………………………………………………………………… 163

罂粟壳 …………………………………………………………………………… 165

十三、十字花科　Cruciferae ………………………………………………………… 165

板蓝根 …………………………………………………………………………… 166

芥子 ……………………………………………………………………………… 168

十字花科其他常用生药 ………………………………………………………… 168

十四、景天科　Crassulaceae ……………………………………………………………… 168

　　红景天 ……………………………………………………………………………………… 168

　　垂盆草 ……………………………………………………………………………………… 169

十五、杜仲科　Eucommiaceae …………………………………………………………… 169

　　杜仲 ………………………………………………………………………………………… 169

十六、蔷薇科　Rosaceae …………………………………………………………………… 169

　　山楂 ………………………………………………………………………………………… 170

　　苦杏仁 ……………………………………………………………………………………… 171

　　木瓜 ………………………………………………………………………………………… 173

　　枇杷叶 ……………………………………………………………………………………… 174

　　蔷薇科其他常用生药 ……………………………………………………………………… 174

十七、豆科　Leguminosae（Fabaceae） ………………………………………………… 175

　　黄芪 ………………………………………………………………………………………… 175

　　甘草 ………………………………………………………………………………………… 177

　　葛根 ………………………………………………………………………………………… 180

　　番泻叶 ……………………………………………………………………………………… 180

　　苦参 ………………………………………………………………………………………… 181

　　决明子 ……………………………………………………………………………………… 181

　　豆科其他常用生药 ………………………………………………………………………… 182

十八、芸香科　Rutaceae …………………………………………………………………… 183

　　黄柏 ………………………………………………………………………………………… 183

　　芸香科其他常用生药 ……………………………………………………………………… 185

十九、楝科　Meliaceae ……………………………………………………………………… 186

　　川楝子 ……………………………………………………………………………………… 186

二十、苦木科　Simaroubaceae …………………………………………………………… 186

　　鸦胆子 ……………………………………………………………………………………… 186

二十一、远志科　Polygalaceae …………………………………………………………… 187

　　远志 ………………………………………………………………………………………… 187

二十二、大戟科　Euphorbiaceae ………………………………………………………… 187

　　京大戟 ……………………………………………………………………………………… 187

　　巴豆 ………………………………………………………………………………………… 187

　　狼毒 ………………………………………………………………………………………… 188

二十三、漆树科　Anacardiaceae ………………………………………………………… 188

　　五倍子 ……………………………………………………………………………………… 188

二十四、卫矛科　Celastraceae …………………………………………………………… 189

　　雷公藤 ……………………………………………………………………………………… 189

二十五、鼠李科　Rhamnaceae …………………………………………………………… 189

　　大枣 ………………………………………………………………………………………… 189

　　酸枣仁 ……………………………………………………………………………………… 189

二十六、瑞香科　Thymelaeaceae ………………………………………………………… 190

　　沉香 ………………………………………………………………………………………… 190

　　芫花 ………………………………………………………………………………………… 193

二十七、使君子科　Combretaceae ……………………………………………………… 193

　　使君子 ……………………………………………………………………………………… 193

　　　　诃子 ………………………………………………………………………………… 193
　　二十八、桃金娘科　Myrtaceae ……………………………………………………… 194
　　　　丁香 …………………………………………………………………………………… 194
　　二十九、五加科　Araliaceae ………………………………………………………… 196
　　　　人参 …………………………………………………………………………………… 196
　　　　三七 …………………………………………………………………………………… 200
　　　　刺五加 ………………………………………………………………………………… 202
　　　　五加皮 ………………………………………………………………………………… 203
　　　　五加科其他常用生药 ………………………………………………………………… 203
　　三十、伞形科　Umbelliferae ………………………………………………………… 203
　　　　当归 …………………………………………………………………………………… 204
　　　　柴胡 …………………………………………………………………………………… 206
　　　　川芎 …………………………………………………………………………………… 209
　　　　白芷 …………………………………………………………………………………… 211
　　　　防风 …………………………………………………………………………………… 211
　　　　伞形科其他常用生药 ………………………………………………………………… 212
　　三十一、山茱萸科　Cornaceae ……………………………………………………… 212
　　　　山茱萸 ………………………………………………………………………………… 212
　　三十二、木犀科　Oleaceae …………………………………………………………… 213
　　　　秦皮 …………………………………………………………………………………… 213
　　　　连翘 …………………………………………………………………………………… 213
　　　　女贞子 ………………………………………………………………………………… 213
　　三十三、马钱科　Loganiaceae ……………………………………………………… 214
　　　　马钱子 ………………………………………………………………………………… 214
　　三十四、龙胆科　Gentianaceae ……………………………………………………… 214
　　　　龙胆 …………………………………………………………………………………… 215
　　　　秦艽 …………………………………………………………………………………… 217
　　三十五、夹竹桃科　Apocynaceae …………………………………………………… 218
　　　　萝芙木 ………………………………………………………………………………… 218
　　三十六、萝藦科　Asclepiadaceae …………………………………………………… 218
　　　　香加皮 ………………………………………………………………………………… 218
　　三十七、旋花科　Convolvulaceae …………………………………………………… 218
　　　　菟丝子 ………………………………………………………………………………… 218
　　　　牵牛子 ………………………………………………………………………………… 219
　　三十八、紫草科　Boraginaceae ……………………………………………………… 219
　　　　紫草 …………………………………………………………………………………… 219
　　三十九、唇形科　Labiatae（Lamiaceae） ………………………………………… 220
　　　　薄荷 …………………………………………………………………………………… 220
　　　　黄芩 …………………………………………………………………………………… 223
　　　　丹参 …………………………………………………………………………………… 225
　　　　益母草 ………………………………………………………………………………… 227
　　　　广藿香 ………………………………………………………………………………… 228
　　　　唇形科其他常用生药 ………………………………………………………………… 228
　　四十、茄科　Solanaceae ……………………………………………………………… 228

枸杞子 ———————————————————————————— 229

洋金花 ———————————————————————————— 231

四十一、玄参科　Scrophulariaceae ————————————————— 231

地黄 ——————————————————————————————— 232

玄参 ——————————————————————————————— 235

毛花洋地黄叶 ——————————————————————————— 235

四十二、列当科　Orobanchaceae ——————————————————— 235

肉苁蓉 ———————————————————————————— 235

四十三、爵床科　Acanthaceae ———————————————————— 236

穿心莲 ———————————————————————————— 236

四十四、茜草科　Rubiaceae ————————————————————— 236

钩藤 ——————————————————————————————— 236

栀子 ——————————————————————————————— 237

巴戟天 ———————————————————————————— 237

茜草 ——————————————————————————————— 237

四十五、忍冬科　Caprifoliaceae ——————————————————— 238

金银花 ———————————————————————————— 238

四十六、葫芦科　Cucurbitaceae ——————————————————— 241

天花粉 ———————————————————————————— 241

四十七、桔梗科　Campanulaceae ——————————————————— 242

桔梗 ——————————————————————————————— 243

党参 ——————————————————————————————— 245

南沙参 ———————————————————————————— 245

四十八、菊科　Compositae（Asteraceae） —————————————— 245

红花 ——————————————————————————————— 247

木香 ——————————————————————————————— 249

青蒿 ——————————————————————————————— 251

苍术 ——————————————————————————————— 253

茵陈 ——————————————————————————————— 256

菊花 ——————————————————————————————— 256

蒲公英 ———————————————————————————— 257

菊科其他常用生药 ————————————————————————— 257

第三节　单子叶植物纲 ——————————————————————— 258

四十九、泽泻科　Alismataceae ——————————————————— 258

泽泻 ——————————————————————————————— 258

五十、禾本科　Gramineae（Poaceae） ———————————————— 258

薏苡仁 ———————————————————————————— 258

白茅根 ———————————————————————————— 258

五十一、棕榈科　Palmae（Arecaceae） ——————————————— 259

血竭 ——————————————————————————————— 259

槟榔 ——————————————————————————————— 259

五十二、天南星科　Araceae ————————————————————— 260

半夏 ——————————————————————————————— 260

天南星 ———————————————————————————— 262

天南星科其他常用生药 ·· 263

五十三、百部科　Stemonaceae ·· 263

百部 ·· 263

五十四、百合科　Liliaceae ··· 263

川贝母 ·· 264

麦冬 ·· 267

芦荟 ·· 270

天冬 ·· 270

玉竹 ·· 270

知母 ·· 271

百合科其他常用生药 ··· 271

五十五、薯蓣科　Dioscoreaceae ·· 272

山药 ·· 272

穿山龙 ·· 274

薯蓣科其他常用生药 ··· 274

五十六、鸢尾科　Iridaceae ··· 275

西红花 ·· 275

射干 ·· 277

五十七、姜科　Zingiberaceae ··· 277

砂仁 ·· 278

莪术 ·· 281

姜科其他常用生药 ··· 283

五十八、兰科　Orchidaceae ·· 284

天麻 ·· 284

石斛 ·· 287

白及 ·· 288

兰科其他常用生药 ··· 288

第十二章　动物类生药 ·· 291

第一节　概述 ·· 291

一、动物体的基本结构 ··· 292

二、动物的命名与分类 ··· 293

三、动物类生药的分类 ··· 294

四、动物类生药的活性成分 ··· 294

第二节　动物类生药选论 ·· 296

鹿茸 ·· 296

麝香 ·· 299

牛黄 ·· 302

羚羊角 ·· 304

地龙 ·· 306

水蛭 ·· 306

珍珠 ·· 306

石决明 ·· 307

僵蚕 ·· 307

斑蝥 ……………………………………………………………………… 307

全蝎 ……………………………………………………………………… 308

蜈蚣 ……………………………………………………………………… 308

土鳖虫 …………………………………………………………………… 308

蟾酥 ……………………………………………………………………… 309

龟甲 ……………………………………………………………………… 309

蛤蚧 ……………………………………………………………………… 309

金钱白花蛇 ……………………………………………………………… 310

阿胶 ……………………………………………………………………… 310

动物类其他常用生药 …………………………………………………… 310

第十三章　矿物类生药 …………………………………………………… 313

第一节　概述 ……………………………………………………………… 313

一、矿物的性质 ………………………………………………………… 314

二、矿物类生药的鉴定 ………………………………………………… 315

三、矿物类生药的分类 ………………………………………………… 316

第二节　矿物类生药选论 ………………………………………………… 316

朱砂 ……………………………………………………………………… 316

雄黄 ……………………………………………………………………… 318

芒硝 ……………………………………………………………………… 318

石膏 ……………………………………………………………………… 319

滑石 ……………………………………………………………………… 319

矿物类其他常用生药 …………………………………………………… 319

参考答案 ……………………………………………………………………… 322

生药原植（动）物学名索引 ………………………………………………… 324

绪 论

学习导引

知识要求

1. **掌握** 生药、生药学、道地药材概念；生药学的研究内容和任务。
2. **熟悉** 生药学的起源和发展。
3. **了解** 生药、中药、中药材、中药饮片、草药、中草药的含义。

能力要求

熟练掌握生药学的基本概念及其研究内容和任务。

第一节 生药学的研究内容和任务

PPT

　　生药（crude drug）也称为天然药物（natural medicine），是指来源于天然、未经加工或只经简单加工的植物类药材、动物类药材和矿物类药材。从广义上说，生药包括一切来源于天然的中药材、草药、民族药和提制化学药物的原料药材。生药涵盖范畴广泛，与中药、草药、民族药不同点在于：①中药（traditional Chinese medicines）指依据中医学的理论和临床经验应用于预防、医疗和保健的药物，包括中药材、中药饮片、中药制剂和中药提取物。中药材可用于生产中药饮片；中药饮片应当按照国家药品标准或按照省、自治区、直辖市药品监督管理部门制定的炮制规范炮制，可供中医临床使用，也可供中药生产企业生产中药制剂和中药提取物。②草药（medicinal herb）：指局部地区民间草药用于治病或地区口碑相传的民间药。③中草药（Chinese traditional and herb drugs）：中药和草药的统称。④民族药（ethnic drug）：指在我国少数民族的民族医药理论指导下使用的药物，如藏药、蒙药、维药、苗药等。生药、中药、中药材、草药、中草药的含义有时很难区分。

　　生药学（pharmacognosy）是应用现代科学理论和技术综合研究生药的一门科学。详言之：生药学是应用本草学、植物学、动物学、化学、药理学、中医学、临床医学和分子生物学等学科的理论知识和技术来研究生药的来源、鉴定、生产加工、活性成分、药理作用、品质评价及资源开发利用等的一门科学。

　　生药学的研究内容广泛，其核心内容在于评价与控制生药的内在质量，以保障用药安全、有效、质量可控。同时，调查、考证生药资源并使其可持续利用也是生药学研究的重要问题。因此，生药学主要任务如下所述。

一、生药的品质评价与控制

微课

　　1. 生药的品质评价 生药的品质评价要鉴定生药的真实性。准确鉴别生药的常用方法包括原植（动）物鉴定、性状鉴定、显微鉴定、理化鉴定、DNA 分子标记技术鉴定。由于用药历史、各地用药习惯等各种因素，生药的来源非常复杂，形成生药"同名异物"和"同物异名"现象。同名异物如：贯众药材原植物共 9 科 17 属 50 余种；各地在大青叶的使用上也有差异，东北地区使用蓼科植物蓼蓝，华东地区使用十字花科植物菘蓝，华南地区使用爵床科植物马

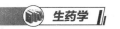

蓝，江西、湖北等地使用马鞭草科植物路边青。同物异名更为广泛，如：穿心莲又名一见喜、榄核莲、苦草、四方莲、圆锥须药草；牛蒡子又名大力子、鼠粘子、恶实。

生药的品质评价还要评价质量优劣。常用天然药物化学、分析化学等学科的研究方法，测定生药的浸出物、有效成分或指标成分的含量，以及对重金属、农药残留量、二氧化硫残留量、黄曲霉毒素等进行限量检查。生药的品质评价以生药的质量标准为重要依据，质量标准随着研究深入不断提升，质量标准水平在中药现代化、中药走向世界过程中起着非常重要的作用。

道地药材（famous-region drug）是指来源于特定产区的货真质优的生药，是一种独特的生药质量评价标准，通常不是现代技术分析评价，而是经长期实践优选的结果，也有其地理、历史、特殊加工方法等原因。如宁夏的枸杞子；内蒙古的甘草、麻黄、黄芪；山西的党参、黄芩；青海的大黄；山东的金银花、北沙参、蟾酥；福建的泽泻；辽宁的细辛、五味子、绵马贯众；云南的三七、云木香；吉林的人参、鹿茸；广西的蛤蚧、肉桂；广东的藿香、砂仁、槟榔、高良姜、陈皮、巴戟天；贵州的杜仲、吴茱萸；江西与湖南的枳壳；江苏的薄荷；四川的黄连、川芎、厚朴、川贝母、附子；河南的菊花、地黄、山药、牛膝（四大怀药）、北柴胡、款冬花；浙江的白术、麦冬、延胡索；安徽的白芍、牡丹皮、菊花；甘肃的当归等。

2. 生药的质量控制 生药产于自然，其质量影响因素众多而复杂。种植、生产加工、流通都会对生药质量产生影响。其中，种植环节因受种子、气候、土壤等诸多不确定自然因素影响，对生药质量影响最为显著，因此，在生药种植上推行中药材生产质量管理规范（GAP）。2002年6月1日，我国开始施行GAP，包括从产前（如种子品质标准化）、产中（如生产技术管理各个环节标准化）到产后（如加工、贮运等标准化）的全过程，都要遵循规范，从而形成一套完整且科学的管理体系。实施中药材GAP的目的是规范中药材生产全过程，使中药材生产标准化，从源头控制中药材质量，确保中药相关产品质量稳定。2016年3月取消中药材GAP认证，中药材GAP实施备案管理，并在不断的推行中。现在全国有GAP基地100余家，如黄芩（河北）、丹参（陕西）、金银花（山东）、人参（吉林）药材生产基地。饮片生产实施药品生产质量管理规范（GMP）。在中药材流通方面，提倡建设符合药品经营质量管理规范（GSP）、具有现代物流能力和信息化管理及追溯能力的中药材专业经营公司代替传统的、集贸式的中药材市场，提高生药经营质量，带动产业实现规模化、规范化发展。确保生药种植、生产加工、流通各环节规范化运行，控制生药质量稳定。上述生药的质量保障体系还在不断地完善过程中。

知识链接

2016年3月取消中药材GAP认证申请。当时很多人误以为GAP不再推行，但其实只是取消认证，对中药材GAP实施备案管理。2017年10月25日原国家食品药品监督管理总局发布《中药材生产质量管理规范（修订稿）》征求意见稿，旨在进一步推进实施中药材生产质量管理规范，保证中药材质量安全和稳定。这是自2003年我国实施中药材GAP认证以来的第一次修订。近些年，我国的中药材GAP基地建设取得很大的成就，形成以人参、山茱萸、附子等为代表的中药材GAP基地，以北京同仁堂、河南仲景、雅安三九、四川新荷花等为代表的基地建设优秀企业，以及以四川省、河南省、吉林省、浙江省、云南省等为代表的基地建设核心地区，从而保证公众的用药安全，提升我国中药材品质及国际市场竞争力。

二、调查、考证生药资源

1949年以后，我国共进行了四次全国规模的中药资源普查。第一次是在20世纪50年代初，以常用中药为主；第二次是在 70 年代，结合了中草药的群众运动，将各地的中草药作了调查整理；第三次始于 1983 年，基本摸清了我国中药资源的家底。2011~2020 年，国家中医药管理局组织开展了第四次全国中药资源普查，对全国 31 个省近 2800 个县开展中药资源调查，获取了 200 多万条调查记录，汇总了 1.3 万余种中药资源的种类和分布等信息，其中有上千种为中国特有。发现新物种 79 种，其中 60% 以上的物种具有潜在的药用价值。

PPT

第二节　生药学的起源与发展

一、古代本草学与生药学起源

古人长期同疾病斗争的过程中，积累了大量的宝贵经验。我国古书记载，神农氏（公元前约 2700 年）尝百草，用以治病，一日而遇七十毒，说明我们祖先有长期而广泛的医疗实践过程，药物知识逐渐丰富起来。但是，太古时期文字未兴，这些知识只能依靠师承口授。后来有了文字，便逐渐记录下来，出现了医药书籍。

据考证，现存最早的古埃及《纸本草》（公元前 1600 年）及其后印度的《寿命吠陀经》中，均有植物药的记载。在我国前秦有很多药用植物的记载，如《诗经》《左传》《论语》《山海经》《尔雅》等。秦汉之际，本草流行已较多，但这些本草都已亡佚，无可查考。我国现知的最早本草著作是《神农本草经》，后来，在大量实践的基础上快速发展。由于所载的药物大多为植物药，因此，此类书籍常称为"本草"。

《神农本草经》成书于东汉时期，作者不详，并非出自一时一人之手，而是秦汉时期众多医学家总结、搜集、整理当时药物学经验成果的专著，是对中国中草药的第一次系统总结，是中国现知最早的药物学专著。本书载药 365 种，分上、中、下三品。并对药物的产地、采集时间、方法以及辨别药物形态真伪等予以概括。各药的记述则以药性和功效为主。

公元 40~90 年，有"西方医学之父"之称的希腊人 Pedanius Dioscorides 著《药物学》，书中载植物药 600 种。之后古罗马人 Claudius Galen 总结古罗马的医药知识，包括植物药的制备方法。

《本草经集注》成书于南北朝梁代，陶弘景著。本书在《神农本草经》和《名医别录》的基础上编成，载药 730 种。以药物自然属性分类，分为玉石、草木、虫兽、果、菜、米食、有名未用共七类，为后世依药物性质分类的导源。本书对药物的产地、采收、形态、鉴别等有所论述，有的还记载了火试、对光照视等的鉴别方法。

《新修本草》也称为《唐本草》，为唐代苏敬等人集体编撰，由官府颁行，这是国家颁定药典的创始之作，是我国乃至世界历史上第一部药典，而外国最早的药典《纽伦堡药典》是在 1546 年由纽伦堡政府刊行的，较《唐本草》晚九个世纪。《唐本草》载药 850 种，新增 114 种新的药物，含很多外来药物，如由印度传入的豆蔻、丁香等；大辽传入的石榴、乳香等；波斯传入的青黛等。《唐本草》带有较多的基源考证，附有图经 7 卷、药图 25 卷，出现图文鉴定的方法，为后世图文兼备的本草打下基础。

《本草拾遗》成书于唐代，陈藏器著。序例 1 卷，拾遗 6 卷，解纷 3 卷。由于此书以拾掇唐《新修本草》遗漏的药物为主旨，故以"拾遗"为名。该书现已亡佚，但曾被多种医药书籍引用。日本《医心方》、宋代《证类本草》、明代《本草纲目》等书多所采录，其主要内容保存在《证类本草》中，尚志钧辑校本《本草拾遗》于 1983 年由皖南医学院科研科油印，并流传各地收藏。《本草拾遗》共收载药物 692 种，分为石、草、木、兽禽、果菜米等部，各药内容分药名、性味、毒性、药效、主治、产地、药物形态、采制等项。《本草拾遗》在唐代是仅次于《新修本草》的一部重要本草著作。

《开宝本草》成书于宋代。刘翰、马志等九人取《新修本草》和《蜀本草》加以详校，参以《本草拾遗》，"刊正别名，增益品目"，计 20 卷，名曰《开宝新详定本草》，翌年又进行重修增加品种，订正分类。收载新旧药物983种，共21卷，名曰《开宝重定本草》。本书早已散佚，但其内容还可从《证类本草》和《本草纲目》中见到。

《图经本草》成书于宋代，苏颂著，共21卷，载药780条、附图933幅，对药物的产地、形态、用途等均有说明，成为后世本草图说的范本。

《证类本草》全称《经史证类备急本草》，成书于宋代，唐慎微著。以《嘉祐本草》和《本草图经》为基础，参阅《新修本草》和《本草拾遗》等专著，总结北宋以前历代药物学成就。全书共31卷，载药1746种，新增药物500余种，质量远远超过以前各书，成为我国现存最早的完整本草，为研究古代药物最重要的典籍之一。

《本草纲目》成书于明代，李时珍著，是作者在继承和总结以前本草学成就的基础上，结合作者长期学习、采访所积累的大量药学知识，经过实践和钻研，历时数十年而编成的一部巨著。作者在书中不仅考证过去本草学中的若干错误，综合大量的科学资料，提出较科学的药物分类方法，融入先进的生物进化思想，而且反映当时丰富的临床实践。本书也是一部具有世界影响力的博物学著作。本书载药1892种，编写成52卷，其中新增药物374种，附有方11000余条。这部巨著是我国16世纪以前医药成就的集大成者。本书每药标名为纲，列事为目，名称统一，结构严谨。

《本草纲目拾遗》成书于清代，赵学敏著。本书是在《本草纲目》刊行100余年之后编著的。其目的是拾《本草纲目》之遗。全书共10卷，载药921种，其中《本草纲目》未收载的有716种，绝大部分是民间药，冬虫夏草、西洋参、浙贝母、鸦胆子、银柴胡等均系初次记载，从而大大丰富药学内容。

《植物名实图考》和《植物名实图考长编》成书于清代，吴其濬著。《植物名实图考》收载植物1714种，并对每种植物的形态、产地、性味、用途叙述颇详，并附有较精确的插图，据史书记载，本书中对很多植物均经著者亲自采集、观察，并重视其药用价值。《植物名实图考长编》一书摘录古代大量的文献资料，载有植物838种，给近代药用植物的考证研究提供宝贵的史料。

"生药学"一词起于1815年德国人 C. A. Seydler 发表 Analecta Pharmacognostica 一文，德国学者相继出版以天然药物为主的著作，称为 Pharmacognostica，后传入日本译为"生药学"。因此，生药学就是天然药物学，是以古代经验指导下转而以近现代科学技术研究和应用的本草学。

古代本草学阶段人们积累了大量药学知识，局限于当时的认识，这些药学知识多局限于对于药物的加工、炮制、临床应用。在药物质量评价方面多通过道地药材，或以人的眼、口、鼻等感官通过形、色、味以及简单的水试、火试等方法。但是，放在历史的角度上看，后期的本草学已经是发展到了相当的高度，并为科学时代的生药学发展奠定重要基础。

课堂互动

中国古代有哪些重要的本草书籍？

二、生药学的发展

生药学的发展是随着现代科学技术进步，包括物理学、化学、植物学、动物学、药理学、生命科学、分子生物学等学科理论和技术的进步，经过百余年的发展，历经商品生药学、现代生药学，逐步进入生药学学科发展的快车道。

19世纪中叶，随着国际贸易的发展，生药的商品流通不断加大，生药商品的真伪优劣问题需要解决。因为天然来源的植物药、动物药和矿物药多样性和相似性，只通过性状鉴别及传统的经验鉴别常无法满足需要。1838年德国学者 Schleiden 阐明细胞是植物体构造的基本单位，利用显微镜观察多种生药的显微构造，为生药的鉴定提供的方法和依据，使显微鉴定成为生药鉴定的重要手段之一。后来，德国学者 J. Moeller 所著的《解剖图谱》描述了植物粉末显微特征；1890年，日本学者下山顺一郎著第一版《生药学》正式出版；英国学者 B. E. Nelson 于1910年著的《生药和药品分析入门》介绍了植物粉末显微方法，并绘有特征图谱；美国学者 A. Scheider 于 1921 年著有《粉末植物生药显微分析》较全面地记载了粉末植物的显微特征，是早期著名的粉末生药学专著；美国学者 W. Mansfield 于 1929 年著有《显微生药学》记载了 88 种生药显微鉴别图志。上述著作使生药学的知识与内容得到大量充实。

随着化学学科的发展，生药中化学成分研究方面也在涉足和深入。1804 年，德国人 F. W. Sertürner 从罂粟中提取分离吗啡（morphine），其具有非常强的镇痛作用，这是人类第一次有目的地从植物中提取化学成分，受限于当时的科技条件，其结构于百年后的 1923 年才得以确定。1820 年，法国人 Pierre Joseph Pelletier 和 Joseph Bienaime 从金鸡纳树皮中分离到奎宁（quinine），其具有抗疟原虫的作用。自此，生药的有效成分研究开始发展，尤其是随着现代分离技术手段的不断发展，大多来自天然药物的活性成分被分离和鉴定。同时，采用化学手段对生药进行鉴定也在充分发展。化学定性和定量的方法开始应用到生药品质评价工作中。

基于前述显微技术及化学手段的发展，生药学的研究沿着形态学（包括宏观和微观）和化学的两个方向发展。此时的生药学更多地应用于商品贸易，所以，此时期的生药学也叫商品生药学。因此，生药学发展之初就是一门实用性非常强的学科。

1934 年，我国学者赵燏黄等编写了《现代本草学——生药学》上册；1937 年，叶三多编写了《生药学》下册。这两本书标志着我国现代生药学的教学与科研正式开始。

其后，物理和化学的分析方法，如比色法、分光光度法、荧光分析法和柱色谱、纸色谱等逐渐应用于生药的分析鉴定。1960 年以后，由于现代仪器分析方法迅速发展，紫外光谱、红外光谱、薄层色谱、薄层扫描法、气相色谱、高效液相色谱、核磁共振、质谱、毛细管电泳、X 射线衍射、拉曼光谱、电感耦合等离子体质谱等新分析方法的应用，推进生药化学成分及其定性定量分析的研究。此外，利用电子显微镜和 X 射线衍射法以观察和研究生药的超微构造、利用免疫电泳法用于种子类生药鉴别等均在发展中。

至 20 世纪 90 年代，DNA 分子遗传标记技术应用于生药鉴定的研究中，如对人参与西洋参及伪品、地榆、牛蒡子、甘草、冬虫夏草、独活等诸多生药采用随机扩增多态 DNA（RAPD）或任意引物聚合酶链反应（AP-PCR）技术进行生药鉴定，对人参、海马、鹿鞭、当归等基因片段进行 DNA 测序，更加准确地鉴定生药真伪，从而极大地促进生药学发展。

生药有效成分的不断阐明及其分析方法的迅速发展迎来现代生药学的新时期，推动对影响生药品质的各种因素进行科学探讨。例如对于有效成分明确、经济价值较大、大量栽培的药用植物（如薄荷、洋地黄、金鸡纳树等）进行选种、嫁接、杂交及环境条件和栽培技术、病虫害防治等方面的研究，以提高产量和质量；对生药采收时期、加工方法和贮藏条件等方面的研究，力求提高并保持生药的优良品质。用人工方法造成药用植物遗传因子突变与多倍体植物形成，利用示踪原子探索有效成分在植物体内的生源途径及其影响因素，利用细胞和组织培养方法来生产药用植物的有效物质，已获得成果。在植物化学成分知识大量积累的基础上，已开展对各类植物的化学成分与其亲缘关系的科学探讨工作，从而开始形成植物化学分类学（plant chemotaxonomy），这门科学具有分类学上的意义，并将促进新的生药资源开发。

在现代生药学的高速发展过程中，系列重要专著出版，对生药学的发展起到非常重要的作用，如《中华人民共和国药典》（至 2020 年版，已出版 11 版）、《中国药用植物志》《中药大辞典》《中国中药资源》《新华本草纲要》《中国常用中药材》《中药志》《中药资源志要》《东北药用植物》《中药资源学》《中国药用真菌》《中国药用地衣》《中国药用孢子植物》和《东北植物志》等。1993 年，具有传承我国古代本草学特色的《中华药海》正式出版，这是由崔月犁、冉先德等三十多人组成编委会编辑而成的一部生药学巨著，汇集中医经典及民间秘方、验方、偏方之用药精华，详解 9000 种中药之药性、药理、采制及用法，是继《本草纲目》之后工程最大、内容最丰富、编撰最权威的中医药典籍。

现代生药学融合医学、药学、生命科学等多学科，生药学也不拘泥于生药学品质评价和资源研究，大量工作涉及生药中活性成分筛选、活性成分的结构改造等与新药研发相关工作中，也出现了大量科研成果。青蒿素是我国科学家屠呦呦的科研团队在 1972 年抗疟药物发现的重要生药学研究成果，后续青蒿素及其衍生物二氢青蒿素、蒿甲醚、青蒿琥酯的合成，及其在其他疾病如抗肿瘤、治疗红斑狼疮等方面

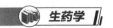

的研究也不断深入。屠呦呦教授因为青蒿素抗疟新药研究获得了 2015 年诺贝尔生理学或医学奖，这是我国科学家获得的第一个自然科学诺贝尔奖项。砒霜治疗白血病是张亭栋教授及中国血液界对世界的一个巨大贡献，其中的主要成分三氧化二砷现被国际医学界广泛地应用于急性早幼粒细胞白血病的治疗。紫杉醇（taxol）是美国国家癌症研究所寻找抗癌药物的重要研究成果，是从裸子植物红豆杉 *Taxus brerifolia* 筛选得到的用于治疗乳腺癌、卵巢癌和肺癌的治疗药物，现在依然在临床一线使用。德国科学家成功地筛选银杏黄酮和银杏内酯，开发治疗心脑血管疾病的药物。我国科研人员从人参中成功分离得到人参皂苷 Rg_3，用于癌症的辅助治疗，有助于提高原发性肺癌、肝癌的疗效，可改善肿瘤患者的气虚症状，提高机体免疫功能。

生药学是古老而又新兴的学科。在国外，因为合成药的安全性或无可靠的治疗药物问题，让更多的人们选择替代疗法（complementary therapies）的生药。在国内，2017 年 1 月起实施的《中华人民共和国中医药法》为生药学的发展提供了法律上的支持，极大地推动了生药学相关学科的发展。2020 年新冠肺炎疫情期间，生药在治疗新冠肺炎方面表现出独特的疗效，优选"三药三方"为抗疫做出了重大贡献，也让世界更多的人认识和了解生药。从古老的本草学到现代的生药学，本草著作为我们提供了一个伟大的药学宝库，科技让其焕发青春，继承与创新使生药学学科独具特色，也必然会为人类的健康做出更大的贡献。

知识链接

三药三方："三药"即金花清感颗粒、连花清瘟颗粒和胶囊、血必净注射液，这三个药物都是前期经过审批的已经上市的老药，在新冠肺炎的治疗中发挥了重要的作用，取得了良好的临床疗效。"三方"是指清肺排毒汤、化湿败毒方、宣肺败毒方三个方剂，是临床专家筛选出的有效方药，均来源于古代经典名方。"三方"根据辨证，应用有所差异。清肺排毒汤用于感受寒湿疫毒所致的疫病，化湿败毒方用于湿毒侵肺所致的疫病，宣肺败毒方用于湿毒郁肺所致的疫病。2021 年 3 月，国家药监局通过特别审批程序应急批准清肺排毒颗粒、化湿败毒颗粒、宣肺败毒颗粒上市，用于治疗新冠肺炎。它们的上市为新冠肺炎治疗提供更多选择。

本章小结

生药学是一门综合性很强的药学专业课程。生药学的研究内容和任务主要包括两个方面：一是生药的品质评价与控制。生药的品质评价包括鉴定生药的真实性和评价质量优劣；生药的质量控制分别通过 GAP、GMP、GSP 控制种植、生产加工、流通各环节，确保生药质量。二是调查、考证生药资源。1949 年以后，我国共进行了四次全国规模的中药资源普查。从古老的本草学发展为现代的生药学。生药学又历经商品生药学、现代生药学，逐步进入生药学学科发展的快车道。

练 习 题

题库

一、选择题

1. 下列概念范围最宽泛的是（　　　）
　　A. 生药　　　　　　　B. 中药　　　　　　　C. 中草药　　　　　　D. 中药材

2. 大青叶的使用上有差异，正品的是（　　　）

　　A. 蓼科蓼蓝　　　　B. 十字花科菘蓝　　　　C. 爵床科马蓝　　　　D. 马鞭草科路边青

3. 下列不是四大怀药的是（　　）

　　A. 红花　　　　　　B. 山药　　　　　　　　C. 地黄　　　　　　　　D. 牛膝

4. 枸杞子的道地产区是（　　）

　　A. 宁夏　　　　　　B. 甘肃　　　　　　　　C. 新疆　　　　　　　　D. 云南

5. 不是辽宁的道地药材是（　　）

　　A. 细辛　　　　　　B. 五味子　　　　　　　C. 绵马贯众　　　　　　D. 大黄

6. 我国第一部药学专著是（　　）

　　A. 内经　　　　　　B. 神农本草经　　　　　C. 五十二病方　　　　　D. 伤寒杂病论

7. 我国及至世界第一部药典是（　　　）

　　A. 神农本草经　　　　　　　　　　　　　　B. 唐本草

　　C. 证类本草　　　　　　　　　　　　　　　D. 本草纲目

8. 我国 16 世纪以前医药成就的集大成者的本草著作是（　　　　）

　　A. 神农本草经　　　　　　　　　　　　　　B. 唐本草

　　C. 证类本草　　　　　　　　　　　　　　　D. 本草纲目

9. 1949 年以后，我国共进行了（　　　）次全国规模的中药资源普查

　　A. 1　　　　　　　　B. 2　　　　　　　　　C. 3　　　　　　　　　D. 4

10. 生药种植上推行中药材生产质量管理规范（GAP）是（　　　）年开始实施

　　A. 2000　　　　　　B. 2001　　　　　　　　C. 2002　　　　　　　　D. 2003

二、思考题

什么是生药和生药学？生药学的主要研究内容和任务是什么？

（张东方）

上篇 总 论

第一章

生药的分类与记载

学习导引

知识要求

1. **掌握** 生药的拉丁名组成。

2. **熟悉** 生药的记载项目。

3. **了解** 生药的分类方法。

能力要求

学会生药记载方法，能够快速查找生药。

第一节 生药的分类

PPT

不论是古代本草著作，还是现代生药学相关著作，生药均按一定的方式进行分类。在生药的不同文献中，分类方法亦各不相同，常用的分类方法有如下几种。

一、按自然系统分类法

根据生药的原植（动）物在分类学上的位置和亲缘关系，按门、纲、目、科、属和种分类排列。这种分类法便于学习和研究同科同属生药在形态、性状、组织构造、化学成分与功效等方面的共同点，并比较其特异性，以揭示其规律；有利于寻找具有类似成分、功效的植（动）物，扩大生药资源。本教材按此方法分类。

实例解析

【实例】利血平最早从印度进口的蛇根木 *Rauvolfia serpentina* 中提取，所以利血平原料大多依靠进口。后经我国科学家努力，用国产的同属植物萝芙木 *Rauvolfia verticillata*（Lour.）Ball 取代。国产萝芙木属的大部分种均可作为利血平的资源植物利用。

【解析】亲缘关系相近的植物所含的化学成分相似，有利于寻找具有类似成分、功效的植（动）物，扩大生药资源。

二、按化学成分分类法

根据生药中所含的有效成分或主成分的类别来分类，如含黄酮类生药、含香豆素类生药、含生物碱类生药、含挥发油生药等。这种分类方法便于学习和研究生药的有效成分和理化分析，有利于研究有效成分与疗效的关系，以及含同类成分的生药与科属之间的关系。

三、按药用部位分类法

首先将生药分为植物药、动物药和矿物药，植物药再依不同的药用部位分为根类、根茎类、皮类、茎木类、叶类、花类、果实类、种子类和全草类等。这种分类法便于学习和研究生药的外部形态和内部构造，掌握各类生药的外形和显微特征及其鉴定方法；便于比较同类不同生药间在外形和显微特征上的异同；有利于学习和提高传统的药材性状鉴别经验。

四、按药理作用或中医功效分类法

根据生药的药理作用或中医功效来分类。按现代药理作用分：作用于神经系统的生药、作用于循环系统的生药等；按中医疗效分为解表药、清热药、补益药等。这种分类法便于学习和研究生药的作用与功效，有利于与临床结合。

五、其他分类法

在历史上，我国现知最早的本草著作《神农本草经》按药物毒性和用药目的为上、中、下三品；《本草经集注》按药物自然属性分为玉石、草、木、果菜、米食、有名未用6类，每类又分为上、中、下三品；《本草纲目》将药物分为水、火、土、石、草、谷、菜、果、木、器、虫、鳞、介、禽、兽、人16部，又把各部的药物按其生态及性质分为60类，如把草部分为山草、芳草、湿草、毒草、蔓草、水草、石草、苔、杂草等，并把亲缘关系相近的植物排列在一起。在现代，《中国药典》《中药大辞典》《中药志》《中药辞海》等著作均按中文名的笔画顺序，以字典形式编排。这是一种最简单的编排法，便于查阅，但各生药间缺少相互联系，教材一般不采用此法。以上各种分类方法在实际应用中可根据不同的目的和要求选择。

第二节 生药的记载

PPT

一、生药的拉丁名

微课

生药的拉丁名是国际上通用的名称，能为世界各国学者所了解，因此具有国际意义，便于国际交流与合作研究。

生药的拉丁名通常由两部分组成，第一部分来自动植物学名的词或词组，前置；第二部分是药用部位的名称，置于第一部分之后，用第一格表示，常见的有根 Radix、根茎 Rhizoma、茎 Caulis、木材 Lignum、枝 Ramulus、树皮 Cortex、叶 Folium、花 Flos、花粉 Pollen、果实 Fructus、果皮 Pericarpium、种子 Semen、全草 Herba、树脂 Resina、分泌物 Venenum 等。第一部分有多种形式：①原植（动）物的属名（第二格），如黄芩 Scutellariae Radix（原植物 *Scutellaria baicalensis*）、牛黄 Bovis Calculus（原动物 *Bos taurus domesticus*）；②原植（动）物的种名（第二格），如颠茄 Belladonnae Herba（原植物 *Atropa belladonna*）；③兼用原植（动）物的属名和种名（第二格），用以区别同属他种来源的生药，如青蒿 Artemisiae Annuae Herba、茵陈 Artemisiae Scoporiae Herba、羚羊角 Saigae Tataricae Cornu；④原植物（第二格）和其他附加词用以说明具体的性质或状态，如熟地黄 Rehmanniae Radix Preparata、鹿茸 Cervi Cornu Pantotrichum。

有些生药的拉丁名中没有药用部位的名称，直接用原植（动）物的属名或种名。例如：①某些菌藻类生药，如海藻 Sargassum（属名）、茯苓 Poria（属名）；②由完整动物制成的生药，如斑蝥 Mylabras（属名）、蛤蚧 Gecko（种名）；③动植物的干燥分泌物、汁液等无组织的生药，如麝香 Moschus（属名）、芦荟 Aloe（属名）。有些生药的拉丁名采用原产地的土名或俗名，如阿片 Opium、五倍子 Galla。

矿物类生药的拉丁名一般采用原矿物拉丁名，如朱砂 Cinnabaris、雄黄 Realgar。

生药拉丁名中的名词或形容词的第一个字母必须大写，连词和前置词一般小写。另外，我国以往药典和生药学著作中生药拉丁名均是药用部位词排在最前面。根据国际惯例，《中国药典》从 2010 年版起将药用部位排在属名和种名之后。

二、生药的记载项目

本教材各论中所载生药是按一定次序进行叙述的。其中，对于较重要的生药叙述得比较详细，对较次要的生药叙述得比较简单。兹将记载大纲分别说明如下。

1. 名称　包括中文名、拉丁生药名、英文名和日文名等。

2. 来源或基源　包括原植（动）物的科名、植（动）物名称、拉丁学名和药用部位。多数生药的名称与原植（动）物名称是一致的；有些生药名称与原植物名不同，如大青叶的原植物名称为菘蓝，金银花的原植物名为忍冬。

3. 植（动）物形态　描述原植（动）物的主要外形特征及生长习性，便于野外采集，也有助于理解生药性状，尤其是全草类生药。对植物形态的详细描述，应查考《中国药用植物志》《中国植物志》《中药志》以及各地方所编的植物志与中药志等。

4. 药用植（动）物培育　了解药用植物的栽培方法和药用动物的饲养方法，对于指导生药的生产、提高产量和品质等有很大的意义，这是提供和保证临床用药的重要措施。教科书对某些重要药用植（动）物的培育方法予以介绍。

5. 采制　简述生药的采收、产地加工、干燥、贮藏和炮制的要点和注意点。对须特殊采制的生药则作介绍。

6. 产地　包括栽培、养殖与野生植（动）物分布的情况。栽培、养殖植（动）物主要是指主要的地区；野生植物主要是野生资源的分布情况。

7. 性状　描述生药的形状、颜色、大小、质地、断面、气、味等特点。利用感观或借助简单工具，如放大镜、水、火等，正确掌握和熟悉生药的性状特征，这对于识别和鉴定生药具有重要的意义。

8. 显微特征　描述生药在显微镜下能看到的组织构造和粉末特征，或显微化学反应的结果。熟悉生药的显微特征，对于鉴定外形相似及碎片或粉末的生药具有特别重要的意义，这是生药真实性鉴定的手段之一。在生药学教学中，生药的显微观察、显微特征的描述及绘图技术是重要的基本技能。

9. 化学成分　记录生药中已知化学成分或活性成分的名称、类别及主要成分的结构与含量，并记述其在植物体内的生物合成、分布、积累动态及其与生药栽培、采制、贮藏等的关系。生药的化学成分，尤其是活性成分或有效成分是生药产生疗效的物质基础，也是生药理化鉴定与品质评价的依据。

10. 理化鉴定　记录利用物理或化学方法对生药化学成分所做的定性与定量测定。现在较普遍应用薄层色谱法（TLC）、气相色谱法（GC）和高效液相色谱法（HPLC）。理化鉴别是生药品质评价的重要手段之一。

11. 药理作用　记录生药及其化学成分的现代药理实验研究结果，有利于了解其功能、主治，有利于理解其临床疗效的作用原理。

12. 功效　包括性味、归经、功能、主治、用法与用量等。性味、归经与功能是中医对中药药性和药理作用的认识，主治是指生药应用于何种疾病或医学上的价值。对于生药的功能，既要记载中医传统用药的经验，也要记载现代医学的内容。

13. 附注　记录与该生药有关的其他内容，如类同品、同名异物的生药、掺杂品、伪品等，或同种不同药用部位的生药及其化学成分，或含相同化学成分的资源植物等。

课堂互动

生药的分类方法有哪些?

本章小结

生药均按一定的分类方式记载,常用的分类方法包括:按自然系统分类法、按化学成分分类法、按药用部位分类法、按药理作用或中医功效分类法及其他分类法。

生药的拉丁名是国际上通用的名称。生药的拉丁名通常由两部分组成。第一部分有多种形式:原植(动)物的属名、种名、兼用属名和种名、原植物和其他附加词。有些生药的拉丁名中没有药用部位的名称,直接用原植(动)物的属名或种名。矿物类生药的拉丁名一般采用原矿物拉丁名。第二部分是药用部位的名称,常见的有根 Radix、根茎 Rhizoma、茎 Caulis、木材 Lignum、枝 Ramulus、树皮 Cortex、叶 Folium、花 Flos、花粉 Pollen、果实 Fructus、果皮 Pericarpium、种子 Semen、全草 Herba、树脂 Resina、分泌物 Venenum 等。

生药的记载项目一般包括:名称、来源或基源、植(动)物形态、药用植(动)物培育、采制、产地、性状、显微特征、化学成分、理化鉴定、药理作用、功效、附注等。

练 习 题

题库

一、选择题

1.《中国药典》是按照（　　）分类
　　A. 按自然系统分类法　　　　　　　　　B. 按化学成分分类法
　　C. 按药用部位分类法　　　　　　　　　D. 按中文名笔画分类法

2. 本教材是按照（　　）分类
　　A. 按自然系统分类法　　　　　　　　　B. 按化学成分分类法
　　C. 按药用部位分类法　　　　　　　　　D. 按笔画分类法

3. 根的生药拉丁名是（　　）
　　A. Radix　　　　　　B. Rhizoma　　　　　C. Caulis　　　　　D. Lignum

4. 根茎的生药拉丁名是（　　）
　　A. Radix　　　　　　B. Rhizoma　　　　　C. Caulis　　　　　D. Lignum

5. 叶的生药拉丁名是（　　）
　　A. Radix　　　　　　B. Flos　　　　　　　C. Caulis　　　　　D. Folium

6. 果实的生药拉丁名是（　　）
　　A. Fructus　　　　　B. Flos　　　　　　　C. Caulis　　　　　D. Folium

7. 种子的生药拉丁名是（　　）
　　A. Fructus　　　　　B. Flos　　　　　　　C. Caulis　　　　　D. Semen

8. 分泌物的生药拉丁名是（　　）
　　A. Fructus　　　　　B. Flos　　　　　　　C. Venenum　　　　D. Semen

9. 树脂的生药拉丁名是（　　）
　　A. Fructus　　　　　B. Herba　　　　　　C. Caulis　　　　　D. Resina

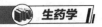

10. 全草的生药拉丁名是（　　　）

    A．Fructus   B．Herba   C．Caulis   D．Resina

二、思考题

生药记载常包括哪些项目？

（桑育黎）

第二章 生药的化学成分

学习导引

知识要求

1. **掌握** 生药中各类成分的结构特征、理化性质及主要鉴别反应。
2. **熟悉** 主要化学成分类别在植物科及生药中的分布、重要生药的化学成分。
3. **了解** 各类成分的生物活性。

能力要求

学会生药中化学成分结构特征，能够识别不同类型化合物。

第一节 概 述

PPT

生药含有多种多样的化学成分，这些成分都由生物体通过生物合成得到。初生代谢产物（primary metabolite）是生物生存和健康所必需的有机化合物，包括糖类、氨基酸类、普通的脂肪酸类、核苷酸类及由它们形成的聚合物多糖类、蛋白质类、脂肪类、DNA 和 RNA 等。次生代谢产物（secondary metabolite）相对于初生代谢产物而言，指由生物体合成，对维持生物基本生命活动尚无明确作用，但对生物防御可能起重要作用的一类化合物，一般是指为某一生物所独有，或少数亲缘关系相近生物所共有天然来源的有机化合物，包括黄酮类、生物碱类、萜类、蒽醌类和鞣质类等。次生代谢产物数量很多，类型丰富，在药物研究中占有重要的地位。本章所涉及的生药的化学成分主要是次生代谢产物。

实例解析

【实例】 金银花和山银花的鉴别，除进行性状和显微鉴别以外，对其化学成分的研究亦尤为重要。金银花和山银花在有效成分上差异明显，据《中国药典》（2020 年版）记载，按金银花的干燥品计算，含绿原酸不得少于 1.5%，而木犀草苷含量则不得少于 0.050%；按山银花干燥品计算，含绿原酸不得少于 2.0%，灰毡毛忍冬皂苷乙和川续断皂苷乙的总量不得少于 5.0%。木犀草苷是金银花的标志成分之一，而是否含有木犀草苷是区别金银花和山银花的主要化学指标，也是正品金银花与山银花在疗效上存在差异的主要原因。

【解析】 生药所含的化学成分种类繁多，有效成分是生药发挥药效的物质基础，有效成分含量的高低也是评价药材真实性、纯度和品质优良度的主要依据，因此，生药所含的主要化学成分在生药鉴定中占有举足轻重的地位。

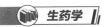

PPT

第二节 生药的化学成分及其性质

微课

一、生物碱类

1. 结构与分类 生物碱（alkaloids）指来源于生物界（以植物为主）的天然含氮的有机物，多数生物碱分子具有较复杂的环状结构，且氮原子在环状结构内，大多呈碱性。含氮的有机化合物有很多，但低分子胺类（如甲胺、乙胺等）、非环甜菜因类、氨基酸、氨基糖、肽类（肽类生物碱除外）、蛋白质、核酸、核苷酸、卟啉类、维生素类等除外。比较确切的表述：生物碱是含负氧化态氮原子、存在于生物体中的环状化合物。负氧化态氮包括胺（−3）、氮氧化物（−1）、酰胺（−3）；排除含硝基（+3）、亚硝基（+1）的化合物，环状结构排除小分子的胺类、非环的多胺和酰胺（实际上有些非环的胺类或酰胺是属于生物碱范畴的，如麻黄碱）。根据氮原子在分子中所处的状态，主要分为六类：①游离碱；②盐类；③酰胺类；④N-氧化物；⑤氮杂缩醛类；⑥其他，如亚胺、烯胺等。在植物体内，除以酰胺形式存在的生物碱外，少数碱性极弱的生物碱以游离的形式存在，绝大多数以盐的形式存在；个别生物碱则以氮氧化物的形式存在，如氧化苦参碱。形成盐的酸主要是有机酸，如枸橼酸、酒石酸、草酸、琥珀酸、绿原酸等，也有的生物碱以盐酸盐和硫酸盐形式存在。

生物碱的分类主要有三种方法：①来源分类；②化学分类；③生源结合化学分类。分类依据不同，各有利弊，目前主要以第三种分类方法为主。生物碱的生源主要有两个途径，一是来源于氨基酸途径，二是来源于甲戊二羟酸途径。

2. 分布及活性 生物碱广泛地分布于植物界，主要存在于高等植物中，特别是双子叶植物，苔藓类、菌类、蕨类植物也有发现。蕨类植物中的生物碱主要分布于木贼科、卷柏科、石松科等植物和麦角菌类植物。裸子植物中所含的生物碱较少，主要分布于红豆杉科、三尖杉科和麻黄科等植物中。单子叶植物含有生物碱的科有兰科、百合科、石蒜科等。在双子叶植物中，生物碱主要分布于木兰科、毛茛科、小檗科、防己科、罂粟科、马兜铃科、芸香科、龙胆科、马钱科、夹竹桃科、茄科、茜草科、菊科等植物中。同科同属植物可能含有相同结构类型的生物碱；生物碱极少与萜类和挥发油共同存在于同一植物类群中。生物碱在植物体内各个器官和组织都可能分布，但对于一种植物来说，生物碱往往在植物的某一器官含量较高。含生物碱的生药主要有麻黄、黄连、黄柏、苦参、罂粟、马钱子、延胡索、川乌等。

生物碱多具有显著的生物活性，如吗啡（morphine）、延胡索乙素（tetrahydropalmatine）具有镇痛作用；麻黄碱（ephedrine）具有平喘作用；小檗碱（berberine）具有抗菌消炎作用；利血平（reserpine）具有降压作用；长春碱（vinblastine）、喜树碱（camptothecin）、紫杉醇（taxol）、三尖杉酯碱（harringtonine）、秋水仙碱（colchicine）具有抗癌作用；莨菪碱（hyoscyamine）、东莨菪碱（scopolamine）和山莨菪碱（anisodamine）具有解痉作用；奎宁（quinine）具有抗疟疾作用；石杉碱甲（huperzine A）、加兰他敏（galantamine）、黄皮酰胺（clausenamide）具有治疗老年痴呆作用。目前，临床应用的药用生物碱有100多种，许多合成药物的开发研究也与生物碱有关。

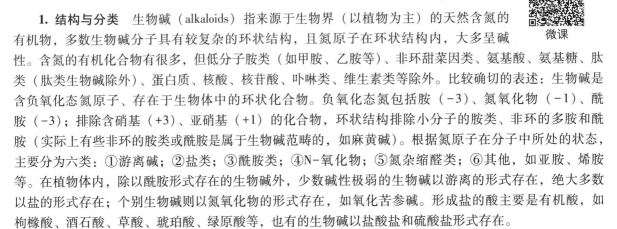

小檗碱   利血平

长春碱　　　　　　　　喜树碱　　　　　　　秋水仙碱

3. 理化性质 多数生物碱呈结晶形固体，有些为非晶形粉末；少数生物碱为液体状态，个别生物碱具有挥发性，如麻黄碱；极少数生物碱具有升华性，如咖啡因。大多数生物碱具苦味，少数生物碱具有其他味道，如甜菜碱是甜味。绝大多数生物碱无色，仅少数具有较长共轭体系结构的生物碱呈不同的颜色，如小檗碱和利血平显黄色，小檗红碱显红色。多数生物碱具有旋光性，生物碱的旋光性受溶剂、pH 等因素的影响。生物碱的生理活性与其旋光性有关，通常左旋体的生理活性比右旋体强。生物碱分子中都含有氮原子，其氮原子上的孤电子对能接受质子而显碱性。生物碱的碱性强弱与氮原子的杂化度、诱导效应、诱导-场效应、共轭效应、空间效应及分子内氢键形成等有关。

生物碱类成分的结构复杂，其溶解性有很大差异，与其分子中氮原子的存在形式、极性基团有无、数目及溶剂等密切相关。生物碱大多不溶或难溶于水，溶于乙醇、甲醇、三氯甲烷、乙醚等有机溶剂，但少数分子量较小的叔胺或仲胺生物碱既可溶于水，也可溶于三氯甲烷，如麻黄碱、苦参碱、秋水仙碱等；季铵类生物碱易溶于水；酚性生物碱可溶于氢氧化钠溶液；生物碱盐类易溶于水而不溶于有机溶剂。

4. 鉴别反应 最常用的是生物碱的沉淀反应和显色反应。

（1）沉淀反应：大多数生物碱在酸性条件下，与某些沉淀剂反应生成弱酸不溶性复盐或络合物沉淀。常用的沉淀试剂名称、组成和反应特征见表 2-1。

表 2-1 常用的生物碱沉淀试剂名称、组成和反应特征

试剂名称	试剂主要组成	与生物碱主要反应产物
Wagner 试剂	碘-碘化钾（KI-I$_2$ 试剂）	棕色至褐色沉淀（B·I$_2$·HI）
Dragendorff 试剂	碘化铋钾（KBiI$_4$ 试剂）	黄色至橘红色沉淀（B·BiI$_3$·HI）
Mayer 试剂	碘化汞钾（K$_2$HgI$_4$ 试剂）	类白色沉淀（B·H·HgI$_3$）
Betrand 试剂	硅钨酸（SiO$_2$·12WO$_3$·nH$_2$O 试剂）	淡黄色或灰白色沉淀（4B·SiO$_2$·12WO$_3$·2H$_2$O）
Sonnen Schein 试剂	磷钼酸（H$_3$PO$_4$·12MO$_3$·2H$_2$O 试剂）	白色或黄褐色沉淀（3B·H$_3$PO$_4$·12MO$_3$·2H$_2$O）

注：B 表示生物碱

生物碱沉淀反应可用于生物碱检识，指导生物碱提取、分离和纯化，也可用于薄层色谱或纸色谱的显色剂。

（2）显色反应：某些生物碱单体能与一些以无机酸为主的试剂反应而生成具有颜色的产物，不同的生物碱产生不同的特征颜色，这种试剂称为生物碱的显色试剂。常用的显色剂名称、组成和反应特征见表 2-2。

表 2-2　常用的生物碱显色剂名称、组成及反应物颜色特征

试剂名称	试剂组成	反应颜色特征
Mandelin 试剂	1% 钒酸氨的浓硫酸溶液	吗啡：蓝紫色
		阿托品：红色
		可待因：蓝色
		士的宁：紫色
Fröhde 试剂	1% 钼酸钠或 5% 钼酸铵的浓硫酸溶液	小檗碱：棕绿色
		乌头碱：黄棕色
		吗啡：紫色渐变为棕绿色
		利血平：黄色渐变蓝色
Marquis 试剂	0.2ml 的 30% 甲醛溶液与 10ml 浓硫酸混合溶液	吗啡：橙色至紫色
		可待因：蓝色
浓硫酸试剂	浓 H_2SO_4	乌头碱：紫色
		小檗碱：绿色
浓硝酸试剂	浓 HNO_3	小檗碱：棕红色
		秋水仙碱：蓝色
		乌头碱：红棕色

显色反应在研究过程中应用不广泛，但对检识和分析个别生物碱仍有一定的参考价值。

二、糖和苷类

糖类（saccharides）亦称碳水化合物（carbohydrates），是植物光合作用产生的初生代谢产物，也是绝大多数天然产物生物合成的初始原料。糖类在生药中分布非常广泛，一些具有营养、强壮作用的药物，如人参、灵芝、黄芪、枸杞子等都含有大量的糖类。糖类在抗肿瘤、抗肝炎、治疗心血管疾病及抗衰老等方面具有独特的生物活性，亦是生药中的有效成分。苷类（glycosides）亦称为苷或糖配体，是由糖或糖的衍生物（如氨基糖、糖醛酸等）与另一非糖物质通过糖的半缩醛或半缩酮羟基与苷元脱水形成的一类化合物。其中，非糖部分称为苷元或糖苷配基（aglycone 或 genin），其连接的键则称为苷键。几乎所有类型的化学成分均可与糖或糖的衍生物形成苷。

1. 单糖（monosaccharide）　是多羟基醛或多羟基酮类化合物，亦是组成糖类及其衍生物的基本单元。已发现的天然单糖有 200 多种，从三碳糖到八碳糖都有，以五碳糖、六碳糖最多。常见的单糖有 L-阿拉伯糖、D-葡萄糖、L-鼠李糖和 D-果糖，尚有氨基糖、6-去氧糖和 2，6-二去氧糖等。

2. 低聚糖（oligosaccharides）　是由 2~9 个单糖通过苷键键合而成的直链或支链聚糖。根据单糖的个数，可将低聚糖分为二糖、三糖、四糖等。根据是否有游离的醛基或酮基，又分为还原糖和非还原糖。常见的低聚糖有蔗糖（sucrose，D-葡萄糖 1α→2β-D-果糖）和槐糖（sophorose，D-葡萄糖 1β→2-D-葡萄糖）等。

3. 多糖（polysaccharides）　是由 10 个以上的单糖通过苷键连接而成的一类结构复杂的大分子化合物。一般多糖都由 100 个以上，甚至几千个单糖组成。多糖的甜味、强还原性的消失而不同于单糖。按生物体内的功能，多糖分为支持组织（水不溶性多糖，如纤维素、甲壳素等，分子呈直链型）和养料贮存组织（可溶于热水成胶体溶液，可经酶催化水解释放单糖以供应能量，如淀粉、肝糖原等，分子为支链型）。按单糖组成种类，多糖又分均多糖（homopolysaccharide）（由一种单糖组成）和杂多糖（heterosaccharide）（由两种以上单糖组成）。常见的植物多糖有淀粉（starch）、纤维素（cellulose）、果聚糖（fructan）、半纤维素（hemicellulose）、树胶（gum）、黏液质（lymphatic temperament）和黏胶质（pectic substance）等。常见的动物多糖有糖原（glycogen）、壳多糖（chitin）、肝素（heparin）、硫酸软骨

素（chondroitin sulfate）和透明质酸（hyaluronic acid）等。

4. 苷类　根据不同的苷键原子，分为氧苷、氮苷、硫苷、碳苷等，其中氧苷最多，这种是最常见的苷类分类方式。

（1）氧苷（O-苷）：苷键原子为氧原子，根据苷元成苷官能团的不同，将氧苷分为以下几类：①醇苷（alcoholic glycosides）：由苷元的醇羟基与糖或糖的衍生物的半缩醛或半缩酮羟基脱去一分子水缩合而成的化合物，如具有增强和适应能力的红景天苷（rhodioloside），具有杀虫、抗菌作用的毛茛苷（ranunculin），具有泻下和利胆作用的京尼平苷（geniposide）。②酚苷（phenolic glycosides）：由苷元的酚羟基与糖或糖的衍生物的半缩醛或半缩酮羟基脱去一分子水缩合而成的化合物，如天麻中镇静、镇痛有效成分天麻苷（gastrodin）。③氰苷（cyanogenic glycosides）：是一类羟基腈与糖的端基羟基缩合的衍生物，包括α-羟腈苷、γ-羟腈苷和氧化偶氮基苷。α-羟腈苷在酸或酶的催化下易发生水解，水解生成的α-羟腈苷元很不稳定，很快分解成醛或酮和氢氰酸，如苦杏仁中所含的苦杏仁苷（amygdalin）。氢氰酸具有止咳作用，也是引起人和动物中毒的成分。④酯苷（ester glycosides）：是苷元上的羧基与糖或糖的衍生物的半缩醛或半缩酮羟基脱去一分子水缩合而成的化合物。此类苷键既有缩醛的性质，又有酯的性质，易被稀酸或稀碱水解。

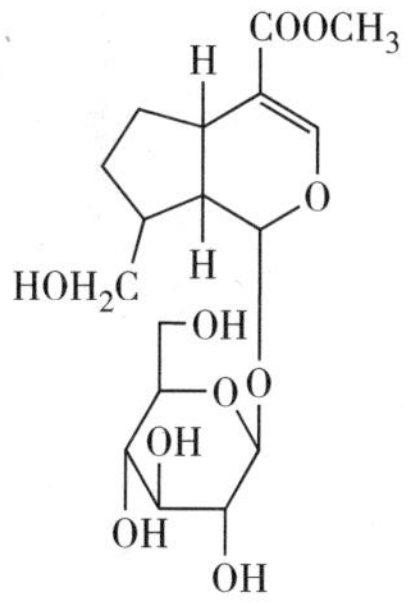

京尼平苷 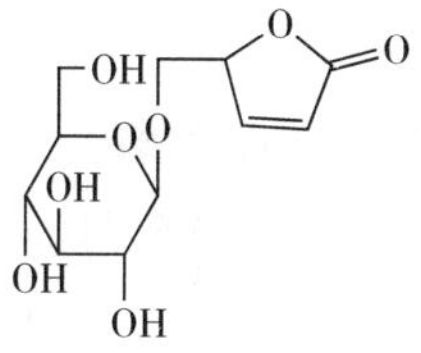　　　　　毛茛苷 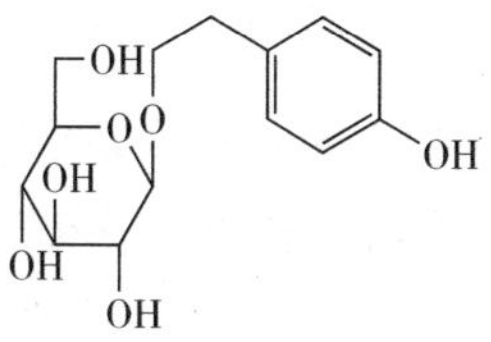　　　　　红景天苷 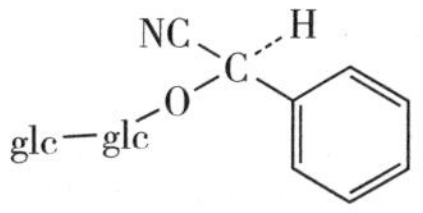　　　　　苦杏仁苷 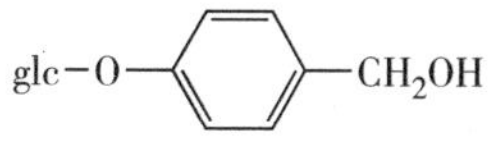　　　　　天麻苷

（2）硫苷（S-苷）：苷键原子为硫原子，苷元上的巯基与糖或糖的衍生物的半缩醛或半缩酮羟基脱去一分子水缩合而成的一类苷。主要分布于十字花科植物中，如萝卜中的萝卜苷（glucoraphenin）、黑芥子中的黑芥子苷（sinigrin）和白芥子中的白芥子苷（sinalbin）。该类苷的苷元均不稳定，水解后易进一步分解，如芥子苷经酶解后形成的芥子油（mustard oils）是异硫氰酸酯类、葡萄糖和硫酸盐的混合物，具有止痛和消炎作用。

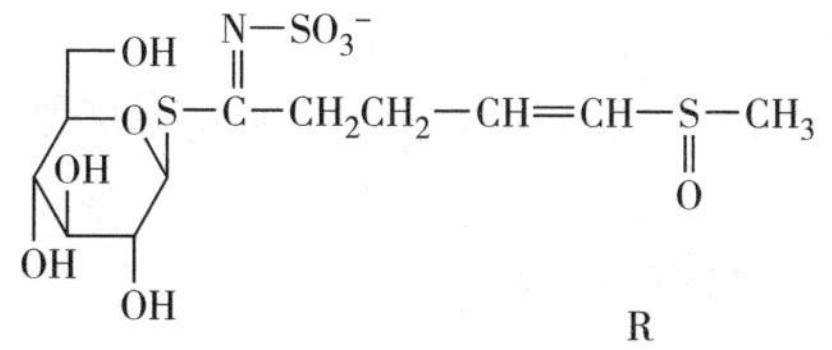

萝卜苷 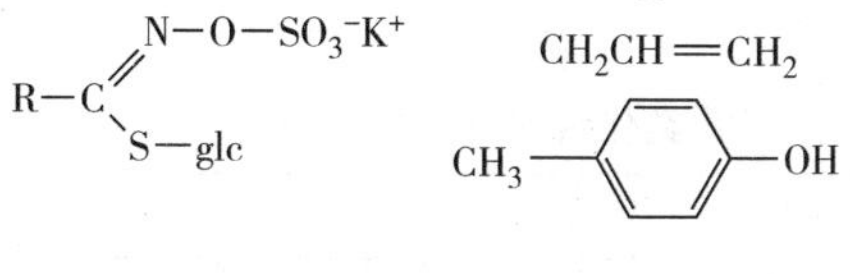　　　　　黑芥子苷　　　　　白芥子苷

（3）氮苷（N-苷）：苷键原子为氮原子，是苷元上氮基与糖或糖的衍生物的半缩醛或半缩酮羟基脱去一分子水缩合而成的一类苷，如巴豆苷（crotonoside），另外，腺苷（adenosine）、鸟苷（guanosine）、胞苷（cytidine）和尿苷（uridine）均属于氮苷，是生化领域的重要物质。

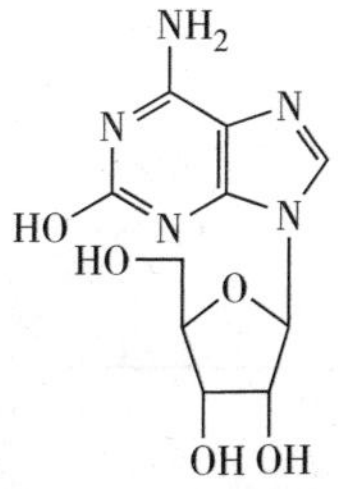

（4）碳苷（C-苷）：苷元碳上的氢与糖或糖的衍生物的半缩醛或半缩酮羟基脱水缩合而成的一类苷。碳苷的苷元主要有黄酮类、蒽醌类及酚酸类等，

巴豆苷

其中以黄酮碳苷最多，如牡荆素（vitexin）、异牡荆素（isovitexin）、芒果苷（mangiferin）、异芒果苷（isomangiferin）和芦荟苷（barbaloin，aloin）等。

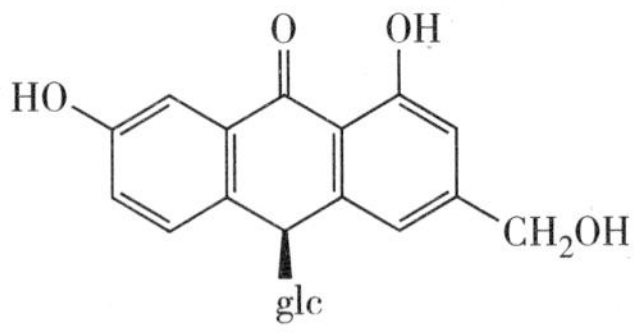

芦荟苷

5. 糖和苷的理化性质 单糖都是无色晶体，味甜，有吸湿性；易溶于水，难溶于乙醇，不溶于乙醚。糖分子中羟基减少，亲水性下降，如去氧糖、甲基糖、甲氧基糖苷的水溶性均小于非去氧糖。单糖有旋光性，其溶液有变旋现象。

多糖大多为无定型粉末，无甜味，无还原性。直链多糖，如纤维素、甲壳素等，不溶于水。支链型多糖，如淀粉、黏液质、菊糖、肝糖等一般可溶于水，其溶解度随相对分子质量增大而降低。

苷类多为固体，其中含有的糖基少可结晶；含有的糖基多，如皂苷，则多呈具有吸湿性的无定型粉末。苷类化合物一般无味，但有的具苦味，如穿心莲新苷；有很少的苷具甜味，如甜菊苷。苷类的亲水性随糖基的数目增多而增大。苷类可以被酸水解或酶解，生成苷元和糖。苷比苷元水溶性强。

6. 鉴别反应

（1）Fehling 试验：生药水提取液加 Fehling 试液（碱性酒石酸铜试液，甲、乙二液临用时等量混合），沸水浴加热数分钟，若有还原糖存在，则产生砖红色氧化亚铜沉淀。非还原性低聚糖、多糖则须水解后才显阳性反应。

（2）成脎试验：生药水提取液与盐酸苯肼生成糖脎结晶。镜检结晶的形态可鉴别糖的种类。

（3）Molish 反应：糖或苷遇浓硫酸、α-萘酚试剂将在两层界面上呈紫色环。反应机理为在浓硫酸作用下，糖或者苷类水解的糖分子内脱水形成糠醛衍生物，再与酚类试剂缩合形成有色物。Molish 反应可用于糖和苷类化合物的检识。

三、黄酮类

微课

1. 结构与分类 黄酮类（flavonoids）化合物泛指两个具有酚羟基的苯环（A 环与 B 环）通过中央三碳原子相互连接而成具有 C_6-C_3-C_6 结构的一系列化合物。

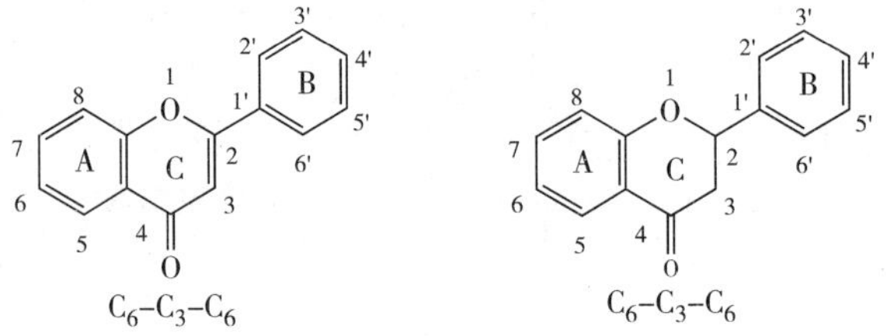

$$C_6\text{-}C_3\text{-}C_6 \qquad C_6\text{-}C_3\text{-}C_6$$

依据中央三碳链的氧化程度、B 环在 C 环上的连接位置及三碳链是否成环等特点将黄酮类化合物分为不同类型，见表 2-3。此外，由两分子黄酮、二氢黄酮、查耳酮或二氢查耳酮以 C—C 或 C—O—C 键连接而成的二聚体称为双黄酮（biflavone）。另有少数黄酮类化合物与其他类化合物形成结构复杂的聚合体，如黄酮木脂体类、生物碱型黄酮等。

表 2-3　黄酮类化合物的主要结构类型

名称	三碳链结构	名称	三碳链结构
黄酮类 （flavones）	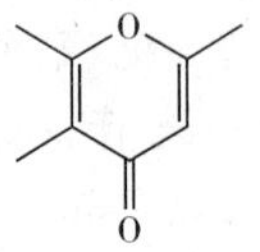	查耳酮类 （chalcones）	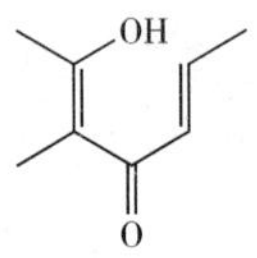

续表

名称	三碳链结构	名称	三碳链结构
黄酮醇类 （flavonols）		二氢查耳酮类 （dihydrochalcones）	
二氢黄酮类 （flavanones）		黄烷-3-醇类 （flavan-3-ols）	
二氢黄酮醇类 （flavanonols）		黄烷-3，4-二醇类 （flavan-3，4-diols）	
异黄酮类 （isoflavones）		花色素类 （anthocyanidins）	
二氢异黄酮类 （isoflavanones）		橙酮类 （aurones）	
高异黄酮类 （homoisoflavones）		双苯吡酮类 （xanthones）	

2. 分布及活性 黄酮类化合物是植物中分布最广的一类色素，几乎存在于所有的绿色植物中，数量大，生理活性多样；主要分布于高等植物的银杏科、水龙骨科、小檗科、豆科、芸香科、唇形科等植物中，在菌类、藻类和地衣类等低等植物中少见。主要含有黄酮类化合物的生药有槐米、葛根、淫羊藿、黄芩等。另外，不少治疗冠心病或活血化瘀类生药中均含有黄酮类化合物。

黄酮类化合物多数具有极强的生物活性，如芦丁（rutin）、橙皮苷（hesperidin）可降低血管脆性及异常通透性，用作高血压及动脉粥样硬化辅助治疗剂。芦丁、槲皮素（quercetin）、葛根素（puerarin）等均有明显的扩冠作用，已应用于临床。木犀草素（luteolin）、黄芩苷（baicalin）、黄芩素（baicalein）等均有一定的抗菌作用。大豆苷（daidzin）、葛根素等葛根黄酮类成分可以缓解高血压患者的头痛症状。异甘草素（isoliquiritigenin）及大豆素（daidzein）具有类似于罂粟碱样解除平滑肌痉挛的作用。水飞蓟宾（silybin）具有很强的保肝作用，用于治疗急慢性肝炎、肝硬化及中毒性肝损伤。山奈酚（kaempferol）、山楂总黄酮具有降低血脂及胆固醇的作用。银杏双黄酮（ginkgetin）具有降血脂、治疗心绞痛等作用。此外，有些黄酮类化合物具有止咳、祛痰平喘、雌性激素样等作用。

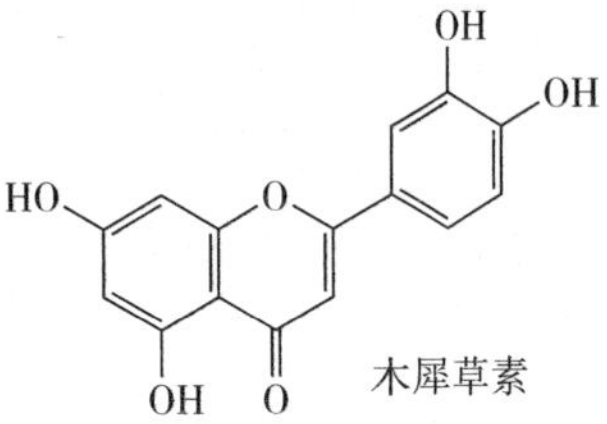

木犀草素

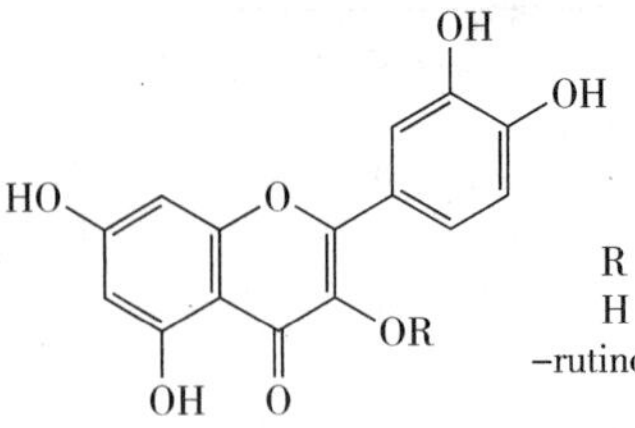

槲皮素 R=H
芦丁 R=-rutinose

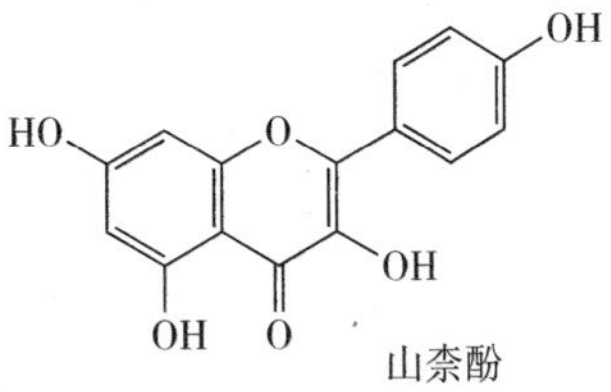

山柰酚

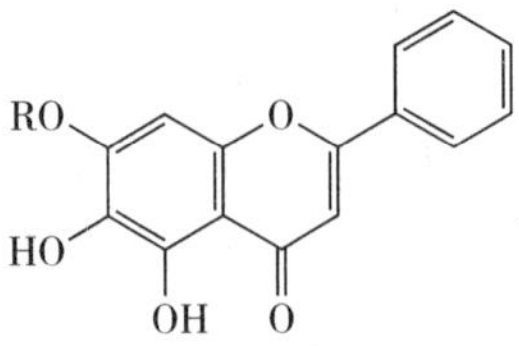

黄芩素 R=H
黄芩苷 R=-glucuronic acid

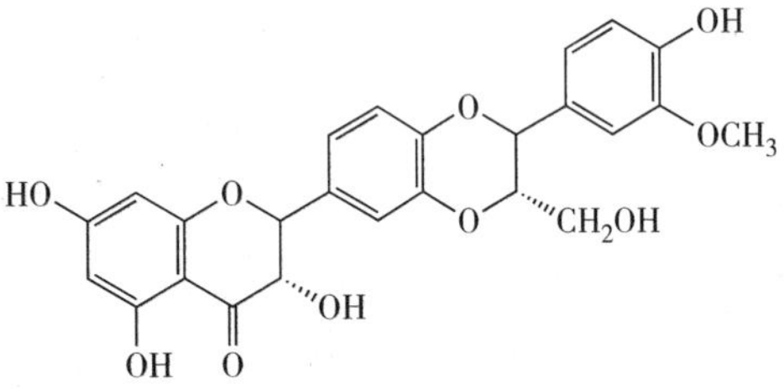

水飞蓟宾

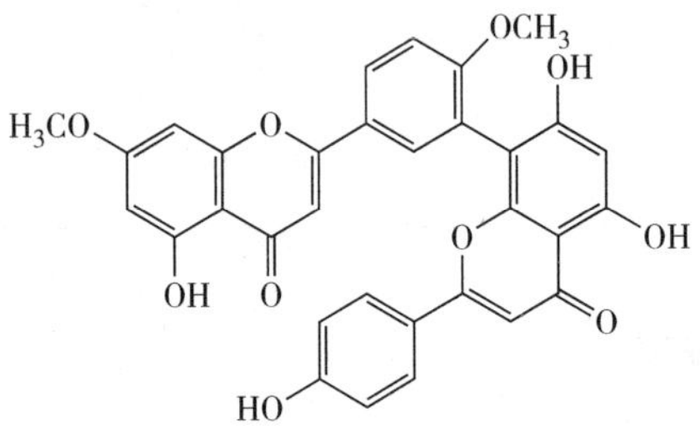

银杏双黄酮

3. 理化性质 黄酮类化合物多为结晶固体,少数为无定型粉末。游离的苷元难溶或不溶于水,易溶于甲醇、乙醇、乙酸乙酯、丙酮、乙醚等有机溶剂及稀碱水溶液中。黄酮苷类一般易溶于水、甲醇、乙醇等强极性溶剂中,但难溶或不溶于苯、三氯甲烷等有机溶剂。

黄酮类化合物分子中多具有酚羟基取代,因此显酸性,酸性与酚羟基取代的数目和位置有关。分子中 γ-吡喃环上的 1 位氧原子有未共用电子对,表现微弱碱性,可与浓盐酸、硫酸成盐,但生成的盐极不稳定,遇水分解。

4. 鉴别反应

(1) **盐酸-镁粉反应**:此法为鉴别黄酮类化合物最常用的颜色反应。方法是取生药粉末少许置于试管中,用乙醇或甲醇数毫升温浸,滤液加新鲜镁粉少许,振摇,滴加几滴浓盐酸,1~2 分钟内即可显色。黄酮、黄酮醇、二氢黄酮、二氢黄酮醇显红色至紫红色;查耳酮、橙酮、儿茶素不显色;异黄酮除少数例外,大多不显色。

(2) **金属盐类络合反应**:黄酮类化合物结构中具有 3-羟基、5-羟基或邻二酚羟基时可与金属离子络合产生颜色反应。常用的金属盐类试剂有三氯化铝、醋酸铅、二氯氧化锆、醋酸镁、氯化锶等。

(3) **四氢硼钠反应**:该反应是对二氢黄酮类化合物专属性反应,$NaBH_4$ 可与二氢黄酮类化合物产生红色至紫色。

(4) **碱性试剂显色反应**:不同的黄酮类化合物与碱性试剂反应呈现不同的颜色,可以帮助鉴别分子中的某些结构特征。

四、醌类

1. 结构与分类 醌类(quinones)化合物是指分子中具有不饱和环二酮结构(醌式结构)或容易转变为这样结构的一类化合物,主要有苯醌(benzoquinone)、萘醌(naphthoquinone)、菲醌(phenanthraquinone)和蒽醌(anthraquinone)共 4 种基本母核。蒽醌类化合物又包括蒽醌衍生物及其不同程度的还原产物,如氧化蒽酚、蒽酚、蒽酮及二蒽酮衍生物。

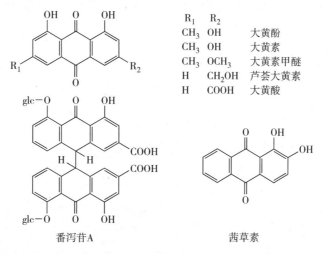

对苯醌　邻苯醌　α-(1,4)萘醌　β-(1,2)萘醌　amphi-(2,6)萘醌

邻菲醌(Ⅰ)　邻菲醌(Ⅱ)　对菲醌　二蒽酮

蒽醌　氧化蒽酚　蒽酚　蒽酮

2. 分布及活性　醌类化合物广泛分布于动植物和矿物中，以蒽醌类居多，萘醌和苯醌类次之，大多具有生物活性。紫草中含有的紫草素（shikonin）及异紫草素（alkannin）属于萘醌类衍生物，具有止血、抗炎、抗菌、抗病毒及抗癌作用。生药丹参中含有多种菲醌衍生物，均属于邻菲醌和对菲醌，具有抗菌及扩张冠状动脉作用，是丹参的主要有效成分。蒽醌类化合物主要分布于蓼科、豆科、茜草科、鼠李科和百合科，以苷和苷元的形式存在于生药中，结构中多含有羟基。羟基分布在两侧苯环上的为大黄素型，如大黄中所含的大黄酚（chrysophanol）、大黄素（emodin）、大黄素甲醚（physcione）、芦荟大黄素（aloe emodin）和大黄酸（chrysophanic acid）均属于此种类型；羟基分布在一侧苯环上的为茜草素型，如茜草中的茜草素（alizarin）等化合物属此型。另外，大黄和番泻叶中致泻的主要有效成分番泻苷（sennoside）A、B、C和D为二蒽酮类衍生物，二蒽酮类化合物的C_{10}—$C_{10'}$键与普通的C—C键不同，易断裂，生成稳定的蒽酮类化合物。番泻苷类化合物致泻的作用是因为其在肠内变为大黄酸蒽酮所致。

R_1	R_2	
CH_3	OH	大黄酚
CH_3	OH	大黄素
CH_3	OCH_3	大黄素甲醚
H	CH_2OH	芦荟大黄素
H	COOH	大黄酸

番泻苷A　　　　　　　　茜草素

3. 理化性质　醌类化合物母核无酚羟基取代时，无色，引入酚羟基等助色团，表现一定的颜色，取代越多，颜色越深。游离的醌类化合物一般具有升华性。游离醌类极性较小，一般溶于乙醇、乙醚、苯、三氯甲烷等有机溶剂；成苷后极性增大，易溶于乙醇、甲醇。

醌类化合物多具有酚羟基，具有一定的酸性，因分子中酚羟基的数目及位置不同，酸性表现显著差异，如蒽醌类衍生物的酸性强弱顺序为：含 COOH>含 2 个以上 β-OH > 含 1 个 β-OH > 含 2 个 α-OH > 含 1 个 α-OH。

4. 鉴别反应

（1）Feigl 反应：醌类衍生物在碱性条件下经加热能迅速与醛类及邻二硝基苯反应，而生成紫色化合物。

（2）无色亚甲蓝显色实验：用于 PC 和 TLC 的喷雾剂，是检出苯醌和萘醌的专用显色剂。

（3）Bornträger 反应：羟基蒽醌类在碱性溶液中发生颜色反应，会使颜色加深，多呈橙色、红色、紫红色及蓝色。取生药粉末 0.1g，置试管中，加碱液数毫升浸出，浸出液呈红色，过滤，滤液加酸酸化，红色转为黄色；加 2ml 乙醚，振摇，醚层显黄色，静置后分取醚层溶液，加入 1ml 5% NaOH 溶液，振摇，如有羟基蒽醌类化合物存在，则醚层由黄色褪为无色，而水层显红色。

该反应主要用于鉴别羟基蒽醌及具有游离羟基的蒽醌苷类的化合物，但蒽酚、蒽酮和二蒽酮类化合物须氧化成羟基蒽醌后才能显色。

（4）与活性次甲基试剂的反应：苯醌及萘醌类化合物的醌环上有未被取代的位置时，在氨碱性条件下，可与一些含有活性次甲基试剂的醇溶液反应生成蓝绿色或蓝紫色。

（5）与金属离子的反应：在蒽醌类化合物中，如果有 α-酚羟基或邻位二酚羟基结构，则可与 Pb^{2+}、Mg^{2+} 等金属离子形成络合物，与 Pb^{2+} 形成的络合物在一定 pH 下还能以沉淀形式析出，可借此精制该类化合物。当蒽醌化合物具有不同的结构时，与醋酸镁形成的络合物的颜色也不同，可用于鉴别。

五、香豆素类

1. 结构与分类 香豆素（coumarin）为顺式邻羟基桂皮酸内酯类成分的总称，具有苯骈 α-吡喃酮的基本骨架，具有芳香气味。7 位通常有羟基或其他衍生化基团取代，环上通常还有羟基、烷氧基、苯基和异戊烯基等取代基，其中异戊烯基活泼双键与苯环上的邻位羟基可形成呋喃环或吡喃环的结构。根据其取代基的类型和位置，香豆素类化合物可分为以下四类：①简单香豆素类，只在苯环有取代基，取代基包括羟基、甲氧基、亚甲二氧基、异戊烯基，如秦皮中的七叶内酯（esculetin）；②呋喃香豆素，该类香豆素中异戊烯基与邻位酚羟基环合成呋喃环，如补骨脂中的补骨脂素（psoralen），具有光敏活性，用于治疗白斑病；③吡喃香豆素，香豆素上的异戊烯基与邻位酚羟基环合成 2,2-二甲基-α-吡喃环，如美花椒内酯（xanthoxyletin）；④其他香豆素类，这类香豆素只有 α-吡喃酮环上有取代基，或者香豆素的二聚体及三聚体，如双七叶内酯（bisaesculetin）。其中，呋喃香豆素和吡喃香豆素有角型和线型之分。

苯骈 α-吡喃酮 七叶内酯 补骨脂素

美花椒内酯 双七叶内酯

2. 分布及活性 香豆素广泛分布于高等植物的根、茎、叶、花、果实、皮和种子等部位，是许多高等植物重要的代谢产物。香豆素主要分布于伞形科、瑞香科、芸香科、豆科、菊科、虎耳草科、兰科、木樨草科和茄科等科中，同时在一些微生物和真菌代谢过程中也能产生。香豆素类化合物结构简单、易化学合成，其光敏作用、抗病毒、抗肿瘤、抗骨质疏松和抗凝血等生物活性较强，因此成为药物先导化合物研究中的重要对象之一，近年来成为新药研究开发的热点。

3. 理化性质 游离香豆素多有完好的结晶，常呈淡黄色或无色，并具有香味，小分子游离的香豆素有挥发性，可随水蒸气蒸馏，具有升华性。与糖结合成苷后一般呈粉末状，多数无香味，也不具有挥发性和升华性等。香豆素衍生物在紫外光照射下呈蓝色或者紫色荧光，在碱液中荧光增强。如秦皮水浸液呈天蓝色荧光，紫外灯下荧光更加强烈，主要原因是其含有香豆素类化合物。

4. 鉴别反应

（1）异羟肟酸铁反应：在碱性条件下，香豆素类化合物的内酯环打开，与盐酸羟胺缩合生成异羟肟酸，在酸性条件下再与 Fe^{3+} 络合呈现红色：

（2）Gibb's 反应和 Emerson 反应：如果香豆素类化合物的酚羟基对位无取代或 6 位碳上无取代，可以和 Gibb's 试剂（2，6-二溴苯醌氯亚胺的乙醇液+1% 氢氧化钾乙醇液）呈深蓝色，与 Emerson 试剂（2% 的 4-氨基安替匹林乙醇液+8% 铁氰化钾水溶液）呈红色。

六、木脂素类

1. 结构与分类 木脂素（lignans）是一类由苯丙素（C_6-C_3）氧化聚合而成的化合物，通常所指的是其二聚物，少数为三聚物和四聚物。二聚物碳架大多由两分子苯丙素以侧链 $\beta-\beta'$ 碳原子（$C_8-C_{8'}$）碳原子相连而成。其他的并非以 $\beta-\beta'$ 碳原子相连，称为新木脂素。如果两个 C_6-C_3 单元之间不存在碳-碳键直接连接关系，而通过氧原子以醚键形式连接，称为氧新木脂素。因此，根据结构中两个 C_6-C_3 结构单元的连接特征，木脂素类化合物又分为木脂素（lignan）、新木脂素（neoliganan）和氧新木脂素（oxyneoliganan）。另外，木脂素还有一些新的类型，主要有：①苯丙素低聚体，包括三聚体和四聚体，三聚体常称为倍半木脂素，四聚体称为二木脂素；②杂木脂素，由一分子苯丙素与黄酮、香豆素或萜类等结合而成的化合物，根据结合分子不同，称为黄酮木脂素、香豆素木脂素；③去甲木脂素，基本母核有 16~17 个碳原子，比一般木脂素少 1~2 个。组成木脂素的单体主要有四种：肉桂醇（cinnamyl alcohol）、肉桂酸（cinnamic acid）、丙烯基酚（propenylphenol）和烯丙基酚（allylphenol）。

$C_8-C_{8'}$ 相连的木脂素骨架

2. 分布及活性 木脂素类化合物是植物中非常重要的一类次生代谢产物，由于最早从树脂提取物中分离得到，因而称为木脂素。目前，从芸香科、小檗科、樟科、松科、五味子科、木兰科等 70 多科植物中发现存在不同含量或不同结构类型的木脂素类化合物，尤其在松柏科植物中最为多见。同时，在不同植物的根、茎、叶、花、果实等部位中均可发现。木脂素类化合物具有多种生物活性，如五味子果实中的五味子甲素（schizandrin A）及其同系物均属于联苯环辛烯类木脂素，具有保肝、降低血清谷丙转氨酶的作用，临床上用于治疗慢性肝炎。厚朴中含有的厚朴酚（magnolol）与和厚朴酚（honokiol）属联苯型，具有镇静和肌肉松弛作用。

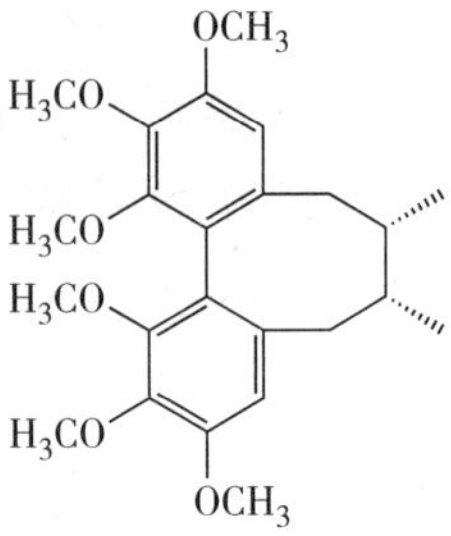

五味子素甲 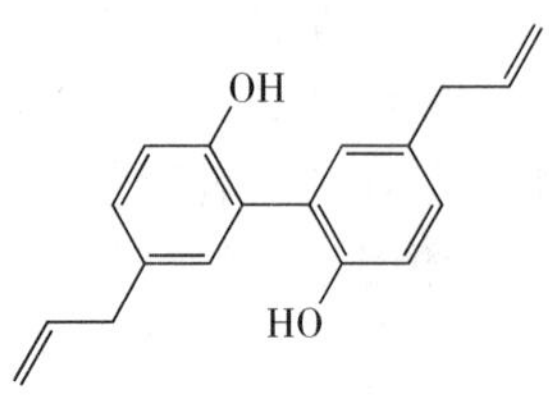　　　　　厚朴酚 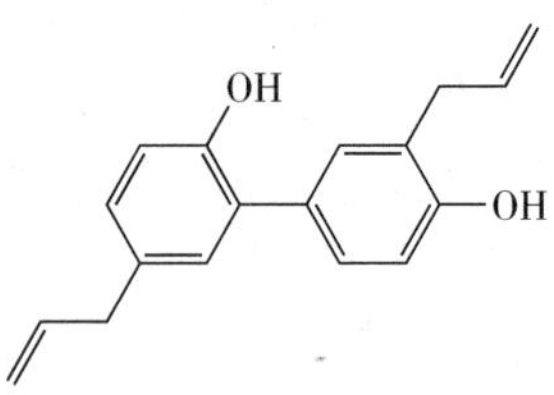　　　　　和厚朴酚

3. 理化性质　木脂素类化合物多为无色结晶或白色粉末，新木脂素难结晶；多呈游离型，脂溶性，能溶于苯、乙醚、三氯甲烷、乙酸乙酯、丙酮、乙醇和甲醇等有机溶剂，难溶于水；少数与糖结合成苷后极性增大，有一定的水溶性。木脂素类化合物大多具有手性碳原子，具有光学活性，遇酸碱容易发生异构化，导致分子光学活性改变。

4. 鉴别反应　木脂素类化合物在紫外光下呈暗斑，喷1%三氯化锑三氯甲烷溶液显色，可用于木脂素类化合物的鉴别。一些非特征性试剂可用于薄层色谱显色，如5%磷钼酸乙醇液，30%硫酸乙醇。

七、强心苷类

1. 结构与分类　强心苷（cardiac glycosides）是存在于植物中具有强心作用的甾体苷类化合物。根据苷元结构，强心苷分为强心甾型（甲型）和海葱甾型（或蟾蜍甾，乙型）。前者由23个碳原子组成，C-17位连有一个五元不饱和内酯环，在已知的强心苷元中，绝大多数属于此类。后者由24个碳原子组成，C-17位上连接的是六元环不饱和内酯环。

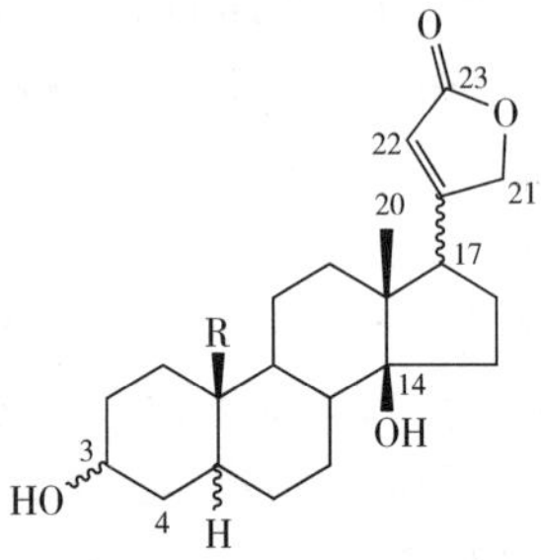

甲型 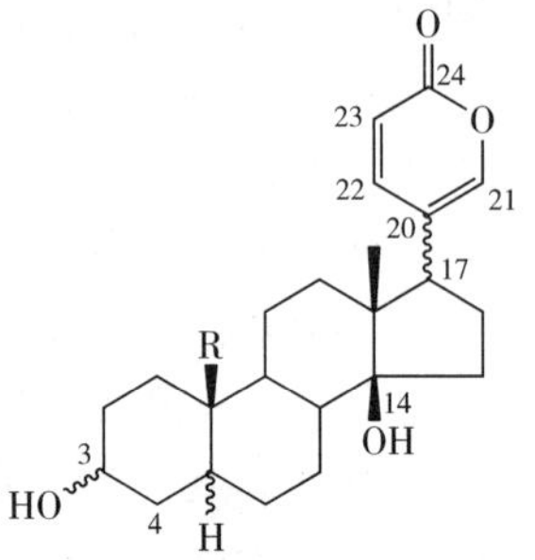　　　　　乙型

在天然界存在的已知强心苷元中，其B/C环为反式稠合，C/D环为顺式稠合，而A/B环则有顺式、反式两种稠合方式，且大多数是顺式。甾体母核的C-3和C-4位上都有羟基，C_3-OH多为β-构型，少数是α-构型。C_{14}-羟基均是β-构型。母核的其他位置还可能出现羰基、羟基、环氧基等。强心苷中的糖共有20余种，除六碳醛糖、6-去氧糖、6-去氧糖甲醚和五碳醛糖外，尚有仅存在于强心苷和C_{21}甾苷中特殊的2，6-去氧糖（D-洋地黄毒糖）和2，6-二去氧糖甲醚（L-夹竹桃糖、D-加拿大麻糖）。

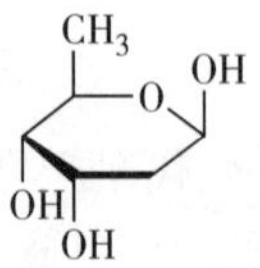

D-洋地黄毒糖 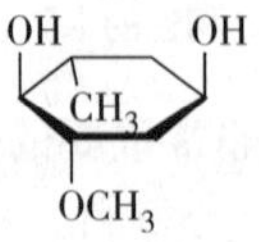　　　L-夹竹桃糖 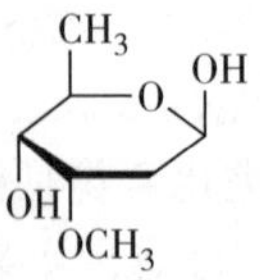　　　D-加拿大麻糖

2. 分布及活性　强心苷存在于许多有毒的植物中，尤以玄参科、夹竹桃科植物最普遍。在植物体内主要存在于果、叶或根中。动物中至今未发现强心成分存在，如蟾蜍中强心成分为蟾毒配基及其酯类，而非苷类成分。强心苷类具有强心作用，主要用以治疗充血性心力衰竭及节律障碍等心脏疾患。源于洋地黄、毛花洋地黄中的地高辛（digoxin）、洋地黄毒苷（digitoxin）等化合物的制剂已广泛应用于临床。强心苷的苷元必须有一定的结构才具有强心作用，如A/B环顺式或反式，C/D环必须是顺式，C-17位

必须具有一个不饱和内酯环，且为 β-构型。糖部分没有强心作用，但糖的性质及数目对强心作用有一定的影响。

R
OH　地高辛
H　洋地黄毒苷

3. 理化性质　强心苷类多为无色结晶或无定型粉末，中性物质，有旋光性；C-17 位上的侧链为 β-构型者味苦，而 α-构型者味不苦，但无强心作用；对黏膜有刺激作用；可溶于丙酮、甲醇、乙醇、水等极性溶剂，难溶于乙醚、苯、石油醚等非极性溶剂。它们的溶解度也因糖基数目和性质，以及苷元中有无亲水性基团而有差异。强心苷的苷键可以在酸或酶催化下水解。同时，分子中有的酯键结构还能被碱催化水解。

4. 鉴别反应　强心苷除甾体母核所产生的显色反应外，还可因结构中含有不饱和内酯环和 2-去氧糖而产生显色反应。

（1）由不饱和内酯环产生的反应：甲型强心苷的 C-17 侧链上有不饱和五元内酯环，在碱液中，双键转位能形成活性次甲基，从而能够与某些试剂反应而显色，见表 2-4。乙型强心苷在碱液中不能产生活性次甲基，故无此类反应。

表 2-4　活性次甲基显色反应

反应名称	试剂	颜色	λ_{max}/nm
Legal 反应	亚硝酰铁氰化钠	深红或蓝	470
Kedde 反应	3，5-二硝基苯甲酸	深红或红	590
Raymond 反应	间-二硝基苯	紫红或蓝	620
Baljet 反应	苦味酸	橙或橙红	490

（2）由 2-去氧糖产生的反应（Keller-Kiliani 反应）：含强心苷的样品溶于含少量 $FeCl_3$ 或 $Fe_2(SO_4)_3$ 的冰醋酸，沿管壁滴加浓硫酸，如有 2-去氧糖存在，醋酸层渐呈蓝色或蓝绿色，界面的颜色随苷元而异。此反应只对游离的 2-去氧糖或在反应条件下能水解出 2-去氧糖的强心苷显色。

八、皂苷类

1. 结构与分类　皂苷（saponins）由皂苷元和糖或糖醛酸组成，因水溶液经振摇后可产生持久的泡沫，因此得名。根据皂苷元的结构，皂苷分为三萜皂苷（triterpenoid saponins）和甾体皂苷（steroidal saponins）两大类。

（1）三萜皂苷：由三萜类及其衍生物与糖或糖醛酸结合而成。该类皂苷中的糖基多数与苷元中的 C_3-OH 相连，苷元中多数具有羧基，呈酸性，所以又称为酸性皂苷。三萜皂苷元有四环三萜和五环三萜两类，如人参皂苷（ginsenoside）、黄芪皂苷（astragaloside）属四环三萜皂苷，而甘草皂苷（glycyrrhizin）（又称为甘草酸）、柴胡皂苷（saikosaponin）则属五环三萜皂苷。

（2）甾体皂苷：是一类由螺甾烷（spirostane）类化合物与糖结合而成的皂苷类化合物。根据螺甾烷结构中 C-25 的构型和 F 环的环合状态分为 4 种类型：螺甾烷醇类（spirostanols）、异螺甾烷醇类（isospirostanols）、呋甾烷醇类（furostanols）和变形螺甾烷醇类（pseudo-spirostanols）。甾体皂苷通常不含羧基，因此又称为中性皂苷。

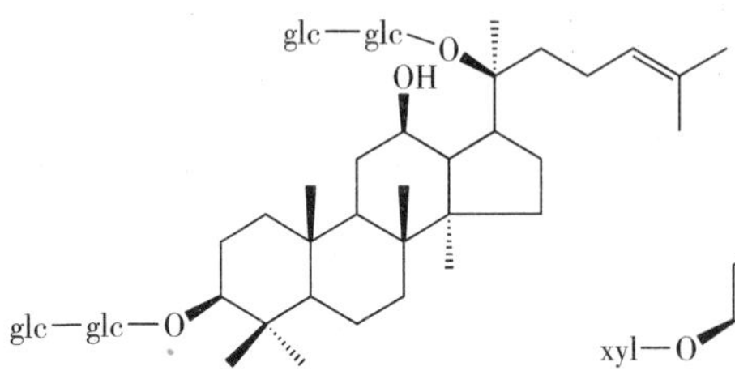

人参皂苷Rb₁　　　　黄芪甲苷

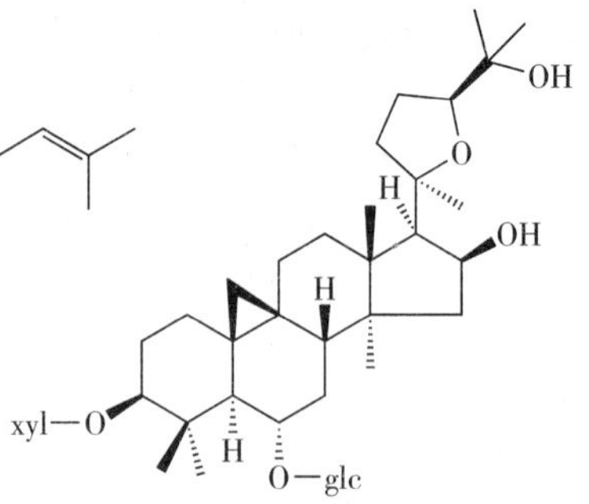

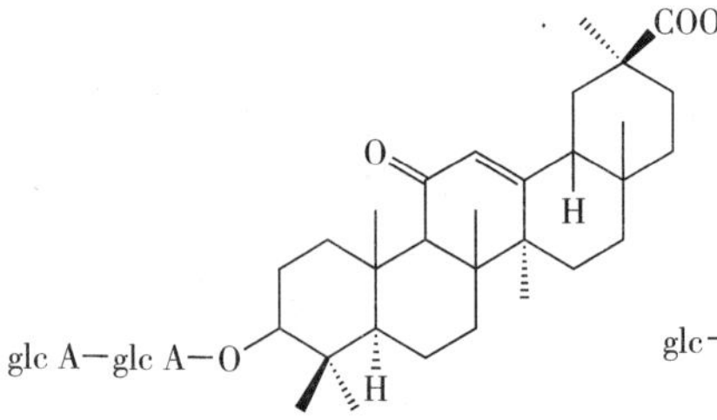

甘草皂苷 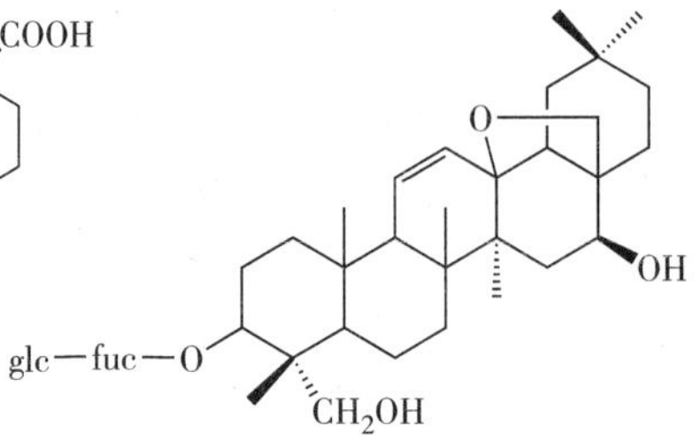　　　　柴胡皂苷a

2. 分布及活性　三萜皂苷在菌类、蕨类、单子叶植物、双子叶植物、动物及海洋生物中均有分布，尤其以双子叶植物中分布得最多。三萜皂苷主要分布于豆科、五加科、葫芦科、毛茛科、伞形科、鼠李科和报春花科等。常见含有三萜皂苷的生药有人参、三七、黄芪、甘草、柴胡、桔梗、商陆、远志和灵芝等。三萜皂苷类化合物具有广泛的生物活性，如人参皂苷类具有抗癌、保护神经、抑制中枢、兴奋中枢和抗疲劳等多种生理活性；甘草皂苷具有促进肾上腺皮质激素样、增强免疫力及对抗 CCl_4 对肝脏的急性中毒作用；柴胡皂苷类成分具有解热作用；黄芪甲苷具有降血糖、保护心肌细胞及增强免疫力的作用；三七皂苷类有抗血栓、对抗心脑血管疾病的活性；远志皂苷能够提高痴呆大鼠的学习记忆能力等。

甾体皂苷主要分布于百合科、薯蓣科、龙舌兰科、菝葜科、玄参科和豆科等植物中。常见含有甾体皂苷的生药有薯蓣、麦冬、天冬、重楼、菝葜、薤白等。甾体皂苷元最初作为合成甾体激素类药物的原料，随着甾体皂苷化学研究的发展，越来越多的生物活性被发现，主要有防治心脑血管疾病、抗肿瘤、降血糖和调节免疫力等作用，一些新的甾体皂苷类药物应用于临床。薯蓣科植物中的薯蓣皂苷元（diosgenin）是合成各种激素的前体化合物。临床上应用于治疗冠心病、心绞痛的地奥心血康胶囊主要成分为从黄山药 *Dioscorea panthaica* 中提取的8种甾体皂苷。

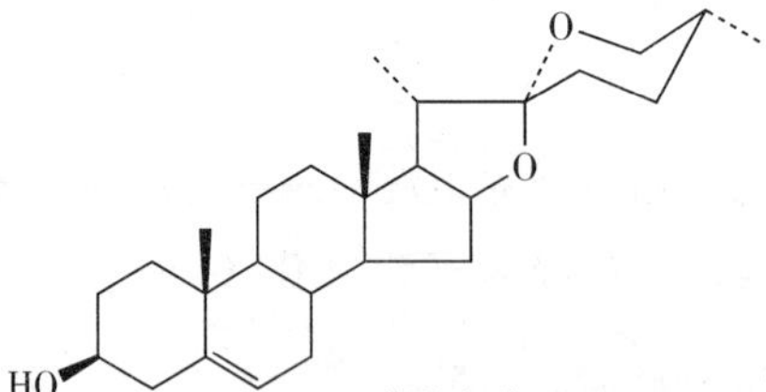

HO　　　　薯蓣皂苷元

3. 理化性质　皂苷类多为无色无定型粉末，多数具有苦而辛辣味，其粉末对人体各部位的黏膜有较强的刺激作用，尤以鼻黏膜最为敏感。皂苷易溶于水、甲醇、乙醇中，含水的丁醇或戊醇对皂苷的溶解度较好，几乎不溶于石油醚、乙醚、三氯甲烷、苯等极性小的有机溶剂。皂苷具有的表面活性和溶血作用，因此不宜注射用药，但F环开裂的甾体皂苷往往不具有溶血作用，而且表面活性降低。皂苷的水溶液可以和一些金属盐类，如铅盐、钡盐、铜盐等产生沉淀。在强酸、碱或酶作用下，皂苷可水解，但强酸会引起苷元结构变化，从而得不到原苷元。

4. 鉴别反应

（1）颜色反应：皂苷类化合物在无水条件下与强酸（硫酸、磷酸、高氯酸）、中等强酸（三氯乙酸）、Lewis 酸（氯化锌、三氯化铝、三氯化锑）作用，会产生颜色变化或荧光。

醋酐-浓硫酸反应（Liebermann-Burchard reaction）：取生药的 70% 乙醇提取液 1ml 置水浴上蒸干，加醋酐少许溶解，移入试管中，加入醋酐-浓硫酸（1：20），三萜皂苷可产生黄、红、紫、蓝等颜色变化，最后褪色。甾体皂苷最后出现绿色。

三氯醋酸反应（Rosen-Heimer reaction）：生药水提取液滴于滤纸上，喷 25% 三氯醋酸乙醇溶液。甾体皂苷加热至 60℃ 发生颜色变化，而三萜皂苷加热至 100℃ 才能显色。

三氯化锑或五氯化锑反应：皂苷醇溶液点于滤纸上，喷以 20% 三氯化锑（或五氯化锑）三氯甲烷溶液（不含乙醇和水），干燥后，60~70℃ 加热，显黄色、灰蓝色、灰紫色等斑点。

（2）泡沫试验：皂苷水溶液强烈振摇，产生持久的泡沫（15 分钟以上）。含蛋白质和黏液质的水溶液虽也能产生泡沫，但不能持久，很快消失，以此可区别二者。

（3）溶血试验：生药水提取液 1ml 加 2% 红细胞悬浮液及生理盐水各 5ml，摇匀，放置 5 分钟后呈现红色透明溶液。

九、萜类

1. 结构与分类　凡是由甲戊二羟酸衍生，且分子式符合 $(C_5H_8)_n$ 通式的衍生物均称为萜类化合物（terpenoids）。根据分子中 C_5H_8 单元的数目，将萜类化合物分为单萜、倍半萜、二萜等，再根据分子结构中碳环的数目，进一步分为链萜、单环萜、双环萜、三环萜和四环萜等。

开链萜烯具有 $(C_5H_8)_n$ 通式，碳原子数一般为 5 的倍数，而氢的比例多数不是 8 的倍数。如草酚酮（troponoide）类化合物是一类变形的单萜，它们的碳架不符合异戊二烯法则；环烯醚萜（iridoids）类化合物是蚁臭二醛（iridoidial）的缩醛衍生物，具有环戊烷环烯醚萜（iridoid）和裂环环烯醚萜（secoiridoid）等两种骨架的单萜的衍生物；薁类化合物（azulenoids）具有五元环与七元环骈合的芳香骨架，是一种特殊的倍半萜。绝大多数萜类化合物为含氧衍生物，包括醇、醚、酮、酸、酯、内酯、亚甲二氧基等含氧基团。有的萜类化合物以苷的形式存在，如环烯醚萜苷类成分；有的萜类化合物分子中含有氮原子，称为萜类生物碱，如乌头碱（aconitine）。

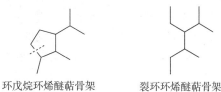

环戊烷环烯醚萜骨架　　　　裂环环烯醚萜骨架

2. 分布及活性　萜类化合物在自然界分布得十分广泛，种类繁多，是各类天然物质中最多的一类。高等植物、真菌、微生物、昆虫及海洋生物中均有萜类成分存在。萜类化合物是生药中一类比较重要的化合物，同时也是一类重要的天然香料，是化妆品和食品科学中非常重要的原料，一些多萜类化合物橡胶是汽车工业和飞机工业重要的原料。

（1）单萜类：由两个异戊二烯单位构成、含 10 个碳原子的化合物及其衍生物，可形成链状单萜、单环单萜、双环单萜等结构，广泛分布于高等植物的腺体、油室和树脂道等分泌组织中，是植物挥发油的主要组成成分，在昆虫激素及海洋生物中也有存在。薄荷醇（menthol）属单环单萜，是薄荷挥发油中的主要成分，可用作牙膏、香水、饮料等的赋香剂，在医药上外用作用于皮肤和黏膜，有清凉止痒的作用，内服用于头痛及鼻、咽、喉等炎症。龙脑（borneol）俗称冰片，有发汗、兴奋、解痉和防虫蛀等作用，还具有显著的抗缺氧功能，与苏合香脂配合制成苏冰滴丸可代替冠心苏合丸用于治疗冠心病、心绞痛等。斑蝥素（cantharidin）为斑蝥、芫青干燥虫体中的一种单环单萜，可作为皮肤发红、发泡和生毛剂，其衍生物去甲斑蝥素（demethylcantharidin）具有抗肿瘤作用。芍药苷（paeoniflorin）是从芍药根中得到的双环单萜，具有镇静、镇痛、抗炎及防治老年性痴呆等症的作用。

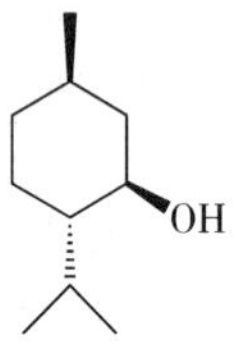

l-薄荷醇 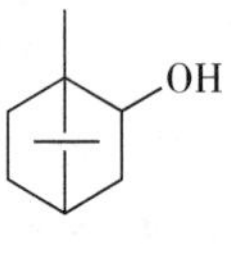　　(+)-龙脑 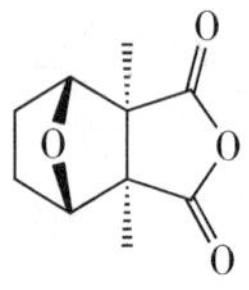　　斑蝥素 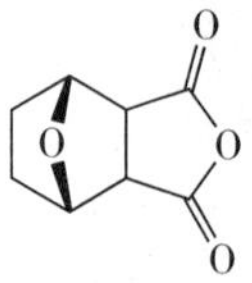　　去甲斑蝥素 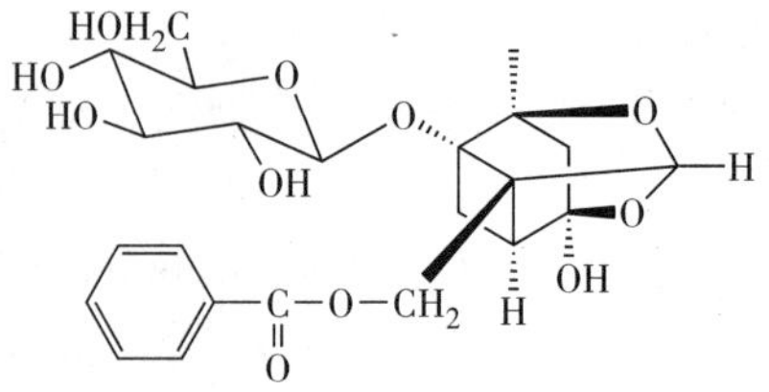　　芍药苷

（2）环烯醚萜类：主要分布于玄参科、龙胆科、茜草科、忍冬科等生药中。地黄中所含的梓醇（catalpol）属4-去甲环烯醚萜类，具有降血糖作用，还具有利尿和缓下功效。栀子中所含的栀子苷（gardenoside）、京尼平苷（geniposide）和京尼平苷酸（geniposidic acid）属于环烯醚萜苷类成分，其中京尼平苷具有泻下和利胆作用。京尼平（ginipin）是京尼平苷的苷元，具有促进胆汁分泌和泻下作用。龙胆苦苷（gentiopicroside）属裂环环烯醚萜，具有保护肝脏、抗氧化、抗炎、镇痛及抗肿瘤等作用。

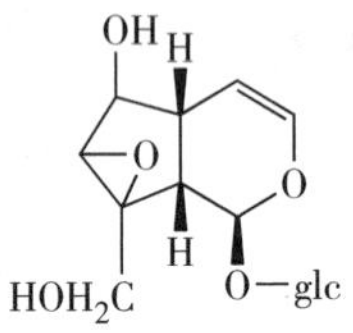

梓醇 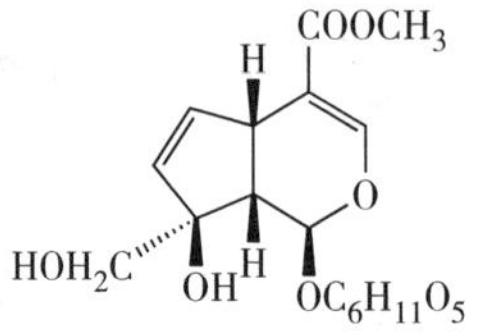　　栀子苷 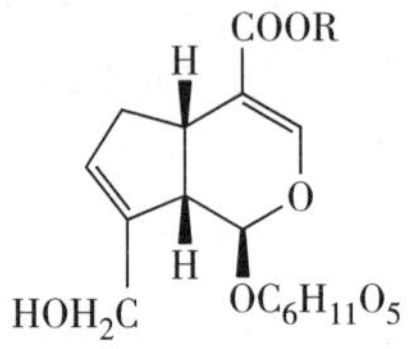　　R=CH₃ 京尼平苷　　龙胆苦苷
　　　　　　　　　　R=H　京尼平苷酸

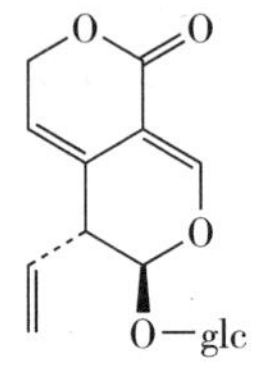

知识链接

梓醇开发成一类降血糖新药

2015年4月，青海省科技厅的一项最新研究成果表明，地黄中所含的梓醇可以有效治疗糖尿病，其功效优于传统的化学药物。研究人员通过个体试验发现，梓醇在患者体内吸收迅速，绝对生物利用度达66.9%，具有起效快、排泄迅速并完全、在体内不蓄积、对大器官无损害的优势，符合长期服用、与其他药物无相互影响的糖尿病适应证要求。研究还发现，梓醇质量可控、制剂稳定、疗效确切、毒副作用较小，适用于临床2型糖尿病治疗。梓醇类药物具有降糖降脂、改善胰岛素抵抗的多机制作用特点，市场前景十分广阔。研究人员目前已完成全部临床前研究，企业相关生产工艺已通过安全性评价，新药将很快为糖尿病患者带来福音。

（3）倍半萜类：由3个异戊二烯单位构成，含15个碳原子。倍半萜多以挥发油的形式存在，是挥发油高沸程部分（250~280℃）的主要成分。倍半萜类化合物的数目及骨架类型都是萜类化合物中较多的一类，近年来在海洋生物，如海藻、海绵、腔肠动物和软体动物中发现的倍半萜越来越多。倍半萜的许多含氧衍生物是医药、食品和化妆品工业的重要原料。青蒿素（arteannuin, artemisinin）是从青蒿中分离得到的具有抗疟疾作用的有效成分，属于单环倍半萜，因其油溶性和水溶性均较差，为改变其溶解性，经结构改造合成出抗疟效价高、原虫转阴快、速效、低毒等特点的双氢青蒿素（dihydroqinghaosu, dihydroartemisinin）、蒿甲醚（artemether）和青蒿琥珀酸单酯（artesunate）。

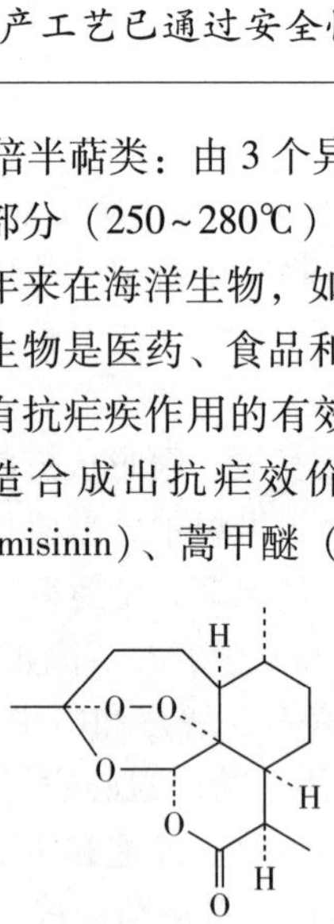

青蒿素 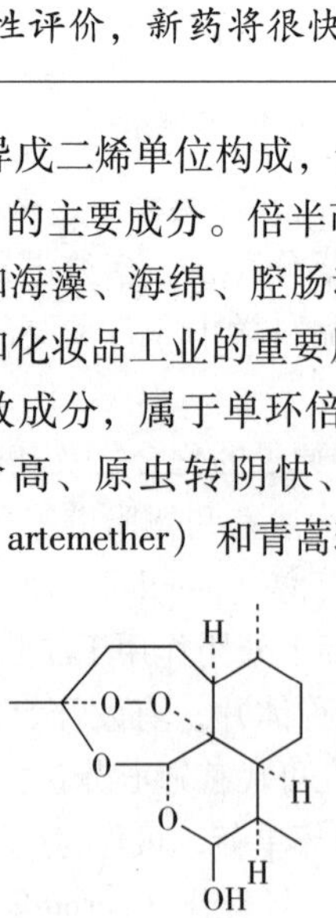　　双氢青蒿素 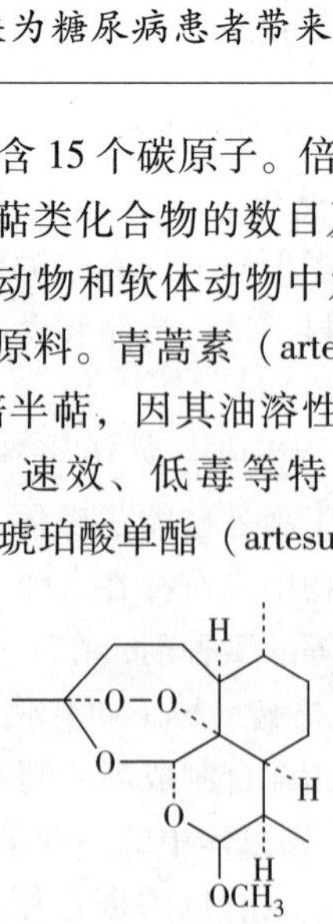　　蒿甲醚 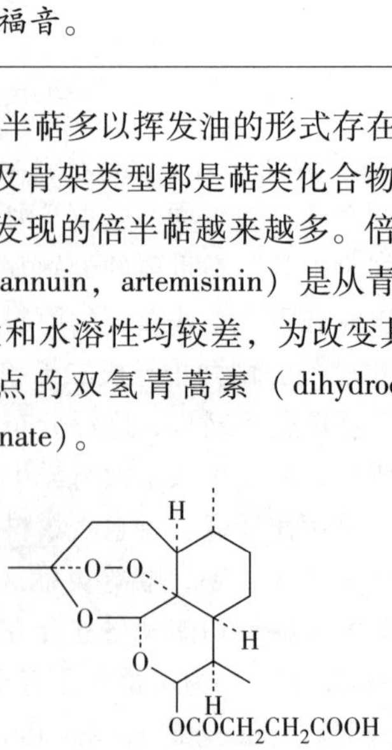　　青蒿琥珀酸单酯

知识链接

青蒿素发明人屠呦呦分获 2015 年诺贝尔生理学或医学奖

青蒿素是 1972 年我国科学家屠呦呦从黄花蒿（*Artemisia annua* Linn）中分离到的抗疟疾有效成分，是由我国科学家自主研究开发并在国际上注册的一类新药，被世界卫生组织评价为治疗恶性疟疾唯一真正有效的药物。2011 年 9 月 24 日，中国中医研究院终身研究员、青蒿素研究开发中心主任屠呦呦获美国生物医学拉斯克奖，成为该奖项第一位获奖的中国科学家。2015 年 10 月 5 日，屠呦呦因其在抗疟疾领域的突出贡献分获 2015 年诺贝尔生理学或医学奖，成为获得诺贝尔自然科学奖的第一位中国人。

（4）二萜类：由 4 个异戊二烯单位构成，含 20 个碳原子。二萜广泛分布于植物界，许多植物分泌的乳汁、树脂等均以二萜化合物为主，菌类及海洋生物中也分离得到较多的二萜。有的二萜与糖结合成苷，有的以生物碱形式存在。许多二萜类含氧衍生物具有很好的生物活性。穿心莲内酯（andrographolide）为穿心莲中的主要成分，具有抗炎活性，临床用于治疗急性菌痢、胃肠炎、咽喉炎、感冒发热等。紫杉醇（taxol）是从太平洋红豆杉树皮中分离得到的二萜生物碱，具有抗癌活性，临床用于治疗晚期乳腺癌、卵巢癌及非小细胞肺癌等。银杏内酯（ginkgolide）类成分是银杏根皮及叶中的活性成分，具有抑制血小板活化因子的作用。

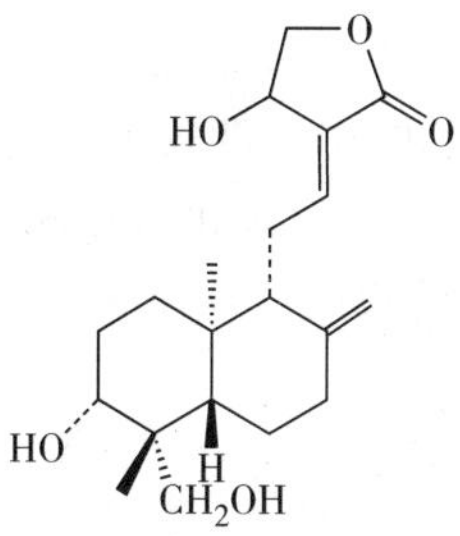

穿心莲内酯 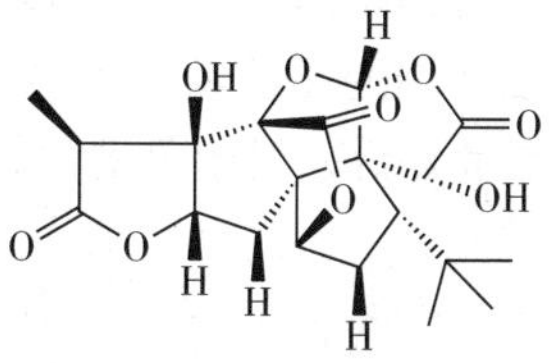　　　银杏内酯A 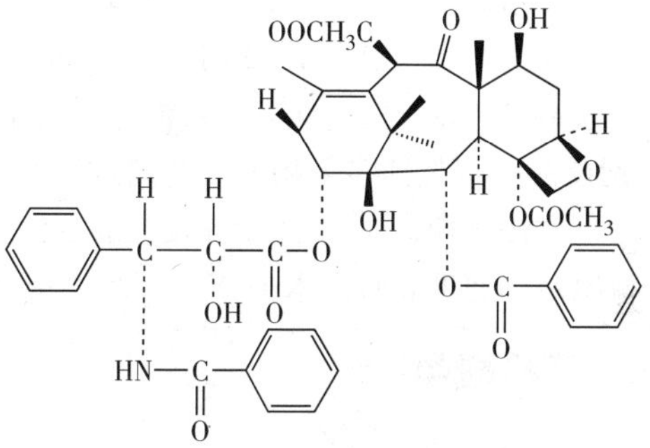　　　紫杉醇

（5）三萜类：由 6 个异戊二烯单位构成，含 20 个碳原子。以游离或与糖结合成苷的形式存在，其结构中含有双键、醇羟基、醛基、酮基、内酯、羧基等官能团，具有多种多样的化学性质及生物活性。齐墩果酸（oleanane）广泛分布于植物界，具有保肝、抗肿瘤及抗高血脂等生物活性。

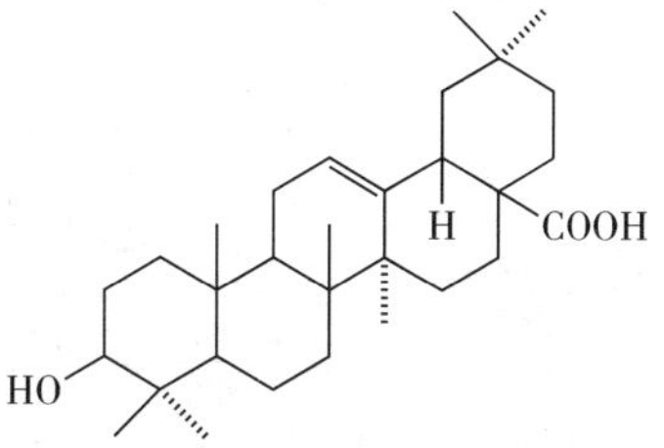

齐墩果酸

3. 理化性质　萜类化合物随相对分子质量和双键增加，功能基增多，挥发性降低。萜类化合物多具苦味，所以又称为苦味素；有的具有强烈的甜味，如甜菊苷的甜味是蔗糖的 300 倍。大多数萜类一般具有多个不对称碳原子，故具有旋光性。低分子萜类具有较高的折光率。萜类化合物一般难溶于水，易溶于亲脂性有机溶剂，可溶于醇。萜类化合物若与糖成苷，则易溶于水，难溶于亲脂性有机溶剂。萜类分子中绝大多数具有双键、羰基、活泼氢原子，较多萜类具有内酯结构，因而有一些相同的理化性质及化

学反应。

4. 鉴别反应　一般采用薄层色谱法进行鉴别，以香草醛-硫酸或香草醛-高氯酸溶液作为显色剂。

十、挥发油类

1. 结构与分类　挥发油（volatile oil）又称为精油（essential oil），是存在于植物中的一类具有芳香气味、可随水蒸气蒸馏且与水不相混溶的挥发性成分的总称。挥发油组分较为复杂，主要为萜类化合物、芳香族化合物、脂肪族化合物等。

2. 分布及活性　挥发油类成分在植物界分布得很广，主要存在于种子植物，尤其是芳香植物中。挥发油类存在于植物的腺毛、油室、油管、分泌细胞或树脂道中，大多数呈油滴状存在，也有些与树脂、黏液质共存。挥发油主要分布于菊科、伞形科、芸香科、唇形科、姜科、木兰科等科中，常见的含挥发油的生药有苍术、白术、艾叶、防风、当归、独活、薄荷、郁金、姜黄、砂仁、姜、肉桂、乌药、沉香、丁香、五味子、八角茴香等。挥发油在植物体中的存在部位各不相同，有的全株植物中都含有，有的则在花、果、叶、根或根茎部分的某一器官中含量较多。挥发油具有广泛的生物活性，多具有祛痰、止咳、平喘、解热、镇痛、抗菌、驱风、健胃等作用，如柴胡挥发油具有较好的退热效果，丁香油有局部麻醉、止痛的作用；薄荷油有清凉、驱风、消炎、局部麻醉的作用。此外，挥发油类在香料工业、食品工业及化学工业中应用也非常广泛。

3. 理化性质　挥发油大多为无色或淡黄色液体，有些挥发油含有薁类成分，或溶有色素，而显现特殊颜色。在常温下为透明液体，低温放置，挥发油所含主要成分可能结晶析出，习称为"脑"，如薄荷脑、樟脑等。挥发油具有特殊的气味，大多数为香味，也有少数挥发油具有异味，如鱼腥草挥发油具有不愉快的臭味。多数挥发油比水轻，也有少数比水重，其相对密度一般在 0.850～1.065。挥发油具有较强的折光性，其折光率一般在 1.45～1.56，是挥发油质量鉴定的主要依据。挥发油难溶于水，可溶于高浓度乙醇，易溶于乙醚、二硫化碳、石油醚等亲脂性的有机溶剂，在低浓度乙醇中溶度较小。

4. 鉴别反应　挥发油多采用薄层色谱进行鉴别，常用的显色剂有香草醛-浓硫酸和茴香醛-浓硫酸。另外，气相色谱法（GC）广泛用于挥发油的定性和定量分析，气相色谱-质谱联用（GC-MS）大大提高挥发油分析鉴定的速度和研究水平。

十一、有机酸类

1. 结构与分类　有机酸（organic acid）是分子结构中含有羧基的化合物，包括脂肪族、芳香族及萜类的有机酸。常见的脂肪族有机酸有酒石酸、草酸、苹果酸、枸橼酸等；芳香族有机酸有苯甲酸、水杨酸（salicylic acid）、阿魏酸（ferulic acid）、咖啡酸（caffeic acid）等；萜类有机酸有齐墩果酸、甘草酸、熊果酸（ursolic acid）等。

阿魏酸　　咖啡酸　　熊果酸

2. 分布及活性　有机酸在植物的根、叶、花、果实中广泛分布。含有有机酸的生药有金银花、连翘、山楂、五味子、陈皮、枳实、乌梅、山茱萸、覆盆子等。脂肪族有机酸一般无特殊生物活性，但有些有机酸，如酒石酸、枸橼酸也有药用。绿原酸（chlorogenic acid）为金银花中主要成分，在许多生药中也都含有，具有抗菌、利胆、升高白细胞的作用；五味子中的有机酸具有止咳、平喘的作用。有机酸具有较强的酸性，因而不宜与制酸药或在酸性条件下水解的药物共同服用，如磺胺类、大环内酯类和氨基糖苷类等抗生素。

绿原酸

3. 理化性质 有机酸少数以游离形式存在，大部分与钾、钠、钙等金属结合成盐，也有与生物碱结合成盐。多溶于水或乙醇，呈显著的酸性，难溶于其他有机溶剂。有挥发性或无。

4. 鉴别反应 有机酸的水溶液能与氯化钙、醋酸铅或氢氧化钡溶液生成沉淀，可用于鉴别。

十二、鞣质类

1. 结构与分类 鞣质（tannins）又称为单宁，是一类广泛分布于植物界中结构较为复杂的多元酚类化合物，相对分子质量为500~3000。根据化学结构特征，可分为可水解鞣质（hydrolysable tannins）、缩合鞣质（condensed tannins）和复合鞣质（complex tannins）。

（1）可水解鞣质：由酚酸和多元醇通过苷键或酯键形成的化合物。易被酸、碱或酶水解成酚酸和多元醇或糖。根据水解所得不同的酚酸，分为没食子鞣质（gallotannins）、鞣花鞣质（ellagitannin）、咖啡鞣质（caffetannin）和C-苷鞣质（C-glycoside tannins）；根据水解所得多元醇或糖的种类，可分为金缕梅鞣质（hamamelitannin）、奎尼酸鞣质（galloylquinic acid）等。水解得到的多元醇主要有葡萄糖、果糖、木糖、金缕梅糖（hamamelose）、奎尼酸（quinic acid）、莽草酸（shikimic acid）等，最常见的是D-葡萄糖。

| 没食子酸 | D-金缕梅糖 | 奎尼酸 | (−)-莽草酸 |

（2）缩合鞣质：以黄烷-3-醇为单元构成的缩合物，它们之间以C—C键连接，因此不易水解，而且由于空间位阻存在，分子具有较大的构象稳定性。黄烷-3-醇类中最常见的儿茶素（catechin）和表儿茶素（gallocatechin）。按其缩合度，缩合鞣质有3~6（~9）聚体。

| (+)-儿茶素 | (+)-表儿茶素 |

（3）复合鞣质：是由构成缩合鞣质的黄烷-3-醇与水解鞣质部分通过C—C键连接而成的一类化合物。此类鞣质最初从壳斗科植物中分离得到，现已发现广泛存在于同时含有水解鞣质和缩合鞣质的植物中。

2. 分布及活性 大部分生药均含有鞣质，如五倍子、绵马贯众、诃子、地榆、大黄、牡丹皮、桉叶、儿茶、茶叶、钩藤、丁香、槟榔、虎杖等，这些生药所含的鞣质被视为具有收敛、止泻和抗菌的成分。鞣质除以上活性外，还具有抗肿瘤、抗突变、抗脂质过氧化、抗变态、抗病毒及抑制HIV复制等多种生

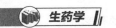

物活性。鞣质还能与蛋白质结合形成不溶于水的沉淀，因此又是制革工业重要的原料。

3. 理化性质 多为无定形固体，味涩，易吸潮。大多易溶于水、乙醇、甲醇，成为胶体溶液；可溶于乙酸乙酯、丙酮，不溶于三氯甲烷、苯、石油醚等低极性溶剂。鞣质有强还原性，在空气中，尤其是碱性条件下，易发生氧化反应而使颜色加深。

4. 鉴别反应 鞣质水溶液加饱和溴水，缩合鞣质产生黄棕色沉淀，可水解鞣质却无反应。

鞣质水溶液遇 $FeCl_3$ 试液发生颜色变化，可水解鞣质产生蓝色至蓝黑色变化，缩合鞣质产生绿色至绿黑色变化。

鞣质水溶液与稀酸共沸，缩合鞣质产生暗红色沉淀，可水解鞣质产生酚酸。

十三、其他成分

除上述主要活性成分类型外，生药还含有其他类成分，如蛋白质、氨基酸、肽类、酯类、芳香族化合物和一些无机微量元素等。随着分离及分析手段不断提高，越来越多的新化合物不断被发现，有关内容在天然药物化学书籍中介绍。

课堂互动

> 1. 生物碱的定义是什么？试举例含有生物碱的生药。
> 2. 人参、甘草和大黄中主要的化学成分是什么？分别属于哪一类化合物？

本章小结

生药含有多种多样的化学成分，这些成分都是生物体通过生物合成得到。生药的化学成分类型丰富，包括生物碱类、糖和苷、黄酮类、醌类、香豆素类、木脂素类、强心苷类、皂苷类、萜类、挥发油类、有机酸类和鞣质等，这些化学成分具有广泛的生物活性，在药物研究中占有重要的地位。各类成分具有特定的理化性质，可以通过颜色反应或沉淀反应进行鉴别。

 练习题

题库

一、选择题

1. 属于异喹啉生物碱的是（   ）

　　A. 东莨菪碱　　　　B. 苦参碱　　　　　C. 乌头碱　　　　　D. 小檗碱

2. 不属于生物碱沉淀试剂的是（   ）

　　A. 磷钼酸　　　　　B. 碘化铋钾　　　　C. 硅钨酸　　　　　D. 变色酸

3. Molish 反应的试剂组成是（   ）

　　A. 苯酚-硫酸　　　 B. 酚-硫酸　　　　　C. 萘-硫酸　　　　　D. α-萘酚-浓硫酸

4. 黄酮苷和黄酮苷元一般均能溶解的溶剂为（   ）

　　A. 乙醚　　　　　　B. 三氯甲烷　　　　C. 乙醇　　　　　　D. 水

5. 番泻苷 A 属于（   ）

　　A. 大黄素型蒽醌衍生物　　　　　　　　 B. 茜草素型蒽醌衍生物

　　C. 二蒽酮衍生物　　　　　　　　　　　 D. 二蒽醌衍生物

6. 香豆素的基本母核为 （　　　）

    A. 苯骈 α-吡喃酮   B. 对羟基桂皮酸

    C. 反式邻羟基桂皮酸   D. 顺式邻羟基桂皮酸

7. 补骨脂中的补骨脂内酯具有 （　　　）

    A. 抗菌作用   B. 光敏作用

    C. 解痉利胆作用   D. 抗维生素样作用

8. 厚朴酚的结构类型为 （　　　）

    A. 环木脂内酯   B. 联苯木脂素

    C. 单环氧木脂素   D. 简单木脂素

9. 甲型强心苷元与乙型强心苷元主要区别是 （　　　）

    A. 甾体母核稠合方式   B. C-10 位取代基不同

    C. C-13 位取代基不同   D. C-17 位取代基不同

10. 用于检测甲型强心苷元的试剂是 （　　　）

    A. 醋酐-浓硫酸   B. 三氯化铁-冰醋酸

    C. 三氯化锑   D. 苦味酸

11. Liebermann-Burchard 反应所使用的试剂是 （　　　）

    A. 氯仿-浓硫酸   B. 冰醋酸-乙酰氯

    C. 五氯化锑   D. 醋酐-浓硫酸

12. 地黄、玄参、栀子中的主要成分是 （　　　）

    A. 黄酮类   B. 生物碱   C. 皂苷   D. 环烯醚萜

13. 具有抗癌活性的化合物是 （　　　）

    A. 甘草酸   B. 麻黄碱   C. 紫杉醇   D. 丹参酮

14. 挥发油薄层色谱后，常用的显色剂是 （　　　）

    A. 三氯化铁试剂   B. 香草醛-浓硫酸试剂

    C. 高锰酸钾溶液   D. 异羟肟酸铁试剂

二、思考题

黄酮类化合物的结构类型有哪些？分类依据是什么？黄酮类化合物的主要鉴别反应有哪些？

（段静雨）

第三章

生药的采收、产地加工与贮存

学习导引

知识要求

1. **掌握** 生药的采收期和产地加工方法对生药质量的影响。
2. **熟悉** 贮存对生药质量的影响。
3. **了解** 生药采收期、产地加工和贮存的研究方法。

能力要求

学会常见生药生产中的注意事项，能够按生药标准中的要求进行采收、产地加工和贮藏。

第一节　生药的采收

PPT

生药的合理采收与药用植（动）物的种类、药用部分、采收季节密切相关。药用植物活性成分在其体内的积累动态尚与个体的生长发育、居群的遗传变异、生长的环境因素密切相关。因此合理的采收应建立在对生药的道地性有充分了解的前提下。把有效成分的积累动态与药用部分的产量变化结合起来考虑，确定最佳采收期。只有这样，才能获得高产优质的生药。

一、生药有效成分的积累规律

1. 有效成分的动态积累规律　多年生药用植物体内有效成分是随着株龄的增加不断地积累，在第2~3年间有效成分积累得比较慢，在第3~5年间有效成分积累的速度较快，所以三七、芍药、人参等多年生药用植物的采收年限以不少于3~5年为宜。

对多年生药用植物黄连有效成分的动态积累规律研究表明，5年生黄连根茎中小檗碱及总生物碱含量最高；小檗碱含量每年4月（开花结实期）几乎均为全年最低；小檗碱及总生物碱含量每年在10~11月全年最高。根据黄连有效成分积累的动态规律，黄连的最佳采收期为10~11月的5年生根茎。

2. 发育期对植物有效成分积累的影响　薄荷的花蕾期在小暑后大暑前（7月中下旬），叶片采收主要供提取薄荷脑用，在霜降之前（10月中下旬）主要做药材用。实验证明，薄荷在花蕾期叶片含挥发油量最高，原油的薄荷脑含量则以花盛期最高，而叶的产量在花后期最高。槐米是植物槐的花蕾，花蕾期主要含芦丁达28%，开花结果期芦丁含量急剧下降。枸杞果实多糖含量在发育前期较低，在花期后27天迅速增加，到果实成熟时达到最大值1.42%。

二、采收期的确定

生药的采收期是指药用部分已符合药用要求，达到采收标准的收获期。根据收获期年限的长短，生药分为一年收获、两年收获和多年收获的。

1. 采收期与产量 产量是指单位面积内药用部分的重量。定期采挖药用部分，测定其生物学重量和干重，了解不同生育期物质积累的动态变化，从而获得药用部分重量的迅速增长期及产量最高期。

2. 采收期与质量 质量是指药用部分的品质符合药用要求。生药的生育期不同，有效成分的含量也不同。定期采挖药用部分，测定主要成分或有效成分的积累动态变化，了解采收期与生药质量的关系。

3. 适宜采收期的确定 有效成分的积累动态与药用部分产量的关系因植物基源而异，必须根据具体情况加以研究，以确定最适宜的采收期，一般常见的有下述情况：

（1）如果有效成分含量有显著的高峰期而药用部分产量变化不显著，则含量高峰期即为适宜采收期。

（2）如果有效成分含量高峰期与药用部分产量高峰期不一致，要考虑有效成分的总含量，即有效成分的总量＝单产量×有效成分百分含量，总量为最大值时，即为适宜采收期。

三、一般的采收原则

目前，很多生药有效成分尚不明确，因此利用传统的采药经验及根据各种药用部位的生长特点，分别掌握合理的采收季节是十分必要的。

1. 根和根茎类 一般宜在植物生长停止、花叶萎谢的休眠期，或在春季发芽前采集。但也有例外情况：柴胡、明党参在春天采较好；人参、太子参则夏季采较好；延胡索立夏后地上部分枯萎，不易寻找，故多在谷雨和立夏之间采挖。

2. 叶类和全草 应在植物生长最旺盛时，或在花蕾时或在花盛开而果实种子尚未成熟时采收。桑叶须经霜后采收，枇杷叶须落地后采集。

3. 树皮和根皮 树皮多在春夏之交采收，易于剥离。根皮多在秋季采收。因为树皮、根皮的采收活动容易损害植物的生长，应注意采收方法。有些干皮的采收活动可结合林木采伐来进行。

4. 花类 一般在花开放时采收。有些则于花蕾期采收，如槐米、金银花、丁香等。除虫菊宜在花蕾半开放时采收；红花则在花冠由黄变橙红时采收。

5. 果实和种子 应在已成熟或将成熟时采收，少数用未成熟的果实，如枳实等。种子多应在完全成熟后采收。

6. 菌、藻、孢粉类 各自情况不一。如麦角（黑麦等）在寄主收割前采收，生物碱含量较高；茯苓在立秋后采收质量较好；马勃应在子实体成熟时采收，过迟则孢子飞散。

7. 动物类 昆虫类生药采收时必须掌握其孵化发育活动季节。以卵鞘入药的，如桑螵蛸，则在三月收集，过时虫卵孵化成虫影响药效。以成虫入药的，均应在活动期捕捉；有翅昆虫在清晨露水未干时便于捕捉；两栖动物如蛤士蟆，则于秋末当其进入"冬眠期"时捕捉；鹿茸须在清明后适时采收，过时则角化。

实例解析

【实例】南方民间有采药谚语"三月茵陈四月蒿，五月六月当柴烧。"北方民间则有"春秋采茵陈夏采蒿，知母黄芩全年刨，九月中旬采菊花，十月上山采连翘。"

【解析】适时采收是影响生药质量的重要因素，历代医家非常重视。陶弘景曰："其根物多以二月八月采者，谓春初津润始萌，未充其枝叶，势力淳浓也。致秋枝叶干枯津润归流于下也。大抵春宁宜早，秋宁宜晚，花、实、茎、叶，各随其成熟尔。"李杲云："凡诸草、木、昆虫产之有地；根、叶、花、实采之有时，失其地，则性味少异；失其时，则气味不全。"孙思邈亦云："夫药采取，不知时节，不以阴干暴干，虽有药名，终无药实，故不依时采取，与朽木不殊，虚费人工，卒无脾宜。"以上都是前人长期的实践经验总结，生药的采收要因时依地，道法自然。

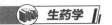
四、采收方法

生药的药用部位不同，采收方法也不同。采收方法正确与否，会直接影响生药的产量与质量。常见的有以下几种采收方法：

1. 采挖　主要适用于药用部分为根与根茎的生药。土壤过湿、过干均不易于采挖。挖时要注意药用部分的大小，找准位置，避免挖伤。因采收致使生药受损坏，将降低生药的质量。

2. 收割　主要适用于全草与花类的生药。选晴天，割下地上部分，或割取花序、果穗，晒干或阴干。

3. 采摘　主要适用于果实、种子、部分花类生药。成熟期不一致者分批采摘，如辛夷花、连翘、栀子等。采摘时，不要损伤未成熟生药，以免影响其继续生长。

4. 击落　主要适用于高大的木本或藤本植物的果实、种子类生药，如枳实、枳壳。以器械或木棒打击树干、树枝，然后收集落下的生药。最好是在击落处垫上草席或席子，以减轻损伤，且利于收集。

5. 剥皮　主要适用于树皮和根皮类生药。树干剥皮的方法目前常采用环剥法：按规定长度环切树皮（但环切不宜超过圆周的一半），再从一端垂直纵切至另一端，用刀从纵切口处左右轻拨动，使树皮与木质部分离，即可剥下树皮。环剥要选择气温较高、无降雨的天气，剥时不要损伤木质部，如杜仲、黄柏皮等。根皮的剥离方法与树干的剥皮方法相同，也可采用木棒轻轻捶打根部，使根皮与木质部分离，然后抽去或剔除木质部，如远志、牡丹皮、五加皮等。

五、采收中的注意事项

1. 在生药采收过程中要注意保护野生药源，按计划采伐，合理采挖。凡用地上部分者要留根；凡用地下部分者要采大留小，采密留稀，合理轮采；轮采地要分区封山育药。动物药如以锯茸代砍茸，活麝取香。野生濒危保护药用动物，如虎、麝、赛加羚羊等，严禁滥捕。

2. 同一植物体有多个部位入药时，要兼顾各自的适宜采收期。例如，菘蓝在夏、秋二季采收；做大青叶用时，就要注意到冬季采挖其根做板蓝根，故在采收时要注意适时适度，以免影响其根的生长状态和质量。类似的生药有栝楼、枸杞等。

3. 为了更好地保护资源，以可持续利用，在确定生药采收适宜期时，应适当兼顾其繁殖器官的成熟期，以保证种群繁殖生长，如甘草、桔梗、黄芪等。

PPT

第二节　生药的产地加工

生药除少数，如鲜生地、鲜石斛、鲜鱼腥草等鲜用外，大多于采收后在产地进行加工。根和根茎类生药一般于采挖后经过挑选，洗净泥土，去除毛须（根须、叶基维管束或纤维束），迅即干燥。有的须先刮去外皮，使色泽洁白，如沙参、桔梗、山药、半夏；有的质地坚硬或较粗，须趁鲜切片或剖开而后干燥，如天花粉、苦参、地榆、狼毒、商陆、乌药；有的须抽去木心，如远志；有的富含黏液质或淀粉粒，须用开水稍烫或蒸后干燥，如天麻、百部、延胡索、白及、郁金。皮类生药一般在采收后修切成一定大小而后晒干。加工成单筒、双筒，如厚朴；先削去栓皮，如关黄柏、丹皮。叶类及草类生药含挥发油较多，采后放通风处阴干；草类一般先行捆扎，使成一定的重量或体积，而后干燥，如薄荷。花类生药在加工时要注意花朵完整，并保护色泽鲜艳，一般是直接晒干或烘干。果实类生药一般采后直接干燥；有的经烘烤、烟熏等加工过程，如乌梅；经切割加工，如枳实、枳壳、化橘红。种子类生药一般采收果实干燥后去果皮取种子，或直接采收种子干燥；将果实干燥贮存，使有效成分不致散失，用时取种子入药，如豆蔻。

一、产地加工的目的

凡在产地对生药进行初步处理，如清选、修整、干燥等，称为产地加工（processing in producing

area）或初加工。产地加工是指将药用植物经过干燥等措施进行处理，使之成为商品生药，其目的是保持有效成分的含量，保证生药的品质，便于医疗用药，并且便于包装、运输和贮藏。生药的品种繁多，根据生药的形、色、气、味、质地及所含化学成分，加工的要求也各不相同。总体上都要求达到色泽好、体型完整、含水量适度、香气散失少、不变味、有效物质破坏少的目的。

二、产地加工的方法

常见的加工方法有如下几种。

（一）拣、洗

将采收的新鲜生药去除泥沙、杂质和非药用部分。根及根茎类生药，要去除残留茎基、叶鞘及叶柄和须根，如川芎、绵马贯众等。

生药须趁鲜水洗，再行加工处理。根据不同的生药，可选择不同的清洗方法，如喷淋法、刷洗法、淘洗法等。同时，有的生药必须去除非药用部分，如牡丹皮去木心，山药、白芍应刮去外皮。应当注意，具有芳香气味的生药一般不用水淘洗，如薄荷、细辛等。

（二）切片

一些较大的根及根茎类、藤本类、肉质的果实类生药往往要趁鲜切片或切成块状，以利于干燥，如大黄、鸡血藤、木瓜等。切片能缩小体积，便于运输和炮制。对于一些有挥发性成分或有效成分易氧化的生药，则不宜切成薄片干燥，因切片后有效成分易损失，会降低生药质量，如当归、苍术等。

（三）蒸、煮、烫

含黏液质、淀粉或糖类多的生药用一般方法不易干燥，须经蒸、煮、烫等方法处理，则易干燥。蒸，是指将生药盛于笼屉中置沸水锅上加热，利用水蒸气进行热处理。煮和烫，是指将生药置于沸水中煮熟或熟透心的热处理方法。加热时间的长短及采取何种加热方法，视生药的性质而定。有的生药须煮，如白芍、明党参；有的生药须蒸，如菊花、天麻、红参等；有的生药须烫，如太子参等。

（四）发汗

将鲜生药加热或半干燥后，停止加温，密闭堆置起来使之发热，内部水分向外蒸发。当堆内空气饱和时，遇堆外低温，水就凝结成水珠附于生药的表面，好似人体出汗，故将此生药处理过程称为"发汗"。发汗是生药加工过程中的一种传统工艺，它可使生药变软、变色、增加香味或减少刺激作用，加快干燥速度，如厚朴、杜仲、玄参等均须经发汗处理。注意：气温高的季节，发汗时间宜短；气温低的季节，发汗时间宜长。发汗的方法又分为普通发汗和加热发汗等两种。

（五）揉、搓

为了使生药在干燥过程中不易与皮肉分离或空枯，在干燥过程中要时时揉搓，使皮、肉紧贴，并达到油润、饱满、柔软的目的，如麦冬、党参等。

（六）干燥

干燥过程为药材加工的重要环节。除鲜用生药外，大部分生药要进行干燥处理。

1. 干燥的目的 干燥的目的是及时去除新鲜生药中的大量水分，避免生药发霉、虫蛀及有效成分分解与破坏，保证质量，有利于贮藏、运输。理想的方法要求干燥时间短，使干燥的温度不致破坏生药成分，并能保持原有的色泽和气味。

生药的干燥温度常因所含成分不同而异。一般含苷类和含生物碱类生药的干燥温度为50~60℃，这样可以抑制所含酶的作用而避免成分分解；含维生素C的多汁果实可用70~90℃迅速干燥，不能立即干燥时可进行冷藏；含挥发油的生药的保存温度一般宜在35℃以下，以避免挥发油散失。

2. 干燥方法 通常有晒干法（drying in the sun）、阴干法和烘干法（drying by baking）。

（1）晒干法：指直接利用日光将生药晒干。可将生药置于搭架的竹席、竹帘上，晒在日光下，其干燥时间可显著缩短，适用于肉质根类。注意：含挥发油类的生药、外表色泽或所含有效成分受日晒易变色变质的生药（如黄连、大黄）、在烈日下晒后易开裂的生药（如郁金、白芍等）均不宜采用晒干法。

（2）阴干法：指将生药置于通风室或屋檐下等阴处，使水分自然散发。该法主要用于芳香性花类、叶类、草类生药。

（3）烘干法：指在野外搭棚用火烘烤或在室内用烘箱进行干燥的方法，它可不受天气限制，要注意富含淀粉的生药如欲保持粉性，烘干温度须慢慢升高，以防新鲜生药遇高热淀粉粒而糊化。

有些生药不适于上述方法干燥，可用石灰干燥器进行干燥，此法也适用于易变色的生药。生药干燥后仍含有一定的水分。一般生药干燥后含水分 8% ~ 11% 即可。有些生药，如麻黄，《中国药典》规定其含水分不得超过 9%。

3. 干燥新技术　近年来，一些新技术被应用于生药干燥处理，其中远红外线干燥和微波干燥技术使用得较多。

（1）远红外线干燥技术：红外线介于可见光和微波之间，是波长为 0.76~1000μm 的电磁波，一般将 25~500（或 1000）μm 区域的红外线为远红外线。远红外加热技术是 20 世纪 70 年代发展起来的一项技术。其干燥原理是电能转变为远红外线辐射，被干燥物体的分子吸收后共振，引起分子、原子振动和转动，导致物体变热，经过热扩散、蒸发现象或化学变化，最终达到干燥的目的。近年来，远红外线用于药材、饮片及中成药等的干燥处理。远红外线干燥方法与日晒、火力热烘或电烘烤等法比较，具有干燥速度快、脱水率高、加热均匀、节约能源及对细菌、虫卵等有杀灭作用的优点。

（2）微波干燥：微波是指频率为 300MHz ~ 300GHz、波长 1mm ~ 1m 的高频电磁波。微波干燥实际上是一种感应加热和介质加热，药材中的水和脂肪等能不同程度地吸收微波能量，并把它转变成热能。本法具有干燥速度快、加热均匀、产品质量高等优点。经实验，微波干燥法对夜交藤、山药、生地黄、草乌及中成药六神丸等的干燥效果较好。微波干燥法一般比常规干燥时间缩短至几分之一至百分之一以上，且能杀灭微生物及真菌，有消毒作用，并可防止发霉或生虫。

课堂互动

何为发汗？发汗的目的是什么？

PPT

第三节　生药的贮藏和保管

生药在贮存保管中如果受环境影响，常会发生霉烂、虫蛀、变色和泛油等现象，导致生药变质，影响或失去疗效。

一、常见的变质现象

（一）霉变

大气中存在大量的真菌孢子，散落在生药的表面，在适当的温度（25℃左右）、湿度（空气中相对湿度在 85% 以上或生药含水超过 15% 以上），及适宜的环境（如阴暗不通风的场所、足够的营养）条件下即萌发成菌丝，分泌酵素，分解和溶蚀生药而致腐坏。

已发霉生药的处理原则：按《中国药典》药材取样法，取样检查，轻微变质者除去受损部分，单独保管；严重变质者按假药处理，全部销毁，不可继续使用。

预防生药霉烂的最基本方法就是使真菌在生药上不能生长，消灭寄附在生药上的真菌，使它们不再传播。生药的防霉措施主要是控制库房的湿度在 65% ~ 70% 为宜；生药含水量不能超过其本身的安全水分，一般含水量应保持在 15% 以下。

已霉变生药的处理方法及注意事项：①表面只有少数白色霉点、质地较硬、霉味不大、内部无变化的生药逐一刷洗霉点，然后干燥。②生药表面霉斑点占1/4以上面积，斑色有黄、绿、黑、灰等杂色，生药质软，霉味浓，内部色质发生变化，则不能再用。③一些生药内部生霉后，外表无明显变化，应注意鉴别，如胖大海、白果等。④严防将霉变严重生药用酒、醋洗后切片，混入正常饮片中销售。

（二）虫蛀

虫害对生药的影响甚大。生药害虫的发育和蔓延情况与库内的温度、空气相对湿度及生药的成分和含水量有关。生药因含有淀粉、蛋白质、脂肪和糖类等，即成为害虫的良好滋生地，适宜的温度（通常为18~32℃）和湿度（空气相对湿度达70%以上）及生药含水量（13%以上）均能促进害虫繁殖。一般螨类生长的适宜温度在25℃左右，相对湿度在80%以上，繁殖最旺期在5~10月份。

虫害的防治措施可分为物理的和化学的两类方法。物理防治方法包括太阳曝晒、烘烤、低温冷藏、密封法等。化学防治方法主要是将贮存的药材在塑料帐密封下，用低剂量的磷化铝熏蒸，结合低氧法进行，或探索试用低毒高效的新杀虫剂。杀虫措施也有发展，如用高频介质电热、黑光灯诱杀蛀虫，或利用某种生药挥发性的气味，防止同处存放的生药被虫蛀。

虫蛀生药可按下列标准分级：

一级：1kg样品中螨类不超过20个，甲虫类、蛾类1~5个。一级生药允许处理后再供使用。

二级：1kg样品中螨类超过20个，粉螨可在表面上自由移动，尚未形成团块；甲虫类、蛾类6~10个。二级生药可用于制剂生产。

三级：1kg样品中螨类很多，已形成致密的团块，移动困难；甲虫类、蛾类超过10个。三级生药可供药厂提取有效成分用，否则应全部销毁。

（三）变色

各种生药都有固定的色泽，是生药品质的标准之一。生药贮存不当，会使其色泽改变，引起变色。酶引起的变色，如生药中所含成分的结构中含有酚羟基，在酶的作用下，经氧化、聚合，形成大分子的有色化合物，使其变色，如含黄酮类、羟基蒽醌类和鞣质类等成分的生药容易变色。非酶引起的变色原因比较复杂：或因生药中所含糖及糖醛酸分解产生糠醛及其类似化合物，与一些含氮化合物缩合成棕色色素；或因含有的蛋白质中氨基酸与还原糖作用，生成大分子的棕色物质而变色。此外，某些外因，如温度、湿度、日光、氧气和杀虫剂等多与变色快慢有关。因此，要防止生药变色，常须干燥、避光、冷藏保存。库房温度最好不要超过30℃，相对湿度控制在65%~75%。并且贮藏时间不宜过长，要按照"先进先出"的原则出货。

（四）泛油

泛油，是指含油生药的油质泛于表面，以及某些生药受潮、变色后表面泛出油样物质。例如，柏子仁、杏仁、桃仁、郁李仁等含脂肪油，当归和肉桂等含挥发油，天门冬、麦冬和枸杞等含糖质，这些生药均易出现泛油现象。除油质成分损失外，常易发霉或虫蛀。此类生药最难保管，主要方法是冷藏和避光保存，以预防为主，加强养护，以控制泛油现象。

此外，由于生药所含的化学成分易自然分解、挥发、升华而不能久贮，应注意贮存期限。其他如松香久贮后在石油醚中的溶解度降低；明矾和芒硝久贮易风化失水；洋地黄和麦角久贮后期有效成分易分解；冰片等易挥发，走失气味，应装入塑料袋或容器内，避光、避风保存。

二、生药的贮藏

生药的贮藏是生药流通使用中的一个重要环节，是保证生药质量必不可少的重要环节。生药资源丰富，品种多样，各有特性，给生药的仓储养护带来难度。因此，生药的仓储养护，既需要传统的经验，又要求有科学的新技术，以达到合理贮存、保证品质与疗效的目的。

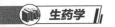

（一）生药的仓储养护特点

1. 品质资源丰富，特性各异　在目前所用的生药中，植物类生药有 300～400 种，动物类生药 80 多种；植物类生药又根据不同的药用部位分为根及根茎类、茎木类、皮类、果实类、种子类、叶类、花类等，不同来源的生药因性状不同，结构各异，所含化学成分不同，受贮藏环境和自然条件的影响发生变异的过程也不同，因此对仓储养护的要求也不同。

2. 气候环境的影响　我国地域辽阔，不同地区气候环境的影响也不同。南方与北方所栽培的生药都有各自的特色，生药品种在贮藏保管中，对温度、水分、空气、日光等都有特定的要求，有各自的特点。

3. 贮藏期的影响　生药因含多种成分，尽管贮藏条件适宜，但如果贮藏时间过久，也会受到外界环境的影响或内部次生代谢成分的分解影响而逐渐变化、失效。所以，在仓储中应"先入先出，推陈出新"，对存放期过久的商品要及时处理，对一些含挥发性成分不稳定的生药应规定贮藏期限。

（二）主要养护要求及传统贮藏方法

生药在贮藏保管中，引起变质的主要因素是温度、湿度，所以控温、控湿是贮藏的首要任务。

1. 控制温度　对大多数真菌和仓虫来说，最适宜生长、繁殖的温度是 18～35℃，所以夏季最易发生虫、发霉。只要把仓储的气温控制在 17℃ 以下或 36℃ 以上，便可避免发霉、虫蛀。处理时可利用自然界的高温或低温，最好的方法是安装调温设备。个别数量少或贵重的生药，如麝香、牛黄等，可放入冰箱保存。

2. 控制湿度　湿度包括含水量和空气相对湿度。生药安全含水量为 8%～13%。一般来说，当生药含水量在 13% 以下、空气相对湿度在 70% 以下时，各种真菌、仓虫会因缺水而死亡。这两个指标必须同时控制，当含水量低而空气相对湿度高时，生药会吸收空气中的水分而增加含水量，致使生霉、变质。

3. 传统贮藏方法

（1）石灰缸贮藏：利用生石灰具有极强吸水能力的特点，在贮药缸的底部放置适量的生石灰块，把一些易受潮、虫蛀的生药放入石灰缸中密闭贮藏，如海龙、海马、蛤蚧等。石灰一般可使用 1 年，已吸湿的石灰要及时更换。

（2）密封贮藏：在密封条件下，利用生药的呼吸作用逐渐消耗密闭环境中的氧气，增加二氧化碳的含量，致使仓虫窒息死亡或减少仓虫的危害，保证生药的品质。可用容器，也可用布袋多层密闭，或复合聚丙烯薄膜袋进行真空密封，这些方法均有较好的储藏效果。

（3）对抗贮藏：利用含有香气的生药与易生虫生药共贮，以达到驱虫、防蛀的目的，又称为对抗养护。常用的驱虫生药有花椒、冰片、薄荷脑、丁香、肉桂、小茴香、牡丹皮等。贮藏时将这些生药用纱布包裹，置于易生虫生药的密封器中，使挥发性香气逐渐充满空间并保持一定浓度，可以起到防虫蛀的作用。例如，陈皮与高良姜、泽泻与牡丹皮同时存放，不易生虫。有腥味的动物类生药，如海龙、海马和蕲蛇等，放入花椒后贮藏；土鳖虫、全蝎、斑蝥和红娘子等放入大蒜，均可防虫。亦可利用乙醇的挥发蒸气防虫，如在保存瓜蒌、枸杞、蛤蟆油等的密闭容器中置入瓶装乙醇，使其逐渐挥发，形成不利于害虫生长的环境，以达到防虫的目的。

（4）自然干燥：将不易走油、变味的生药放在日光下晾晒或曝晒，使生药自然干燥。此法简便易行，即可减少水分，又可杀死害虫。

（三）贮藏新技术

1. 气调贮藏　气调贮藏是一种新技术，它的原理是调节库内气体成分，充氮气或二氧化碳气体，降氧气浓度，使库内充满 98% 以上的氮气或二氧化碳气体，而氧气留存不到 2%，使害虫因缺氧、窒息而死，以达到控制一切虫害和真菌的活动，保证库内贮存物不发霉、不腐烂、不变质的目的。此法具有无毒、无污染、节约费用的优点。

知识拓展

气调贮藏的发展

气调贮藏技术最早应用于果蔬贮藏，分为自然降氧法（MA 贮藏）、快速降氧法（CA 贮藏）和减压降氧法（真空冷藏）三种。1821 年，法国科学家首先进行此领域研究并发表成果。1860 年，英国建立了一座气密性较好的苹果贮藏实验库，但未被重视。1929 年和 1933 年，英国和美国分别建立了商业上尝试的气调库。1941 年，美国发表公告，正式定名为气调贮藏。1978 年，北京建成了第一座 50 吨的实验性 CA 气调库。1992 年，土建式气调冷库实验成功。2016 年我国商务部批准并发布了《中药材气调养护技术规范》，作为中药材仓储与运输期间养护的行业标准。从 2019 年开始，作为当归、黄芪、甘草和党参主产区的陇西县、渭源县和岷县试点了气调技术。此技术的应用，减少了生虫发霉带来的经济损失和硫磺熏蒸带来的有害残留，提高了中药材的贮藏质量。

2. 低氧贮藏　应用除氧剂密封贮存保管技术是继真空包装、充气包装之后，在 20 世纪 70 年代末发展起来的一项技术。它的主要作用原理是利用其本身与贮藏系统内的氧气产生化学反应，生成一种稳定的氧化物，将氧气去掉，以达到保存商品品质的目的。试验证明，采用除氧剂处理过的贵重生药在长达 3 年多的贮藏期内品质完好，无虫、无霉。除氧剂具有连续的除氧功能，可维持保管系统稳定的低氧浓度，既方便检查，又安全。

3. 辐射灭菌　核辐射保藏食品具有方法简便、成本低、杀菌效果好、便于贮存等优点。联合国世界卫生组织、国际原子能机构及粮食组织关于辐照食品卫生标准联合专家委员会认为，经 10^4Gy 剂量（1Gy 相当于辐射授予每千克质量组织或器官的能量为 1 焦耳）以下辐射食品在安全范围内，食品不会产生致癌作用。我国近年已把此项技术应用于生药和中成药的灭菌贮藏研究。实验证明，钴射线有很强的灭菌能力，就灭菌效果而言，γ 射线用于中成药灭菌十分理想。低剂量照射药品后，含菌量可达到国家标准；高剂量照射药品后，可达到彻底灭菌的目的。利用钴射线对生药粉末、饮片进行杀虫灭菌处理，据报告是有效的，从而解决中成药长期以来存在的生虫、发霉和染菌等问题。

本章小结

生药的合理采收、加工、贮存对保证生药质量、保护和扩大药源具有重要意义。合理的采收时期及采收方法、科学的产地加工是保证生药道地性和质量优良的重要手段。科学合理的贮存保管方法是生药质量稳定的重要保障。应加强生药采收、加工及贮藏的科学研究与新技术新方法的推广应用力度。

练　习　题

题库

一、选择题

1. 只有（　　　），才能获得高产优质的生药

　　A. 春季采收　　　　B. 适时采收　　　　C. 秋季采收　　　　D. 最佳采收期

2. 一般宜在植物生长停止、花叶萎谢的休眠期，或在春季发芽前采集的药用部位是（　　　）

　　A. 树皮和根皮　　　B. 果实和种子　　　C. 根和根茎　　　D. 叶类和全草

3. 直接影响生药产量与质量的因素是（　　　　）

    A. 采收方法   B. 采收时间   C. 采收过程   D. 加工方法

4. 当有效成分含量高峰期与药用部分产量高峰期不一致时，确定适宜采收期要考虑（　　　　）

    A. 有效成分含量高峰期   B. 药用部位产量高峰期

    C. 有效成分总含量   D. 药用部位的重量

5. 主要适用于药用部位为果实、种子、部分花类生药的采收方法是（　　　　）

    A. 剥皮   B. 采挖   C. 采摘   D. 收割

6. 主要适用于药用部位为根与根茎生药的采收方法是（　　　　）

    A. 剥皮   B. 采挖   C. 采摘   D. 收割

7. 产地加工的方法不包括（　　　　）

    A. 拣、洗   B. 切片   C. 预防虫蛀   D. 蒸、煮、烫

8. 药材加工中干燥的方法不包括（　　　　）

    A. 发汗法   B. 烘干法   C. 阴干法   D. 晒干法

9. 生药干燥后仍会含有一定的水分。一般生药干燥后含水分（　　　　）即可

    A. 5%~7%   B. 8%~11%   C. 15%以上   D. 5%以下

10. 易变色的生药采用的干燥方法是（　　　　）

    A. 日光晒干   B. 自然干燥   C. 石灰干燥器   D. 通风阴干

二、思考题

1. 怎样确定生药的采收期？

2. 产地加工的目的是什么？

（毕琳琳）

第四章

中药材的炮制

第一节 中药材炮制的发展概况

PPT

炮制，古时又称为"炮炙"、"修事"、"修治"。中药炮制是根据中医药理论，依照辨证施治用药的需要和药物自身性质，以及调剂、制剂的不同要求所采取的一项制药技术。中药材必须经过炮制以后才能入药，这是中医临床用药的一个特点。按照不同的药性和治疗要求又有多种炮制方法，同时有毒之品必须经过炮制后才能确保用药安全。炮制对保障药效、用药安全、便于制剂和调剂都有十分重要的意义。

中药的炮制、应用和发展有悠久的历史，从《黄帝内经》、《神农本草经》中一些中药炮制的散在记载，到逐步发展出现《雷公炮炙论》、《炮炙大法》、《修事指南》等炮制专著，炮制方法日益增多，炮制经验日趋丰富。

西汉的《五十二病方》为我国最早的医方文献，书中记载挑拣、切、渍、炙、煅、熬、蒸、煮等多种炮制方法。《黄帝内经》为我国现存最早的医学专著，其中有"治半夏"的记载，"治"即指"修治"，另有"血余炭"的记载。

我国第一部药学专著《神农本草经》最早提出中药炮制的理论原则，如"若有毒宜制，可用相畏相杀者，不尔勿合用也"，书中还指出"阴干曝干，采造时月，生熟，土地所出，真伪陈新，并各有法。"书中还记载一些药物的具体炮制方法。张仲景《伤寒杂病论》对东汉以前的临证医学作了全面的总结，也丰富和发展中药炮制理论。张仲景还首先提出"炮炙"概念。

东晋葛洪在《肘后备急方》中记述80余种药物的炮制方法，在药物辅料的应用上，介绍蜜、酒、醋、药汁及米泔水等的应用，如所载大豆汁、甘草、生姜等解乌头、芫花及半夏之毒，为后世用辅料炮制解毒之始。

南北朝梁代陶弘景的《本草经集注》首次将零星炮制技术及作用进行系统归纳。南北朝刘宋时代出现我国第一部炮制专著《雷公炮炙论》，作者为雷敩，该书标志中药炮制学作为一门独立的学科从中医药中分列出来。书中记载药物的各种炮制方法，其中许多炮制方法都有科学道理，如某些含鞣质的药物须用竹刀刮去皮，或勿令犯铁器等。

唐代孙思邈的《备急千金药方》与《千金翼方》对临床用药的炮制原则加以论述，指出临床用药"有须烧炼炮炙，生熟有定，一如后法……诸方用药，所有烧炼节度，皆脚注之，今方则不然，于此篇具条之，更不烦方下别注也。"由此可知，此时药物炮制已由医方脚注逐渐发展成为将药物预先进行炮制，具有以法统药的雏形。唐代苏敬等修订的《新修本草》是国家颁布的世界最早的药典，将药物炮制列为法定内容之一。

《太平惠民和剂局方》是宋代颁布的第一部国家成药规范，该书收载 185 种药材的炮制方法，并将中药饮片的炮制法列为法定制药规范，强调"依法炮制"、"修制合度"。

明代《本草蒙筌》指出"凡药制造，贵在适中，不及则功效难求，太过则气味反失"，指出"酒制升提，姜制发散，入盐走肾脏，仍仗软坚，用醋注肝经且资住痛"等辅料的作用。《本草纲目》专列"修治"一项，收载各家之法，并载有作者炮制经验及见解，所记载的 20 余种炮制方法，如水制、火制、水火共制、加辅料制、制霜、制曲等很多至今仍沿用。明代缪希雍所著《炮炙大法》是继《雷公炮炙论》之后的第二部炮制专著，收载 439 种药物的炮制方法，并将前人的炮制方法归纳为"雷公炮炙十七法"。

清代张仲岩所著《修事指南》为我国第三部炮制专书，收录药物 232 种，较为系统地叙述各种炮制方法，除对历代医家的炮制方法及经验进行系统的整理及总结外，还对某些炮制辅料有进一步研究，提出"炙者取中和之性，炒者取芳香之性"等论见。

《中国药典》从 1963 年版起正式列出"炮制"一项，并制定"药材炮制通则"，使中药炮制管理步入法制化，并对人民医疗保健起着重要作用。从 20 世纪 50 年代开始，全国中医院校的中药专业均开设中药炮制课程，相关的中医中药科研院所也开展中药炮制的研究工作。通过对其发展史的研究，充分利用历代医药学家积累的丰富经验，并结合现代科技手段，研究中药炮制的目的、方法及作用机制，从而为中医药事业发展作出重要贡献。

PPT

第二节　中药材炮制的目的

中药炮制是根据中医中药的基本理论、临床用药及生产的需求而进行的特殊处理加工过程。炮制目的可概括为以下几个方面。

一、提高净度

微课

中药使用前的第一步加工，即净选工序，目的是除去沙石、泥土、虫卵、变质的部分、非药用部分以及混入的其他杂质等，使其达到一定的净度，以保证临床用药剂量准确。

二、增强药物疗效

中药可以通过炮制提高疗效，如麻黄、紫菀、款冬花蜜炙后可增强润肺止咳作用，延胡索醋炙后能增强活血止痛作用，淫羊藿用羊脂油炙后能增强补肾助阳作用。

三、消除或降低药物毒性或副作用

一些毒副作用较强的药物经加工炮制后，可以明显降低药物毒性及其副作用，使之更广泛用于临床，并确保安全用药，如巴豆压油取霜，醋煮甘遂、大戟，酒炒常山，甘草、银花水煮川乌、草乌，姜矾水制南星、半夏，胆巴水制附子等，均能降低毒副作用。

四、改变或缓和药物的性能

中医采用寒、热、温、凉和辛、甘、酸、苦、咸来表达中药的性能。性味偏盛的药物在临床应用时会带来一定的副作用，如太寒伤阳，太热伤阴，过酸损齿，过苦伤胃，过甘生湿，过辛耗气，过咸生痰等。药物经过炮制可转变或缓和药物偏胜的性和味，以适应临床的需要。如生地黄甘、寒，专清热凉血、滋阴生津，而酒制成熟地黄后甘、微温，则成滋阴补血、生精填髓之品；生首乌性微温，味涩苦，补益力弱且不收敛，能截疟解毒、润肠通便，经黑豆汁拌蒸成制首乌后味甘性温功专滋补肝肾、补益精血，涩精止崩。再如天南星经姜矾制后称为制南星，功能燥湿化痰、祛风解痉，药性辛温燥烈，而经牛胆汁制后称为胆南星，变为药性凉润、清化热痰、息风定惊之品。缓和药性是指缓和某些药物的偏胜之性，如麻黄生用辛散解表的作用较强，蜜炙后所含具辛散解表作用的挥发油含量减少，辛散作用缓和，且炼蜜润燥，故止咳平喘作用增强。中药往往可通过炒制、蜜炙等方法缓和药性，故有"甘能缓"，"炒以缓其性"的说法。

五、改变或增强药物作用的部位和趋向

"五味所入"的中医理论（酸入肝，苦入心，甘入脾，辛入肺，咸入肾）在炮制理论中引申为"醋制入肝，入盐走肾，甘缓益元"等理论。为了临床准确地应用药物，须有的放矢地运用炮制方法，使药物按用药意图，有选择地发挥最佳疗效。如生姜主入肺，发散力强，主用于发汗解表；干姜主入心，温燥力强，可用于回阳救逆；煨姜主入胃，止呕力强，主用于和中止呕；姜炭主入脾，止血力强，主用于温经止血。古代有"生升熟降"、"酒制提升"等认识。

炮制可以转变药物的作用趋势（升降沉浮）。一般而言，味辛、甘，性温热，质轻的药物属阳，作用为升浮（如麻黄、桂枝等）；味酸、咸、苦，性寒凉，质重的药物属阴，作用为沉降（如大黄等）。在临床上，炮制对药物升降浮沉趋向作用的影响和意义，可用李时珍之言加以概括："升者引之以咸寒，则沉而直达下焦，沉者引之以酒，则浮而上至巅顶。"大黄为苦寒药物，主沉降，酒蒸之后，成为酒大黄，借酒之力，作用上行，能清头目之火；知母、黄柏经盐炒后，作用下行，可增强入肾经的作用。

六、矫味矫臭，利于服用

有些动物药及一些具有特殊臭味的药物往往在服用时易引起恶心呕吐等反应，经过麸炒、酒制、醋制后，能起到矫味和矫臭的作用，如酒制乌梢蛇、醋炒五灵脂、麸炒白僵蚕、滑石烫刺猬皮、水漂海藻等，以便临床服用。

七、便于调剂制剂

炮制有利于调剂制剂和煎出有效成分。净选后的中药材经过软化、切削、干燥等加工工序，制成一定规格的药材（如片、段、丝、块等），称为饮片，便于准确称量、计量，按处方调剂，同时增加药材与溶剂之间的接触面积，利于有效成分煎出，便于制剂。一些矿物药和贝壳类药物质地坚硬，不利于调剂制剂，如自然铜、磁石、石决明、牡蛎等，经煅、醋淬等炮制处理，才能进行调剂制剂。一些种子类药材种皮坚韧，只有炒制后才能使种皮破裂，利于有效成分煎出。大部分药材经过切制，制成饮片才能入药，这样可以扩大药材的表面积，利于有效成分煎出。

八、利于贮运

炮制方法可降低药材含水量，杀灭虫卵及微生物等，有利于药材贮藏和运输，以保存药效。有些含苷类的药物经加热处理，能使其中与苷类共存的酶失去活性，便于苷类成分药效保存，如燀制苦杏仁、蒸制黄芩都有杀酶的作用。某些药材经炮制加工处理后，能更好地防止走油、变色、粘连等变异现象发生，以保存药效，确保质量。

PPT

第三节　中药材炮制的方法

缪希雍的《炮炙大法》卷首将古代的炮制方法归纳为十七种：炮、燔、煿、炙、煨、炒、煅、炼、制、度、飞、伏、镑、搬、晒、曝及露，后人称此为"雷公炮炙十七法"。近代的炮制方法是在古代炮炙方法的基础上，经过不断实践，逐渐充实丰富起来的。参照前人的记载，根据现代实际炮制经验，炮制方法一般可以分为以下五类。

一、一般修制

包括纯净、粉碎、切制药材等三道工序，为进一步加工贮存、调剂、制剂和临床用药做好准备。

1. 纯净　借助一定的工具，用手工或机械的方法，如挑、筛、簸、刷、刮、挖、撞等方法，去掉泥土杂质、非药用部分及药效作用不一致的部分，使药物清洁纯净，这是原药材加工的第一道工序，如筛选王不留行及车前子，簸去薏苡仁的杂质，拣去辛夷花的枝、叶，刷除枇杷叶、石韦叶背面的绒毛，刮去厚朴、肉桂的粗皮，挖掉海蛤壳、石决明的肉留壳，撞去白蒺藜的硬刺。再有像天麻、西洋参、冬虫夏草等按药材质量不同，经过挑选区分药材的等级。

2. 粉碎　以捣、碾、研、磨、镑、锉等方法，使药材粉碎达到一定程度，以符合制剂和其他炮制的要求，以便于有效成分提取和利用。如川贝母、砂仁等用铜药罐捣碎便于煎煮，琥珀研末便于吞服，羚羊角等用镑刀镑成薄片或碎屑，或以锉刀挫成粉末，便于制剂或服用。现多用药碾子、粉碎机直接碾磨或粉碎成粉末，如人参粉、川贝母粉、三七粉等。

3. 切制　用刀具采用切、铡的方法将药切成片、段、丝、块等一定的规格，使药物有效成分易于溶出，并便于进行其他的方法炮制，也利于干燥、贮藏和调剂时称量。根据药材性质或制剂及临床不同的需要，有不同的切制规格要求，如白术宜切厚片，槟榔宜切薄片，甘草宜切圆片，黄芪宜切斜片，麻黄、紫苏宜切段，茯苓、葛根宜切块等。

二、水制

用水或其他辅料处理药材的方法称为水制法。其目的主要是清洁药物、除去杂质、软化药物、便于切制、降低毒性及调整药性等。常见的方法有：漂洗、浸泡、闷润、喷洒、水飞等。

1. 漂洗　其方法是将药物置于宽水或流水中，反复地换水，以除去杂质、盐味及腥味。药材采集后，表面多会附有泥沙，要洗净后才能供药用，如水洗芦根、白茅根去泥土杂质；有毒中药，如半夏、天南星等用水溶去部分有毒成分；有些药材含有大量盐分，在应用前须漂去，如海藻、昆布、肉苁蓉等。

• 2. 浸泡　将质地松软或经水泡易损失有效成分的药物置于水中浸湿立即取出，称为"浸"，又称为"沾水"；将药物置于清水或辅料药液中，使水分渗入，药材软化，便于切制，或用以除去药物的毒质及非药用部分，称为"泡"，如用白矾水浸泡半夏、天南星，用胆巴水浸泡附子等。操作时要根据浸泡的目的、季节、气温，掌握浸泡时间及搅拌和换水次数，以免药材腐烂变质而影响药效。

3. 闷润　根据药材质地的软坚程度、加工时不同的气温、工具，而采用淋润、洗润、泡润、浸润、晾润、盖润、伏润、露润、复润、双润等多种方法，使清水或其他液体辅料徐徐渗入药物组织内部，至内外的湿度均匀，便于切制饮片，如淋润荆芥、泡润槟榔、酒洗润当归、姜汁浸润厚朴，伏润天麻，盖润大黄等。

4. 喷洒　对一些不宜用水浸泡而又须潮湿者，可采用喷洒湿润的方法。在炒制药物时，按不同要求，可喷洒清水、醋、酒、蜜水、姜汁等辅料药液。

5. 水飞　是借药物在水中的沉降性质分取药材极细粉末的方法。将不溶于水的药材粉碎后置乳钵、碾槽、球磨机等容器内，加水共研，然后再加入多量的水搅拌，粗粉即下沉、细粉混悬于水中，随水倾出，剩余之粗粉再研再飞。倾出的混悬液沉淀后，将水除净，干燥后即成极细粉末。此法所制粉末既细，又减少研磨中粉末的飞扬损失，常用于矿物类、甲壳类药物的制粉，如水飞朱砂、炉甘石、滑石、蛤粉等。

三、火制

是将药物经火加热处理的方法。根据加热温度、时间和方法的不同，可分为炒、炙、烫、煅、煨等。

1. 炒 将药物置锅中加热不断翻动，炒至一定程度取出，分为清炒和加固体辅料炒。

（1）清炒 不加任何辅料的炒法称为清炒法。根据"火候"及不同的程度可分为以下三种。

炒黄 用文火或中火，将药物炒至表面微黄或能嗅到药物应有的气味为度，如炒牛蒡子、炒决明子。

炒焦 用中火或武火将药物炒至表面焦黄或焦褐色，内部颜色加深，并具有焦香气味为度，如焦山楂、焦麦芽、焦槟榔等。

炒炭 用武火或中火将药物炒至表面焦黑色或焦褐色，内部焦黄为度，即"炒炭存性"，如艾叶炭、地榆炭、蒲黄炭等。

炒黄、炒焦使药材宜于粉碎加工，并缓和药性。种子类药材炒后则煎煮时有效成分易于溶出，而炒炭能缓和药物的烈性或副作用，或增强其止血作用。

（2）加固体辅料炒 药物与固体辅料同炒，炒好后筛去固体辅料，包括麸炒、米炒、土炒等方法。一般用中火。

麸炒 药物用麦麸熏炒。麸炒后可增强补脾作用、缓和药性、矫臭矫味，如麸炒白术、枳壳、僵蚕等。

米炒 药物与适量的米同炒。米炒可以增强健脾止泻作用、降低毒性、矫正不良嗅味，如米炒党参、斑蝥。

土炒 药物用灶心土（伏龙肝）拌炒。灶心土辛温，能温中、止呕止泻，故常用来炮制健脾止泻的药物。经土炒后，药物能增强健脾止泻的功能，如土炒山药、白术等。

2. 炙 将药物与液体辅料拌炒，使辅料渗入药物组织内部或附着于药物表面，以改变药性，增强疗效或降低毒副作用的方法称炙法。常用的液体辅料有：蜜、酒、醋、姜汁、盐水、油脂等。

（1）酒炙 药材加入一定量酒拌炒，大多用黄酒。酒炙可引药上行，增强活血作用，矫臭去腥。酒炙川芎、丹参可增强活血之功。

（2）醋炙 药物加入定量的米醋拌炒至规定程度。醋炙可引药入肝，增强止痛作用，降低毒性。醋炙香附、柴胡可增强疏肝止痛功效；醋制芫花、甘遂、大戟可降低毒性。

（3）盐炙 药物加入一定量食盐水溶液拌炒。依据"咸味能入肾软坚"，一般下行药常用盐水炒，能引药下行，增强疗效，增强滋阴降火作用。如盐炙杜仲、黄柏可引药入肾和增强补肾作用。

（4）姜炙 药物加入定量姜汁拌炒。姜炙可制其寒性，增强和胃止呕作用，缓和副作用。如姜炙半夏、竹茹可增强止呕作用。姜炙黄连可制其过于苦寒之性，并增强止呕作用。

（5）蜜炙 药物加入一定量炼蜜拌炒。蜜炙主要有增强润肺止咳及补脾益气作用，能缓和药性，消除副作用，并能矫味，如蜜炙百部、款冬花、枇杷叶可增强润肺止咳作用。

（6）油炙 药物与一定量的食用油脂共同加热处理。所用辅料包括植物油和动物脂等两类，常用芝麻油、羊脂油。油炙法可增强疗效，并利于药物粉碎，如用羊脂油炙淫羊藿能增强温肾助阳作用。

3. 烫 是炒的一种，先在锅内加热中间物体（如砂石、滑石、蛤粉等），温度可达 150～300℃，用以烫炙药物，使其受热均匀，膨胀松脆，烫毕，筛去中间物体，至冷即得。烫制药材，多使药物质地酥脆，便于制剂和调剂，能增强疗效，降低毒性，矫正臭味，如砂烫龟甲，滑石粉烫制刺猬皮，蛤粉烫阿胶珠等。

4. 煅 将药物用猛火煅烧，使质地松脆，易于粉碎，便于有效成分煎出，以充分发挥疗效。一般分为明煅和暗煅两类。

（1）明煅 药材煅制时，不隔绝空气，直接置火上或煅锅内煅烧。如矿物药或贝壳类药多直接用明火煅烧，以煅至红透为度，如煅紫石英、龙骨、牡蛎；含结晶水的矿物类药多置煅锅内煅，使其熔化、发生气泡，除去结晶水，如白矾煅后为枯矾。

（2）暗煅（焖煅）　暗煅是将药物置于耐火容器中密闭煅烧，至容器底部红透为度，多用于煅炭，如棕榈炭、血余炭等。

5. 煨　将药物用湿面或湿纸包裹，置于热火灰中或用吸油纸与药物隔层分开进行加热的方法称为煨法。其目的是除去药物中的部分挥发性及刺激成分，以缓和药性，降低副作用，增强疗效，如煨肉豆蔻、煨木香、煨生姜、煨葛根等。

6. 烘焙　药物用文火直接或间接加热，使之充分干燥，便于粉碎和贮存，多用于虫类药材。烘，是将药物置于近火处或利用烘箱等设备，使药物充分干燥。焙，是将药物置于锅内，用文火较短时间加热并翻动焙至药物颜色加深，质地酥脆为度，如焙虻虫。

课堂互动

火制法有哪些具体的炮制方法？

四、水火共制

这类炮制方法是既要用水，又要用火，有些药物还必须加入其他辅料进行炮制，包括煮、蒸、焯、炖、淬等方法。

1. 煮法　是将药物与水或辅料置锅中同煮的方法，分为不留残液煮法和弃残液煮法：不留残液煮法，如醋煮芫花、狼毒至醋液吸尽为度；弃残液煮法即将药物与辅料溶液共煮一定时间后把药物捞出，弃除剩余液体，如姜矾煮半夏。煮法可减低药物的毒性、烈性或附加成分，增强药物的疗效。

2. 蒸法　是以水蒸气加热药物的方法，分清蒸与加辅料蒸等两种方法。前者如清蒸玄参、桑螵蛸，后者如酒蒸山茱萸，醋蒸五味子。蒸制的目的在于改变或增强药物的性能，降低药物的毒性。如何首乌经黑豆汁反复蒸晒后不再有泻下之力而功走补肝肾益精血；黄精经蒸制后可增强其补脾益气、滋阴润肺之功；藤黄经豆腐蒸制后可减低毒性。

3. 焯法　是将药物快速放入沸水中、短暂潦过，立即取出的方法。常用于种子类药物的去皮及肉质多汁类药物的干燥处理。前者如焯杏仁、桃仁、扁豆以去皮；后者焯马齿苋、天门冬以便于晒干贮存。

4. 炖法　是蒸法演变和发展的方法，其方法是将药物置于钢罐中或搪瓷器皿中，同时加入一定的液体辅料，盖严后，放入水锅中炖一定时间。其优点是不致使药效走失、辅料挥发掉，如炖制熟地黄及黄精等。

5. 淬法　将药材由较高的温度移入低温的液体中，使其温度骤然降低。矿物类生药，如自然铜、磁石、赭石等，在炭火中煅烧到红时取出投入醋中，可使其质地疏松，易于磨粉。

五、其他制法

1. 复制法　将净选后的药物加入一种或数种辅料，按规定程序反复炮制的方法称为复制法，如复制半夏、复制天南星。

2. 发酵法　利用酶的作用，在适当的温度下使药物发酵，从而改变原来药物的性质，可增强和胃消食的作用，如神曲、半夏曲等。

3. 发芽法　将成熟的果实或种子在一定的温度和湿度条件下促使其萌发幼芽的方法称为发芽法，如麦芽、谷芽等。

4. 制霜法　中药霜制品包括药物榨去油质之残渣，如巴豆霜、千金子霜；多种成分药液渗出的结晶，如将皮硝纳入西瓜中渗出的结晶，即西瓜霜；药物经煮提后剩下的残渣研细，如鹿角霜。

5. 提净法　将某些矿物药进行溶解、过滤、重结晶处理而除去杂质的炮制方法。某些矿物药，特别是可溶性无机盐类药物，经过溶解、过滤，除净杂质后再进行重结晶，以进一步纯净药材，如由朴硝制成芒硝、元明粉。

第四节　中药材炮制的机制

PPT

炮制传统的基本理论主要体现在生熟理论和药性理论。中药炮制前后生熟效异，一般主要表现在三方面：生泻熟补、生峻熟缓、生毒熟减。从现代的角度去分析，药物炮制之后，各种性味功能的变化，其基础都是物质的变化，这些物质基础的变化或为量变，或为质变。

一、炮制对含生物碱类药物的影响

生物碱一般不溶或难溶于水，易溶于乙醇、三氯甲烷等有机溶剂，亦可溶于酸水，使其生成生物碱盐类。大多生物碱盐类可溶于水，难溶或不溶于有机溶媒，所以常用酒和醋等作为炮制辅料，以提高生物碱的溶出率，如醋炙延胡索。各种生物碱的耐热性差异较大，有的在高温下不稳定而产生水解、分解等变化。川乌、附子等含有毒生物碱，通过加水、加热处理，使其生物碱水解，从而使毒性大为降低。

实例解析

【实例】2020 年 9 月 13 日，云南某市发生一起中毒事件。当地一间餐饮公司的 14 名职员，在进食后出现腹痛、呕吐、腹泻、面部麻痹等症状，被送医院抢救。医生初步检查发现，他们因误食含乌头类生物碱的草乌导致中毒。事件共造成 1 死 13 伤。

【解析】草乌为毛茛科植物北乌头 *Aconitum kusnezoffii* Reichb. 的干燥根，生品毒性较大，其主要致毒成分为双酯型二萜类生物碱：乌头碱。草乌、川乌、附子是含有乌头碱的三种中药，其中草乌毒性更强，常因误食或服用生品导致中毒。三者在临床使用时必须经炮制减毒后方可内服使用，炮制时乌头碱遇热易被水解，其 C-8 位上的乙酰基水解可得到单酯型苯甲酰乌头碱；继续水解可生成乌头原碱，其毒性可降为双酯型乌头碱的 1/2000～1/4000，因而达到降毒减毒目的，而炮制品的镇痛作用仍然明显。因此，乌头碱类中药必须经加热炮制后才能内服使用。

二、炮制对含苷类药物的影响

含苷类药物常用炒、蒸、烘等方法破坏或抑制酶的活性，从而达到保证药物疗效的目的，如槐花、苦杏仁、黄芩等。苷类一般能溶于水或乙醇中，所以常以酒作为炮制辅料，以提高含苷药物溶解度。又因苷多溶于水，故水制时应尽量少泡多润，避免苷类成分溶解于水或发生水解而受损失，从而使有效成分减少，并影响疗效，如大黄、甘草。

三、炮制对含挥发油类药物的影响

挥发油通常也是一种具有治疗作用的活性成分，大多具芳香气味，常温下可自行挥发。含挥发油类药物应及时加工处理，干燥宜阴干，对加热处理尤须注意，避免挥发油损失，如薄荷、广藿香等。但有些药物须经炮制减少或除去挥发油，以降低其副作用，如麸炒枳壳、苍术。

四、炮制对鞣质的影响

鞣质在医疗上常用作收敛剂，用于止血、止泻、烧伤等。鞣质易溶于水，特别易溶于热水而生成胶状

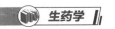

溶液，鞣质能与铁发生化学反应生成鞣酸铁，鞣质与碱性物质接触时能很快变色。因此，含鞣质类药物炮制时应尽量减少与水接触的时间，软化切片时应少泡多润，更不宜用热水浸泡，如地榆、虎杖；防止与碱性物质和铁器接触，以免药材变色。鞣质经高温处理一般变化不大，但也有一些鞣质经高温处理能影响其疗效。

五、炮制对含有机酸类药物的影响

有机酸是指一些具有酸性的有机化合物，在药材的叶、根、特别是果实中广泛分布。低分子的有机酸大多能溶于水，因此水制时应尽量少泡多润，防止有机酸过多流失。有些具有强烈酸性的有机酸对口腔、胃刺激作用大，经过加热处理，可破坏一部分以适应临床需要，如焦山楂等。有些含有有机酸的药物一般多与含有碱性的药物共制，以增加生物碱的溶解度，增强疗效，如吴茱萸制黄连。

六、炮制对含油脂类药物的影响

油脂大多存在于植物种子中，通常具有润肠致泻作用。有些油脂有毒，或者医疗上不需其润泻作用，可采用不同的方法进行炮制。将柏子仁去油制霜，降低滑肠致泻作用；瓜蒌仁去油制霜，可除去令人恶心呕吐的副作用，对脾胃虚弱者更为适宜。巴豆生品有大毒，巴豆油既是有效成分，又是有毒成分，宜控制其含油量在18%~20%，可显著降低毒性，又防止导泻过猛，经加热去油制霜后其泻下作用缓和，且降低对皮肤和黏膜组织的刺激作用和毒性。

七、炮制对含无机化合物类药物的影响

无机成分大量存在于矿物和贝壳类药物中，通常采用煅烧或煅红醋淬的方法，使药材酥脆易于粉碎，有利于成分提取和吸收，提高疗效，如煅自然铜、磁石、牡蛎等。

八、炮制对含其他类成分药物的影响

1. 含树脂类药物 因树脂类药物能溶解于乙醇，故酒制、醋制可提高其疗效，如醋制乳香、没药等。

2. 含蛋白质、氨基酸类药物 炮制加热处理可使蛋白质变性，某些氨基酸遇热不稳定，因此，富含蛋白质、氨基酸成分的药材，如雷丸、天花粉等以生用为宜；某些药物所含蛋白质为有毒成分，如巴豆、白扁豆、蓖麻子等，可通过加热处理，使毒性蛋白质变性而消除毒性。

3. 含糖类药物 单糖和小分子寡糖易溶于水，因此炮制含糖类成分的药物时，应尽量少用水处理，又因糖与苷元可结合成苷，故一些含糖苷类药物经加热处理后可分解出大量糖，如生地黄制成熟地黄后甜度增加，何首乌经蒸制后其还原糖含量增加。

总之，中药材经过各种不同的加工炮制后，理化性质发生不同程度的变化，这些变化必然影响到药理作用和临床疗效，这些变化有些已被人们所了解，但大多数还有待深入研究。

知识链接

在中药炮制技术领域，全国主流的炮制流派大致可归纳为4个：江西的樟帮、建昌帮，北京的京帮以及四川的川帮。樟帮发源于江西省樟树市，炮制独树一帜，不论炒、浸、泡、制或烘、晒、切、藏均十分考究，提倡"制虽繁，不惜工"，其精湛工艺切制的中药饮片因"薄如纸、吹得起、断面齐、造型美"而久负盛名，如可将1寸长的白芍切成360片，片片薄如蝉绢，被药界同行誉为"鬼斧神工、不类凡品"。建昌帮的传统炮制风格是工具辅料独特，讲究形色气味，毒性低疗效高。京帮是以北京同仁堂为代表的传统炮制帮派，炮制的特点主要体现在炮制方法和辅料特色上，其中代表性饮片包括"百药煎"和"七制香附"等。川帮则以"九制大黄"、"九转南星"、"仙半夏"等特色炮制品种闻名。

本章小结

　　中药材的炮制是根据中医药理论，依照辨证施治用药的需要和药物自身性质，以及调剂、制剂的不同要求所采取的一项制药技术。中药材炮制具有悠久的历史，从《黄帝内经》、《神农本草经》有关炮制的散在记载，到出现《雷公炮炙论》、《炮炙大法》、《修事指南》等炮制专著，炮制方法日趋丰富。药物经炮制后，可提高药效、降低药物的毒副作用，便于制剂和调剂，方便存储，是中医临床用药的必备工序。目前，炮制方法一般可以分为一般修制、水制、火制、水火共制、其他制法等五类，其中火制法是最常用的炮制方法。炮制的机制主要是由于炮制前后药物的物质成分发生量或质的变化，从而影响其功效。

练习题

题库

一、选择题

1. 我国第一部炮制专著是（　　）
　　A. 五十二病方　　　　B. 雷公炮炙论　　　　C. 炮炙大法　　　　D. 修事指南
2. 我国第一部中药炮制专著《雷公炮炙论》的作者是（　　）
　　A. 张景岳　　　　　　B. 雷敩　　　　　　　C. 张仲岩　　　　　D. 缪希雍
3. "雷公炮炙十七法"是（　　）归纳总结的
　　A. 李时珍　　　　　　B. 陈嘉谟　　　　　　C. 缪希雍　　　　　D. 雷敩
4. 具有引药上行，增强活血，矫臭去腥作用的辅料是（　　）
　　A. 醋　　　　　　　　B. 生姜汁　　　　　　C. 酒　　　　　　　D. 甘草汁
5. 对含生物碱的药物，常选择（　　）辅料炮制以提高其溶出率
　　A. 醋　　　　　　　　B. 盐水　　　　　　　C. 米泔水　　　　　D. 蜂蜜
6. 炮炙中药所用蜂蜜常用（　　）
　　A. 生蜂蜜　　　　　　B. 嫩蜜　　　　　　　C. 老蜜　　　　　　D. 炼蜜
7. 炒炭的主要目的在于（　　）
　　A. 降低毒性、安全有效　　　　　　B. 矫味矫臭、便于服用
　　C. 补脾健胃、固肠止泻　　　　　　D. 增加止血作用
8. 淫羊藿用羊脂油炙的目的是（　　）
　　A. 增强祛风湿作用　　　　　　　　B. 增强温肾助阳作用
　　C. 增强止咳平喘作用　　　　　　　D. 缓和药性
9. 为使矿物药质脆易碎，便于调剂和制剂，多采用（　　）
　　A. 炒法　　　　　　　B. 炙法　　　　　　　C. 煅法　　　　　　D. 提净法
10. 炮制种子类药材多采用（　　）
　　A. 炙法　　　　　　　B. 炒法　　　　　　　C. 煅法　　　　　　D. 煮法

二、思考题

1. 中药材炮制的目的有哪些方面？举例说明。
2. 试述含生物碱类中药炮制的机制。

（高红莉）

第五章

生药的鉴定

学习导引

知识要求

1. **掌握** 生药鉴定的意义及一般程序；生药鉴定的方法，性状鉴定、显微鉴定、理化鉴定的意义和方法。

2. **熟悉** 杂质检查、水分测定、灰分测定、浸出物测定、挥发油测定的原理与方法；生药DNA分子标记鉴定的方法及原理。

3. **了解** 生药鉴定的取样原则。

能力要求

学会生药的常用鉴别方法，能够如法操作鉴别生药。

第一节 概 述

PPT

数千年来，我国劳动人民在防病治病的过程中不断积累和丰富药物学知识，汇集成中医药知识的宝库。生药的种类繁多，使用历史悠久，产区广泛。由于本草记载粗略、地区用语不同、使用习惯有别，生药的类同品、代用品和民间用药不断涌现，同名异物、同物异名的现象普遍存在，造成生药品种混乱，影响到临床治疗的有效性、制剂生产的正确性和研究的科学性。例如，正品"白头翁"来源为毛茛科植物白头翁 *Pulsatilla chinensis*（Bunge）Regel 的根，含皂苷类成分，具有抑制阿米巴原虫的作用，临床上用于治疗阿米巴痢疾；各地商品"白头翁"来源近20种，分别来源于毛茛科、蔷薇科、石竹科、菊科，这些属于蔷薇科、石竹科、菊科的同名异物生药均无抑制阿米巴原虫的作用。《中国药典》收载的生药金钱草来源于报春花科植物过路黄 *Lysimachia christinae* Hance 的全草，有利胆和松弛胆管括约肌的作用，适用于治疗胆结石症；全国各地称为"金钱草"的生药尚有：两广一带的"广金钱草"来源于豆科广金钱草 *Desmodium styracifolium*（Osb.）Merr. 的全草、"江苏金钱草"来源于唇形科连钱草 *Glechoma longituba*（Nakai）Kupr. 的全草、"四川小金钱草"来源于旋花科马蹄金 *Dichondra repens* Forst 全草、"江西金钱草"来源于伞形科天胡荽 *Hydrocotyle sibthorpioides* Lam. 及破铜钱 *Hydrocotyle sibthorpioides* Lam. var. *batrichium*（Hance）Hand. -Mazz. 的全草，这些属于豆科、唇形科、旋花科、伞形科的"金钱草"多具利尿、抗菌、消石等作用，可用于肾与膀胱结石。商品生药的民间俗称也常出现同名异物的混乱现象，如民间常将中药拳参和重楼均称为"草河车"，实为来源不同的两种生药：拳参来源于蓼科植物拳参 *Polygonum bistorta* L. 根茎，具有清热解毒、消肿止血的作用；重楼来源于百合科植物云南重楼 *Parispolyphylla* Smith var. *yunnanensis*（Franch.）Hand. -Mazz. 及七叶一枝花 *Parispolyphylla polyphylla* Smith var. *chinensis*（Franch.）Hara 的根茎，具有清热解毒、消肿止痛、息风定惊的作用。必须引起重视的是，有些同名异物的使用可能导致毒性或药物不良反应。

实例解析

　　【实例】20 世纪 90 年代，国外报道因服用含关木通的药丸和药茶可导致严重肾病，我国也发现服用含关木通的龙胆泻肝丸可引起肾病。此事件震惊国家药监局及众多患者。2003 年，国家药监局印发"关于取消关木通药用标准的通知"。

　　【解析】龙胆泻肝丸是疗效显著的古方，原配方中有木通，木通本应是来源于木通科植物木通 *Akebia quinata*（Thunb.）Decne.、三叶木通 *Akebia Trifoliata*（Thunb.）Koidz. 或白木通 *Akebia Trifoliata*（Thunb.）Koidz. var. *australis*（Diels）Rehd. 的藤茎，均不含马兜铃酸。20 世纪 30 年代，东北盛产的马兜铃科植物关木通 *Aristolochia manshuriensis* Kom. 进入关内并逐渐占领市场，80 年代已在全国广泛使用，在龙胆泻肝丸中取代了木通。关木通含有肾毒性成分马兜铃酸，可损害人的肾脏。关木通的误用使人们付出惨痛代价，也是同名异物误用的沉痛教训。

　　生药的同物异名现象也较常见，如生药"大血藤"来源于木通科植物大血藤 *Sargentodoxa cuneata*（Oliv.）Rehd. et Wils. 的藤茎，具有清热解毒、活血、祛风的功效，有的地方称"鸡血藤"，有的地方又称"红藤"。生药正品"鸡血藤"具有行血补血、通经活络、强筋骨的功效，《中国药典》收载来源为豆科植物密花豆 *Spatholobus suberectus* Dunn 的藤茎，在有些地方又称为"大血藤"。再如玄参科植物阴行草 *Siphonostegia chinensis* Benth. 的全草，南方称为铃茵陈，具有清热利湿、活血祛瘀的功效，北方称刘寄奴（习称北刘寄奴），用于治疗跌打损伤。药材刘寄奴（习称南刘寄奴）为菊科植物奇蒿 *Artemisia anomala* S. Moore 的全草。

　　生药在商品流通与临床应用中以假冒真，或掺伪的情况时有发生，特别是在贵重生药中发现较多。如三七，因价格昂贵，市场上发现有以竹节参、菊三七、莪术、白及、水田七、藤三七、木薯淀粉伪制品等冒充三七销售，并牟取暴利的行为。

　　生药的品种混乱，质量低劣，影响疗效，从而败坏中医药声誉。必须对生药鉴定真伪，评价优劣。对同名异物或同物异名的生药通过调查研究，加以科学鉴定，澄清品名，尽量保持一药一名，互不混淆，保证生药的真实性、安全性和有效性。

　　生药的鉴定（identification of crude drug），就是利用传统的鉴别手段和现代的检测方法，对生药的真实性（identity）、纯度（purity）、品质优良度（quality）进行鉴定，以保证用药安全、合理、有效。

　　生药的正品是指原植（动）物和药用部位（即基原）与国家药品标准相符的生药，反之，则为伪品。生药品质的"优"是指生药的各项指标符合国家药品标准规定，反之，则为劣品。

课堂互动

　　试述"生药正品"与"生药伪品"的概念。

PPT

第二节　生药鉴定的一般程序与方法

一、生药鉴定的工作程序

　　生药鉴定就是依据《中国药典》为主要法定标准，部（局）颁和地方药品标准为重要补充标准，对商品生药或检品作真实性、纯度、品质优良度进行检定：①生药真实性鉴定，即鉴定生药的真伪，包括原植（动）物鉴定、性状鉴定、显微鉴定、理化鉴定及生物鉴定等项；②生药纯度检定，即检查生药的纯度，检查样品中有无杂质，数量是否超过规定限度，包括杂质、总灰分、酸不溶性灰分等；③生药品质优良度检定，即确定样品的质量是否符合规定的要求，包括水分、浸出物、有效成分含量，同时还包括有害物质检测等。

《中国药典》记载生药鉴定的内容有：性状、鉴别（包括经验鉴别、显微鉴别和理化鉴别）、检查（安全性、有效性、纯度要求）、浸出物、含量测定、特征图谱或指纹图谱等。《中国药典》通则部分收载的药材和饮片取样法、药材和饮片检定通则、显微鉴别法、杂质检查法、水分测定法、灰分测定法、浸出物测定法、挥发油测定法、重金属检查法、砷盐检查法、农药残留量测定法、黄曲霉素测定法、二氧化硫残留量测定法，各种光谱和色谱法，以及DNA条形码分子鉴定法指导原则等都是生药鉴定方法的依据。

药材和饮片取样法是指选取供检定用药材或饮片样品的方法。取样的代表性直接影响到鉴定结果的准确性。因此必须重视取样的各个环节。

1. 取样前，应注意品名、产地、规格等级及包件式样是否一致，检查包装的完整性、清洁程度，以及有无水迹、霉变或其他物质污染等，并详细记录。凡有异常情况的包件，应单独检验。

2. 从同批生药包件中抽取检定用样品的原则：生药总包件不足5件的逐件取样；包件在5~99件的，随机取样5件；100~1000件的，按5%随机取样；超过1000件的，超过部分按1%随机取样。对于贵重生药，不论包件的多少均须逐件取样。

3. 对破碎、粉末状或大小在1cm以下的生药，可用采样器（探子）抽取样品；个体大的生药，根据实际情况或在包件不同部位抽取代表性的样品。每一包件至少在不同的部位抽取2~3份样品，包件大的应从10cm以下的深处从不同部位分别抽取。包件少的抽取总量应不少于实验用量的3倍；包件多的，每一件包件的取样量规定一般生药100~500g；粉末状生药25~50g；贵重生药5~10g。

4. 将所取的样品混合拌匀，即为总样品。若抽取样品总量超过检定用量数倍，可用四分法再取样，即将总样品摊成正方形，依对角线划X字，使分为四等分，取用对角两份；再按如上的方法操作，反复数次至最后剩余的量足够完成必要的试验以及留样数为止，此为平均样品。最终抽取的供检定用样品的量一般不得少于检验所需用量的3倍，即1/3供实验室分析鉴定用，另1/3供复核用，其余的1/3则为留样保存，保存期至少1年。

二、生药常规检查的内容和方法

（一）杂质检查

生药中杂质混存，将直接影响生药的纯度。杂质包括有机杂质和无机杂质：有机杂质是指来源与规定相同，但其性状或部位与规定不符或来源与规定不同的物质；无机杂质主要是砂石、泥块、尘土等。检查方法：可取规定量的样品，摊开，用肉眼或放大镜（5~10倍）观察，将杂质捡出；如其中有可筛分的杂质，则通过适当的筛将杂质分开，然后将各类杂质分别称重，计算其在样品中的百分数。如生药中混存的杂质性状与正品相似，从外观难以鉴别时，可使用显微、理化鉴别方法，鉴别其为杂质后，计入杂质重量中；对个体大的生药，必要时可破开，检查有无蛀虫、霉烂或变质情况。杂质检查所用的样品量一般按生药取样法称取。

（二）水分测定

生药中水分含量的多少是贮藏过程中保证质量的重要因素。生药采收干燥后自然储存会吸湿使其含有一定的水分，若在该水分下，药材不发霉变质，这一水分为安全水分；如水分含量超过一定的限度，一方面会使生药的剂量不足，另一方面生药易霉烂发酵，并使有效成分分解变质。因此，必须控制生药水分的含量。《中国药典》（2020年版）规定，饮片水分含量通常不得过13%。水分测定的方法常用的有烘干法和甲苯法。供测定的生药样品一般应破碎为直径不超过3mm的颗粒或碎片，直径在3mm以下生药可不破碎。

1. 烘干法　适用于不含或少含挥发性成分的生药。取样品 2~5g，平铺于干燥至恒重的扁形称量瓶中，厚度不超过 5mm（疏松样品不超过 10mm），精密称定，在 100~105℃ 干燥 5 小时，将称量瓶盖好，移至干燥器中冷却 30 分钟，精密称定重量，再在上述温度下干燥 1 小时，冷却称重，至连续两次称重的差异不超过 5mg 为止。根据减失的重量计算供试品中含有水分的百分数。

2. 甲苯法　适用于含挥发性成分的生药。取样品适量（相当于含水量 1~4ml），精密称定，置 A 瓶中，加甲苯约 200ml，装置如图 5-1 所示，自冷凝管顶端加甲苯，至充满 B 管的狭细部分，将 A 瓶置电热套中或用其他适宜的方法缓慢加热，待甲苯开始沸腾时调节温度，使每秒馏出 2 滴，待水分完全馏出，即测定管刻度部分的水量不再增加时，将冷凝管内部先用甲苯冲洗，再用饱蘸甲苯的长刷或其他适宜的方法，将管壁上附着的甲苯推下，继续蒸馏 5 分钟，放冷至室温，拆卸装置，如有水黏附在 B 管的管壁上，可用蘸甲苯的铜丝推下，放置，使水分与甲苯完全分离。检读水量，计算供试品中含有水分的百分数。甲苯须先加少量的蒸馏水，充分振摇后放置，将水层分离弃去，甲苯经蒸馏后使用。

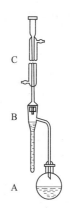

图 5-1　甲苯法水分测定装置
A. 500ml 短颈圆底烧瓶；
B. 水分测定管；C. 直形冷凝管，
外管长 40cm

3. 减压干燥法　适用于含挥发成分的贵重生药。供试品破碎并过 2 号筛。减压干燥器装置：取直径 12cm 左右的培养皿，加入新鲜五氧化二磷干燥剂适量并铺成 0.5~1cm 厚度，放入直径约 30cm 的减压干燥器中。测定时取供试品 2~4g，混合均匀，分别取 0.5~1g，置于已在供试品同样条件下干燥并称重的称量瓶中，精密称定，打开瓶盖，放入上述减压干燥器中，减压至 2.67kPa（20mmHg）以下持续抽气半小时，室温放置 24 小时。在减压干燥器出口连接无水氯化钙干燥管，打开活塞，待内外压一致，关闭活塞，打开干燥器，盖上瓶盖，取出称量瓶迅速精密称定重量，计算供试品中含水分百分数。

（三）灰分测定

生药中的灰分来源包括生药本身的细胞内含物经过灰化后遗留的不挥发性无机盐（主要是草酸钙），以及生药表面附着泥沙等不挥发性无机盐（为硅酸盐类），即总灰分。同一种生药一般都有一定的总灰分含量范围，测定生药总灰分的含量，可以衡量生药的品质和纯净度程度，如果总灰分超过一定限度，表明掺有泥土、砂石等无机物。有些含多量草酸钙结晶生药本身含有的无机物差异较大，总灰分的含量无法说明外来无机物的多少，还须测定酸不溶性灰分，因生药所含的无机盐类（主要是草酸钙）大多可溶于 10% 稀盐酸中而除去，而来自泥沙中的硅酸盐类则不溶解而残留，故测定酸不溶性灰分能准确表明生药中是否有泥沙等掺杂及其含量。

1. 总灰分测定法　供测定样品须粉碎，使能通过 2 号筛，混合均匀后称取 2~3g（如需测定酸不溶性灰分，可取 3~5g），置恒重的坩埚中，称定质量（准确至 0.01g），缓缓炽热，至完全炭化时，逐渐升高温度至 500~600℃，使完全灰化并至恒重。根据残渣质量计算样品中含总灰分的百分数。如样品不易灰化，可将坩埚放冷，加热蒸馏水或 10% 硝酸铵溶液 2ml，使残渣湿润，然后置水浴上蒸干，残渣照前法灼炽，至坩埚内容物完全灰化。

2. 酸不溶灰分测定法　取上项所得的灰分，在坩埚中加入稀盐酸约 10ml，用表面皿覆盖坩埚，置于水浴上加热 10 分钟，表面皿用蒸馏水 5ml 冲洗，洗液并入坩埚中，用无灰滤纸滤过，坩埚内的残渣用蒸馏水洗于滤纸上，并洗涤至洗液不显氯化物反应为止，滤渣连同滤纸移至同一坩埚内，干燥，炽灼至恒重。根据残渣质量计算供试品中含酸不溶性灰分的百分数。

（四）浸出物的测定

若生药的有效成分或主成分尚不明确或无精确定量方法测定其成分的含量，可根据已知成分的溶解性质，选适当的溶剂为溶媒，测定生药中可溶性物质的含量，即浸出物的含量作为质量指标，以初步评价生药的品质。通常选用水、一定浓度的乙醇、乙醚作浸出物测定。供测定的生药样品须粉碎通过 2 号

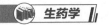
筛,并混合均匀。

1. 水溶性浸出物的测定

（1）冷浸法：取样品约 4g,精密称定（准确至 0.01g）,置 250～300ml 的锥形瓶中,精密加入水 100ml,密塞冷浸,前 6 小时不停地振摇,再静置 18 小时,用干燥滤器迅速滤过,精密量取滤液 20ml,置已干燥至恒重的蒸发皿中,在水浴上蒸干后,于 105℃干燥 3 小时,置干燥器中冷却 30 分钟,迅速精密称定质量,以干燥品计算样品中含水溶性浸出物的百分数。

（2）热浸法：取样品 2～4g,精密称定,置 100～250ml 的锥形瓶中,精密加水 50～100ml,塞紧,称定质量,静置 1 小时后连接回流冷凝管,加热至沸腾,并保持微沸 1 小时,放冷后取下锥形瓶,塞紧,称定质量,用水补足减失的质量,摇匀,用干燥滤器滤过,精密吸取滤液 25ml,置已干燥至恒重的蒸发皿中,在水浴上蒸干后,于 105℃干燥 3 小时,置干燥器中冷却 30 分钟,迅速精密称定质量,以干燥品计算样品中含水溶性浸出物的百分数。

2. 醇溶性浸出物测定　取适当浓度的乙醇代替水为溶剂,照水溶性浸出物测定方法进行（热浸法须在水浴上加热）。

3. 醚溶性浸出物测定　取样品 2～4g,精密称定,置于已恒重烧瓶的脂肪抽出器中,以乙醚为溶剂,水浴加热回流 4～6 小时,放冷后以少量乙醚冲洗回流瓶,洗液接入蒸馏瓶中,低温蒸去乙醚,于 105℃干燥 3 小时,移置干燥器中冷却 30 分钟,迅速精密称定质量,以干燥品计算样品中含醚溶性浸出物的百分数。

（五）挥发油测定

测定用的样品一般须粉碎通过 2 号至 3 号筛并混合均匀。装置如图 5-2 所示,各部分仪器均用玻璃磨口连接,连接部分要严密,以防挥发油逸出。

1. 甲法　适用于测定相对密度在 1.0 以下的挥发油。取样品适量（相当于含挥发油 0.5～1.0ml）,称定质量（精确至 0.01g）置 1000ml 的烧瓶中,加水 300～500ml 与玻璃珠数粒,振摇混合后连接挥发油测定器与回流冷凝管,自冷凝管上端加水使充满挥发油测定器（有 0.1ml 的刻度）的刻度部分,并溢流入烧瓶时为止,置电热套中或用其他适宜方法缓缓加热至沸点,并保持微沸 5 小时,至测定器中油量不再增加时停止加热,放置片刻,开启测定器下端的活塞,将水缓缓放出,至油层上端到达刻度 0 线上面 5mm 处为止。放置 1 小时以上,再开启活塞使油层下降至其上端恰与 0 线平齐,读取挥发油量,并计算样品中挥发油的百分含量。

2. 乙法　适用于测定相对密度在 1.0 以上的挥发油。取水约 300ml 与玻璃珠数粒,置烧瓶中,连接挥发油测定器,自测定器上端加水使充满刻度部分,并溢流入烧瓶为止,再用移液管加入二甲苯 1ml,然后连接回流冷凝管,将烧瓶内容物加热至沸腾,并继续蒸馏,其速度以保持冷凝管的中部至冷却状态为度,30 分钟后停止加热,放置 15 分钟以上,读取二甲苯的容积,然后照甲法自"取样品适量"起,依法测定,自油层量中减去二甲苯量,即为挥发油量,再计算样品中挥发油的百分含量。

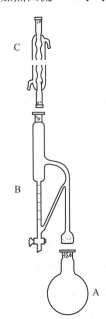

图 5-2　挥发油测定装置

A. 1000ml（或 500ml、2000ml）硬质圆底烧瓶；B. 挥发油测定器（应有 0.1ml 的刻度）；

C. 回流冷凝管

PPT

第三节　生药的原植（动）物鉴定

生药的原植（动）物鉴定（identification of original plant）即生药的基源鉴定,应用植（动）物的分类学知识和方法对生药的来源进行鉴定,确定其正确的学名,保证生药的品种准确。这是生药鉴定工作的基础,也是生药的生产、资源开发与利用及新药研究工作的基础。鉴于生药中大部分为植物药,故本节以植物药为例进行讨论。

有较完整植物体的生药检品，应注意观察各器官，尤其对花、果实、孢子囊、子实体等繁殖器官仔细观察，可以借助放大镜或解剖镜观察细微的特征。在实际工作中，生药检品通常是药用部分，是植物体的某一器官或一段，除少数特征突出可以鉴定外，一般须追究其原植物，根据来源地点、疗效等信息深入产地调查，采集标本，进行观察鉴定。

根据观察的植物形态特征及来源地、效用、别名等信息，首先查阅《中国植物志》《中国高等植物志》《中国高等植物图鉴》等植物分类专著和有关区域的植物志、药物志，其次再查阅中药品种及鉴定方面的著作，如《中药志》《中药大辞典》《常用中药材品种整理和质量研究》《中药材品种论述》等有关刊物，必要时还须进一步核对原始文献，鉴定其来源。为避免所查书刊记述不完善，还须进一步确证，可与标本室收藏的已定名的植物标本核对，确定鉴定结果准确。

第四节　生药的性状鉴定

PPT

生药的性状鉴定（macroscopical identification）是运用人体的感官，即眼看、鼻闻、口尝、手摸及水试、火试等直观方法，对生药性状包括形状、大小、颜色、表面、质地、断面、气味等特征进行真实性鉴定的方法。这些方法是我国中医药工作者在长期使用中药、辨别中药的过程中丰富的经验总结，又称为传统经验鉴别，具有简单、迅速、易行的特点。

性状鉴定和来源鉴定相似，除仔细观察生药样品外，有时须核对标本和文献。性状鉴定的内容包括以下几个方面。

1. 形状　指干燥生药的外部形态。生药的形状与药用部位有关，每一种药材的形状一般比较固定，如根类生药有圆锥形、圆柱形、纺锤形；皮类生药有卷筒状、板片状等。观察生药的形状一般不予处理，如为皱缩的叶类、花类或全草类，须先用温水湿润展平再观察。观察某些果实和种子时，如有必要可用水浸软后取下果皮或种皮，观察内部特征。作为传统经验鉴别，老药工描述生药形状的术语形象逼真、易懂易记，如天麻（冬麻）具有红棕色的顶芽描述为"鹦哥嘴"；山参的主要特征概述为"芦长碗密枣核丁，紧皮细纹珍珠须"；海马的外形描述为"马头蛇尾瓦楞身"。

2. 大小　指生药的长度、粗细和厚薄。要观察较多的样品，注意普遍性，生药的大小一般有一定的幅度，可允许有少量生药高于或低于规定的大小数值。有些细小的种子类生药，如葶苈子、车前子等，须在放大镜下测量。供试品如为细小的果实或种子，可将每10粒果实或种子紧密排成一行，测量后取其平均值，测量时应用毫米刻度尺。

3. 颜色　观察生药的颜色一般在白昼光下，各种药材的颜色不同，同一种生药的颜色变化也是衡量质量优劣的重要因素，如丹参色红、黄连色黄、紫草色紫。生药的颜色描述用语多为复合色，两种色调组合的以后一种色调为主，如黄绿色，以绿色为主，带有黄色。

4. 表面特征　指生药表面光滑与否，有无皱纹、槽、沟等，是否有皮孔、芽、鳞叶、毛茸及其他附属物。如党参生药表面支根断落处常有黑褐色胶状物，防风根头部有密集的横环纹。这些特征是鉴别该生药的重要依据。

5. 质地　指触摸生药时的感官感受，包括生药的软硬、坚韧、疏松或致密、黏性或粉性。用于形容生药质地的术语较多，如"松泡"：形容质轻而松、断面裂隙多，如南沙参；"粉性"：生药富含淀粉，折断时有粉尘，如山药、天花粉；"油润"：生药含油而润泽，质地柔软，如当归；"角质"：质地坚硬，断面半透明状或有光泽，如天麻、郁金等。生药的加工方法影响质地，含淀粉多的生药经蒸、煮等加工干燥后因淀粉糊化变得质地坚硬，如白芍、红参。

6. 折断面　指生药折断时的现象及断面的特征。折断时易折断或不易折断、有无粉尘散落。断面的特征，如平坦、纤维状、颗粒状、裂片状、有无胶丝等，对于根及根茎、茎藤、皮类生药的鉴别十分重

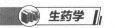

要。如甘草折断时有粉尘飞出（淀粉）；杜仲折断时有橡胶丝相连；黄柏折断面纤维性并呈裂片状分层。如折断面不易观察到纹理，可削平后观察。

生药的断（切）面的特征也非常重要，尤其是饮片的鉴别，可以通过观察皮部与木部的比例、维管束的排列方式、射线的宽窄与分布、油点的分布与疏密等特征鉴别生药、区别易混品。断面特征也可以初步判断生药的质量优劣，如生药苍术分泌组织分泌的分泌物干燥以后形成的红棕色小点称"朱砂点"，茅苍术以断面朱砂点多、颜色鲜艳质量为佳。黄芪的"菊花心"、粉防己的"车轮纹"、白芷的"油点"、商陆的"罗盘纹"、大黄的"星点"、何首乌的"云锦纹"等都是断面特征的形象描述语。

7. 气 指生药具有的香气、臭气、腥气等，这是因生药中含有挥发性成分所致，可以作为鉴别该生药的依据之一，如薄荷的清凉香气、阿魏的蒜样臭气、鱼腥草的特殊腥气等。嗅觉可以直接嗅闻；对于气味不明显者，可切碎、揉搓或热水浸泡后嗅闻。

8. 味 指口尝生药的味感，酸、甜、苦、辣、咸、麻等。每种生药的味是固定的，与生药所含成分及含量有关系，也是鉴别生药、衡量生药品质的依据之一。如细辛的辛辣味、麻舌感；五味子的果肉甘酸，种子味辛、微苦，都是鉴定特征。味感也可以初步衡量生药品质，如木瓜、山楂、乌梅均以味酸为好，黄连、黄柏以味越苦越好，甘草、党参以味甜为好。因为生药各部分的味感可能不同，如根的皮部与木部、皮的外侧与内侧、果实的果皮与种子等，口尝鉴别生药取样时要注意代表性：味感可取少量生药直接口尝，或加热水浸泡后口尝浸出液；对于有毒性的生药，口尝时须特别小心，尝后立即漱口。

另应注意，生药的名称不一定与味道十分符合，如酸枣仁味淡而不酸，甜杏仁味淡而不甜。

一些传统的经验鉴别方法简单易行，包括水试法、火试法。水试法利用生药在水中发生溶解浮沉、颜色变化、膨胀度、透明度、旋转性、黏性、味道、酸碱变化等现象进行鉴别，如西红花水试有黄丝降底现象，水液染成金黄色；秦皮水浸液在自然光下显天蓝色荧光。火试法利用生药受火烘烤或燃烧时发生的颜色、响声、烟雾、膨胀、熔融、聚散等现象进行鉴别，如海金沙易点燃，发生爆鸣声且有闪光；血竭置白纸上用火烘烤即熔化，无扩散油迹，对光观察显血红色，火烧产生呛鼻烟气。

PPT

第五节　生药的显微鉴定

生药的显微鉴定（microscopical identification）是利用显微镜来观察生药的组织构造、细胞形态及内含物等特征，从而对生药进行真实性鉴别的方法。显微鉴定方法一般适用于性状鉴定不易识别的生药、性状相似难以区别的生药、破碎生药或呈粉末状的生药及由粉末生药制成的丸散锭丹等中药成方制剂。

一、显微鉴定的方法

进行显微鉴定首先要根据观察的对象和目的，选择典型的生药材料，以制作不同的显微制片。

（一）横切片或纵切片

选取生药适当部位，采用徒手切片、滑走切片、石蜡切片或冰冻切片等方法切成厚度 $10 \sim 20 \mu m$ 的薄片，以水合氯醛试液、甘油-醋酸试液或其他试液处理后观察。对于根、根茎、茎藤、皮、叶类生药一般制作横切片观察，必要时制作纵切片；果实、种子类生药须制作横切片及纵切片用于观察；木类生药常须制作横切、径向纵切及切向纵切三个切面进行观察。

（二）表面制片

对于叶、花、果实、种子及全草类生药的显微鉴定，可取叶片、萼片、花冠、果皮、种皮制成表面制片，观察各部位表面观的细胞形状、角质纹理等特征，附属物如气孔、毛茸类型与特征。

（三）粉末制片

对于粉末、破碎生药或粉末生药制成的中成药的显微鉴定，可采用粉末制片观察。粉末制片观察时由于粉末是从不同方向粉碎而成，往往可以观察到细胞或组织不同面的构造和特征。

（四）解离组织片

解离组织片使用一定的化学试剂，溶解细胞间的中间层，使细胞与细胞分离，保持细胞完整，显微鉴定时观察细胞的完整形态。样品中以薄壁组织为主，木化组织少或分散存在，如观察分泌组织的细胞形态，5% 的 KOH 溶液可以作为崩解解离剂；如样品坚硬以木质化组织较多或集成群束，如观察石细胞、纤维、导管的细胞形态，可用硝铬酸或氯酸钾作为崩解解离剂。

显微鉴定根据观察的对象选择合适的试剂装片，为了清楚地观察细胞、组织、结晶，常使用水合氯醛透化，透化后为避免水合氯醛结晶析出，须滴加稀甘油少许，再加盖玻片封藏；观察淀粉粒选用甘油醋酸或蒸馏水装片；观察菊糖可选用冷水合氯醛装片。

二、显微鉴定的要点

每一固定物种来源的生药具有较稳定的细胞组织学特征，作为该种生药显微鉴定的依据。各类生药显微鉴定的注意点是进行生药显微鉴定的基础。

（一）根类生药

1. 组织构造　观察根类生药的组织构造，主要是制作根的横切面片。首先要注意维管束类型，是双子叶植物根或单子叶植物根，然后自外向内仔细观察各部分特征，包括纤维、石细胞、分泌组织及细胞内含物有无、内含物种类、存在部位等特征。

（1）双子叶植物根：双子叶植物根大多具有次生构造，最外为周皮，由木栓层、木栓形成层、栓内层组成，栓内层发达，称为次生皮层；韧皮部较发达；形成层成环；木质部占根的大部分由导管、管胞、木纤维、木薄壁细胞组成；一般无髓。少数双子叶植物根的次生构造不发达，外表不具木栓层而有表皮，或有初生皮层及内皮层；维管束不发达；中央为薄壁组织，形成髓部。

有些双子叶植物根有异常构造，又称为"三生构造"：如牛膝、商陆具多轮同心环维管束；何首乌具皮层维管束；华山参具内生韧皮部。

（2）单子叶植物根：只具有初生构造，由表皮、皮层、中柱、髓组成。最外为表皮细胞，皮层宽广，占根的大部分，内皮层凯氏点明显或细胞呈马蹄形加厚；中柱小，初生木质部束与初生韧皮部束相间排列，形成辐射维管束；中央有髓。

根类生药常有分泌组织，多分布于韧皮部，如树脂道、乳管、油细胞、油室等，具有重要的鉴别意义。常有各种草酸钙结晶，如方晶、砂晶、针晶、簇晶等。此外，纤维、石细胞、淀粉粒、菊糖等有无和形状也具有重要的鉴别意义。

2. 粉末特征　根类生药粉末中可检出的特征主要有导管、石细胞、纤维、分泌组织、木栓组织、根被及结晶、淀粉粒等细胞后含物。导管一般较大，注意导管分子的长短、直径、壁增厚的纹理及端壁的穿孔等。石细胞观察时注意形状、大小、壁厚度、纹孔及是否有层纹。纤维观察时注意韧皮纤维或木纤维的形状、长短、粗细、细胞壁增厚的程度、纹孔或孔沟的形态，还应注意是否形成晶纤维或嵌晶纤维。分泌组织大多破碎，注意分泌细胞、分泌腔、分泌道及乳汁管的类型、分泌细胞形状、分泌物颜色等。木栓组织多见，注意木栓细胞的大小、颜色、壁的厚度。根被一般为多层细胞，排列紧密，观察时注意细胞壁加厚，纹理的形态。结晶大多为草酸钙结晶，少见菊糖、硅质块，注意结晶的类型、大小、排列。根类生药常含有淀粉，注意淀粉粒的大小、形状、类型、脐点的位置与形状、层纹等特征。

（二）根茎类生药

1. 组织构造　根据维管束类型，区分双子叶植物根茎、单子叶植物根茎或蕨类植物根茎。

（1）双子叶植物根茎：具有次生构造。最外常为木栓层，少数有表皮或鳞叶组织；皮层中可见根迹、叶迹维管束斜向通过；维管束大多为无限外韧型，成环状排列；中央有髓。

有些双子叶植物根茎具有异常构造，如大黄具有髓部维管束；秦艽髓部具有内生韧皮部；甘松木质部具有木间木栓。

（2）单子叶植物根茎：一般均为初生构造，由表皮、皮层、中柱组成。最外层常为一列表皮细胞；皮层宽广，常有叶迹维管束或根迹维管束散在；内皮层明显，具凯代带（点）；中柱中散布多数维管束，有限外韧型或周木型，中央无明显的髓部。单子叶植物根茎的分泌组织有黏液细胞并含针晶束，另可见油细胞、分泌腔、油室、树脂道等。

（3）蕨类植物根茎：最外层为一列外壁增厚的表皮细胞，其下为数列厚壁性下皮细胞；内为宽广的基本组织，主要为薄壁细胞；中柱位于基本组织中，有原生中柱、管状中柱、网状中柱等类型。

2. 粉末特征　根茎类生药的粉末特征观察的要点与根类生药相似，但须注意以下三点：①鳞茎、球茎、块茎常含多量较大的淀粉粒，注意观察淀粉粒的类型、形状、大小、脐点形状与位置及层纹等特征；②鳞叶组织碎片为根茎类特有，注意观察鳞叶表皮细胞的形状、排列、垂周壁弯曲等特征；③鳞茎的鳞叶表皮常可察见气孔。

（三）茎藤类生药

1. 组织构造　茎藤类生药大多是双子叶植物木质茎或草质茎，少数为单子叶植物茎。

（1）双子叶植物草质茎的构造：最外大多为表皮，外壁增厚，有气孔及毛茸；皮层为初生皮层，外侧常有厚角组织；维管束环列，大多为外韧型；髓射线较宽；髓部较大。

（2）双子叶植物木质茎的构造：最外为木栓层，由数列木栓细胞组成；皮层多为次生皮层，维管束外侧厚壁组织成环或断续成环，形成层成环；次生韧皮部与次生木质部呈筒状结构，射线细胞壁常木化，髓较小。

木质藤本茎的最外层常具较厚的木栓层，维管束被髓射线分隔保持明显的分离状态，木质部导管直径较大。

（3）单子叶植物茎的构造：最外为表皮，表皮下常有下皮厚壁细胞；其内基本组织中散生多数有限外韧型维管束；中央无髓。

2. 粉末特征　茎藤类生药粉末观察基本同根茎，主要不同点是：表皮细胞角质层一般较厚，纤维普遍存在，石细胞常见。

（四）木类生药

1. 组织构造　鉴定木类生药通常采用三个切面，通过三个切面观察各类组织与细胞的形态特征和相互之间的关系。

（1）横切面：年轮呈同心环轮纹；木射线为辐射状，可见射线的宽即射线细胞列数；导管为大而圆的孔，管胞及木纤维的细胞很小，壁极厚，呈多角形或方形。

（2）径向纵切面：可见射线的高度及射线细胞类型（同型细胞射线或异型细胞射线）；导管、木纤维、木薄壁细胞轴向排列，可观察导管的类型、导管分子的长短及直径、木纤维的长短、壁厚度及纹孔类型。

（3）切向纵切面：射线细胞排列呈棱形，可见射线的高度、宽度及类型，以及导管、木纤维的特征。

木类生药的导管多为具缘纹孔导管，木纤维有韧型纤维和纤维管胞。前者一般细胞壁无纹孔或有单斜纹孔，后者一般具有具缘纹孔。木射线和木薄壁细胞大多木化，具纹孔。还应注意，有的生药有分泌细胞或分泌组织，有的有草酸钙结晶或形成晶纤维，裸子植物的木类生药主要观察管胞及木射线细胞。

2. 粉末特征　主要以观察导管、管胞、木纤维的形态特征，分泌细胞或组织及细胞后含物为主要鉴别点。木类生药粉末中不应有木栓细胞及绿色组织。

（五）皮类生药

1. 组织构造　皮类生药来源于木本植物形成层以外的部分，由外向内可分为木栓层、皮层、韧皮部。木栓层常为多列或数十列切向延长、排列整齐成为径向性的细胞，细胞壁木栓化。皮层狭窄，常见纤维、石细胞和分泌组织、草酸钙结晶等。韧皮部占皮的大部分，由射线贯穿，主要为筛管及韧皮薄壁组织，有的还有厚壁组织、分泌组织、淀粉粒、草酸钙结晶等存在。

2. 粉末特征　纤维是皮类生药重要特征之一，应注意其形状、直径、长短、单个散在或成束、细胞壁的厚薄、木化与否、胞腔或壁孔等，是否有晶纤维或嵌晶纤维存在。皮类生药尚有木栓细胞、石细胞、草酸钙结晶、分泌组织等。皮类生药粉末中一般不应含有木质部的组织，如导管、管胞等。

（六）叶类生药

叶类生药的显微鉴别以叶的表皮细胞、气孔、毛茸为重要鉴别特征，鉴别方法有制作中脉部分的横切面片、制作表面制片及粉末制片。

1. 组织构造　通常横切片可见叶由表皮、叶肉、叶脉三部分组成。表皮常由一列排列紧密的表皮细胞构成，注意观察上下表皮细胞的形状、大小、外壁增厚及角质层厚度等。叶肉分为栅栏组织和海绵组织，注意栅栏组织的细胞列数、大小、比例及分布。主脉部位观察维管束的类型、形状及维管束外侧是否有纤维层。

2. 表面制片　观察表皮细胞、气孔及毛茸的特征及分布。一般上表皮细胞呈多角形或不规则形，气孔少或无；下表皮细胞垂周壁常呈波状弯曲，有气孔，且数目较多。注意上下表皮细胞的形状、大小、角质层纹理、垂周壁的弯曲度、增厚的情况。注意气孔的数量、排列方式、分布、气孔类型及副卫细胞的数目、大小及形状。注意非腺毛的长短、细胞（列）数、细胞壁厚度、颜色、形态特征及其基部周围表皮细胞的数目和排列方式；腺毛分腺头及腺柄两部分，注意头部的形状、大小、细胞数目、排列情况、分泌物颜色，以及柄部的长短、细胞数目及行列数目。

另外，制作叶的表面制片还可以测定栅表比、气孔数、气孔指数及脉岛数，对于鉴别亲缘关系相近的同属植物有一定的参考价值。

3. 粉末特征　表皮细胞、气孔、毛茸的特征与表面制片基本一致，但毛茸大多碎断。纤维于主脉碎片中可见，是否含有草酸钙结晶或形成晶纤维。叶肉组织碎片中常可见草酸钙结晶、分泌组织存在，其类型及形态特征也是鉴别依据。

（七）花类生药

花类生药的显微鉴定一般将花柄和膨大的花托制作横切面片，苞片、花萼、花冠、雄蕊、雌蕊等分别作表面制片观察。

1. 表面制片　苞片和花萼构造与叶类似，有上下表皮，表皮上可见气孔、毛茸，叶肉组织多呈海绵组织状。花冠上表皮细胞常呈乳头状或绒毛状突起，下表皮细胞垂周壁常呈波状弯曲。雄蕊主要的鉴别特征是花粉囊内壁细胞和花粉粒，花粉囊内壁细胞的壁常不均匀地增厚，呈网状、螺旋状、环状或点状且大多木化；花粉粒的形状、大小、外壁上的纹饰、萌发孔（或沟）的数目和分布等都具有重要鉴别意义。雌蕊由子房、花柱、柱头三部分组成。柱头表皮细胞特别是顶端的表皮细胞，常呈乳头状或绒毛状。

2. 花柄横切面　花柄的构造同茎，注意维管束的数目及排列方式，以及有无机械组织和其特征。

3. 粉末观察　以观察花萼和花冠的表皮细胞、毛茸、雄蕊的花粉粒及花粉囊内壁细胞的形状、大小、特征等为重点，并注意观察有无草酸钙结晶、分泌组织、色素细胞等。

（八）果实类生药

1. 组织构造　果实由果皮、种子组成；果皮的构造包括外果皮、中果皮、内果皮三部分。外果皮相当于叶的下表皮，常为1列表皮细胞，偶见气孔，外被角质层。中果皮相当于叶肉，大多由薄壁细胞组成，有细小维管束散布；中果皮中常有分泌组织、石细胞、草酸钙结晶、橙皮苷结晶、淀粉粒等。内果皮相当于叶的上表皮，大多为一列薄壁细胞。

2. 粉末特征　外果皮碎片注意细胞形状、垂周壁增厚情况、角质层纹理及有无气孔、毛茸。中果皮注意有无厚壁组织、分泌组织、结晶、淀粉、有色物质等。内果皮注意细胞形态、有无厚壁组织等。

（九）种子类生药

1. 组织构造　种子的结构包括种皮、胚乳、胚三部分，种子类生药的显微鉴定着重观察种皮的构造。

（1）种皮：种皮构造较为复杂，植物种不同，其构造变化较大。有的种子只有一层种皮，较多的种子由内外2层种皮构成。种皮常由表皮层、栅状细胞层、油细胞层、色素层、石细胞层、营养层的一种或数种组织组成。

（2）胚乳：有外胚乳及内胚乳。胚乳细胞通常储藏丰富的脂肪油及糊粉粒，注意糊粉粒的形状、大小及有无拟球体、拟晶体。有少数种子的种皮和外胚乳的折合层，不规则地伸入于内胚乳中，形成错入组织，如槟榔。也有外胚乳伸入内胚乳中形成错入组织，如肉豆蔻。

（3）胚：包括胚根、胚茎、胚芽、子叶。通常以子叶占大部分，注意子叶内有无分泌组织、结晶等。

2. 粉末特征　注意种皮表皮碎片表面观及断面观的形态特征。不同植物种子中可能出现栅状细胞、石细胞、油细胞、色素细胞等均是重要鉴别特征，其他有无毛茸、分泌组织、草酸钙结晶、淀粉等也应注意观察。糊粉粒是种子类生药的重要判别标志，应特别注意是否含有糊粉粒及糊粉粒的特征。

（十）全草类生药

全草类生药大多为草本植物的地上部分或带根的全草，可能包括草本植物的各个器官，其显微鉴定的要点可参照以上各类生药的鉴别特征。

（十一）菌类生药

菌类生药大多以子实体或菌核入药，无淀粉粒及高等植物的显微特征。观察时注意菌丝的形状、颜色、大小，以及有无分支；注意多糖团块、孢子的形态；观察结晶的类型、形态与大小，以及有无结晶。

（十二）动物类生药

因药用部位不同，动物类生药具有不同的显微特征。

动物体应注意皮肤碎片细胞形状及色素颗粒颜色；注意有无刚毛、形状、大小、颜色；注意体壁碎片、骨碎片、骨陷窝、骨小管、骨小梁的形态、颜色、表面特征等；注意带有鳞片的动物体鳞片的表面纹理及角质增厚情况。

生理及病理产物应注意团块的颜色和颗粒形态、表皮组织、毛茸特征等。

角甲类动物生药应注意横切面及纵切面的形态特征、色素颗粒特征、粉末形状、颜色等。

（十三）矿物类生药

主要应注意晶体形态、大小、色泽、透明度、表面纹理、光洁度、偏光显微特征等。

三、中成药显微鉴别要点

中成药是指以生药为原料，在中医药理论指导下按一定的治病原则配方制成的各种剂型的药物。中成药组成药物少则几种、十几种，多则几十种，包括丸、散、膏、丹等剂型，组成生药已失去原有的性状特征，凭肉眼很难辨别，因此过去有"丸散膏丹，神仙难辨"说法。实际上，显微鉴别粉末生药，可以根据其细胞、组织、后含物及其他特征进行识别。中成药多直接采用各种粉末生药配制而成，只要掌握了各个组成生药的粉末鉴别特征，就可以应用粉末鉴别的方法进行鉴定。

1. 了解剂型和制法，熟悉组方生药的入药状况　由于中成药一般多由二味以上的生药采用多种方法制备而成，所以中成药的显微鉴定比单味生药粉末显微鉴定复杂得多。鉴别中成药时首先要尽可能地了解该药的组方、剂型和制法，分析可能检出的药物有多少，是以原粉入药的均可通过显微镜检出。注意组成生药与各种辅料的显微特征可能存在互相干扰和影响因素，如中成药常用的蜂蜜含有的花粉、常用赋形剂的淀粉易与组成生药的花粉粒、淀粉粒互相干扰，鉴别时应熟悉辅料及组成生药的显微特征。

2. 排除干扰，明确组成生药的专属性特征　根据处方，熟悉每一种组成生药的粉末显微特征，进行归类、分析比较，排除类似的细胞、组织、后含物或其他特征等的干扰和影响因素，选取各生药在该中成药中的专属性显微特征作为鉴别依据，因此单味粉末生药的某些主要特征在中成药中不一定作为该生药的鉴别特征，而某些次要特征作为该生药在中成药中的专属性鉴别特征起主要的鉴别作用。一般每味组成生药选取1个能代表该药的专属性特征即可，但如果该特征与其他组成生药的细胞、组织、后含物或赋形剂交叉，应选取其他特征作为该生药的专属性鉴别特征。如果改换其他特征较难，可考虑增加1~2个辅助特征，但要少而精，避免繁乱。

例如，六味地黄丸由熟地黄、酒萸肉、牡丹皮、山药、茯苓、泽泻六味药组成，都是原粉入药，均可通过显微鉴定检出。每味药都有数个显微特征，有些特征又横向类别交叉。将显微特征进行归类、分析比较，茯苓的多糖团块与菌丝、熟地黄的具核状物的薄壁细胞、山茱萸的垂周壁呈连珠状增厚的外果皮细胞均可作为专属性特征。牡丹皮中草酸钙簇晶成行排列是重要特征，山茱萸中也含少量的类似簇晶，但后者含晶细胞皱缩且呈橙棕色，与牡丹皮清楚的无色含晶细胞有明显区别。山药的淀粉粒是粉末主体，直径8~40μm；泽泻、牡丹皮也均含淀粉粒，但其直径均小于25μm，所以在该方中山药的淀粉粒选取直径25~40μm者。为提高鉴别准确度，山药增加草酸钙针晶束为辅助特征；牡丹皮增加复粒淀粉粒为辅助特征；泽泻中具有纹孔域的薄壁组织具有较强的专属性，增加垂周壁波状弯曲的内皮层细胞作为辅助特征。这样，六味药物根据专属性特征及辅助特征均可进行显微鉴别（图5-3）。

3. 制片方法 要注意取样的代表性：①散剂，可用刀尖或牙签挑取少量粉末装片；②蜜丸，将药丸切开，从切面中央挑取少量样品制片；③水泛丸或片、锭，刮取全切面取样或用乳钵将整个丸、片碎取样；④以朱砂包衣的丸、丹，可将丸衣、丸心分别取样。制片选用试剂一般与单味生药相同，观察淀粉粒，用蒸馏水或醋酸甘油装片；观察细胞、组织、结晶，用水合氯醛透化加稀甘油制片；观察菊糖，则用水合氯醛不加热装片。

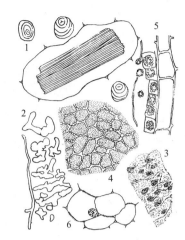

图5-3 六味地黄丸显微特征图
1. 山药（淀粉粒、草酸钙针晶束）；
2. 茯苓（多糖类团块、菌丝）；
3. 熟地黄（薄壁组织碎片）；
4. 山茱萸（果皮表皮细胞）；
5. 牡丹皮（草酸钙簇晶）；
6. 泽泻（具有纹孔域的薄壁组织）

四、扫描电镜等的应用

（一）扫描电子显微镜

扫描电子显微镜（scanning electron microscope），简称扫描电镜，由产生扫描电子束的光学系统、电子信号的产生与收集处理系统、电子信号显示和记录系统、真空系统、电源系统等组成。工作原理是利用细电子束逐点逐行地扫描样品表面，样品产生二次电子信号成像来观察样品的表面形态。

扫描电镜与其他显微镜相比具有以下特点：①分辨率高，图像放大范围广。分辨率可达3nm，放大倍数从十几倍到几十万倍。②立体感强，景深大。能使物体的图像呈现显著的三维立体结构特征，景深比光学显微镜大几百倍，比透视电镜大几十倍，且不受样品大小与厚度的影响，对表面凹凸起伏很大的样品也能清晰地反映。③样品可动自由度大。在样品室中样品可作三度空间的平移和旋转，可以观察不规则形状样品的各个区域。④成像倍率范围广，观察样品的视场大。观察时可以连续无极地从几倍变化到几十万倍，观察的区域可以从一个大区域开始逐步集中到只有几百埃的微小区域。⑤样品制备操作简单，对样品的大小、种类适应性大。

扫描电镜的应用几乎已扩展到表面形貌学研究的各个领域，广泛地应用于动物学、植物学、医学、地质学、古生物学等学科领域中。在生药鉴定中应用于同属不同种间表面结构的差异比较，效果显著，为来源相近生药的鉴别、近缘植物分类提供可靠依据。如扫描电镜用于研究花粉粒表面的纹饰、种皮和果皮表面的纹理、茎叶表皮组织的特征（气孔、毛茸、腺体、角质层及蜡质）、一些细胞组织（导管、管胞、石细胞、纤维）以及后含物结晶体的微细特征等。光学显微镜对有些动物类生药的体壁、鳞片及毛由于特征相似难以区别，但扫描电镜能提供微细特征，可准确地区别。

（二）偏振光显微镜

偏振光显微镜（polarization microscope）简称偏光显微镜，其与生物显微镜的主要不同之处在于两个偏光镜，在偏光显微镜下，生药的某些特征在色彩上表现出变化，可以作为生药的显微鉴别特征。植物的草酸钙结晶类型不同，在偏光显微镜下呈现不同的色彩变化；植物淀粉粒在偏光显微镜下出现黑"十"字特征，不同植物含不同类型的淀粉粒，其黑"十"字形象不同；石细胞的细胞壁在偏光显微镜下呈现亮黄色或橙黄色；偏光显微镜下纤维、导管可以呈现强弱不同的色彩；动物生药的结晶状物、毛茸、肌纤维、骨碎片等可呈现不同的偏光性质；矿物类生药大多具有偏光特性。

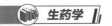

第六节 生药的理化鉴定

PPT　　微课

生药的理化鉴定（physical-chemical identification）是运用物理或化学的分析方法，对生药及其制剂中所含有效成分或主要化学成分进行定性和定量分析鉴定，以鉴定生药的真实性、纯度和品质优良度的一种方法。通过理化鉴定，分析生药中有效成分或主要化学成分有无及含量多少、有害物质的有无及是否超标。生药理化鉴定可分为定性鉴定和定量分析等两类：定性鉴定确定生药的真实性；定量分析测定生药中成分或有害物质的含量，以确定品质优良度。

生药的理化鉴定的方法和技术发展很快，新的分析手段不断出现，成为确定生药真伪优劣、控制生药质量最为重要的技术手段。现将常用的理化鉴定方法介绍如下。

一、物理常数

包括相对密度、旋光度、折光率、硬度、黏稠度、沸点、凝固点、熔点等。生药中如参有其他物质，物理常数就会改变，对树脂类、油脂类、挥发油、液体类生药（如蜂蜜）和加工品类（如阿胶）等生药的真实性和纯度的鉴定具有重要的意义。

二、一般的理化鉴定

（一）呈色反应

利用生药中的某些化学成分能与某些试剂产生特殊的颜色反应来进行鉴别。一般在试管中进行，也有直接在生药断面或粉末上滴加试液，观察颜色变化以了解某种化学成分存在的部位。取马钱子胚乳薄片置白瓷板上，加1%钒酸铵的硫酸溶液1滴，迅速显紫色（示具有番木鳖碱）；另取切片加发烟硝酸1滴，显橙红色（示具有马钱子碱）。

（二）沉淀反应

利用生药中某些化学成分能与某些试剂产生沉淀反应来进行鉴别，如赤芍用水提取，过滤后滤液加三氯化铁试液，生成蓝黑色沉淀。

（三）泡沫反应和溶血指数的测定

利用皂苷的水溶液振摇后能产生持久性的泡沫和溶血的性质，测定含皂苷类成分生药的泡沫指数或溶血指数作为质量指标。一般而言，如果有标准皂苷同时进行比较，测定结果更有意义。

（四）微量升华

微量升华（microsublimation）利用生药中所含的某些化学成分在一定温度下能升华的性质，进行微量升华得到升华物，置显微镜下观察其结晶形状和颜色，再在升华物上滴加试剂产生反应来进一步鉴定。如大黄粉末升华物显微镜下观察有黄色菱形针状（低温时）、树枝状和羽状（高温时）结晶，在结晶上加碱液则结晶溶解呈红色，可进一步确证升华物有蒽醌类成分。薄荷的升华物显微镜下观察为无色针簇状结晶（薄荷脑），加浓硫酸2滴及香草醛结晶少许，显黄色至橙黄色，再加蒸馏水1滴即变紫红色。

（五）显微化学反应

显微化学反应（microchemical reaction）是将生药的粉末、切片或浸出液少量，置于载玻片上，滴加某些化学试液，在显微镜下观察反应结果的方法，如黄连粉末滴加稀盐酸，可见针簇状小檗碱盐酸盐结晶析出。

利用组织切片显微观察和化学方法确定生药的某些化学成分在生药组织构造中分布的部位称为显微化学定位试验。生药有效成分贮藏在植物特定的组织和细胞中，通过研究生药活性成分在不同组织间的分布，阐述药材的某些性状特征与生药质量和药效间的关系。例如，北柴胡根横切片加无水乙醇-浓硫酸（1:1）试液 1 滴，显微观察可见木栓层、栓内层、皮层、次生韧皮部出现黄绿色至蓝绿色，为柴胡皂苷反应，可见有效成分含量最多的位置在皮部，也可说明北柴胡皮部比例大的生药质量较好。

（六）荧光分析

利用生药中所含的某些化学成分，在紫外光或自然光下能产生一定颜色的荧光性质进行鉴定。荧光分析是一种鉴别生药简易的方法，常用的紫外光波长为 365nm、254nm。①直接用生药的断面、饮片观察，如黄连断面木质部紫外光下呈金黄色荧光。②直接用生药的粉末观察，如浙贝母粉末紫外光下显亮淡绿色荧光。③直接用生药的提取液观察，如秦皮的水浸液紫外光下显天蓝色荧光（自然光下亦明显）。④有些生药本身不产生荧光，但用酸、碱或其他化学方法处理后，可使某些成分在紫外光下产生荧光，如枳壳乙醇提液滴于滤纸上，干后喷 0.5% 醋酸镁甲醇溶液，烘干后显淡蓝色荧光。

三、分光光度法

分光光度法是通过测定物质在某些特定波长处或一定波长范围内的光吸收度，对该物质进行定性和定量分析的方法。生药分析中常用的有紫外-可见分光光度法、红外分光光度法、原子吸收分光光度法等。

（一）紫外-可见分光光度法

紫外-可见分光光度法（ultraviolet-visible spectrophotometry）是对化学成分在 200~760nm 波长范围有吸收特性的分析方法。此法不仅可以测定有色物质，对有共轭双键等结构的无色物质也能进行测定。该方法适用于测定生药中大类成分，如总皂苷、总黄酮、总蒽醌的定量测定，各种生药所含成分不同，常有不同的紫外光谱曲线，也可作为定性鉴别。生药中含有颜色的成分或有紫外吸收的成分，在一定的浓度范围内，其溶液的吸收度与浓度符合朗伯-比尔定律，均可以采用该方法进行分析。有些成分本身不吸收，但加入合适的显色试剂显色后也可用此法测定。

（二）红外分光光度法

红外光谱又称为振转光谱，是指用 2.5~15μm（或按波数计为 4000~667cm^{-1}）红外区吸收光谱对成分进行定性和定量分析的方法。红外光谱的特征很强，特别在 7~15μm 区间称为指纹区，吸收峰很多而且尖锐，故主要用于成分鉴别和分析结构。由于红外光谱的专属性很强，几乎没有两种单体的红外光谱完全一致，红外光谱用于生药成分的定性鉴别得到的结论较准确，但鉴定时须与标准品或标准图谱进行对照。值得注意的是，对于不纯的生药成分，由于各成分红外光谱严重重叠，所以不纯成分作红外光谱鉴别没有意义。进行含量测定时，样品与标准品配成溶液后先后分别装入同一液体吸收池，在一定的波数范围内测定吸收图谱，按照规定的方法作基线及量取峰高计算含量。

（三）原子吸收分光光度法

从光源辐射出的待测元素的特征光波通过样品蒸气时，被蒸气中该待测元素的基态原子吸收，测定辐射光强度减弱的程度，可以求出供试品中待测元素含量。原子吸收分光光度法遵循一般分光光度法的吸收定律，比较标准品和供试品的吸收度，即可获得样品中待测元素的含量。所用仪器为原子吸收分光光度计。该方法具有专属性强、灵敏度高的特点，是测定微量元素的最常用方法之一。

四、色谱法

色谱法（chromatography）又称为层析法，是一种对混合成分进行分离和分析的物理化学方法，是生药化学成分分离和鉴定的重要方法之一。分离分析的原理是利用生药中的组分在流动相与固定相中的分配系数不同而被分离，当流动相运动时，样品中的各组分将在两相中反复分配，分配系数大的组分移动速度慢，分配系数小的组分移动速度快而被分离。根据色谱分离的原理分类，可分为吸附色谱、分配色谱、离子交换色谱、排阻色谱等；根据流动相和固定相分子聚集状态及操作形式分类，可分为纸色谱法、柱色谱法、薄层色谱法、气相色谱法、高效液相色谱法。生药成分分析中以薄层色谱法、气相色谱法、高效液相色谱法较常用。

（一）薄层色谱法

薄层色谱法（thin layer chromatography，TLC）是将适当的吸附剂涂布于玻璃板、塑料或铝片上使成一均匀的薄层，将样品提取物与对照品溶液同时点样，经薄层展开后对比样品色谱与对照品色谱或主斑点，进行生药鉴别。对照品包括化学对照品、对照提取物及对照药材。色谱图或主斑点的观察方法：有色物质可以直接观察；无色物质可在紫外光（365nm 或 254nm）下检识，或喷以显色剂显色，或在薄层吸附剂中加入荧光物质采用荧光淬灭法检识。

薄层色谱法用于生药的鉴定可作定性鉴别，也可作为含量测定的方法。定性鉴别时样品色谱与对照品色谱在相应的位置上有相同颜色的斑点或主斑点，稳定的薄层色谱可以作为生药的鉴别特征。采用薄层扫描法可进行生药的含量测定，其方法是用一定波长的光照射在展开后的薄层色谱斑点上，对能吸收紫外光、可见光的斑点或经激发后能产生荧光的斑点进行扫描，测定其对光的吸收或所发出的荧光而进行定量分析。将扫描得到的图谱及积分数据用于生药鉴别、杂质检查和含量测定。

（二）气相色谱法

气相色谱法（gas chromatography，GC）是以气体作为流动相来进行分离分析的一种方法。流动相气体称载气，通常为氮气。固定相有固体吸附剂或涂在惰性载体表面的液膜，常用后一种。样品进入进样口被加热气化，在色谱柱内样品中的各组分在固定相和气体流动相之间进行反复分配，因分配系数不同而分离，先后由柱出口进入检测器，产生讯号，由记录仪记录色谱图。根据组分的量与检测响应值（峰面积）成正比，以进行定性定量分析。该方法精密度高、分离效果好，最适宜用于分析含挥发油及其他挥发性成分的生药或中成药，应用广泛。

（三）高效液相色谱法

高效液相色谱法（high performance liquid chromatography，HPLC）是采用不同极性的单一溶剂或不同配比的混合溶剂、缓冲液等为流动相，采用高压输液技术将流动相泵入装有填充剂的色谱柱，注入样品经流动相带入柱内，在填充剂上各成分被分离后先后进入检测器，记录仪记录色谱图。最常用的填充剂是十八烷基硅烷键合硅胶，可用于反相色谱法或离子抑制色谱法；流动相常采用固定比例或按规定程序改变比例（梯度洗脱）的溶剂组成；检测器最常用的是紫外光检测器（UVD）和二极管阵列检测器（DAD）。

高效液相色谱法适用范围广，样品无须气化，对于挥发性低、热稳定性差、相对分子质量大的高分子化合物及离子型化合物尤为适用，如蛋白质、氨基酸、生物碱、甾体、核酸、类脂、维生素及无机盐等都可以利用高效液相色谱法进行分离和分析。高效液相色谱法具有分离效能高、分析速度快、重现性好、准确度和灵敏度高等优点，目前是生药含量测定的首选方法。

PPT

第七节　DNA 分子标记鉴定

DNA 分子标记鉴定（identification by DNA molecular marker）是指运用 DNA 分子标记技术对生药及其基源进行真伪优劣鉴定，是分子生物学与生药鉴定相结合的技术，标志着生药鉴定学由细胞、亚细胞水平向遗传物质 DNA 分子水平发展。传统的生药研究主要应用形态学、组织学、化学等特征，这些特征除受遗传因素影响，还与生物体的发育阶段、生长环境对生物体的影响有密切关系，特征稳定性欠佳；对同属不同种来源的生药及种内的一些变异、动物药等难以进行专属性的鉴别。DNA 分子遗传标记技术与传统的鉴定方法相比，具有以下特点：①遗传稳定性。DNA 分子不受外界因素和生物体发育阶段以及器官组织差异的影响，每一生物个体的任一体细胞均含有相同的遗传信息，因此，用 DNA 分子特征作为遗传标记进行物种的鉴定更为准确可靠。②遗传多样性。DNA 分子是由 G、A、C、T 共四种碱基构成的双螺旋结构长链状分子，生物体的特定遗传信息包含在特定的碱基排列顺序中，不同物种、种内变异等均能在 DNA 分子上找到差异，这就是所谓的遗传多样性。DNA 分子标记鉴定核心就是通过比较 DNA 分子的遗传多样性差异鉴别物种。③化学稳定性。DNA 分子作为遗传信息的载体，除具有较高的遗传稳定性，比其他生物大分子如蛋白质、同工酶等具有较高的化学稳定性，不像蛋白质、同工酶那样，在生物体死亡后便很快失去生物活性，并迅速降解。即便是陈旧标本上所保留下来的 DNA 仍可以用于 DNA 分子标记鉴定。此外，该方法还具有微量、便捷的特点。因此，DNA 分子标记技术用于生药及基源鉴定，特别适合近缘品种、易混淆品种、珍稀品种、动物药、陈旧破碎腐烂生药及样品量极少的模式标本、出土标本、古化石标本等珍稀样品的鉴定，是生药鉴定方法学上的重大突破。

一、DNA 分子遗传标记技术的方法及原理

（一）限制性片段长度多态性

限制性片段长度多态性（restriction fragment length polymorphism，RFLP）基本原理是限制性内切酶具有能识别 DNA 分子的特异序列并切开的特性，物种的基因组 DNA 在限制性内切酶的作用下，在特定的核苷酸顺序上切割，产生大小不等、数量不同的片段，这些片段经电泳分离、Southern 印迹法能显示出 RFLP 谱带。不同物种，甚至不同品种 DNA 由于酶切位点数量及长度不同使电泳谱带表现出不同程度的多态性。该方法在操作过程中须用同位素标记、所需 NDA 样品量大、实验步骤繁琐、花费大等因素，且仅适用于 DNA 未明显降解的新鲜材料，应用受限。在实验方法上进行改进，如使用尼龙膜代替硝酸纤维素膜、使用荧光标记或化学发光物质标记代替同位素标记等，使该方法易于接受和掌握。

（二）基于聚合酶链式反应的标记技术

聚合酶链式反应（polymerase chain reaction，PCR）技术是 20 世纪 80 年代发明的一种模拟体内 DNA 复制过程的体外酶促合成特异性核酸片段的技术，又称为无细胞分子克隆技术。以待扩增的两条 DNA 链为模板，由一对人工合成的寡核苷酸引物（最适长度在 15~25 个碱基之间）介导，通过 DNA 聚合酶促反应，在体外进行 DNA 序列扩增。PCR 过程在经过变性、复性、延伸过程约 30 个循环后，能在 2 小时内将痕量的靶 DNA 扩增数百万倍。该方法具有操作简便、快速、特异、灵敏等特点，无须提纯 DNA，对材料要求不严（新鲜、快速干燥、干生药、化石均可），用量少（大于 50mg）。

1. 随机扩增多态性 DNA 和任意引物 PCR　随机扩增多态性（random amplified polymorphic DNA，RAPD）和任意引物 PCR（arbitrary primed PCR，AP-PCR）是 20 世纪 90 年代初发明的，主要优点是适用于未知序列的基因组 DNA 检测。RAPD 技术的原理是采用合成的较短的单个随机引物（10 个核苷酸），用生药的总 DNA 为模板，在 DNA 聚合酶作用下，进行非特异性 PCR 扩增反应，能获得一组不连续的 DNA 片段，分析不同类群扩增产物电泳图谱的变异。RAPD 技术的特点是具有一套随机引物便可以用于任何物种，不需要已知的基因组 DNA 序列，也不需物种特异的探针和引物。

AR-PCR 技术的原理与 RAPD 技术相同，不同点是用 20~30 个核苷酸长度的任意引物进行 PCR 扩增。

2. 扩增片段长度多态性　扩增片段长度多态性（amplified fragment length polymorphism，AFLP）技术是 RFLP 技术、RAPD 技术之后发展最快的 DNA 分子标记技术，是 PCR 技术和 RFLP 技术相结合的技术。基本原理是先对样品的 DNA 用限制内切酶进行酶切，用合成的寡聚核苷酸接头与酶切片段连接作为扩增模板，再用含有选择性碱基引物对模板 DNA 进行 PCR 扩增反应，扩增产物经同位素标记、凝胶电泳分离，根据凝胶上 DNA 扩增的片段长度不同检出多态性。该方法具有 RAPD 技术多态性高、RFLP 技术检测可靠的优点。AFLP 构建的指纹图谱稳定性好、重复性强，适合进行分类研究及绘制品种的指纹图谱。该技术有成本高、模板反应迟钝、技术要求高的缺点。

3. 简单重复序列和简单序列重复区间扩增多态性　简单重复序列（simple sequence repeat，SSR）又称为微卫星 DNA，是以 1~6 个核苷酸为基本重复单位组成的串联重复序列，长度在 100bp 以内，广泛存在各类真核生物基因组中。技术的关键在于根据 SSR 座位两侧的相对保守单拷贝序列设计特异性引物，一般为 18~24bp。该方法具有 RAPD 标记的低成本、技术简单的特点，又具有 RFLP 标记稳定性强、位置

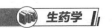

确定和共显性等优点。简单序列重复区间扩增多态性（inter-simple sequence repeat，ISSR）是以微卫星重复序列为引物（通常为16~18个核苷酸），该技术的特点是基因组上只有与锚定的核苷酸匹配的位点才能结合，从而提高PCR扩增的专一性。

（三）DNA条形码技术

"DNA条形码"的概念自2003年提出，迅速成为生命科学和生物技术领域的前沿学科之一。DNA条形码技术是利用标准的一段或几段短基因组DNA片段鉴定生物物种的新技术，具有高效、准确的特点。大多数物种种内个体间的遗传差异小于种间个体间的遗传差异，通过对比测试序列与标准序列的差异，可以将未知标本鉴定到种。DNA条形码技术鉴定物种的依据是基于基因片段，而不是物种的形态特征，对于失去重要形态特征的残缺标本或不同生活史阶段的标本均可准确鉴定，是对传统形态分类学的有力补充。主要方法为提取样品总DNA，选择合适的条形码与引物，进行PCR扩增、测序，通过DNA条形码数据分析实现鉴定。

筛选合适的条形码是DNA条形码研究的核心内容，陆生植物DNA条形码通用的有4个片段：叶绿体基因 *rbcL*、*matK*、*psbA-trnH* 和核基因ITS；动物生药可用选用细胞色素b（*cyt-b*）和细胞色素C氧化酶亚基I（cytochrome C oxidase subunit I，COI）。ITS（internal transcribed spacer）为内部转录间隔区，是核糖体RNA（rRNA）基因非转录区的一部分，ITS位于18S rRNA基因与28S rRNA基因之间，中间被5.8S rRNA基因一分为二，即ITS1区和ITS2区。5.8S、18S和28S进化速率慢，一般用于科级及科级以上等级的系统发育研究；间隔区ITS（包括ITS1区和ITS2区）进化速率较快，可以用于属间、种间及种以下分类等级的研究；*psbA-trnH* 基因间区是位于叶绿体基因 *psbA* 基因和 *trnH* 基因间的一段非编码区，进化速率较快，常用于属间、种间的系统发育研究。COI为线粒体基因组的蛋白质编码基因，是动物条形码研究中最为普遍使用的标准条形码片段。目前，对于生药DNA条形码分子鉴定体系，植物类生药选用ITS2/ITS为主体序列，*psbA-trnH* 为辅助序列；动物类生药选用COI为主体序列，ITS2为辅助序列。

知识拓展

生药分子鉴定技术的发展

随着分子生物技术的发展，DNA分子标记技术自20世纪末21世纪初用于生药鉴别，生药鉴定逐渐进入分子水平。分子鉴定经历RAPD、ISSR、RFLP、AFLP、SNP等序列分析等阶段。《中国药典》（2010年版）正式将乌梢蛇和蕲蛇的分子鉴定作为评价指标。近年来，随着DNA条形码在生物物种鉴定研究中的迅速发展，应用DNA条形码进行生药的分子鉴定发展迅速，《中国药典》（2015年版）建立中药材DNA条形码分子鉴定法的指导原则，并增补川贝母、川木香的分子鉴定作为鉴别标准。生药分子鉴定技术广泛运用与快速发展，已成为生药鉴定学不可或缺的部分。

二、DNA分子遗传标记技术在生药学研究中的应用

（一）在生药鉴别中的应用

对形态相似、亲缘关系较远的正品与混伪品的鉴定，由于DNA序列差异大，遗传间断明显，只需对需要鉴定的真伪品选取1~3个个体，用合适的DNA片段，用特异引物对样品直接PCR，通过检测特异条带有无判断真伪。如蕲蛇与常见混伪品百花锦蛇、玉斑锦蛇、金环蛇、滑鼠蛇、银环蛇等20余种蛇的鉴别，采用试剂盒提取各种材料的DNA，选用细胞色素b（cytb）序列，设计特异引物，PCR扩增，按照琼脂糖凝胶电泳法电泳，凝胶片在凝胶成像仪上或紫外透射仪上检视，结果可见蕲蛇扩增出343bp的单一条带，而混伪品没有扩增条带，该体系能将蕲蛇与其混伪品准确分开。

来源相近的生药可以通过 DNA 条形码技术进行鉴别。如人参与西洋参鉴别，从人参与西洋参中提取 DNA，以 *trnL-trnF* 通用引物进行扩增测序，利用 BLAST 计算相似度，比较特异位点，利用 MEGA 软件技术遗传距离，构建系统发育树。结果表明人参和西洋参种内相似度为 100%，种间相似度为 99.6%；人参和西洋参分别在 G153A、T463A、C732G、T818C 有特异位点；种内遗传距离（0）小于种间遗传距离（0.004）；系统发育树中人参和西洋参均分为两个单系分支。因此，利用 *trnL-trnF* 序列、相似度、特异位点、遗传距离、系统发育树指标均可鉴别人参和西洋参。

（二）在生药基源研究中的应用

传统的植物系统学依据形态学特征，具有一定的局限性。随着植物分类与鉴定研究的不断深入，新物种不断发现，而物种的确定常有异议，同一物种的分类地位也常变动，对于生药正本清源及相关研究带来困难。DNA 条形码技术不仅可以鉴定物种，而且有利于发现新种和隐存种。如板蓝根、大青叶的来源均为十字花科植物菘蓝（*Isatis indigotica* Fortune），由于该种与欧洲菘蓝（*I. tinctoria* L.）在形态上具有多样性存在种间过渡，一些分类著作中把菘蓝并入欧洲菘蓝，故在以往的板蓝根中有菘蓝和欧洲菘蓝两种。利用 PCR 直接测序法对采集的样品，测定了核基因 ITS2 区和叶绿体 matK 基因片段，所得序列经相关数据分析并构建 NJ 树，结果表明，基于核 ITS2 片段，所研究样本被分成两大支，其中一支与欧洲菘蓝相聚；基于叶绿体 matK 序列，所研究样本也被明显分成两支。因此该研究支持板蓝根和大青叶的原植物来源为菘蓝，与欧洲菘蓝是独立的两个种，不支持菘蓝并入欧洲菘蓝。这一结果与早期进行的菘蓝与欧洲菘蓝的染色体、孢粉学、蛋白质化学以及吲哚苷含量研究结果相吻合。研究表明染色体数菘蓝为 $2n=14$，而欧洲菘蓝为 $2n=28$；二者所含化学成分也有差异。

（三）在道地药材鉴定中的应用

道地药材是我国传统医药学的特色，是指来源于特定产区货真质优的生药。种内多样性是道地药材品质形成的生物学基础，同一物种在不同产地、不同生态条件下，品质上存在差异，就形成道地药材这一生药质量评价的经验指标。道地药材鉴别是目前生药鉴别的一大难题，传统的鉴别方法无法给出标准的质量评价体系。道地药材的形成主要受遗传因子和环境因子的影响，应用 DNA 分子遗传标记技术比较道地药材与非道地药材的差异，探索区分道地药材与非道地药材的方法与技术。如对青藏高原的 3 个区域 5 个代表地方的 13 个冬虫夏草 *Cordyceps sinensis*（Berk）Sacc 样本进行随机扩增多态 DNA（RAPD）分析，表明来自同一个地方的样本间遗传差异甚微，同一区域不同产地的样本间遗传差异较大，来自不同区域的样本间遗传差异更大。这说明不同地理分布的冬虫夏草存在遗传分化，为冬虫夏草道地药材鉴别提供了分子水平的支持。

本章小结

本章主要讲述生药鉴定的意义，鉴定的一般程序及取样原则。生药常规检查包括杂质检查、水分测定、灰分测定、浸出物测定及挥发油测定的内容和方法，重点描述生药的来源鉴定、性状鉴定的方法及注意特征，显微鉴定的方法及各类生药的显微鉴别要点，理化鉴定的常用鉴别技术及含量测定方法。本章介绍 DNA 分子标记鉴定的原理、方法及在生药学研究中的应用。

练 习 题

题库

一、选择题

1. 正品"白头翁"来源为毛茛科植物白头翁的（　　　）
　　A. 块茎　　　　　　B. 果实　　　　　　C. 根　　　　　　D. 未成熟叶
2. 木通科植物大血藤又称为（　　　）

A. 鸡血藤　　　　　　B. 金钱藤　　　　　　C. 血藤　　　　　　D. 大藤

3. 对破碎，粉末状或大小在（　　　）以下的生药，可用采样器抽取样本
   A. 0.5cm　　　　　　B. 1cm　　　　　　　C. 1.5cm　　　　　　D. 2cm

4. 《中国药典》（2020 年版）检定通则规定，饮片水分含量通常不得过（　　　）
   A. 10%　　　　　B. 15%　　　　　C. 13%　　　　　D. 18%

5. 一般应破碎为直径不超过（　　　）的颗粒或碎片，直径在（　　　）以下生药可不破碎
   A. 1mm　　　　　B. 2mm　　　　　C. 3mm　　　　　D. 4mm

6. 挥发油测定法中乙法适用于密度（　　　）的挥发油
   A. 大于 1.0　　　　B. 等于 1.0　　　　C. 小于 1.0　　　　D. 没有要求

7. 供试品的取样量一般不少于检验所需样品的（　　　）
   A. 2 倍　　　　　B. 3 倍　　　　　C. 4 倍　　　　　D. 5 倍

8. 测定药材酸不溶性灰分，采用（　　　）
   A. 稀硝酸　　　　　B. 稀醋酸　　　　　C. 稀硫酸　　　　　D. 稀盐酸

9. （　　　）的主要概述为"芦长碗密枣核丁，紧皮细纹珍珠须"
   A. 西洋参　　　　　B. 圆参　　　　　C. 山参　　　　　D. 党参

10. 作为传统经验鉴别，老药工描述生药形状的术语形象逼真、易懂易记，如（　　　）具有红棕色的项芽描述为"鹦哥嘴"
    A. 地黄　　　　　B. 天麻　　　　　C. 厚朴　　　　　D. 白术

11. 根类生药常有分泌组织，多分布于（　　　），如树脂道，乳管等，具有重要的鉴别意义
    A. 韧皮部　　　　　B. 木质部　　　　　C. 次生韧皮部　　　　　D. 外韧皮部

12. 皮类生药的重要特征之一是（　　　）
    A. 维管束　　　　　B. 纤维　　　　　C. 导管　　　　　D. 管胞

13. （　　　）生药大多以子实体或菌核入药，无淀粉粒及高等植物的显微特征。
    A. 肽类　　　　　B. 微生物类　　　　　C. 菌类　　　　　D. 病毒类

14. 根据（　　　）类型，区分双子叶植物根茎、单子叶植物根茎或蕨类植物根茎
    A. 维管束　　　　　B. 纤维　　　　　C. 导管　　　　　D. 管胞

15. 不具有异形维管束的药材为（　　　）
    A. 大黄　　　　　B. 黄连　　　　　C. 何首乌　　　　　D. 牛膝

16. DNA 在（　　　）中有应用
    A. 生药鉴别　　　　　　　　　　B. 生药基源研究
    C. 道地药材　　　　　　　　　　D. 鉴别植物内部构造

17. 生药的限量检查包括（　　　）
    A. 砷盐的检查　　　　　　　　　B. 重金属的检查
    C. 农药残留量的检查　　　　　　D. 其他有害物质的检查

18. 生药水分测定法项下包括（　　　）
    A. 烘干法　　　　　B. 甲苯法　　　　　C. 减压干燥法　　　　　D. 晒干法

19. 下列属于生药断面特征的有（　　　）
    A. 菊花心　　　　　B. 车轮纹　　　　　C. 星点　　　　　D. 云锦纹

20. 下列对生药质地的描述中正确的有（　　　）
    A. "松泡"　　　　　B. "粉性"　　　　　C. "油润"　　　　　D. "角质"

二、思考题

1. 简述生药性状鉴定的内容和方法。

2. 浸出物测定的意义是什么？常选择什么试剂？

（李　坤）

第六章

生药质量标准的制订与控制

学习导引

知识要求

1. **掌握** 生药质量控制的主要依据、内容和方法。
2. **熟悉** 生药质量标准制订，影响生药品质的四个自然因素。
3. **了解** 中药材生产质量管理规范。

能力要求

1. 能够执行《中国药典》、部（局）颁标准等标准中生药的各项内容。
2. 能够从自然及人为因素两方面提高各生药的质量。

第一节　影响生药品质的因素

PPT

实例解析

【实例】2014 年，国家食品药品监督管理总局从全国 31 个省（自治区、直辖市）有关中药材及饮片的生产、经营和使用单位抽取蒲黄、柴胡等 10 个品种 772 批样品，经检验发现 93 批不符合标准规定。食药监总局相关负责人介绍：除薄荷、木通和制川乌外，其余 7 个中药材及饮片均检出不符合标准规定产品。其中，蒲黄的不合格率最高，发现存在染色、增重及掺杂等问题；川贝母发现存在掺伪问题；血竭则发现存在掺杂问题。

【解析】中药材的质量安全问题已经受到各方关注，为保证外观漂亮、保存期长，药农或者经销商大量使用硫黄熏蒸中药材已呈泛滥之势。另外，染色、增重、掺伪、掺杂等问题仍然比较突出。

中医临床经常出现疗效不稳定或无效的情况，常与生药的品质有关。生药的质量主要受下列因素影响：

一、自然因素对生药品质的影响

影响生药品质的自然因素包括生药的品种、植物的生长发育、植物的遗传与变异、植物的环境因素等，经常是多种因素在综合地起作用。

71

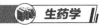

（一）生药品种对品质的影响

目前，生药商品中同名异物、同物异名的现象普遍存在，严重影响生药质量。有时一种中药名称下有多种不同来源的植物（或动物）作相同的药物使用。例如，白头翁有4科20多种，败酱草有3科10余种等。它们常常是与正品生药不同科属来源的植物（或动物）。它们和多来源的生药，如龙胆、黄连、淫羊藿、大黄等有本质不同。有时，同一药用植物（或动物）在不同地区有不同的称谓，作相同的生药使用，如玄参科植物阴行草 *Siphonostegia chinensis* Benth. 在华北和东北地区用作"刘寄奴"，而南方则作"土茵陈"使用。

在中医中药漫长的岁月中，中药品种在历代不同时期不断变迁不断演化，出现了许多"新兴品种"。例如，新疆紫草（软紫草）*Arnebia euchroma*（Royle）Johnst. 比传统的正品紫草 *Lithospermum erythrorhizon* Sieb. et Zucc. 更优，内蒙紫草 *Arnebia guttata* Bunge 品质也较好。从紫草萘醌色素含量来看，新疆紫草最高（6.30%），内蒙紫草次之（2.7%），紫草较差（1.79%）；抑菌试验表明，新疆紫草抑菌种类多，强度也大，内蒙紫草次之，紫草较差。《中国药典》（2020年版）已将新疆紫草、内蒙紫草分别列为紫草正品，而原来的紫草不予收载。

（二）植物的遗传与变异因素对生药品质的影响

造成不同种间化学成分差异的原因主要是由于生物本身的遗传因素决定的。大量的研究工作证明，植物次生代谢产物的生物合成是由基因（DNA）控制的。由于遗传的原因缺乏某种酶，就必然导致生物化学反应系列的这一环节或另一环节中断，而使这种酶的作用物积累。基因类型不变，植物化学成分相对保持不变。反之，植物化学成分亦改变。因此，次生代谢产物（常常是有效成分）的合成、转化和积累过程都可能不同，最终造成不同种群间化学成分的差异。即使在一个种内，也可因植物的基因突变或染色体数目的变化造成不同种群具有不同的化学成分。如不同产地的一叶萩 *Flueggea suffruticosa* （Pall.）Rehd. 所含的一叶萩碱也有差异，有的只含左旋一叶萩碱，有的只含右旋一叶萩碱，前者为治疗神经疾患的常用药物，而后者的活性仅为前者的1/10。

（三）环境因素对生药品质的影响

自然环境不仅对植物的生长发育有极其密切的关系，而且对植物体内化学物质的生物合成、代谢和积累的过程也有显著的影响，从而影响生药中有效成分的种类和数量，影响生药的品质。不同的植物种类要求的生态环境不同，有的以光或温度为主导因子，这些生态因子随着不同的地理区域而变化，而且这些生态因子通常是综合起作用的。自然条件包括气候（光照、温度、降水量）、土壤和海拔等，它们对药用植物有效成分的影响如下所述。

1. 气候

（1）光照对药用植物活性成分积累的影响　光是植物光合作用的主要因子，也是影响各种化学成分在植物体内积累的首要因素。颠茄露天栽培阿托品含量为0.703%，而荫蔽条件下栽培含量为0.38%。一些含挥发油植物如薄荷、洋苏草 *Salvia officinalis* 等栽培到阳光充足的地方，叶的腺毛密度增加，挥发油含量提高，而栽培在阴处的薄荷含薄荷脑较多，薄荷酮较少。

（2）环境温度对药用植物活性成分积累的影响　温度的变化能影响植物体内酶的活性和生化反应速度，从而影响植物生长发育和有效成分形成。但在一定的范围内，气温升高对多数植物生长发育及活性成分积累有利，如颠茄、秋水仙、紫花洋地黄和欧薄荷等植物有效成分含量都与年平均温度成正相关。对于性喜阴凉的植物来说，影响显然不同，如欧乌头的根在寒冷气候条件栽培可渐变为无毒的，而生长在温暖的地中海地区就变为有毒的。

（3）降水量对药用植物活性成分积累的影响　降水量包括降雨量和降雪量，它与环境的湿度和土壤含水量密切相关。虽然植物对水分吸收和排除有一定的调节作用，但降水量仍然对植物活性成分形成和积累有影响。对于生物碱成分而言，在温暖的大陆干旱自然条件下，更有利于成分积累。

2. 土壤　土壤条件是影响药用植物活性成分积累的较复杂因素。土壤的性质、pH以及无机盐和微量元素对植物的分布、生长和有效成分积累都有一定的影响，也是形成道地药材的主要因素之一。甘草是钙质土壤的指示植物，其次生代谢产物甘草酸是以钾盐、钙盐的形式存在，分布范围基本上限于北纬40℃的平行线两侧，东起我国的东北、内蒙古，西至地中海沿岸。曼陀罗在碱性土壤中生长，其生物碱含量高。

3. 海拔　海拔越高，则气温、气压和空气密度都相应降低，而降水量和光照则相应增加，这些植物生长条件的变化都会对药用植物产生影响。例如，海拔高度增加，在金鸡纳属、罗芙木属、洋地黄属和茄属药用植物中生物碱含量增加。

综上所述，影响生药品质的自然因素众多，关系密切，因此生药的引种和栽培工作必须考虑当地的自然条件（如气候、土壤、海拔等），尽可能使栽培条件有利于植物生长和有效成分累积，以保证生药质量。同时，应该通过现代的分析方法和技术对栽培植物的内在品质进行科学的分析和评价，以指导生产。

二、人为因素对生药品质的影响

在生药的质量评价中，人为因素成为影响生药品质的一个重要方面，主要包括生药的合理采收、加工炮制、贮藏等因素，它们对于保证生药质量稳定、保护药源和可持续利用都具有重要的意义。

（一）生药的采收对品质的影响

天然药物中有效成分的含量高低可因其生长发育阶段或季节不同而有所区别，因此生药的质量与采收季节和时间有密切的关系。对于麻黄，不同产地、不同生长年限和不同生长月份的麻黄碱的含量都有显著的差异，内蒙古西部产草麻黄中总生物碱含量在春天很低，到夏季突然增加，7~8月间最高，随后又降低，而东部产草麻黄的总生物碱含量高峰期为9~10月，另外其总生物碱的含量也与生长天气，如降雨量、相对湿度等有密切的关系。多年生中麻黄在10月份至次年4月初麻黄碱含量最高；种子繁殖的中麻黄在第3年可到药用标准；再生中麻黄第1年即可达到药用标准，第2年麻黄碱含量最高。因此，种子繁殖的中麻黄在第3年采收为宜，野生和人工栽培的再生麻黄应两年采收1次，采收期应在10月至次年4月。

（二）生药的加工与炮制对生药品质的影响

1. 加工过程对于生药品质的影响　生药采收后，除少数如鲜生地、鲜石斛、鲜芦根等鲜用外，大多于采收后再进行加工，使其符合商品规格，保证药材质量，便于包装运输等。选用方法包括净选、洗刮去外皮、切制、去心、干燥等方法。不同的处理方法对于生药的有效成分含量会产生影响，从而影响生药的品质。如生药表面的泥沙不能除尽，会增加生药的灰分含量。对于含苷类或生物碱类成分的生药，如人参、黄芩等，水洗时间不宜过长，否则易造成有效成分流失。一些含挥发性成分的药材，不宜切成薄片，否则有效成分易损失，降低药材质量，如当归、苍术等。

采来的新鲜生药如不迅速干燥，就会因植物细胞的呼吸作用和蒸腾作用而自行发热，使温度升高，给细胞中存在的酶的活动创造有利条件，导致有效成分被酶分解，而且药材颜色也会改变。例如，洋地黄叶含有的酶可使强心有效成分洋地黄苷水解生成次级苷洋地黄毒苷，强心作用大大降低，甚至可以完全水解成洋地黄毒苷而失去强心活性。生药的不同干燥方法对于生药的品质也有较大的影响，如含苷类和含生物碱类生药的干燥温度为50~60℃，这样可以抑制所含酶的作用而避免成分分解。含挥发油的生药一般不宜超过35℃，以免挥发油散失，如薄荷、金银花等。黄连、大黄等受日晒易变色变质，郁金、白芍受日晒则易开裂。有些药材晒干后，要凉透才能包装贮藏，否则会因内部温度高而发酵，或因部分水分未散净而造成局部水分过多，导致发霉。因此为保证生药的品质，不同的生药要采用合适的干燥方法。

2. 炮制过程对于生药品质的影响　中药材炮制的目的是为了提高中药疗效，降低或消除毒性或副作用，改变药性，便于调剂，除臭矫味等。目前，中药材质量的控制方法多采用测定其有效成分的含量或某一成分的含量的方法，中药材在切制、浸、润、炒制、蒸、煮、煅制等炮制过程中均会对药材成分产生影响，从而影响生药的品质。

生药通过切制成不同规格的药材，如片、段、丝、块或粉末等，通过影响其浸出物成分而对生药的品质发生影响。如对商陆不同规格饮片的水溶性浸出物含量的研究认为，商陆药材的片、块、丝的水浸出物含量之间有显著性差异，以丝的水浸出物含量最高，片最低，说明切丝后，浸出效果提高，浸出成分增加，从而提高疗效。

有的药材炮制过程中常采用水洗、漂、浸、泡等方法，但生药的很多成分是可以溶于水的，如生物碱盐、苷类、鞣质、糖类、氨基酸等。如果浸泡时间过长，则水溶性成分会溶解于水而流失。如黄柏经水浸泡后切片，小檗碱含量从 1.39% 减少为 0.71%，损失近 50%。如果是含苷类生药，则由于酶存在而发生水解，从而影响药效。此外，生药中的蛋白质、糖类等成分在浸泡过程中易发霉变质，因此在生药炮制用水处理过程中要注意保证其质量。

有的药材须炒制或蒸制，有的是为了破坏含苷类生药中酶的活性，如黄芩、槐花、人参等；有的是为了使苷类成分分解或产生新成分，改变药物作用，如人参经蒸制成红参后，生成红参特有的成分人参皂苷 Rh_2，并使部分 S-构型的人参皂苷转变成 R-构型的人参皂苷，上述成分有可能与红参由性微温变为性温，偏于益气摄血的功效有关；有的是为了降低其中的挥发油含量，如苍术的各种炒制方法。

有的药材根据需要，要对药材进行炒炭或砂烫处理；有的是为了安全考虑，破坏有毒成分，以保证用药安全；有的则是经过处理达到改变药性的目的。多数研究结果表明，生药制炭后，鞣质含量增加，凝血时间显著缩短，支持"制炭止血"的理论。

其他炮制方法对生药品质发生的影响，如知母肉、炒知母、酒知母和盐制知母的水浸出物含量均较毛知母有明显提高，并且炒知母、酒知母和盐制知母浸出物含量也较知母肉有所提高。

另外，用不同方法炮制的生药品质及药性都会改变，如生首乌解毒、消痈、润肠通便；制首乌则补肝肾、益精血、乌须发、强筋骨。

总之，在生药炮制过程中，很多炮制方法对生药的形态、性味、成分、功效等都会产生不同程度的影响，在具体操作过程中应加以注意，以保证生药应用质量。

（三）贮藏对生药品质的影响

药材在贮藏过程中，因受环境的影响，主要有温度、湿度、光线及氧等，常会发生霉烂、虫蛀、变色和泛油等现象，导致药材变质，影响甚至失去疗效。含脂肪油（杏仁、桃仁）、淀粉（大黄、山药）或蛋白质（多数动物药）多的生药容易发生虫蛀，虫蛀后产生虫粉，不但破坏生药外形，而且造成有效成分损失，从而降低药效失去药用价值。含黄酮类、羟基蒽醌类和鞣质类等药材容易变色，有些生药中的糖类、糖酸类、某些氨基酸类也可以和其他成分发生作用而变色。含水多的药材容易发霉，甚至产生毒素，对人体造成危害。在湿热的环境中，含糖、含淀粉多的药材还常会发生一些变软、发黏、颜色变深等现象。含脂肪油（柏子仁、郁李仁等）、挥发油（肉桂、当归等）和黏性糖质（天门冬、枸杞等）的一些生药易出现"走油"（泛油）现象，提示油质成分损失或者变质。含挥发油较高的生药随着贮藏时间的增加，挥发油的含量也往往会随着下降。有许多药材在采收加工后，由于流通环节较多，贮藏时间过长，严重影响生药品质。在大多数情况下，在低温干燥或常温干燥状态下，一般都能保证质量，也可以应用气调贮藏、红外线、除氧剂养护、核辐射等技术来贮藏生药，以保证其品质。

除了采收、加工、贮藏等人为因素会对生药的品质造成影响外，有许多人工种植品种由于只追求产量而忽视质量，大量使用化学肥料、农药，采用硫黄熏蒸药材，使中药有效成分不稳定，增加有害成分，汞、砷等重金属超标而使中药材质量下降。

第二节　生药质量控制的依据

PPT

微课

为了保证生药质量，确保生药使用安全、有效、稳定、可控，中央和地方人民政府分别制定控制生药质量的相应标准。主要的标准如下所述。

1. 中国药典　药典是国家记载药品标准的法典，是对药品质量标准及其检验方法所作的技术规定，是药品生产、供应、使用、检验、管理部门共遵循的法定依据。《中华人民共和国药典》（以下简称《中国药典》）是我们国家控制药品质量的标准，主要收载使用较广、疗效较好的药品。

《中国药典》自 1953 年版起～2020 年版止，共出版 11 次。

《中国药典》（1953 年版），由卫生部编印发行，共收载药品 531 种，其中植物药与油脂类 65 种、动物药 13 种。《中国药典》（1963 年版），1965 年由卫生部公布施行。1963 年版药典共收载药品 1310 种，分两部，一部收载中医常用的中药材 446 种。《中国药典》（1977 年版），1977 年版药典共收载药品 1925 种，一部收载中草药材（包括民族药）、中草药提取物、植物油脂以及一些单味药材制剂等 882 种。《中国药典》（1985 年版），1986 年 4 月 1 日起执行。该版药典共收载药品 1489 种，一部收载中药材、植物油脂及单味制剂 506 种。《中国药典》（1990 年版），1991 年 7 月 1 日起执行。共收载品种 1751 种，一部收载 784 种，其中中药材、植物油脂等 509 种，中药成方及单味制剂 275 种。《中国药典》（1995 年版），1996 年 4 月 1 日起执行。共收载品种 2375 种，一部收载 920 种，其中中药材、植物油脂等 522 种，中药成方及单味制剂 398 种。《中国药典》（2000 年版），由原国家药品监督管理局批准颁布，2000 年 7 月 1 日起正式执行。共收载药品 2691 种，其中一部收载 992 种。《中国药典》（2005 年版）共收载药品 3214 种，其中一部收载 1146 种，首次将《中国生物制品规程》并入药典。《中国药典》（2010 年版），2010 年 10 月 1 日正式执行。收载品种总计 4567 个，其中新增品种 1386；药典一部收载药材及饮片、植物油脂和提取物、成方和单味制剂共 2165 个，其中新增 1019 个，修订 634 个，重点解决长期以来中药材、饮片和常用药用辅料国家标准欠缺和不足，以及质量控制水平较低的问题。《中国药典》（2015 年版），2015 年 12 月 1 日正式执行，一部共收载药品 2598 种，其中新增 440 种，修订 517 种，不收载 7 种。收载品种明显增加，凡例、通则、总论全面增修订，从整体上提升对药品质量控制的要求。如农药残留检测升至 229 种；提供更稳定的检测手段，根据检验样品性质选择相应的检测方法二氧化硫残留量测定项目；黄曲霉素测定检测能力提升至 11 种；增加生药中铝、铬、铁、钡元素测定项目；增加生药中真菌毒素测定项目；增加生药材 DNA 条形码分子鉴定。《中国药典》（2020 年版），一部中药收载 2711 种，其中新增 117 种、修订 452 种。不断扩大成熟检测技术在药品质量控制中的推广和应用，检测方法的灵敏度、专属性、适用性和可靠性显著提升，药品质量控制手段得到进一步加强。如新增聚合酶链式反应法、DNA 测序技术指导原则等，推进分子生物学检测技术在中药饮片、动物药鉴定中的应用。在安全性方面，进一步加强了对药材饮片重金属及有害元素、禁用农药残留、真菌毒素以及内源性有毒成分的控制。在历版《中国药典》中收载的中药材均遵循"质量可靠、准确灵敏、简便实用"的原则，同时在品种数量、检测方法的科学、专属及合理要求等方面不断完善和发展。

2. 部（局）颁标准　为了促进药品生产，提高药品质量，保证用药安全，除《中国药典》规定药品标准外，尚有《中华人民共和国卫生部药品标准》（1998 年以前，药典委员会隶属卫生部，简称《部颁药品标准》）《国家食品药品监督管理局国家药品标准》（简称《局颁药品标准》），收载国内已生产、来源清楚、疗效较好的部分药品。

卫生部分别于 1991 年 12 月 10 日和 1986 年颁布施行《中华人民共和国卫生部药品标准中药材》（第一册）和《中华人民共和国卫生部进口药材标准》（单行本），前者收载 101 种，后者收载了 31 个品种。局颁标准包括《维药标准》、《蒙药标准》、《进口药材标准》和《新药标准》等数种，同时在 2004 年 6 月颁布实施《儿茶等 43 种进口药材标准》。上述标准的性质与《中国药典》相似，亦具有法律约束力，可作为药品生产、供应、使用、监督等部门检验药品质量的法定依据。

3. 地方标准　各省、自治区、直辖市卫生厅（局）审批的药品标准简称地方标准。此标准系收载中国药典及部（局）颁标准中未收载的本地区经营、使用的药品，或虽有收载但规格有所不同的本地区生产的药品，它具有本地区的约束力。现行的《中华人民共和国药品管理法》取消中成药的地方标准，规定："药品必须符合国家药品标准"。由于中药材、中药饮片品种较多，各地用药习惯、炮制方法不统一，全部纳入规范化、标准化管理有较大困难，故中药材的地方标准目前仍然存在。但地方标准所收载的品种和内容若与国家药典或部（局）颁标准有重复或冲突时，应首先按照国家药典或部（局）颁标准执行。

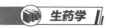

PPT

第三节　生药质量控制的主要内容和方法

生药质量控制的主要内容包括检查生药中可能混入的杂质，检查与药品质量有关的项目等。

植物类生药一般检查杂质、水分、总灰分、酸不溶性灰分、膨胀度、水中不溶物、重金属、砷盐、色度、农药残留量等。动物类生药有水分检查、挥发性碱性物质的限量检查以及常规项目检查。矿物类生药有杂质及有害物质、重金属、砷盐、镁盐、铁盐、锌盐、干燥失重等项目。

一、生药质量的限量控制

1. 有害物质的控制　生药在其生长、加工及使用过程中，一些有害物质会被残留，从而影响生药质量，主要指农药残留过量和重金属含量超标。生药中有害物质的来源主要有：生药生长环境的污染（土壤、水质、地质背景等）；栽培和仓储过程中施用农药、化肥、杀虫剂或驱虫剂；加工炮制过程中辅料的污染；包装材料的有害物质污染。

（1）农药残留量测定：生药在栽培过程中，为了减少昆虫、真菌和霉菌的危害，提高生药的产量，常使用农药而使其引入生药中，土壤中残存的农药也可能引入生药中。由于农药对人体有极大的危害，因此控制生药中的农药残留已成为重要的工作。常用的农药包括有机氯类（如六六六、滴滴涕等）、有机磷类（如三硫磷、氯硫磷等）、二硫代氨基甲酸酯类（如代森锰、代森钠等）以及拟除虫菊酯农药类等。一般测定有机磷和有机氯农药的残留量。农药残留量的测定方法以色谱法为主，气相色谱法具有高效能、高灵敏度、专属性好等特点，成为测定的主要方法。2010《中国药典》（一部）规定 20 多种生药的农药残留量检测，如甘草的有机氯农药残留量检测，照农药残留量测定法（有机氯类农药残留量测定）测定，六六六（总 BHC）不得过千万分之二；滴滴涕（总 DDT）不得过千万分之二；五氯硝基苯（PCNB）不得过千万分之一。此外，《中国药典》（2020 年版）还采用气质联用、液质联用及高效液相色谱法检测农药残留。

（2）重金属检查：重金属系指在实验条件下能与硫代乙酰胺或硫化钠作用显色的金属杂质，包括铅、汞、镉等。它们易在人体内蓄积中毒，对人体造成伤害。生药在生产加工过程中接触铅的机会较多，检查时以铅为代表。《中国药典》（2020 年版）收载四种重金属检查法，分别是硫代乙酰胺法、炽灼法、硫化钠法和微孔滤膜法，实际应用中对生药多采用硫代乙酰胺法观察比较，如石膏，依法检查，含重金属不得过百万分之十。

（3）砷盐检查：砷盐有毒，在生药的栽培过程中，除草剂、杀虫剂和磷酸盐肥料等以及在其后的加工过程中都会使生药含有微量砷。砷盐检查法系指用于药品中微量砷盐（以砷计算）的限量检查。《中国药典》（2020 年版）收载两种砷盐检查法，即古蔡氏法和二乙基二硫代氨基甲酸银法，规定石膏含砷量不得过百万分之二，玄明粉含砷量不得过百万分之二十。

（4）SO_2 检查：硫黄熏蒸中药材是以硫黄燃烧生成的二氧化硫（SO_2）气体直接杀死药材内部的害虫，抑制细菌、霉菌的活性，是传统习用且简便、易行的方法，适量且规范的硫黄熏蒸可以达到防虫、防腐的目的，但滥用或过度使用会对中药材及饮片质量产生影响，国家禁止以外观漂白为目的的硫黄熏蒸。关于生药中二氧化硫残留量的检测，《中国药典》（2020 年版）收载有酸碱滴定法、气相色谱法和离子色谱法，其中离子色谱法作为复试方法，即当检测结果为限度 150ppm（μg/g）±30%（即 105～195ppm）和限度 400ppm（μg/g）±20%（即 320～480ppm）时，应采用离子色谱法复试作为最终测定结果。鉴于二氧化硫在样品中的不均匀性和随时间挥发的特点，二氧化硫残留量的检测结果不予复验。《中国药典》（2020 年版）对收载的山药、牛膝、粉葛、甘遂、天冬、天麻、天花粉、白及、白芍、白术、党参等 11 种药材及其饮片的二氧化硫残留量的规定为不得超过 400mg/kg；对其他中药材及饮片，除特殊规定外，二氧化硫残留量的规定为不得超过 150mg/kg。

（5）其他有害物质检查：其他的有害物质检查主要是涉及生药本身毒性、生物污染以及黄曲霉素检查等，以确保用药安全。

知识链接

《中国药典》（2020 年版）对中药的安全性提升了控制要求。主要表现为 4 个方面：一是，加强对中药材（饮片）33 种禁用农残的控制。二是，加强对中药材（饮片）真菌毒素的控制。在控制黄曲霉毒素基础上，增订了对人体危害较大的展青霉素、赭曲霉毒素 A、玉米赤霉烯酮、呕吐毒素等毒素的控制。三是，完善《中药有害残留物限量制定指导原则》。指导合理制定中药材（饮片）重金属、农药残留、真菌毒素等有害物质限度标准，对重金属及有害元素制定了指导性限度标准。四是，加强中药内源性毒性成分药材的质量控制。不再收载含马兜铃酸类品种马兜铃、天仙藤标准，制定"九味羌活丸"中马兜铃酸 I 的限量标准。

---

2. 其他检查项目杂质　药材中混存的杂质主要包括以下各类物质：①来源与规定相同，但其性状或部位与规定不符的物质。②来源与规定不同的物质。③其他无机杂质，如沙石、泥块、尘土等。检查方法可取规定量试品，摊开，用肉眼或放大镜观察，将杂质拣出，或适当筛选，将杂质分出，然后将各类杂质分别称重，并计算其在供试品中的百分数。

二、生药质量的定量控制

根据对该生药已有的化学研究基础，选择具生理活性的主要化学成分，作为有效成分或指标性成分，采用相应的分析方法和手段，建立含量测定项目，评价药物的内在质量，为商品流通、科学研究和临床使用提供依据。

1. 测定成分的选定　生药中化学成分众多，形式复杂。依据生药研究基础选择测定成分一般有如下原则：测定有效成分，对于有效成分清楚、药理作用与该味生药的主治功能一致的成分应该作为首选，如丹参生药中的丹参酮 II_A 和丹酚酸 B 的测定；测定毒性成分，如乌头中含多种生物碱，其中酯型生物碱具有毒性，可测定总酯型生物碱的含量，作为控制指标之一，保证生药质量；测定总成分，对于有效部位或指标性成分类别清楚的，可以进行总成分的含量测定，如总黄酮、总皂苷、总生物碱、总有机酸等；有效成分不清楚，质量控制指标应选用指标成分、浸出物或某一物理常数。此外，在建立化学成分的含量测定方法有困难时，也可以考虑建立生物测定等其他方法。

2. 化学成分的定量分析

（1）含量测定方法选择：含量测定方法可以参考有关质量标准或文献，根据生药特点、研究基础和所含成分的性质进行综合考虑。测定方法的选择应根据"准确、灵敏、简单，快速"的原则，同时也应该考虑方法的专属性、重现性和稳定性等。

用于生药含量测定的方法有化学分析法和仪器分析法两大类。经典化学分析方法根据不同的操作方式可分为重量分析法和滴定分析法。化学分析法所用仪器简单、结果准确，主要用于测定生药中含量较高的一些成分及矿物药中的无机成分，如总生物碱、总酸类、总皂苷等。但其灵敏度低，操作繁琐，耗时长，专属性不高，对于微量成分测定准确率不理想。重量分析法是采用某种方式使待测组分从样品分离出来并转化为一种称量形式，根据称得的重量，计算待测组分含量的方法，通常用于生药水分、灰分、浸出物和挥发油等的常规检查以及某些生物碱类和矿物质等类成分的测定。滴定分析法是将已知准确浓度的试剂溶液滴加到待测组分的溶液中，直到所加的试剂溶液与待测组分定量反应完全，再根据试剂溶液浓度和消耗的体积，计算待测组分含量的方法。

仪器分析方法用于生药的含量测定分析，具有分离能力强、速度快、结果准确等特点，主要包括光谱法和色谱法及联用技术等。光谱法又可分为紫外光谱法、可见分光光度法、红外光谱法、质谱法、核磁共振波谱法、X射线衍射分析法等。色谱法主要分为气相色谱法、高效液相色谱法、薄层-分光光度法、薄层扫描法、电泳色谱法等。近年发展起来的液相色谱-光谱联用技术、气相色谱-质谱联用技术成为快速分析生药成分的强有力手段。

（2）含量测定方法考察：含量测定时一般考察项目主要包括提取条件选定；分离、纯化方法选定；测定条件选择；专属性考察；线性关系及线性范围考察；测定方法的稳定性试验；精密度试验；灵敏度及最小检出量检测；回收率试验；样品测定，至少测3批样品。

（3）含量限（幅）度的制定：含量限度是在保证药物成分对临床安全和疗效稳定的情况下，有足够典型的样品试验数据为基础，根据样品检测实际情况规定。作为暂行限度，至少测10批样品数据。生药含量限度规定的主要的方式有：规定幅度，如部颁标准中进口西洋参，人参总皂苷为5.0%~10.0%；规定限度，如《中国药典》（2020年版）规定麝香中含麝香酮（$C_{16}H_{30}O$）不得少于2.0%；毒剧药必须规定幅度，如《中国药典》（2020年版）规定马钱子含士的宁（$C_{21}H_{22}N_2O_2$）应为1.20%~2.20%。

三、生药化学成分的指纹图谱

生药指纹图谱系指生药经过适当处理后，采用一定的分析手段，得到能够标示该生药特性的共有峰的图谱。建立生药指纹图谱的目的是为了全面反映生药所含内在化学成分的种类和相对含量，进而反映生药的整体质量。指纹图谱也是国际公认的控制天然产物质量的有效方法。生药指纹图谱必须同时具有系统性、特征性和重现性。系统性是指指纹图谱反映的化学成分应包括有效组分群中的主要成分，或指标成分的全部，如大黄的有效成分为蒽醌类化合物，则其指纹谱应尽可能多地反映蒽醌类成分。特征性是指指纹图谱中反映的化学成分信息（具体表现为保留时间或位移值）是具有高度选择性的，这些信息的综合结果能特征地区分中药真伪与优劣。重现性指在规定的方法和条件下，不同的操作者和不同的实验室所建立的指纹图谱的误差应在允许的范围之内。

生药指纹图谱是以光学分析、分离分析、生物学分析及其他分析方法与技术为依托所建立的质量控制模式之一，是一种综合、可量化的鉴定手段，主要用于评价生药质量的真实性、稳定性和一致性，同时具有"整体性"和"模糊性"的基本属性。与传统的质量控制模式相比，指纹图谱技术更强调的是系统分析问题，反应的是综合质量信息的完整面貌，强调准确辨认，而不是精密计算。比较图谱强调的是"相似"，而不是"相同"。

生药指纹图谱的研究和制订有其具体的内容和技术要求，简述如下：

（1）名称、汉语拼音按中药命名原则制定。

（2）来源包括原植物、动物的科名、中文名、拉丁名。

（3）供试品应根据生药中所含化学成分的理化性质和检测方法的需要，选择适宜的方法进行制备。制备方法必须确保该生药的主要化学成分在指纹图谱中体现。应说明选用制备方法的依据。如供试品须提取、纯化，应考察提取溶剂、提取方法、纯化方法等，提取、纯化方法应力求最大限度地保留供试品中的化学成分；如供试品须粉碎检测，应考察粉碎方法、粒度等。

（4）参照物的制备应说明参照物的选择和试验样品制备的依据。应根据供试品中所含成分的性质，选择适宜的对照品或内标物作为参照物。参照物的制备应根据检测方法的需要，选择适宜的方法进行，并说明制备理由。

（5）检测方法根据供试品的特点和所含化学成分的理化性质选择相应的检测方法。应说明选择检测方法的依据和该检测方法的原理，确定该检测方法的方法学考察资料和相关图谱（包括稳定性、精密度和重现性）。对于含成分类型较多的生药，如一种检测方法或一张图谱不能反映该生药的固有特性，可以考虑采用多种检测方法或一种检测方法的多种测定条件，建立多张指纹图谱。建立指纹图谱所采用的色谱柱、薄层板等必须固定厂家和型号、规格，试剂、测定条件等也必须相应固定。采用光谱法建立指纹图谱，其相应的检测条件也必须固定：①稳定性试验主要考察供试品的稳定性。取同一供试品，分别在不同时间检测，考察色谱峰的相对保留时间、峰面积比值的一致性，确定检测时间。②精密度试验主要考察仪器的精密度。取同一供试品，连续进样6次以上，考察色谱峰的相对保留时间、峰面积比值的一致性。采用高效液相色谱和气相色谱制定指纹图谱，在指纹图谱中规定共有峰面积比值的各色谱峰，其峰面积比值的相对标准偏差 RSD 不得大于 3%，其他方法不得大于 5%。采用光谱方法检测的供试品，参照色谱方法相应进行考察，相对标准偏差 RSD 不得大于 3%。③重现性试验主要考察实验方法的重现性。取同一批号的供试品 5 份以上，按照供试品的制备和检测方法制备供试品并进行检测，考察色谱峰的相对保留时间、峰面积比值的一致性。采用高效液相色谱和气相色谱制定指纹图谱，在指纹图谱中规定共有峰面积比值的各色谱峰，其峰面积比值的相对标准偏差 RSD 不得大于 3%，其他方法不得大于 5%。采用光谱方法检测的供试品，参照色谱方法相应进行考察，相对标准偏差 RSD 不得大于 3%。

（6）指纹图谱及技术参数：①指纹图谱根据供试品的检测结果建立。采用高效液相色谱法和气相色谱法制订的指纹图谱，其指纹图谱的记录时间一般为 1 小时；采用薄层扫描法制订的指纹图谱，必须提供从原点至溶剂前沿的图谱；采用光谱方法制订的指纹图谱，必须按各种光谱的相应规定提供全谱。对于化学成分类型复杂的样品，必要时可建立多张指纹图谱。指纹图谱应根据 10 批次以上供试品的检测结果所给出的相关参数来制订。②共有指纹峰的标定：采用色谱方法制订指纹图谱，必须根据参照物的保留时间计算指纹峰的相对保留时间。根据 10 批次以上供试品的检测结果，标定生药的共有指纹峰。色谱法采用相对保留时间标定指纹峰，光谱法采用波长或波数标定指纹峰。③共有指纹峰面积的比值：以对照品作为参照物的指纹图谱，以参照物峰面积作为 1，计算各共有指纹峰面积与参照物峰面积的比值；以内标物作为参照物的指纹图谱，则以共有指纹峰中其中一个峰（要求峰面积相对较大、较稳定的共有峰）的峰面积作为 1，计算其他各共有指纹峰面积的比值。各共有指纹峰的面积比值必须相对固定。生药的供试品图谱中各共有峰面积的比值与指纹图谱各共有峰面积的比值比较，单峰面积占总峰面积大于或等于 20% 的共有峰，其差值不得大于 ±20%；单峰面积占总峰面积大于或等于 10%，而小于 20% 的共有峰差值不得大于 ±25%；单峰面积占总峰面积小于 10% 的共有峰峰面积比值不作要求，但必须标定相对保留时间。未达基线分离的共有峰应计算该组峰的总峰面积作为峰面积，同时标定该组各峰的相对保留时间。应根据 10 批次以上供试品图谱中各共有指纹峰面积的比值计算平均比值，列出各批供试品的检测数据。④非共有峰面积：计算 10 批次以上供试品图谱中非共有峰总面积及其占总峰面积的百分比，列出各批供试品的检测数据。

（7）指纹图谱的相似性评价：指纹图谱的相似性须应用高等数学方法建立模型计算，一般采用两种算法，一是相关系数方法，二是夹角余弦法。已经有专家研制出指纹谱相似性评价软件。

PPT

第四节　生药质量标准的制订

药品质量标准是对药品的质量规格及检测方法所做的技术规定，是药品生产、供应、使用、检验和管理部门必须共同遵守的法定依据，以确保用药安全有效。我国法定生药质量标准的内容包括：名称、来源、性状、鉴别、检查、浸出物、含量测定、性味与归经、功能与主治、用法与用量、注意、贮藏等。质量标准制订总方案的设计应遵循相关法规规定，拟定的各项内容参照现行版《中国药典》，在此基础上查阅相关资料，同时对质量标准中的各项内容进行试验研究，积累原始数据，各项试验数据必须准确可靠，为质量标准制订提供科学依据，从而保证生药质量的可控性和重现性。

1. 名称　指生药的名称，包括中文名、汉语拼音名和拉丁名。命名应明确、简短、科学，不用容易误解和混同的名称。命名不应与已有的药品名称重复。对于新发现的生药，应按中药命名原则要求命名。

2. 来源　内容包括原植（动）物的科名、植（动）物的中文名、拉丁学名、药用部位、采收季节和产地加工等。矿物药包括该矿物的类、族、矿石名或岩石名、主要成分及产地加工。原植（动）物须经有关单位鉴定，确定原植（动）物的科名、中文名及拉丁学名，以及矿物的中文名及拉丁名。药用部位是指植（动、矿）物经产地加工后药用的某一部分或全部。采收季节和产地加工是指保证药材质量的最佳采收季节和产地加工方法。

3. 性状　系指对生药的外形、颜色、表面特征、质地、断面及气味等的描述，除必须鲜用的按鲜品描述外，一般以完整的干生药为主；易破碎的生药还须描述破碎部分。描述时抓住主要特征，文字要简练，术语须规范，描述应确切。近年来还有某些品种将溶解性、相对密度、折光度、熔点和沸点等物理常数归入性状项。有关性状特征的书写格式参照《中国药典》（2020 年版）的类似药材进行。

4. 鉴别　包括显微鉴别、理化鉴别、色谱或光谱鉴别及其他方法鉴别。选用方法要求专属、灵敏。

5. 检查　包括杂质、水分、灰分、酸不溶性灰分、重金属、砷盐、农药残留量、有关毒性物质以及其他必要检查的项目。

6. 浸出物　主要针对目前尚无成熟的含量测定方法或所测成分的含量低于万分之一的品种，并且证明浸出物的指标能明显区别生药的质量优劣，根据该药所含主要化学成分的理化性质，结合用药习惯、生药质地及已知化学成分类别等，选定适宜的溶剂测定其浸出物。测定其浸出物时，须具有针对性并具有控制质量的意义。常用的有水浸出物、乙醚浸出物、挥发性醚浸出物和正丁醇浸出物。

7. 含量测定　指对生药中某一种成分至几种成分或某类成分的含量测定。目前采用的方法包括重量法、容量法、色谱法和光谱法等。建立含量测定项目评价生药的内在质量，是现阶段衡量其商品质量是否达到要求及产品是否稳定较理想而有效的手段。

8. 性味归经　生药的"性"指其药性而言，包括寒、热、温、凉四种药性。"味"指其药味，包括辛、苦、甘、咸等。"归经"指药物的主要作用部位，如黄连味苦，性寒，归心、脾、胃、肝、胆、大肠经。

9. 功能主治　指药物的主要功能和临床主治病证。

10. 用法用量　用法是指药物的使用方法，如口服、外用等。用量指成人一日服用剂量。

11. 注意　主要说明药物在临床使用中应该注意的问题，如孕妇及其他疾患和体质方面的禁忌、饮食的禁忌或注明该药为毒剧药等。

12. 贮藏　说明该生药的贮藏方法和贮藏条件等。在进行质量标准的研究中，要对该质量标准进行起草说明，说明制订质量标准中各个项目的理由，规定各项目指标的依据、技术条件和注意事项等，尤其是鉴别试验、杂质定量或限度检查，以及有效成分或指标成分的含量测定等测试方法都应按照"中药质量标准分析方法验证指导原则"作必要的验证试验并加以记载。

课堂互动

1. 影响生药品质的因素有哪些？
2. 生药质量标准有哪些？
3. 生药质量标准一般包括哪些内容？

本章小结

中医临床经常出现疗效不稳定或无效等现象，这常与生药的品质有关。生药的质量影响因素包括自然因素和人为因素。为了保证生药质量，确保生药使用安全、有效、稳定、可控，中央和地方人民政府分别制定控制生药质量相应的标准，即《中国药典》、局（部）颁标准和地方标准。植物类生药一般检查杂质、水分、总灰分、酸不溶性灰分、膨胀度、水中不溶物、重金属、砷盐、色度、农药残留量等。动物类生药一般检查水分、挥发性碱性物质的限量检查及常规项目的检查。矿物类生药检查有杂质及有害物质、重金属、砷盐、镁盐、铁盐、锌盐、干燥失重等项目。根据对该生药已有的化学研究基础，选择具有生理活性的主要化学成分作为有效成分或指标性成分，采用相应的分析方法和手段，建立含量测定项目，评价药物的内在质量，为商品流通、科学研究和临床使用提供依据。

药品质量标准是对药品的质量规格及检测方法所做的技术规定，是药品生产、供应、使用、检验和管理部门必须共同遵守的法定依据，以确保用药安全有效。我国法定生药质量标准的内容包括：名称、来源、性状、鉴别、检查、浸出物、含量测定、性味归经、功能与主治、用法与用量、注意、贮藏等。

练 习 题

题库

一、选择题

1. 生药的质量主要受（　　）因素影响
   A. 自然因素　　　　　　　　　　B. 人为因素
   C. 销售　　　　　　　　　　　　D. 宣传

2. 下列（　　）是属于影响生药的品质的自然因素
   A. 生药品种　　　　　　　　　　B. 植物的遗传与变异因素
   C. 环境因素　　　　　　　　　　D. 生药的采收

3. 下列（　　）属于影响生药的品质的环境因素
   A. 气候　　　　B. 土壤　　　　C. 物候　　　　D. 海拔

4. 下列（　　）属于影响生药的品质的人为因素
   A. 生药采收　　　　　　　　　　B. 生药加工
   C. 生药炮制　　　　　　　　　　D. 生药贮藏

5. 下列（　　）是生药质量控制的依据
   A. 企业标准　　　　　　　　　　B. 中国药典
   C. 地方标准　　　　　　　　　　D. 部（局）颁标准

6. 下列（　　）属于有害物质的控制
   A. 农药残留量测定　　　　　　　B. 重金属检查
   C. 砷盐检查　　　　　　　　　　D. SO_2检查

7. 下列（　　）属于化学成分的定量分析
   A. 含量测定方法选择　　　　　　B. 农药残留量测定
   C. 含量限度的制定　　　　　　　D. 含量测定方法考察

8. 下列（　　）属于生药质量标准"鉴别"项下的内容
   A. 显微鉴别　　　　　　　　　　B. 性状鉴别
   C. 来源鉴别　　　　　　　　　　D. 理化鉴别

9. 下列（　　）属于生药质量标准"检查"项下的内容
   A. 重金属　　　　　　　　　　　B. 水分
   C. 杂质　　　　　　　　　　　　D. 酸不溶性灰分

10. 下列（　　）属于《中国药典》（2020 年版）重金属检查所用的方法
    A. 硫代乙酰胺法　　　　　　　　B. 薄层色谱法
    C. 炽灼法　　　　　　　　　　　D. 高效液相色谱法

二、思考题

1. 生药质量标准的内容有哪些？
2. 生药指纹图谱的内容和技术要求有哪些？

（付小梅）

第七章

生药的资源开发与利用

学习导引

知识要求

1. **掌握** 生药资源开发的层次，生药开发的方法与综合利用。
2. **熟悉** 中药、天然药物新药注册，保健食品申报的有关法规要求。
3. **了解** 我国生药资源的概况及海洋生药资源的开发情况。

能力要求

学会生药资源开发利用途径，能够进行资源开发设计。

生药资源（resources of crude drugs）是人类生存不可缺少的重要资源，也是我国中医药产业得以生存和发展的重要物质基础。随着世界范围内回归自然呼声的日益高涨，人们对天然药物的需求不断增加，这给我国中医药事业带来前所未有的机遇，同时也给生药资源带来极大的压力。长期以来，由于国际医药市场上药用植物提取物需求量的迅速增加和医药工业的快速发展，导致对野生药用植（动）物资源的过度采挖或掠夺式利用，致使生药资源受到不同程度的破坏，资源量逐年萎缩，资源物种濒危程度加剧，甚至面临灭绝的境地，严重制约我国传统医药产业的发展。因此，生药资源能否得到良好开发并实现可持续利用，是 21 世纪我国传统医药产业生存发展和实现中医药现代化必将面临的重要课题。

第一节 我国生药资源概况

PPT

微课

"资源"是指可供人类利用的天然物质资源和能量资源。生药资源包括植物药资源、动物药资源和矿物药资源，前两者统称为生物药资源（biological medicine resources），属于可再生资源（renewable resources），后者称为非生物药资源，为不可再生资源（non-renewable resources）。广义的生药资源是指用作药物和保健食品的一切天然资源，既包括我国的传统药物资源（即中草药资源），也包括用于提取药用化学成分的天然资源，以及现代栽培和饲养的药用植物、动物及利用生物技术繁殖的生物个体和活性有效物质。

我国幅员辽阔，自然条件复杂，是全球生物多样性（biodiversity）最为丰富的国家之一，蕴藏着极其丰富的生药资源。中医药应用历史悠久，天然药物资源在世界上独占鳌头。汉代的《神农本草经》总结记载了很多利用生药资源方面的知识。随着社会进步和发展，生药资源开发利用的速度不断加快，应用范围不断扩大。我国曾对不同区域的药用资源进行四次全面系统的普查，结果见表7-1~表7-4。

表 7-1 我国生药资源种类分类统计结果

类别	科数	属数	种数	占全部种类的比例
药用植物	383	2309	11 146	87.03%
药用动物	395	863	1581	12.34%
药用矿物	—	—	80	0.63%

表 7-2 我国药用植物分类统计结果

类别	科数	属数	种数	占药用植物种类的比例
藻类	42	56	115	1.03%
菌类	40	117	292	2.62%
地衣类	9	15	52	0.47%
苔藓类	21	33	43	0.38%
蕨类	49	116	456	4.09%
种子植物类	222	1972	10 188	91.4%

表 7-3 我国药用动物分类统计结果

门	纲	目	科	属	种
原生动物门	1	1	1	1	2
海绵动物门	1	1	1	1	2
腔肠动物门	3	9	13	13	20
软体动物门	4	17	52	98	198
星虫动物门	1	1	1	2	2
环节动物门	3	4	8	13	31
节肢动物门	6	27	107	188	311
苔藓动物门	1	1	1	2	2
棘皮动物门	4	8	14	24	38
原索动物门	2	2	2	2	3
脊椎动物门	7	70	215	517	972

表 7-4 我国药用矿物分类统计结果

类别	种类数	类别	种类数
铁化合物	7	汞化合物	2
铜化合物	6	砷化合物	4
镁化合物	16	硅化合物	16
钙化合物	13	有色金属	7
钾化合物	2	古动物化石	4
钠化合物	6	其他类	7

普查数据表明，我国较常用药材以四川省所产种类最多，居全国首位，有 500 余种，主要的药材有黄连、川芎、乌头、川贝母、川续断、冬虫夏草、川黄柏、厚朴等；浙江省位居第二，有 400 余种，主要的药材有浙贝母、延胡索、芍药、白术、玄参、菊花、前胡等；河南、安徽、湖北三省产 300~400 种。河南省主要的药材有地黄、山药、牛膝、薯蓣、山茱萸、牛蒡子、酸枣等。安徽省主要的药材有芍药、牡丹、菊花、菘蓝、茯苓、苍术、半夏等。湖北省主要的药材有九香虫、独活、厚朴、续断、射干、石膏、湖北贝母等。我国中药资源种类最多的 6 个省区分别为云南（5050 种）、广西（4590 种）、四

川（4354 种）、贵州（4294 种）、湖北（3970 种）和陕西（3291 种）。全国目前已建立中药材生产基地600 多个，人工栽培的药材种类已近 300 种，种植面积已达 600 万亩，有近百种常用中药材已建立GAP（Good Agriculture Practice）生产基地。截至 2014 年 5 月底，我国已认证通过 66 个中药材品种，共152 个 GAP 种植基地。拥有 10 个以上 GAP 生产基地的省份有云南、四川，这也体现了我国中药材 GAP生产情况与药用植物分布及中药资源生产情况较一致，我国药用植物分布与蕴藏量较多的四川、云南是目前我国获得中药材 GAP 生产基地较多的省份。

　　20 世纪以来，随着医药工业生产的飞速发展，城市建设规模的扩大，人们对土地、森林、草原、河流的不合理使用严重地破坏药用动植物的生态环境和资源分布，导致生态环境失衡，使物种的数量和质量均急剧下降。从种类上来看，经过几十年无节制的开发和采集，许多药用动植物已经到了资源枯竭的境地，有些种类甚至无法再找到野生资源，一些道地药材优良种质正消失和解体，严重威胁生药资源生物多样性。据统计，目前我国濒危动植物物种（endangered species）已达 1431 种，约占我国高等动植物总数的 4.1%。《中国珍稀濒危保护植物名录》共列出濒危、渐危、稀有植物 354 种，其中药用植物或具有药用价值的植物有 168 种（约占 45%）。《国家重点保护野生植物名录》（第一批）共列植物 419 种和13 类（指种以上分类等级，1300 余种），受国家重点保护的野生植物一共约有 1700 种。《国家重点保护的野生药材物种名录》（第一批）共收载药材 76 种，其中药用植物 58 种，药用动物 18 种。在药用植物中，属于二级保护的 13 种，三级保护的 45 种。在药用动物中，一级保护有虎、豹、赛加羚羊和梅花鹿 4种；二级保护的有黑熊、棕熊、马鹿、林麝、原麝、马麝（由于资源锐减，麝类动物已由二级保护升至一级保护）等 14 种。如今，由于野生资源日益减少，造成全国经常使用的 500 余种药材每年有约 20% 短缺，尤其是占药材市场 80% 供应量的野生药材短缺。这不但使我国生药资源加速枯竭，而且使生态环境恶化，给自然环境和资源造成巨大压力。自 1984 年以来，国务院已先后发布《中华人民共和国野生药材资源保护管理条例》《中华人民共和国野生植物保护条例》《中华人民共和国野生动物保护法》等法律法规，加强立法和执法工作的力度，为保护我国主要的濒危药用动植物资源及其生境筑起坚实的法律防线。此外，国家还发布针对一些珍稀濒危药用动植物的专项保护通知，如《关于保护甘草和麻黄草药用资源，组织实施专营和许可证管理制度的通知》《关于禁止犀牛角和虎骨贸易的通知》等，并且公布《中国珍稀濒危保护植物名录》《国家重点保护野生药材物种名录》和《国家重点保护野生植物名录》等保护品种名录。随后一些省、直辖市（自治区）也制定相关的法令、法规，如《黑龙江省野生药材资源保护条例》《新疆维吾尔自治区甘草资源管理暂行规定》《关于加强龙血树资源保护的通知》《西藏自治区冬虫夏草采集管理暂行办法》等。这些法律和法规已建立起我国基本的野生动植物保护的法律和实施体系。

　　生药资源的保护利用是一项系统工程，既需要国家法律、政策支撑，如建立珍稀濒危药材及道地药材保护区、选择性限制药材出口等；也需要科技支撑，如野生动植物药材人工栽培与养殖、濒危动植物药材替代品寻找等。我国政府已采取一些必要措施保护珍稀濒危药用动物资源，并大力推动药材产业基地建设，使生药资源急剧减少的状况有所缓解，但形势依然不容乐观。鉴于生药资源与用药需求和保护之间存在的突出矛盾，生药资源的可持续利用已显得非常重要。因此，如何从生药资源的合理应用、濒危药用动植物资源的保护、新药用资源的寻找等方面着手开展科学研究和有效管理成为生药资源持续利用的关键。

第二节　生药资源开发的思路

PPT

　　生药资源的开发重点以往主要在医药领域，产品基本上是药材与药物。近年来，生药的开发方向逐步向当代社会生活的众多领域广泛渗透，诸如保健食品、饮料、化妆品、香料、色素、矫味剂、保健香烟、解酒剂、兽药、农药等多方面的产品开发。既要科学、充分、合理、有效地利用已有的生药资源，同时也要广泛深入地去发掘药物新资源和新用途，使之在合理开发的前提下丰富、发展和可持续利用，生药资源开发的过程往往是多层次、多途径的。

生药的资源开发通常分为四个层次：①以发展药材和原料为主的初级开发，形成资源产品（药材）或制药原料，如药材与饮片的产地加工和处理；②以发展中药制剂及其他天然药品为主的二级开发，将生药按医疗需要配伍，加工制备成一定剂型的药品，如加工制成的膏、丹、丸、散、片剂、口服液等；③以开发天然药物化学产品为主，提取精制有效成分，将其加工制成药品，或将其进行结构修饰，开发成新化学药品的三级开发，如青蒿素的提取分离、结构改造等；④综合开发，以开发成保健品、化妆品、兽药等多种产品，使资源得以充分利用，即发挥生药资源多种用途而物尽其用、变废为宝的四级开发，如甘草提取甘草酸后的残渣可再提取甘草黄酮类成分，作为化妆品添加剂和抗氧剂，从蚕的粪便中提出叶绿素铜钠盐，为一种水溶性叶绿素衍生物用于治疗肝脏疾病，胃及十二指肠溃疡和白细胞减少症。

生药资源开发的思路及途径是多方面的，使用的方法和手段也有所不同。具体如下所述。

一、从历代医书、本草记载中发掘新药源

我国古代医书、本草著作是伟大的医药宝库，信息极为丰富，从中发掘新药是开发新药的重要源泉。不同时期的本草资料反映出不同历史时期药物品种的变迁情况，反映出当时新品种、新资源不断被利用的情况。古方、验方通常是千百年来中国传统医药临床的经验总结，许多方剂疗效确切，这也是生药资源开发的重要依据。多基源的传统中药品种，如贝母、贯众等，虽造成生药品种混乱，但也为寻找新药、新资源提供线索和依据。现代许多新药均是根据传统的古医书及本草中的记载，经研究后开发出来的。具有国际先进水平的抗疟药物青蒿素（arteannuin）就是根据晋代葛洪的《肘后备急方》中关于青蒿可以治疗疟疾的记载而开发研究成功的。临床、药理证明青黛是治疗慢性粒细胞白血病药物，当归芦荟丸的有效单味药，从中分得有效成分靛玉红（indirubin），再经结构改造合成异靛甲，其疗效更高，毒性更小，现已作为抗癌药广泛应用。对民间用于治疗淋巴结核、皮肤癌等有效的验方（含砒霜、轻粉、蟾酥）逐一筛选，从复方到单味中药砒霜，又到化学纯三氧化二砷，终于研制成功以毒攻毒的"癌灵一号"注射液，创造白血病临床治疗的"人间奇迹"。从传统活血化瘀和开窍药丹参、冰片等传统药材中，开发出治疗冠心病和脑血栓的复方丹参片、复方丹参滴丸和丹参酮II_A磺酸钠注射液等。对一些传统方药或中药材过去没有发现或虽有记载而未引起重视的药效通过整理分析并加以现代研究证实，而开发新用途或新药，如将大黄用于治疗急腹症的胰腺炎、胆囊炎、肠梗阻；山楂用于治疗冠心病、高血压、高脂血症、脑血管症；贯众用于治疗乙型肝炎等。

二、利用生物亲缘关系密切与化学成分相近开发新药源

根据"生物亲缘关系相近的类群往往含有化学结构相同或类似的成分"这一原理，可以有方向、有目的地从近缘动植物中寻找活性成分或开发新的药用资源。莨菪烷类生物碱（tropane alkaloids）是一类重要的药用活性成分，经过重点筛选国产茄科（Solanaceae）植物发现，此类成分主要集中分布于亲缘关系密切的茄族（Solaneae）天仙子亚族（Hyoscyaminae）、向阳花亚族（Mandragorinae）及曼陀罗族（Damreae）植物中，其中矮莨菪 *Przewalskia schebbearei*（C. E. C. Fischer）Kuang, ined 和青海矮莨菪 *Przewalskia tangutica* Maxim. 生物碱含量较高且具有生产价值，这就为已知含有特定成分的植物类群中选择含量高的种类提供依据。20 世纪 50 年代，我国使用的降压药利血平（reserpine）须大量从印度进口蛇根木 *Rauvolfia serpentina* 进行提取，后经我国科学家努力，用国产的同属植物萝芙木 *Rauvolfia verticellata* 取代，其疗效一致，且作用温和、缓慢而持久，副作用少。进一步研究证实，国产萝芙木属（*Rauvolfia*）的大部分均可作为利血平的资源植物加以利用。此外，从百合科（Liliaceae）寻找新的麦冬品种，从薯蓣属（*Dioscorea*）植物中寻找薯蓣皂苷资源，从小檗科小檗属（*Berberis*）、十大功劳属（*Mahonia*）植物中寻找小檗碱（berberine）的原料植物等都是从一种药物的研究利用扩大到本属其他物种利用的例子。

利用动物类群之间的亲缘关系寻找与发掘某些紧缺动物性生药资源也取得不少成果，如利用水牛角代替犀牛角，用黄羊角和山羊角代替羚羊角，将珍珠层粉用作珍珠的代用品等。

此外，从进口生药的国产近缘植物中寻找代用品的成功实例还很多，比如国产安息香代进口安息香；以国产马钱子代进口马钱子；以西藏胡黄连代进口胡黄连；以新疆阿魏代进口阿魏；以白木香代沉香，等等。

药用生物的亲缘关系、化学成分与生理活性三者是有关系的，但它们之间，特别是后者并不一定都有必然的正相关。各种药用生物除具生理活性成分外，还含有其他成分，包括其特有成分或毒性成分：柴胡属植物中的大叶柴胡 *Bupleurum longiradiatum* Turcz. 含有柴胡毒素（bupleurotoxin）；八角茴香属植物中的莽草为披针叶茴香 *Illicium lanceolatum* 的果实，含有莽草毒素（anisatine）。均显示较强的毒性，应用时不能与柴胡和八角茴香等同。

三、从民族药、民间药中开发新药源

我国是一个多民族统一的国家，各少数民族在漫长的医疗实践中都积累了一些宝贵的医药经验，他们应用的药物总计达 3500 种以上，尤其是藏族、蒙古族、苗族、彝族等少数民族医药中蕴藏着丰富的生药方面的应用经验，具有很大的发掘潜力。在我国城乡地区，特别是医疗条件不发达的边远地区，民间药、民族药发挥了重要的作用，广大群众在用药实践中积累了许多可贵经验。《中国药典》收载的珠子参、华山参、穿心莲、仙鹤草、罗布麻叶、小叶莲（鬼臼）、毛诃子、余甘子、广枣、沙棘、亚乎奴、断血流、满山红和垂盆草等原均为民族药或民间药。我国从民族、民间药中开发出药品的例子很多，如江西民间用药草珊瑚 *Sarcandra glabra* 具有清热解毒、续筋接骨的作用，以其为原料已研究开发出"肿节风针剂"和"复方草珊瑚含片"；从苗族用于治疗偏瘫的草药灯盏花（短葶飞蓬 *Erigeron breviscapus* 的干燥全草）中提取的灯盏花素，可制成灯盏花素片及注射液，是治疗脑血管意外所致偏瘫的有效药物。在我国，民间还流传大量的草药资源，或是经文字记载下来，或是口传而保留下来，都是经过长期的临床检验后确定为有一定疗效且无严重毒副作用的药物，这也是开发药用资源的一个值得珍惜的宝贵财富。冬凌草素（rubescensin）即是从河南民间用于治疗食道癌、贲门癌的草药冬凌草 *Rabdosia rubescens* （Hemsl.）Hara 中开发出来的一种抗癌新药。抗血吸虫药萱草根素（hemerocallin）就是从安徽民间用于抗血吸虫的百合科植物萱草根（*Radix Hemerocallis*）中发掘出来的。其他还有天花粉蛋白（trichosanthin）、野百合碱（monocrotaline）、棉酚（gossypol）等均是来源于民间药物。

国际上也十分重视民族药及土著民族药，并采用现代科学方法进行调查研究，制成新药。如从肯尼亚、埃塞俄比亚民间传统草药中发现卫矛科齿叶美登木 *Maytenus serrata* 和卵叶美登木 *M. ovatus* 果实的酒精浸出液具有显著的抗癌活性物质美登碱（maytensine）。事实上，国际上的一些具有特殊疗效的活性成分或药物都是从民间植物药中发掘的，如麻黄碱（平喘）、咖啡因（兴奋条件反射）、阿托品（解痉和磷中毒）、奎宁（抗疟）、奎尼丁（治心房性纤维颤动）、士的宁（兴奋中枢）、洋地黄毒苷（强心）、可待因（镇咳）和吗啡（镇痛）等。

四、扩大药用部位，寻找新药源

目前使用的中药材或饮片往往取自植物或动物体的某一部位，如仅用植物的根、根茎、叶、花或果实等，或者仅用动物的角、骨、甲（壳）等。非药用部位常被作为废料而丢弃，较少根据"再生增殖的综合利用"原则进行探索研究。为了提高资源利用率，可以通过系统的化学、药理学和毒理学研究，科学评价非药用部位的药用价值，从而扩大药用部位。实际上，未利用的部位往往也有较高的药用价值。以人参为例，人参 *Panax ginseng* C. A. Mey 以其根和根茎入药。其茎叶以前却常被忽视。研究发现，人参的茎叶都含有人参皂苷（ginsenoside），药用价值很高，可作为提取人参皂苷的优良资源。"人参茎叶总皂苷"及"人参叶"已载入《中国药典》。对杜仲叶能否代皮的问题进行研究后发现，二者化学成分一致，药理作用相同，临床效果相近，目前已得到广泛应用，皮叶兼用可增加产量的80%。此外，钩藤的茎枝、黄连的地上部分和须根、由砂仁叶提取的挥发油等都已供药用。

另外，同一生药中往往含有不止一种可供药用的有效成分，未被利用的化学成分也常具有生理活性，因此，生药中含有的各种生理活性物质应综合考虑，充分利用，如沙棘是藏族、蒙古族习用生药，为胡

颓子科沙棘 *Hippophae rhamnoides* 的干燥成熟果实，研究发现，沙棘叶中含有丰富的黄酮类物质、维生素C、胡萝卜素和氨基酸等生理活性物质，颇具多种开发价值。山莨菪 *Scopolia tangutica* Maxim. 作为传统的藏药，含多种莨菪烷类生物碱，具有麻醉、解痉、镇痛、镇静、解磷中毒等多种功效，其中不同的莨菪烷类生物碱作用各异：阿托品（atropine）用于胃肠解痉；东莨菪碱（scopolamine）用于治疗各种中毒性休克、眩晕病；山莨菪碱（anisodamine）用于解除平滑肌痉挛，治疗胃肠绞痛、胆道痉挛以及急性微循环障碍及有机磷中毒等；樟柳碱（anisodine）用于治疗偏头痛型血管性头痛、视网膜血管痉挛、神经系统炎症和有机磷中毒等。

五、提取有效成分、有效部位开发新药品种

从动植物中发现活性部位或活性成分并开发成为新药或作为制药原料，可以充分发挥资源优势，扩大资源利用范围，促进资源深度利用，是当代国内外开发天然药物和中药现代化的重要途径之一。至今，从一些药用动植物中直接提取活性成分并作为临床广泛使用的药物方面，我国药学工作者取得成功的实例很多，例如从蒿属 *Artemisia* Linn. *Sensu stricto, excl.* Sect. *Seriphidium* Bess. 植物黄花蒿 *Artemisia annua* 中提取的抗疟药物青蒿素（arteannuin）、从千金藤属 *Stephania lour* 植物中提取催眠和镇痛药物罗通定（rotundine）、从岩白菜属 *Bergenia moench* 植物中提取治疗气管炎药物岩白菜素（bergeninum）、从斑蝥 *Lytta vesicatoria* 中提取抗肿瘤药物斑蝥素（cantharidin）等。从一些药用植物中提取有效部位的实例有：用于治疗神经系统疾病及心血管疾病的银杏提取物（ginkgo biloba P. E.）、用于防治抑郁症、调节情感障碍和情绪失调的贯叶连翘 *Hypericum perforatum* L. 提取物、用于治疗冠心病和心绞痛的黄山药 *Dioscorea panthaica* Prain et Burkill 总皂苷等。此外，石杉碱甲、齐墩果酸、天麻素、川芎嗪、大蒜新素、丁公藤碱、樟柳碱、毛冬青甲素、川楝素、3-乙酸乌头碱、天花粉蛋白等均已投入工业化生产。一般来说，每一种动物、植物都具有某种或数种潜在的药用活性成分，从丰富的动物、植物资源中去寻找新的药用资源，是一项重要的策略。动植物提取物具有开发投入较少、技术含量高、产品附加值大、国际市场广泛等优势和特点，也是当前中药作为原料或保健品进入国际市场的一种重要方式。

实例解析

【实例】 1962 年，植物学家 Barclay 博士在美国吉福德国家森林公园内发现太平洋红豆杉 *Txus brevifolia* Nutt.，并将其送到美国威斯康星州某研究所进行有效成分的提取和活性筛选。结果发现红豆杉树皮的提取物对 KB 细胞有毒性，进一步的重复实证实该提取物具有抗癌活性。1966 年分离出一种具有抗肿瘤作用的白色结晶单体（标记为 K172）命名为紫杉醇（Taxol）。著名制药公司施贵宝获得专利权后，经过系统研究，把开发的紫杉醇针剂向 FDA 递交新药申请，6 个月后 FDA 批准紫杉醇上市，用于晚期卵巢癌Ⅱ期治疗。2000 年销售额达到 16 亿美元，创下单一抗癌药销量之最，紫杉醇因此被称为"重磅炸弹（block buster）"，获得近 30 年抗癌药重要成就之一的成就。

【解析】 植物中化学成分的多样性为药物筛选提供一个丰富的宝库，诸多重磅级的新药均是从天然产物中发现的，特别是中药更为新药开发提供大量的基础，为新药研发提供捷径，如青蒿素。

六、利用先导化合物转化及结构修饰开发新药物

通过生药有效成分或生物活性成分的研究，从中发现的活性化合物（单体）可能存在某些缺陷，如活性不够高，化学结构不稳定，毒性较大，选择性不好，药代动力学性质不合理等，无法将其直接开发成新药或开发的新药不太理想，该类化合物可称先导化合物（lead compound）。通过对先导化合物构效关系的研究，可将其作为新药的半合成原料，对先导化合物进行合成转化，或改造其化学结构（化学修

饰）以开发出高效、低毒的新药物。这一途径既可以解决原料来源不足的困难，又能降低成本，到达高效、低毒、获取新药物、新活性成分的目的。如青蒿素抗疟疾活性低，但以其为先导物合成蒿甲醚（artemether），其抗恶性疟疾疗效是青蒿素的 14 倍，并已开发成一类新药上市；从黄藤 *Daemonorops margaritae*（Hance）Becc. 茎木中提取巴马汀（palmatine）经氢化后得到延胡索乙素（tetrahydropalmatine），比从延胡索生药中直接提取延胡索乙素更经济实用；云南产的草药三分三 *Anisodus acutangulus* C. Y. Wu et C. Chen, ex C. Chen et C. L. Chen 含莨菪碱达 1%，经药物化学方法处理，可转化为使用极为广泛的常用药阿托品；从丹参中提取丹参酮 II_A，经磺化后得到的丹参酮 II 磺酸钠，大大增强水溶性，获得更高疗效的新药物。一些天然成分经结构修饰后用于临床的还有抗痫灵（antiepilepsirin）、红古多醇酯（cuscohygrine）、甲基斑蝥素（methyl cantharidin）、羟基斑蝥素（n-hydroxycantharidin）、亚硫酸穿心莲内酯（sulfite andrographolide）等。

七、积极开发人工代用品和人工合成品

人工代用品和人工合成品是缓解珍稀濒危名贵生药资源压力的重要途径之一。我国珍稀动物和贵重动物代用品研究由来已久，对人工代用品和人工合成品主要从代用品的资源分布、功能主治、药理效应、安全性评价、文献记载等多方面进行全面系统的研究和分析，才能确定是否可以替代，并被临床合理使用。人工代用品应力求与天然的成分和疗效差距拉近，提高人工代用品的药用价值。经过我国科研工作者长期不懈的努力和辛勤工作取得一定成果：在代用品方面，如水牛角代犀牛角、塞隆骨代虎骨、豹骨代虎骨、藏羚羊角代羚羊角，以活体引流熊胆汁（熊胆粉）代替熊胆生药等；在人工合成品方面，人工牛黄、人工麝香、人工虎骨粉以及采用发酵工程获得的虫草菌丝体等相继开发成功并作为新药（生药）上市，广泛作为生产各种中成药的原材料，在很大程度上缓解对野生资源的依赖状况和破坏力，也标志我国在名贵生药替代品研究中已取得新的成果。

八、利用现代生物技术开发新药源

为了应对目前严峻的生药资源压力，国内外采取生药栽培和野生抚育等多种手段，但这些都不能完全解决生药资源，尤其是濒危动植物生药紧缺的问题。随着现代生物技术的迅猛发展，针对生药资源开发中的问题，运用细胞工程、基因工程、酶工程、发酵工程等多种生物技术和现代分子生物学技术，可以使部分名贵、濒危、难于繁殖的生药从原始、毁灭式的采挖式农业过渡到工业化生产，在扩大新药源研究中发挥重要的作用。细胞工程是利用生物细胞的全能性，用植物体某一部分细胞或组织，经过培养，形成幼苗，实现快速繁殖。应用这种方法可以大量繁殖，并克服有性繁殖不育、保存珍稀濒危种质资源、培养多倍体及培育新品种等。如培育成丹参多倍体、枸杞多倍体，快速繁殖石斛等。利用细胞工程生产次生代谢产物，如通过紫草细胞培养产生紫草素（shikonin）、黄连组织培养产生小檗碱（berberine）、长春花组织培养产生蛇根碱（reserpine）和阿吗碱（ajmalicine）等。目前，我国已有百余种药用植物进行组织培养研究实验，如人参、三七、甘草、萝芙木、盾叶薯蓣、延胡索、紫杉、石斛等。利用根瘤脓杆菌感染植物组织形成畸形芽，在薄荷、颠茄、烟草等植物中已获成功。由发根脓杆菌感染植物组织可产生毛状根无性系，生长迅速，可获得高产、稳产的活性物质。据报道，人参毛状根 20 吨发酵罐生产已获成功。利用基因工程生产某些药物也获成功，日本科学家发现天仙子胺-6β 羟基化酶的基因通过 Ri 质粒转移到毛状根中，可将天仙子胺转化成东莨菪碱，且含量大大增加，超过对照组 5 倍。另外，还可利用转基因植物（如转基因大肠杆菌或酵母菌等）作为反应器生产外源基因编码产物，如 α-栝楼素等。与传统生产方式比较，现代生物技术作为一种综合生命科学与多种现代科学理论与研究手段的高技术，在生药的绿色栽培、紧缺天然活性成分的转化生产、微量成分的转化增量、紧缺生药资源的二次利用、发现新的活性先导化合物、中药加工和制剂工艺改造等方面均有广泛的应用前景。

九、生药资源的综合开发

生药资源除作用医疗用途外，在保健食品、农药、化妆品、药膳、天然香料、天然色素、矫味剂和

卫生用品等方面也大有可为。例如，从罗汉果、甘草中得到的罗汉果皂苷（mogmside）、甘草酸（glycyrrhizic acid）可作为低热量无糖甜味剂供糖尿病患者食用。从除虫菊、鱼藤、苦楝子、雷公藤中开发出低残留、低成本及无公害的生物农药；从姜黄、栀子、紫苏、紫草、红花、茜草等药用植物中开发出种类繁多、安全性高的天然食用色素。此外，利用生药生产的废弃物进一步开发其他有用药物和产品，以扩大原料的使用价值，减少药物资源浪费。如在以柴胡为原料提取柴胡挥发油制作柴胡注射液时，药渣及其煎液均弃置不用，但其中含有大量柴胡皂苷、柴胡醇、芸香苷等活性成分，可作为提取柴胡皂苷的原料。值得提及的是，我国具有很长的海岸线，具有丰富的海洋生物资源，但只有少数海洋生物，如海藻、海马等作为药物应用，从海洋中发现新生物资源大有可为。

生药资源开发的途径很多，是涉及多学科、多行业的系统工程，为此需加强与生药资源开发利用有联系的基础理论与方法的研究，运用现代技术知识，更新旧的传统观念和落后的生产方式，设计合理的工艺路线，不断采用新技术新方法，充分利用生产中的副产物，以最大限度地保证我国有限的生药资源合理开发和充分利用。随着科学研究的不深入，生药资源的开发利用将会在广度和深度上取得新的成果。

PPT

第三节　中药和天然药物的开发

随着化学药品毒副作用不断出现，药源性疾病日益增加，人们希望用天然药物和绿色植物来治疗疾病和自身保健。近年来，人们已把眼光转而投向自然，投向民族传统医药，投向草药、植物药等天然药物，天然产物研究开发已成为国际医药产业的热点领域，这为我国中药和天然药物产业的发展提供契机。虽然新的手段在化学合成药物的研究中大量应用，但作为新的化合物的新药发现越来越困难，研究成本越来越高。同时，由于人们回归自然，尽量应用毒副作用相对较少的天然药物的愿望越来越强，直接促进包括中药在内的天然药物开发的热潮，许多大的国际制药公司也开始涉足中药等天然药物的开发研究。天然药物的研究一直是国际新药研究的重要组成部分，在全球销售额前25位的药品中，12种是由天然产物衍生的。随着科学的进步，人们自我保健意识增强，对天然药物需求量增加，以"自然疗法"为特点的天然药物产业将成为全球制药业最具发展前景的特色产业，中药产业也将迎来快速发展的春天。

我国中药及天然药物的使用历史悠久，中药明确而肯定的疾病治疗效果一直为世人所公认，特别是在疾病谱发生很大变化的今天，中药突出的预防特点对治疗慢性病、多发病、疑难病、老年病等尤为见长。中药复方在应用上品种繁多，这为新药发现、保健食品的开发提供得天独厚的药源。同时，我国的植物种类丰富，居世界第三位。所以，与合成药物相比，在中药及天然药物研发方面更具有优势。近10年来，全国医药行业较为快速地发展，作为医药经济重要组成部分的中药行业则更加令人关注。与此同时，中药、天然药物的新药研究开发也随着时代的发展走上科学化、规范化、标准化和法制化的轨道。中国已向美国FDA进行复方中药注册申请，并分别通过"复方丹参滴丸"和"银杏灵"新药临床研究（IND）预审；"地奥心血康"已在欧盟注册。这些都实现了中药、天然药物国际注册的历史性突破，随之而来将会有更多成熟的中药、天然药物新药品种进入世界。

但是，从总体情况来看，我国中药、天然药物产业的发展水平并不理想。中国中医科学院中药研究所提供的数据显示，占全世界人口25.22%的中国医药产业仅占全球的7%，天然药物占世界天然药物市场的3%~5%，中药出口额不足国际中草药市场的10%，这与我国天然药物大国的地位极不相称。另一方面，我国中医药的理论研究和应用研究与其他学科相比基础薄弱，尚不能对有效药方的作用机制完全解释清楚，对其有效成分或有效部位也处于探索和基础研究阶段，离国际认可的产业化、规模化、标准化生产的天然药物尚有较大距离。在众多的中药新药中，真正具有竞争力的确有疗效的新药仍是凤毛麟角。近年国家药品管理机构加大对中药、天然药物研发的审批要求，特别是新《药品注册管理办法》，对中药、天然药物新药的有效性、安全性及质量可控性提出更高要求，中药、天然药物新药研发和注册的技术门槛也随之提高。这对整体提高我国新药研发水平，避免低水平重复，强调临床应用价值，注重科学性，研究开发准入国际社会的中药、天然药物具有重要意义。

为了提高我国中药、天然药物世界市场的占有率，摆脱我国新药研究以仿制为主的被动局面，首要任务是新产品的研发。研究开发出"安全、可控、有效"符合国际标准的中药、天然药物新药既是我国国民经济发展的需要，也是我们药学工作者的重要任务。

我国现行的《药品注册管理办法》规定，药品注册申请包括新药申请、仿制药申请、进口药品申请、药品补充申请和再注册申请共四类。同时，还涉及进口药品分包装的注册和非处方药（OTC）的注册申请。其中，新药注册申请，是指未曾在中国境内上市销售的药品的注册申请。对已上市药品改变剂型、改变给药途径、增加新适应证的药品注册仍按照新药申请的程序申报。新药注册申请分成中药及天然药物、化学药品和生物制品三大部分。2008年开始实施的《中药注册管理补充规定》强调中药是基于中医药研究规律下开发的药品，使得中药新药的注册审评有了专门的标准。天然药物新药注册目前仍基于中医药理论和临床实践基础的思路，天然药物仍被作为中药进行相关的实验研究。国家食品药品监督管理总局（China Food and Drug Administration，CFDA）2010年出台《天然药物注册管理补充规定》及《天然药物研究技术要求》征求意见稿，中药、天然注册审评有望获得分开进行，这将有利于引导我国中药产业得以在正确的轨道上继续发展，也让很多原来中医药理论无法阐述清楚，但又不属于西药范畴的产品能够得到"天然药物"的正身。

中药新药研制应当符合中医药理论，注重临床实践基础，具有临床应用价值，保证中药安全有效和质量稳定均一，保障中药材来源稳定和资源可持续利用，并应关注对环境保护等因素的影响，涉及濒危野生动植物的应当符合国家有关规定。中药、天然药物注册申请，应当明确处方组成、药材基源、药材产地与资源状况以及药材前处理（包括炮制）、提取、分离、纯化、制剂等工艺，明确关键工艺参数。中药复方制剂应在中医药理论指导下组方，其处方组成包括中药饮片、提取物、有效部位及有效成分。

PPT

第四节　天然保健食品的开发

保健食品（health protection food）以其调节人体生理机能、增强机体防御力、预防疾病、促进健康、延年益寿等特殊的保健功能，倍受中老年、妇女、少年和亚健康等特定人群的青睐，已成为人们重要的消费品。

当今世界是高度工业化的社会，正面临人口老龄化、亚健康人群增多、医疗费用不断上涨的危机，各种老年病的发病率也相应增加，医疗支出不断上涨。在这种情况下，越来越多的国家和政府开始承认并鼓励研制、开发保健食品。西方国家营养学的观念正在从强调生存、饱腹感、无副作用转向为利用食品促进和保持健康并降低发病危害，国外对我国"药食同源"中草药的关注度正在加大。在我国，保健食品年销售额也近600亿元人民币，并每年以15%~30%的速度增长，至2014年全国保健食品生产企业年产值超过3000亿元人民币，经过近30年的发展，保健食品产业在我国有了长足发展，已成为食品工业必不可缺少的重要组成部分。

养生保健一直是我国传统文化中的重要元素，有食疗和食养的悠久历史和传统，历代的药典、医书记载大量的天然药食产品，民间更是有悠久利用天然食物进行营养保健、健康调理的历史，诸如枸杞酒、菊花茶等。经过几千年的实践，积累大量的养生保健经验，形成大量的养生保健药方，建立独特的天然保健食品科学。这种以传统的中医药理论和养生文化为依托而开发的"绿色"保健食品具有独特的优势，以天然动植物资源为原料，符合回归自然、返璞归真的世界消费潮流，丰富的生药资源，食用安全，已发现对某些疾病具有很好的防治功能，从而使天然保健食品在国内和国际保健食品的领域中占有重要一席，因此，天然保健食品具有良好的前景。

保健食品可分为调节功能类和补充营养素类。多数功能类保健食品是以天然药物及其提取物为主要原料，辅以食物辅料制成（营养补充剂除外）。对其要求主要强调组方要合理，科学依据充分，具有一定的保健功能，可长期安全食用。国家食品药品监督管理总局颁布的《保健食品注册管理办法（试行）》规定，保健食品必须符合要求：经必要的动物和人群功能试验，证明其具有明确、稳定的保健作用；各种原料及其产品必须符合食品卫生要求，对人体不产生急性、亚急性或慢性危害；有剂量要求，但没有毒副作用；配方的组成和用量必须具有科学依据，具有明确的功效成分；标签、说明书及广告不得宣传疗效作用。

根据我国保健食品发展的现状和特点、有关注册申报及审批要求，天然保健食品的研发在技术层面上应注意以下几个方面：

1. 天然保健食品开发的立项　保健食品开发首先应进行选题调研，通过查新，证实研究立项是否合理、有无专利、国内国外是否有企业或机构正在开发研制、前景如何等相关信息。其次，关注与拟开发天然保健食品的国内外的在研状况，主要包括设备、原料、试剂、研究手段、实验条件、临床疗效及毒副作用等，为天然保健食品研制的开发进展提供参考信息，并预测开发前景和预期效益。再次，对拟开发的天然保健食品进行市场调研，根据研究开发方向和现行产品，了解天然保健食品市场的消费情况，包括价格、热销品种、市场稳定性，以及产品在市场中的占有率等，提高质量，降低成本，为扩大市场提供适用信息。

2. 天然保健食品的配方设计　天然保健食品市场上以单味生药为主进行开发的产品不少，如人参、西洋参、冬虫夏草、石斛、芦荟等。天然保健食品的优势更多地体现在复方上，复方可加强人体全面机能调节，通过多味生药的合理配伍，不易顾此失彼而出现偏差。因此，配方的设计要重视和吸取中医的临床辩证用药经验，并充分利用现代实验研究结果，强调传统医学的"整体观"、"治未病"思想在天然保健食品研发中的应用。配方的组成及用量必须有科学依据，具有明确的功效成分。此外，天然保健食品兼食品的属性，配方的设计须顾及产品的气味、口感、外观等。

3. 生产工艺和控制技术研究　在制备工艺研究中，应采用超临界萃取、膜分离、超微粉碎等高新技术对功能因子进行提取、分离、纯化，优化生产流程，特别是对规模化生产技术进行研究。同时，采用色谱分析技术、近红外检测技术、信息技术等现代技术，实现功能食品生产过程在线质量控制、成品质量检测和产品质量安全可溯。

4. 功效成分检测　以天然药物为原料的保健食品功效成分可参考现代化学成分和药理研究成果进行分析后确定。功效成分、特征成分、营养成分应根据产品适用的方法学范围选择国家标准、行业标准以及国际上权威分析方法进行测定。如属自主开发研究的分析方法，申报单位须向检测机构提供方法学研究的相关资料，提供所需的标准对照品及特殊试剂，并说明产品中功效成分或特征成分分析方法的来源。同时，检测机构应将方法学研究的资料备案，必要时将组织方法学验证。

5. 安全性检测　天然保健食品的最基本要求是安全无毒，各种原料及其产品必须符合食品卫生要求，对人体不产生任何急性、亚急性和慢性危害，产品必须完成安全性毒理学试验，即通过动物试验检查其对人体有无毒害，以提供食用安全性可以信赖的证据，这是评审产品安全性的必要条件。天然保健食品的安全性毒理学评价试验按照《食品安全性毒理学评价程序和方法》的规定进行，该程序规定毒理学评价分四个阶段顺序进行：第一阶段急性毒性试验；第二阶段遗传毒性试验、传统致畸试验、30天喂养试验；第三阶段亚慢性毒性试验、90天喂养试验、繁殖试验、代谢试验；第四阶段慢性毒性试验（包括致癌试验）。保健食品种类繁多，所用原料范围广泛，应根据保健食品不同原料来源选择不同段的毒理学试验。

6. 功能性检测　对保健食品的功能评价必须在国家认定的机构进行，并严格按照《保健食品功能学评价程序和检验方法》进行，包括动物功能实验和人体试食试验两个方面，同时可采用现代生物技术，从器官、细胞、分子水平上研究功能因子的药理活性、作用机理，准确评价其功能。对于未列入上述规定程序和检验方法的功效学评价项目，在申请者提供方法的基础上，经国家认定的功能学检验机构进行功能学评价试验，如试验结果肯定，该产品可申报保健食品，但必须提交具体试验方法及有关参考文献。评价方法的科学性和结果的可靠性由保健食品评审部门会同有关专家评定。

总之，天然保健食品的研制过程应遵循我国保健食品研制的各项法律法规，国家食品药品监督管理总局对其安全性和保健功能会进行全面的评估和严格的审批，从而保证其食用有效性和安全性。

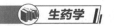

第五节　海洋生药资源的开发利用

PPT

一、概述

海洋约占地球表面积的 71.2%，占生物圈（biosphere）体积的 95%，有 40 多万种动植物和上亿种微生物生活在其中，是迄今所知最大的生命栖息地，蕴藏着丰富的海洋生物资源。海洋生物的生长环境与陆生生物迥然不同，海洋生物在其生长和代谢过程中，产生、积累了大量具有特殊化学结构和生物活性的物质，是开发新型海洋药物和功能食品的重要资源。海洋生物活性物质主要包括生物信息物质、各类活性成分、海生毒素、生物功能材料等。研究海洋生物活性物质是海洋生药资源开发利用的主导方向。

对海洋生药资源的研究可以追溯到 20 世纪 30 年代，科学家 Emerson 和 Bergman 等注意到海洋天然产物的潜力，但由于当时正值合成药物和抗生素的黄金时代，海洋药物的研究一直没有引起科学界的重视。由于合成药物暴露出来的问题，特别是"反应停事件"，在世界范围内掀起回归自然的热潮。自 20 世纪 60 年代开始，国内外研究者积极从海洋生物中寻找具有抗癌、抗炎等重要生理活性的天然产物，海洋生物资源成为医药界关注的新热点。20 世纪 80 年代，随着人们对海洋生物认识水平的提高，特别是分离和鉴定技术的进步，研究进程大大地加快，一些结构比较复杂的海洋天然产物如裸藻毒素（brevetoxin，1981）、大田软海绵酸（okadaic acid，1981）、苔藓虫素（bryostatin，1982）、岩沙海葵毒素（palytoxin，1982）、软海绵素（halichondrin，1985）等相继被分离并完成结构鉴定，海洋药物的研究迅速发展起来。目前，已经从海藻、海绵、腔肠动物、被囊动物、软体动物、棘皮动物和微生物体内分离得到 15 000 多种新型化合物，其中许多化合物结构独特，表现出抗肿瘤、抗病毒、抗菌、抗炎、镇痛、抗心血管疾病等生理活性，多数化合物具有新药开发潜力。一些结构新颖独特、生物活性强的先导化合物被研究者广泛重视，并正在进行大量的结构修饰、合成、半合成研究。由海洋生物活性物质中寻找攻克疑难疾病的特效药，已成为国内外科学家研究的方向。

我国海域辽阔，海洋生物资源丰富（目前我国已有记录的海洋生物有 20 278 种），为世界上最早利用海洋生物治疗疾病的国家。早在公元前的《尔雅》内就有关于蟹、鱼、藻类用作治病药物的记载，在公元前 3 世纪，我国著名的医学著作《黄帝内经》中就有以乌贼骨和鲍汁配方治血枯的记录。从我国最早的药物专著《神农本草经》到明朝的《本草纲目》和清朝的《本草纲目拾遗》，历经 2000 多年，各类本草收载的海洋药物有 110 余种，《中国海洋药物辞典》收载海洋药物 1600 条，其中海洋动物药 1431 条，海洋藻类药物 125 条，具有特殊药理活性的化学成分药 38 条。我国对海洋天然产物研究起始于 20 世纪 70 年代，已研究的海洋生物估计有 500 多种，有多种海洋药物获得新药证书或进入临床研究。尽管我国有着海洋资源和历史等方面的优势，但在近代海洋生物资源利用方面已远远落后于西方发达国家，海洋有机物的全合成、海洋化学生态学、海洋微生物的发酵培养等方面的研究更是才起步，而开发利用的海洋生药资源主要来自沿海滩涂地或近海少数生物，临床上应用也比较少。随着陆地天然资源不断减少，开发海洋食物和药物变得日益迫切和重要，海洋生物资源具有巨大潜力，具有非常广阔的开发与研究前景。

知识拓展

海洋药物研究

海洋药物学是应用现代化学和生物学技术从海洋生物中研究和开发新药的一门新兴的交叉应用学科。海洋药物研究与开发拥有三大优势：海洋生物的多样性、海洋天然产物的化学多样性和生物活性多样性。相比陆生天然药物研发，也存在三大劣势：药源难以解决、提取分离困难、结构鉴定困难。海洋药物的来源比较广泛，主要有：藻类、海绵、腔肠动物、软体动物、被囊动物、棘皮动物、海洋苔藓动物和海洋微生物等。常见的海洋天然产物结构类型有：大环内酯类、聚醚类、肽类、生物碱类、前列腺素类、甾体及其苷类、萜类等。海洋活性成分的研究主要集中在抗肿瘤、神经系统活性、心脑血管活性和抗病毒等方面。

二、海洋生物的活性成分及应用

经 40 多年的努力，我国海洋生物已在医药材料、药物和生物工具药等方面体现出市场潜力。生物活性筛选结果表明有 20% 左右的海洋提取物或化合物显示不同程度的活性，虽然已从海洋生物中分离出上万个结构各异的次生代谢产物，但进入临床试验或临床前研究的先导化合物为数不多，就目前处于临床试验的海洋药物评价，它们皆比市售药品的活性高、选择性高，显示出其特有的潜力。目前已发现的海洋活性物质包括抗肿瘤、抗病毒、抗菌、抗炎及作用于心脑血管系统的药物、神经系统活性物质以及保健品、化妆品等。

（一）抗肿瘤活性物质

海洋生物抗肿瘤活性的研究始于 20 世纪 Bergman 的开拓性研究工作，Bergman 等从加勒比海海绵 *Tethya crypta* 中分离并鉴定海绵胸苷，由此发现具有抗癌作用的阿糖胞苷（cytosine arabinoside）。随着现代化学分离及结构鉴定技术的提高，海洋抗肿瘤活性物质的研究发展迅速，海洋抗肿瘤活性物质的研究在海洋天然产物研究领域一直占据重要的地位。迄今为止，已从海藻、海绵、海鞘、草苔虫、海天牛、沙海葵及珊瑚等海洋生物中分离出大量具有抗肿瘤活性的化合物，包括尿核苷、肽类、大环内酯、甾体类、萜类、皂苷类等。有的活性物质或修饰合成的产物已作为新的抗肿瘤药物进入 Ⅰ、Ⅱ 期临床。从西印度诸岛产的海绵 *Cryptotethya crypta* 提取的胸腺嘧啶和尿嘧啶的 l-β-D-阿拉伯呋喃糖基衍生物 spongouridine（Ara-U）和 spongothymidine（Ara-T）等对病毒、白血病具有显著的增殖抑制活性作用，合成的衍生物已作为抗癌制剂和抗病毒制剂。最成功的海洋抗肿瘤药物阿糖胞苷（Ara-C，cytarabine）便是它们的合成衍生物。

从被囊动物膜海鞘 *Trididemnum solidum* 分离的环缩肽类化合物膜海鞘素 B（didemnin B）体内筛选结果表明它具有强烈的抗 P_{388} 白血病和 B_{16} 黑色素瘤活性。它是第一个进入临床试验的海洋抗肿瘤天然产物，尽管由于毒性等原因最终被淘汰，但仍对海洋抗肿瘤药物的研究开发具有里程碑意义。对其进行结构改造后得到脱氢膜海鞘素 B（dehydrodidemnin B，aplidine），它在体外和体内抗肿瘤筛选中均显示比 didemnin B 更强的抗肿瘤活性，是当前进行深入研究的热点化合物之一，在美国已完成 Ⅱ 期临床试验。

苔藓抑素 bryostatin 1，是从来自海洋苔藓门草苔虫 *Bugula neritina* 分离到的大环内酯类化合物。最早发现其对鼠 P_{388} 淋巴性白血病细胞有强的抗肿瘤活性，后来发现在体内外对多种实体瘤及白血病模型动物均具有较强的抗肿瘤活性。它是一强蛋白激酶 C（PKC）的激动剂，在纳摩尔级浓度下就可以与 PKC 结合，导致 PKC 激活和自磷酸化，并由胞质转位至胞膜或核膜。通过 PKC 的作用，bryostatin 1 对肿瘤细胞的生长、分化、侵袭、转移、凋亡等有调节作用，还能诱导或抑制其他组织和器官产生各种因子。此外，bryostatin 1 还有免疫调节作用，能激活免疫系统杀死恶性肿瘤细胞，增加患者外周白细胞对 IL-2 诱导增殖的反应能力，促进 LAK 的活性。合成的类似物商品称为 Bryologs，经 FDA 批准正在美国开展临床 Ⅱ 期试验，发现其对淋巴系统恶性肿瘤具有显著的活性，可用于治疗多发性非恶性淋巴肉芽肿、慢性淋巴细胞白血病和多发性骨髓瘤。

四氢异喹啉类生物碱 Ecteinascidin-743（ET-743）分离自加勒比海被囊动物红树海鞘 *Ecteinascidia turbinate*。它是一种新颖的能与 DNA 结合的抗肿瘤药物，与多种表达 p53 的人软组织肉瘤细胞作用比较，发现其比目前临床上正在使用的包括甲氨蝶呤（methotrexate）、阿霉素（doxorubicin）、依托泊苷（etoposide）及紫杉醇多种药物具有更强的细胞毒性。ET-743 能与靶细胞的 DNA 结合，抑制细胞分裂，导致癌细胞凋亡。由于 ET-743 诱导癌细胞凋亡仅仅在活性基因转录期，对癌症治疗更有效，因为癌细胞比正常细胞转录速度快、转录比率高。ET-743 的临床试验表明，其对肉瘤有较好的疗效，可延长部分患者的无病生存期，平滑肌肉瘤、脂肪瘤、滑膜肉瘤对 ET-743 尤其敏感。由于该类天然产物在生物体含量低、化学结构独特及生物活性显著，因而吸引全球众多合成化学家的研究热情，成为近 30 年来天然产物全合成领域的一大合成热点。该化合物在美国和欧洲进入 II 期/III 期临床试验，而且用于乳腺癌的 III 期临床研究取得很好的结果。2007 年 9 月，欧盟已经批准该药用于晚期软组织肿瘤治疗，通用名为曲贝替定（trabectedin），商品名为 Yondelis，成为一个广受关注的现代海洋药物。

海兔毒肽 dolastatins 10 是从印度洋产耳状截尾海兔 Dolabella auricularia 中分到的直链肽类化合物，能够抑制微管聚合，促进其解聚，干扰肿瘤细胞的有丝分裂，并对多种癌细胞有诱导凋亡作用，是一类新型的海洋生物来源的细胞生长抑制剂（cytostasis）。其中，dolastatin 10 和 dolastatin15 对卵巢癌和腺泡癌细胞有很强的抑制作用。dolastatin 10 已被开发进入 II 期临床试验，可惜临床试验中发现其诱导 40% 的患者发生中度周围神经病变，并且在激素耐药的转移腺瘤及复发性铂抵抗的卵巢癌治疗中无明显活性。ILX-651（synthadotin）是口服有效的第三代 dolastatin 15 合成衍生物，目前正在进行 II 期临床试验。

从太平洋裸鳃亚目动物 Jorunna funebris 的皮和黏液中分离得到的胶汝霉素 jorumycin 为一种全新的双四氢异喹啉生物碱，具有明显的抗肿瘤和抗菌的活性。尤其对于人实体瘤（肺癌、结肠癌和黑素瘤）细胞系显示抗肿瘤活性，IC_{50} 为 12.5ng/ml，对于其他肿瘤细胞系列，如白血病和淋巴瘤也显示出良好的抗肿瘤活性。同时，其也能抑制各种革兰阳性菌（如金黄色葡萄球菌），其抑制浓度小于 50ng/ml。

从海洋细菌中得到的含有异喹啉环的生物碱番红霉素 saframycin C 亦具有抗肿瘤活性。

（二）抗病毒活性物质

目前，抗病毒活性物质主要发现于海绵、海鞘、珊瑚、海藻等海洋生物群中，活性成分主要有萜类、核苷类、生物碱、硫酸多糖和其他含氮杂环化合物。阿糖腺苷（Ara-A，vidarabine）是第一种海洋核苷的抗病毒药物，源自加勒比海的隐瓜海绵 Cryptotethya crypta 提取的核苷类化合物 Ara-T、Ara-U 和 spongosine 为模板，经结构改造后得到系列化合物之一。临床用于治疗单纯疱疹性脑炎、新生儿单纯疱疹（如皮肤黏膜感染、局限性中枢神经系统感染和播散性单纯疱疹）和带状疱疹，也被用于治疗免疫功能缺陷者的水痘病毒感染、婴儿先天性巨细胞病毒感染和免疫缺陷者巨细胞病毒感染。美国 FDA 标签上注明的 Ara-A 适应证是治疗急性结膜炎，复发性 1 型和 2 型单纯疱疹病毒性上皮型结膜炎等。由于 Ara-A 仍然具有一定的抗肿瘤活性，目前其氟化衍生物也被批准用于治疗胰腺癌、乳腺癌、膀胱癌、肺癌等。目前该药物主要由来源于海洋的微生物链霉菌经培养后从培养液中提取，也可以用化学合成的方法获得。

从海洋生物贪婪屈海绵 Dysidea avara 分离得到的新化合物 avarol 及其衍生物 avarone 能抑制 HIV 病毒在人体细胞中的复制活动，同时也可以抑制 HIV 病毒基因产物表达，并可以保护正常细胞，具有显著的免疫增强作用，并诱导人外周淋巴细胞产生 γ 干扰素，可望开发为新型的治疗艾滋病药物。其抗肿瘤活性也极为显著。

此外，还有从蓝细菌 Nostoc ellipsosporum 中分离得到的 cynanovirin 是一种含 101 个氨基酸的蛋白质，对多种类型的 AIDS 病毒有抑制作用，目前已进入临床研究。从海藻 Peyssonelin sp. 中得到的化合物 peyssonols A 和 peyssonols B 具有抑制 HIV 病毒逆转录酶的作用，还能抑制 DNA 聚合酶的活性。实验表明，该化合物不干扰机体正常细胞的代谢，有望成为新的抗 HIV 病毒药物。

（三）抗菌活性物质

头孢菌素类是分子结构中含头孢烯结构的合成、半合成抗生素，其最为重要的先导化合物头孢菌素 C（cephamycin C）是从海洋微生物顶头孢霉菌 Cephalosporium sp. 中发现的，成为海洋药物开发成功的第一种抗生素。近年来，国内外学者从海洋生物中发现具有抗菌活性的蛋白、肽类、生物碱、内酰胺类、萜类、萜烯类、大环内酯类、糖类和脂类等大量化合物。如从海藻提取含卤素的萜类和芳香族化合物，从海绵提取的溴代酪氨酸诱导体、含有异腈的萜类、杂环化合物、大环内酯等化学成分具有抗菌活性。此外，对海洋微生物研究发现多种新的抗生素，如 lstamycin 是从海洋新放线菌培养物分离得到的氨基糖苷类抗生素，对革兰氏阴性和阳性细菌有极强的作用。日本学者近来从海洋细菌中提取出一种广谱低毒的抗生素——伊他霉素并成功将其开发成药物。

（四）抗炎活性物质

Scheuert 等从帛球海绵 *Luffariella variabilis* 中分离到的二倍半萜化合物 manoalide 抑制磷脂水解酶 A_2，具有良好的抗炎活性、镇痛活性。它目前正在进行 I 期临床研究，已商品化作为生化研究的一个标准试剂药用于炎症疾病机制的研究。petrosaspongiolides M（PM）为从海洋软珊瑚 *Pseudopterogorgia elisabethae* 获得的结构中包含 γ-羟基丁烯酸内酯的二倍半萜化合物，具有不可逆抑制 PLA2 的作用，抗炎效果好。从海洋软珊瑚 *Pseudopterogorgia elisabethae* 获取的 PM 类似物 Methopterosin（可半合成）具良好抗炎的作用，目前正在进行临床研究。

Cyclomarin A 为中国学者从圣地亚哥附近海域采集的细菌中分得的环七肽类化合物，体内体外实验均显示其具有显著的抗炎活性。

从加勒比海棕藻 *Lobophora variegate* 表面采集的细菌发酵液中提取得到的两种大环内酯类化合物 lobophorin A 和 lobophorin B，具有良好的抗炎作用，其作用机制有待于进一步阐明。

（五）心脑血管系统的物质

海洋天然产物在心脑血管疾病的研究主要有核苷、海洋生物毒素和藻酸双酯钠等海洋多糖。从 *Anisodoris nobilis* 中分离得到的 doridosine 属于核苷类药物，可以减慢心律、减弱心肌收缩力、舒张冠脉血管，具有持续降压作用；岩沙海葵毒素 palytoxin、类水母毒素等具有降压、抗心律失常等作用；麝香蛸毒素是迄今所知最强的降压物质，效应比硝酸甘油强数千倍；一些硫酸多糖，如藻酸双酯钠等在降血脂、改善心脑供血方面具有作用。

（六）神经系统活性物质

源于海洋的神经系统活性物质主要为各种海洋生物毒素，结构类型主要涉及聚醚、肽类和生物碱等。海洋生物毒素特异作用于神经和肌肉细胞膜上的离子通道，从而影响与离子通道有关的一系列细胞调控活动，具有广泛的神经系统活性。表 7-5 列出一些具有神经系统活性的海洋生物毒素。

表 7-5 具有神经系统活性的主要海洋生物毒素

生物毒素	主要作用靶点	结构类型	主要来源
石房蛤毒素（saxitoxin，STX）	Na^+ 通道阻滞剂	生物碱	石房蛤、*Alexandrium* 属甲藻等
河豚毒素（tetrodotoxin，TTX）	Na^+ 通道阻滞剂	生物碱	河豚、蝾螈等
膝沟藻毒素（gonyautoxin，GTX）	Na^+ 通道阻滞剂	生物碱	膝沟藻
短裸甲藻毒素（brevetoxin，BTX）	Na^+ 通道激活剂	聚醚	短裸甲藻
岩沙海葵毒素（palytoxin，PTX）	Na^+、K^+ 通道	聚醚	岩沙海葵
西加毒素（cigatoxin，CTX）	电压依赖型 Na^+ 通道激活剂	聚醚	西加鱼类、岗比毒甲藻
刺尾鱼毒素（maitotoxin，MTX）	电压依赖型 Na^+ 通道激活剂、Ca^{2+} 通道活化	聚醚	岗比毒甲藻
虾夷扇贝毒素（yessotoxin，YTX）	Na^+ 通道激活剂	聚醚	*Dinophysis* 属多种甲藻
海葵毒素（anthoplerin toxin，AP）	Na^+、K^+ 通道	多肽	海葵

海人草酸（digenic acid，kainic acid）为脯氨酸衍生物，曾被广泛用作驱肠虫，治蛔虫病很有效，后发现其对神经系统有损伤而停止使用。因其对脑组织的选择性损害，可广泛地用于中枢神经系统的研究，现已成为神经药理学研究的重要工具药。软骨藻酸（domoic acid）的化学结构与海人草酸有相似之处，也属于中枢神经的兴奋氨基酸，其作用强度为谷氨酸的 100 倍。研究记忆缺失性中毒时，发现引起中毒的活性成分为软骨藻酸，中毒者出现肠道症状和神经紊乱，严重者有短暂的记忆丧失现象。

来自海洋纽形动物类 Nemertea 的化合物 GTS21［3-（2，4-二甲氧基苯亚甲基）-新烟碱二盐酸盐］在抗老年痴呆症的 I 期临床试验中显示出诱人的前景。还有一些海洋生物活性物质，如 TDB（2，3，6-

三溴-4，5-二羟基苯甲基甲基醚）、hymenialdisine（HD）、血清素硫酸盐、ω-3 脂肪酸、xestospongine B、sceptrine 和 ageliferine 在中枢神经系统疾病的临床前研究中表现出很大的潜力。

此外，还从海洋生物中发现具有肌动蛋白脱重合物质、抗致癌促进剂、抑制脱磷酸化酶及 ATP 酶作用等活性成分。尚有一些海洋生药资源成分在骨科医用材料、食品添加剂、保健食品、化妆品等方面广泛应用。

总之，海洋生物的多样性、变异性为从海洋生物资源中寻找新的生药资源及新药研发提供了广阔的前景。如果说开发海洋生药本身是寻找新药的一个很好的思路，那么，在这个研究开发过程中，海洋活性物质的结构新颖性、作用强效性等特点则为我们寻找新资源及新药目标物提供更多的线索，因此海洋生药资源的开发研究还有广阔的应用前景。

课堂互动

> 1. 开发生药资源的途径和方法有哪些？
> 2. 保健食品研发中的注意事项有哪些？
> 3. 海洋药物的开发与陆生天然药物的开发相比具有哪些优势和劣势？

本章小结

生药资源是有限的自然资源，在进行以药材和药物为主的开发与利用时，应开展保健食品、海洋药物等多方面、多层次的开发和综合应用，最大限度地保证生药资源合理开发和充分利用。在发掘更多的新药源、新成分、新产品的开发中，严格执行国家药品管理法规、资源保护政策，走可持续发展之路。

练 习 题

题库

一、选择题

1. 降压药利血平需大量从印度进口蛇根木进行提取，后经我国科学家努力，用国产的同属植物（　　）取代，其疗效一致，且作用温和、缓慢而持久，副作用少

   A. 人参　　　　　　　　B. 地黄　　　　　　　　C. 萝芙木　　　　　　　　D. 人参

2. 在以柴胡为原料提取柴胡挥发油制作柴胡注射液时，药渣及其煎液均弃置不用，但其中含有大量柴胡皂苷、柴胡醇、芸香苷等活性成分，可作为提取（　　）的原料

   A. 柴胡皂苷　　　　　　　　　　　　B. 柴胡醇

   C. 芸香苷　　　　　　　　　　　　D. 芒果苷

3. 已从海藻、海绵、海鞘、草苔虫、海天牛、沙海葵及珊瑚等海洋生物中分离出大量具有（　　）的化合物，包括尿核苷、肽类、大环内酯、甾体类、萜类、皂苷类等

   A. 抗肿瘤活性　　　　　　　　　　　　B. 抗炎活性

   C. 促愈合活性　　　　　　　　　　　　D. 抗病毒活性

4. （　　）物质主要发现于海绵、海鞘、珊瑚、海藻等海洋生物群中，活性成分主要有萜类、核苷类、生物碱、硫酸多糖和其他含氮杂环化合物

   A. 抗肿瘤活性　　　　　　　　　　　　B. 抗炎活性

   C. 促愈合活性　　　　　　　　　　　　D. 抗病毒活性

5. 来源于海洋的神经系统活性物质主要为各种（　　），结构类型主要涉及聚醚、肽类和生物碱等

A. 核苷　　　　　　　　　　　　B. 海洋生物毒素

C. 藻酸双酯钠　　　　　　　　　D. 海藻抑素

6. 临床试验前后共分为（　　）期

A. 一　　　　　B. 二　　　　　C. 三　　　　　D. 四

7. 临床试验中被称为治疗作用确证阶段的是（　　）

A. Ⅰ期　　　　B. Ⅲ期　　　　C. Ⅰ期　　　　D. Ⅳ期

8. 参照天然牛黄所含的化学成分，由牛胆粉、胆酸、猪去养胆酸、牛磺酸、胆红素、胆固醇、微量元素等加工制成的牛黄称为（　　）

A. 人工牛黄　　　　　　　　　　B. 培植牛黄

C. 发酵牛黄　　　　　　　　　　D. 体外培育牛黄

9. （　　）生物碱含量较高且具有生产价值，这就为已知含有特定成分的植物类群中选择含量高的种类提供依据

A. 山莨菪　　　　　　　　　　　B. 青海矮莨菪

C. 东莨菪　　　　　　　　　　　D. 矮莨菪

10. 新药注册申请分为（　　）三大部分

A. 中药及天然药物　　　　　　　B. 化学药品

C. 生物制品　　　　　　　　　　D. 中成药品

11. 研究开发出（　　）符合国际标准的中药、天然药物新药既是我国国民经济发展的需要，也是我们药学工作者的重要任务

A. 安全　　　　B. 可控　　　　C. 有效　　　　D. 便宜

12. 生药资源的可持续利用途径有（　　）

A. 从动植物中发现活性部位或活性成分并开发成为新药

B. 积极开发人工代用品和合成品

C. 扩大药用部位，提高资源利用率

D. 积极寻找濒危动植物药材和国外进口药材的替代品

E. 以化学成分为线索发现新的药用资源

二、思考题

1. 目前已发现的海洋活性物质包括哪些?

2. 简述生药资源开发的层次。

（刁云鹏）

下篇 各 论

第八章

藻、菌类生药

学习导引

知识要求

1. **掌握** 冬虫夏草和灵芝的来源、产地、采制、性状、显微特征、化学成分、理化鉴别、药理作用、功能主治、制剂等内容。

2. **熟悉** 昆布、海藻和茯苓的来源、产地、采制、性状、化学成分、药理作用等内容。

3. **了解** 藻类、菌类其他生药。

能力要求

学会应用性状鉴定、显微鉴定、理化鉴定等技术解决重点生药冬虫夏草、灵芝的真伪鉴别。

第一节 藻 类

PPT

藻类为自养型的原始低等植物，植物体结构简单，没有根、茎、叶的分化，通常含有各种不同色素，能进行光合作用。

藻类生药多分布于红藻门和褐藻门。红藻门藻体大多为多细胞的丝状、枝状或叶状体。细胞壁分两层，内层坚韧，由纤维素构成；外层为藻胶层，由红藻所特有的果胶化合物（藻胶）组成。载色体中含叶绿素、胡萝卜素、叶黄素、藻红素、藻蓝素等，藻体多呈红色以至紫色。贮藏物质为红藻淀粉和红藻糖。褐藻是藻类中比较高级的一大类群，均是多细胞植物，体形大小差异大。藻体呈丝状、叶状或树枝状，高级的种类有类似根、茎、叶分化的固着器、柄和"叶片"（叶状片、带片），其内部构造有类似表皮、皮层和髓的分化。细胞壁分两层，内层由纤维素组成，外层由褐藻胶组成。载色体1至多数，含叶绿素、胡萝卜素及数种叶黄素。由于叶黄素的含量较高，藻体呈黄褐色至深褐色。贮藏物质为褐藻淀粉、甘露醇和脂类等，还含有少量的还原糖和油类，细胞中常含有碘，如海带中的碘含量高达0.34%。

藻类含有多聚糖类、氨基酸类、萜类、甾醇类、胆碱、蛋白质，以及碘、溴、钾、钙、铁等无机元素。常见生药有昆布、海藻等。

昆布 Laminariae Thallus，Eckloniae Thallus

本品为海带科植物海带 *Laminaria japonica* Aresch. 或翅藻科植物昆布 *Ecklonia kurome* Okam. 的干燥叶

状体。夏秋二季采捞，晒干。海带主产于辽宁、山东沿海；昆布主产于浙江、福建沿海。海带卷曲折叠成团状，或缠结成把。全体黑褐色或绿褐色，表面附有白霜。用水浸软膨胀后呈扁平长带状，长 50～150cm，宽 10～40cm，中部较厚，边缘渐薄而呈有波状。类革质，残存柄部扁圆柱状。气腥，味咸。昆布卷曲皱缩成不规则团状。全体黑色，较薄。用水浸软膨胀后呈扁平叶状，长宽 16～26cm，厚约 1.6mm；两侧呈羽状深裂，裂片呈长舌状，边缘有小齿或全缘。质柔滑。海带富含海带聚糖、藻胶酸、昆布素（laminarin）、海带氨酸、甘露醇、胡萝卜素、核黄素、蛋白质及无机元素碘、钾等；昆布含藻胶酸、藻氨酸、粗蛋白、甘露醇及无机元素钾、碘、溴等。依据《中国药典》（2020 年版），浸出物按照热浸法测定，用乙醇作溶剂，不得少于 7.0%。本品含昆布多糖以岩藻糖（$C_6H_{12}O_5$）计，不得少于 2.0%；海带含碘（I）不得少于 0.35%；昆布含碘（I）不得少于 0.20%。药理研究表明，昆布有免疫调节、降血压、降血脂、抗肿瘤等作用。临床上本品用于防治缺碘性甲状腺肿大。本品性寒，味咸。归肝、胃、肾经。具有消痰软坚散结、利水消肿之功能。用于瘿瘤、瘰疬、睾丸肿痛、痰饮水肿。用量 6～12g。

海藻　Sargassum

本品为马尾藻科植物海蒿子 *Sargassum pallidum*（Turn.）C. Ag. 或羊栖菜 *Sargassum fusiforme*（Harv.）Setch. 的干燥藻体。前者习称"大叶海藻"，后者习称"小叶海藻"。主产于辽宁、山东、浙江、福建、广东的沿海区域。夏秋二季采捞，除去杂质，洗净，晒干。大叶海藻皱缩卷曲，黑褐色，有的被白霜，长 30～60cm。主干呈圆柱状，具圆锥形突起，主枝自主干两侧生出，侧枝自主枝叶腋生出，具短小的刺状突起。初生叶披针形或倒卵形，长 5～7cm，宽约 1cm，全缘或具粗锯齿；次生叶条形或披针形，叶腋间有着生条状叶的小枝。气囊黑褐色，球形或卵圆形，有的有柄，顶端钝圆，有的具细短尖。质脆，潮润时柔软；水浸后膨胀，肉质，黏滑。气腥，味微咸。小叶海藻较小，长 15～40cm。分枝互生，无刺状突起。叶条形或细匙形，先端稍膨大，中空。气囊腋生，纺锤形或球形，囊柄较长。质较硬。海藻主要含有多糖、藻胶酸、粗蛋白、甘露醇、钾、碘等。依据《中国药典》（2020 年版），本品含海藻多糖以岩藻糖（$C_6H_{12}O_5$）计，浸出物按照热浸法测定，用乙醇作溶剂不得少于 6.5%。药理研究表明，海藻有降血糖、降血脂、抗肿瘤、抗衰老和免疫增强等作用。本品性寒，味苦、咸。归肝、胃、肾经。具有消痰软坚散结、利水消肿之功能。用于瘿瘤、瘰疬、睾丸肿痛、痰饮水肿。用量 6～12g，不宜与甘草同用。

第二节　菌　类

PPT

菌类是一类不具有自然亲缘关系的类群，没有根、茎、叶的分化，一般无光合作用色素，并依靠现存的有机物质生活的低等植物。菌类分为细菌门、黏菌门和真菌门。菌类生药均属于真菌门。

真菌是一类典型的异养性植物，异养方式有寄生和腐生，也有以寄生为主兼腐生。凡是从活的生物体吸取养分者为寄生；凡是从死的动植物或无生命的有机物吸收养分者为腐生。真菌具有细胞核，细胞壁大多由几丁质组成。真菌的营养体一般都是由分枝或不分枝，分隔或不分隔的菌丝交织在一起，组成菌丝体。真菌菌丝在正常生长期是很疏松的，但是在繁殖期或在不良环境条件下，菌丝相互紧密地缠结在一起，形成各种形态的菌丝组织体，常见的有菌核、子座和根状菌索。菌核是菌丝紧密缠结在一起组成的坚硬的团块状物，如猪苓、茯苓。子实体是某些高等真菌在繁殖时期形成的能产生孢子的菌丝体，如灵芝。子座是容纳子实体的褥座，是真菌从营养阶段到繁殖阶段的一种过渡形式，如冬虫夏草菌体上的棒状物。根状菌索是真菌菌丝体纠结成绳索状，外观和高等植物的根相似。

菌类生药主要有冬虫夏草、灵芝、茯苓、猪苓、麦角、雷丸、马勃、银耳等。菌类生药主要含有多糖类、氨基酸类、生物碱类、甾醇类和萜类等成分，其中多糖类比较普遍，而且多糖类成分多数具有免疫增强及抗肿瘤的作用。

冬虫夏草　Cordyceps*

（英）Chinese Caterpillar Fungus

微课

实例解析

【实例】2014 年 5 月中旬，位于大别山腹地安徽省金寨县的村民们天一亮就带着耙子和小铲子钻进参天密林之中，中午陆续下山，从口袋里掏出几十、几百根不等的“虫草”，以每根几毛至一元不等的价格卖给等在路边的药贩子，一手交钱一手交货。同样的情况 2008 年也曾经在这里出现过，这就是真正的冬虫夏草吗？冬虫夏草生长在海拔 3500m 以上的高寒地区，大别山最高海拔也就 1700m，名贵的冬虫夏草怎么可能在这里大量出现呢？

【解析】经专家鉴定，金寨的“虫草”是亚香棒虫草，来源于麦角菌科真菌亚香棒虫草的菌核及子座，与冬虫夏草是同科不同种。亚香棒虫草被不法药贩用来冒充冬虫夏草，或直接打磨成粉。现代药理研究表明，亚香棒虫草具有提高机体免疫力、促进睡眠和增强记忆力、镇痛等作用。但其还未进行安全评价以及药理、毒理实验，未被《中国药典》收录，不能在市场上流通，更不能作为中药使用。

【来源】为麦角菌科真菌冬虫夏草菌 *Cordyceps sinensis*（BerK.）Sacc. 寄生在蝙蝠蛾科昆虫幼虫上的子座和幼虫尸体的干燥复合体。

【植物形态】由虫体和子座组成。虫体形如蚕；子座通常单生，从虫体头部生出；子座上部稍膨大，其上密生多数子囊壳，壳内有生出多数线形子囊，每个子囊内有多个细长而具横隔的子囊孢子（彩图 1）。

夏季，子囊孢子从子囊中放射出后产生芽管（或从分生孢子产生芽管），芽管穿入寄主幼虫体内生长。染菌幼虫钻入土中越冬，本菌细胞以酵母状出芽法增加体积，将虫体营养耗尽而成僵虫，此时虫体内的菌丝体变成坚硬的菌核，幼虫死亡。翌年夏季，从虫体的头部长出子座，并伸出土层外，成为冬虫夏草。多生长于海拔 3500m 以上排水良好的高山草甸和山坡树下烂叶层中。

【采制】夏初子座出土、孢子未发散时采挖，晒至 6~7 成干，除去似纤维状的附着物及杂质，晒干或低温干燥。

【产地】主产于四川甘孜、阿坝藏族自治州，青海玉树、果洛藏族自治州，西藏那曲、昌都等地区。甘肃、云南、贵州等省亦有部分产出。

知识拓展

关于加强冬虫夏草资源保护与管理工作的意见

冬虫夏草大量采挖，对当地的生态环境，特别是“三江源”腹地青海省玉树和果洛，造成大面积的植被剥离山体，泥土裸露，加重草场退化和水土流失的现象。2014 年，青海省政府出台《关于加强冬虫夏草资源保护与管理工作的意见》，实行分级负责、分片管理，各地每年制订年度采挖计划，合理确定采挖区域、采挖面积、采挖量，严格执行冬虫夏草采集证管理制度，实行草原植被恢复费收取制度，强化植被恢复管理，推进冬虫夏草资源保护制度化，杜绝掠夺式采挖行为，确保冬虫夏草资源有序、可持续利用。

【性状】本品由虫体与从虫头部长出的真菌子座相连而成。虫体似蚕，长 3~5cm，直径 0.3~0.8cm；表面深黄色至黄棕色，有环纹 20~30 个，近头部的环纹较细；头部红棕色；全身足 8 对，近头部 3 对，中部 4 对较明显，近尾部 1 对；质脆，易折断，断面略平坦，淡黄白色。子座细长圆柱形，稍扭曲，长 4~7cm，直径约 0.3cm；表面深棕色至棕褐色，有细纵皱纹，上部稍膨大；质柔韧，断面类白色。气微腥，味微苦（彩图 1）。

【显微特征】虫体横切面：呈不规则形，四周为虫体的躯壳，外被短刺毛；躯壳内有大量菌丝，其间有裂隙。

子座横切面：①子囊壳椭圆形至卵圆形，近表面生，基部陷于子座内。②子囊壳中有多数子囊，子囊细长，长 240~485μm，直径 12~16μm；顶部壁厚，中央有一狭线状孔口；子囊内有子囊孢子 2~8 枚，孢子线形，长 160~470μm，直径 5~6.5μm，有多数横隔。③子座中央充满菌丝，有裂缝（图 8-1）。

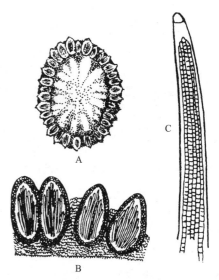

图 8-1　冬虫夏草子座图
A. 子座横切面；B. 子囊壳（子实体）；
C. 子囊及子囊孢子

【化学成分】含有蛋白质、核苷、脂肪、多糖、甾醇类成分。其中，粗蛋白约含 25%，水解后得天门冬氨酸等 19 种游离氨基酸；腺苷 0.01%；脂肪约 8%；虫草酸（cordycepic acid），即 D-甘露醇（D-mannitol）约 7%。此外还含有维生素类及多种微量元素等。

腺苷　　　　　　　　　虫草素　　　　　　　　　虫草酸

【理化鉴别】1. 检查重金属及有害元素　按照原子吸收分光光度法或电感耦合等离子体质谱法测定，铅不得过 5mg/kg；镉不得过 1mg/kg；汞不得过 0.2mg/kg；铜不得过 20mg/kg。

2. 含量测定　按高效液相色谱法测定，本品按干燥品计算，含腺苷（$C_{10}H_{13}N_5O_4$）不得少于 0.010%。

【药理作用】冬虫夏草的药理作用见表 8-1。

表 8-1　冬虫夏草的药理作用

药理作用	作用机制	活性成分
免疫调节作用	对体液免疫、机体细胞免疫功能有双向调节作用；可促进脾脏 DNA 的生物合成，增加核酸与蛋白质含量，促使脾细胞增殖；增强小鼠腹腔巨噬细胞的吞噬功能，增强机体免疫功能；增强 NK 细胞活性	虫草多糖
抗癌作用	水提取物对小鼠肉瘤 S_{180}、Lewis 肺癌、小鼠乳腺癌 MA_{757} 均有明显的抑制作用	虫草多糖
调节心血管作用	可使离体蛙及兔心率减慢，心输出量和冠脉流量增加，增加心肌耐缺氧能力，可明显对抗乌头碱和氯化钡诱发的大鼠心律失常	水提液
对肾功能的影响	可减轻大鼠急性肾损伤，与减轻肾小管细胞溶酶体毒性损伤、保护细胞膜 Na^+、K^+-ATP 酶和减少细胞脂质过氧化的作用有关	

【功能主治】甘，平。归肺、肾经。补肺益肾，止血化痰。用于肾虚精亏、阳痿遗精、腰膝酸痛、久

咳虚喘、劳嗽咯血。用量 3~9g。

【制剂】1. 百令胶囊　成分为发酵冬虫夏草菌粉 Cs-C-Q80 中华被毛孢经液体深层发酵所得菌丝体的干燥粉末。具有补肺肾、益精气的功能。用于肺肾两虚引起的咳嗽、气喘、咯血、腰背酸痛、面目虚浮、夜尿清长，以及慢性支气管炎、慢性肾功能不全的辅助治疗。

2. 金水宝胶囊　成分为发酵虫草菌粉（Cs-4）。具有补益肺肾、秘精益气的功能。用于肺肾两虚、精气不足、久咳虚喘、神疲乏力、不寐健忘、腰膝酸软、月经不调、阳痿早泄；慢性支气管炎、慢性肾功能不全、高脂血症、肝硬化见上述证候者。

【附】1. 人工冬虫夏草　是采用液体深层培养法发酵获得的菌丝体，其化学成分、药理作用均与天然冬虫夏草相近，但是人工冬虫夏草的核苷含量明显高于天然冬虫夏草。人工冬虫夏草是否完全具有天然冬虫夏草的药效尚待研究。

2. 尚有虫草属（*Cordyeps*）数种真菌在民间也作药用。①亚香棒虫草 *Cordyceps hawkesii* Gray 的干燥子座及虫体。产于湖南、安徽、福建等地。虫体似蚕，长 3~5cm，直径 0.3~0.7cm，表面有类白色的菌膜，除去菌膜显褐色；子座单生或有分枝，长 5~8cm，多弯曲，黑色，有纵皱或棱，上部光滑，下部有细绒毛。气微腥，味微苦。有效成分与冬虫夏草相似，民间用作滋补药，常见头晕、恶心等副作用。②凉山虫草 *Cordyceps liangshanensis* Zhang, Liu et Hu 的干燥子座及虫体。产于四川。虫体形似蚕，长 3~6cm，直径 0.6~1cm，表面棕黑色或黑褐色，被锈色绒毛，有众多环纹，足不明显；子座多单一而细长，圆柱形，不规则弯曲或扭曲，长 10~30cm，直径 0.1~0.2cm，表面黄棕色至黄褐色。气微腥，味淡。③蛹虫草 *Cordyceps militaris*（L.）Link 寄生于夜蛾科幼虫上的干燥虫体及子座，习称"北虫草"或"蛹草"。发育成蛹后才死亡，虫体呈椭圆形的蛹，有 6~7 个环节；子座橙红色棒状，顶端钝圆，柄细长，圆柱形。

3. 常见多种冬虫夏草伪品，如以唇形科植物地蚕 *Stachys geobombycis* C. Y. Wu、草石蚕 *Stachys sieboldii* Miq. 及毛叶地瓜苗 *Lycopus lucidus* Turcz. 的块茎伪充。还有用面粉、玉米粉、石膏等经模压加工而成。前三者有高等植物的组织构造，后者可检出淀粉。可根据性状和显微特征等手段鉴别。

课堂互动

冬虫夏草的来源与性状特征是什么？

灵芝　Ganoderma*

（英）Ganoderma

【来源】为多孔菌科真菌赤芝 *Ganoderma lucidum*（Leyss. ex Fr.）Karst. 或紫芝 *Ganoderma sinense* Zhao, Xu et Zhang 的干燥子实体。

【植物形态】赤芝　子实体伞状，菌柄侧生或偏生于菌盖的一侧，近圆柱形，红褐色至紫褐色，皮壳硬而有漆样光泽；菌盖木栓质，肾形或半圆形，宽 12~20cm，厚 2cm；皮壳坚硬，幼嫩时淡黄色，渐变为红褐色，有光泽，有同心环棱纹和辐射状皱纹，边缘薄而平截，常稍内卷。菌肉近白色至浅棕色，由无数细孔状菌管构成；菌管单层，管口面乳白色，触后变为红色或紫红色，管口圆形。孢子褐色，卵形，双层壁，内壁有小刺，褐色，外壁光滑，无色（彩图 2）。

紫芝　菌盖和菌柄的皮壳呈紫色或黑紫色；菌肉锈褐色；孢子卵形，较大；内壁具显著小疣突。

【采制】全年采收，除去杂质，剪除附有朽木、泥沙或培养基质的下端菌柄，阴干或在 40~50℃ 烘干。

【产地】主产于华东、西南等地。

【性状】赤芝　子实体由菌盖和菌柄组成。外形呈伞状，菌盖肾形，半圆形或近圆形，直径 10~18cm，厚 1~2cm。皮壳坚硬，黄褐色至红褐色，有光泽，近边缘处有略呈波形弯曲的环状棱纹，与菌柄相连处有辐射状皱纹，菌盖边缘薄而平截，常稍内卷。菌肉白色至淡棕色，有细小密集的微孔（菌管）。菌柄圆柱形，侧生，少偏生，与菌盖成直角，长 7~15cm，直径 1~3.5cm，红褐色至紫褐色，光亮。质坚而有韧性，折断面似木栓质。孢子细小，黄褐色。气微香，味苦涩（彩图 2）。

紫芝 皮壳紫黑色，有漆样光泽。菌肉锈褐色。菌柄长 17~23cm。

栽培品 子实体较粗壮、肥厚，直径 12~22cm，厚 1.5~4cm。皮壳外常被大量粉尘样的黄褐色孢子。

【显微特征】粉末：浅棕色、棕褐色至紫褐色。①菌丝散在或黏结成团，无色或淡棕色，细长，稍弯曲，有分枝，直径 2.5~6.5μm。②孢子褐色，卵形，顶端平截，外壁无色，内壁有疣状突起，长 8~12μm，宽 5~8μm。

【化学成分】主要含多糖、三萜类化合物，其中灵芝多糖（ganoderma polysaccharides）含量约 1%，孢子中多糖含量达 10% 以上。三萜类化合物有灵芝酸（ganoderic acid）A、B、C_1、C_2、D_1、D_2、E_1、E_2、F、G、H、I、J、T，赤芝酸（lucidenic acid）A、B、C、D_1、D_2、E_1、E_2、F，灵赤酸 A、B、C 等 100 多种。此外还含有核苷类、蛋白质和氨基酸类等。

	R_1	R_2
灵芝酸 A	O	α-OH，β-H
灵芝酸 B	β-OH，α-H	O
灵芝酸 C	β-OH，α-H	α-OH，β-H
灵芝酸 D	O	O

【理化鉴别】**1. 薄层色谱** 按薄层色谱法操作，供试品色谱中，在与对照药材、半乳糖、葡萄糖、甘露糖和木糖对照品色谱相应的位置上显相同颜色的荧光斑点。

2. 含量测定 按紫外-可见分光光度法测定，本品按干燥品计算，含灵芝多糖以无水葡萄糖（$C_6H_{12}O_6$）计，不得少于 0.90%；含三萜及甾醇以齐墩果酸（$C_{30}H_{48}O_3$）计，不得少于 0.50%。

3. 浸出物 按热浸法测定，本品浸出物不得少于 3.2%。

【药理作用】灵芝的药理作用见表 8-2。

表 8-2 灵芝的药理作用

药理作用	作用机制	活性成分
免疫调节作用	可增加小鼠腹腔渗出液中的细胞、巨噬细胞、多形核白细胞，细胞免疫增强；可促进 IL-2 的分泌并增强 T 细胞功能	灵芝多糖
抗氧化作用	对超氧阴离子（O_2^-）自由基的产生和红细胞脂质过氧化有抑制作用，对羟基自由基（·OH）有清除作用，具有超氧化物歧化酶样活性	灵芝多糖
抗肿瘤作用	水提液及多糖对小鼠 S_{180} 有显著的抑制作用	多糖、蛋白质

【功能主治】甘，平。归心、肺、肝、肾经。补气安神，止咳平喘。用于心神不宁、失眠心悸、肺虚咳喘、虚劳短气、不思饮食。用量 6~12g。

【制剂】**1. 白蚀丸** 由紫草、灵芝、盐补骨脂等组成。具有补益肝肾、活血祛瘀、养血驱风的功能。用于肝肾不足、血虚风盛所致的白癜风。

2. 夜宁糖浆 由合欢皮、灵芝、首乌藤等组成。具有养血安神的功能。用于心血不足所致的失眠、多梦、头晕、乏力；神经衰弱见上述证候者。

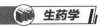

茯苓　Poria

本品为多孔菌科真菌茯苓 *Poria cocos*（Schw.）Wolf 的干燥菌核。多于 7~9 月采挖，挖出后除去泥沙，堆置"发汗"后通风阴凉处摊开，晾至表面干燥，再"发汗"，反复数次至现皱纹、内部水分大部散失后阴干，称为"茯苓个"。将鲜茯苓按不同部位切制，阴干，分别称为"茯苓块"或"茯苓片"。主产于云南、安徽、湖北等地。以云南产者质量最佳，习称"云苓"；安徽产量大，习称"安苓"。多人工栽培。茯苓个呈类球型、椭圆形、扁圆形或不规则团块，大小不一。外皮薄而粗糙，棕褐色至黑褐色，具皱缩纹理。体重，质坚实。断面颗粒性，有的具裂隙，外层淡棕色，内部白色，少数淡红色，有的中间抱有松根。气微，味淡，嚼之粘牙。茯苓块为去皮后切制的茯苓，呈立方块状或方块状厚片，大小不一，呈白色、淡红色或淡棕色。茯苓片为去皮后切制的茯苓，呈不规则厚片，厚薄不一，呈白色、淡红色或淡棕色。茯苓主要含有多糖、三萜类、有机酸类及微量元素，如茯苓聚糖、茯苓次聚糖、茯苓酸、齿孔酸等。依据《中国药典》（2020 年版），按照热浸法测定，用稀乙醇作溶剂，不得少于 2.5%。药理研究表明茯苓有抗肿瘤、免疫增强、利尿、镇静、抗炎等作用。本品性平，味甘、淡。具有利水渗湿、健脾、宁心之功能。用于水肿尿少、痰饮眩悸、脾虚食少、便溏泄泻、心神不安、惊悸失眠。用量 10~15g。

菌类其他生药

菌类其他生药见表 8-3。

表 8-3　菌类其他生药

生药	来源	活性成分	药理作用	功能主治
猪苓	猪苓 *Polyporus umbellatus*（Pers.）Fries 的干燥菌核	多糖类、甾体类、多孔菌甾酮 A、B、C、D、E、F、G	利尿、抗肿瘤、免疫增强、保肝	利水渗湿
马勃	脱皮马勃 *Lasiosphaera fenzlii* Reich.，大马勃 *Calvatia gigantea*（Batsch. ex Pers.）Lloyd 或紫色马勃 *Calvatia lilacina*（Mont. et Berk.）Lloyd 的干燥子实体	氨基酸类、甾醇类、类脂质	止血、抗菌	清肺利咽、止血
雷丸	雷丸 *Omphalia lapidescens* Schroet. 的干燥菌核	蛋白酶	驱绦虫	杀虫消积
云芝	彩绒革盖菌 *Coriolus versicolor*（L. ex Fr.）Quel 的干燥子实体	多糖类	提高机体免疫力、抗肿瘤、抗动脉粥样硬化	舒筋活络，和胃化湿

藻类植物为自养型的原始低等植物，植物体没有根、茎、叶的分化，能进行光合作用。藻类生药主要分布在红藻门和褐藻门，主要含有多聚糖类、氨基酸类、萜类、甾醇类等化合物。常用生药有昆布、

海藻。菌类是一类不具有自然亲缘关系的类群，依靠有机物质生活的低等植物。菌类生药来源于真菌门，主要含有多糖类、氨基酸类、生物碱类、甾醇类、萜类等化学成分。常用生药有冬虫夏草、灵芝、茯苓等。其中冬虫夏草的性状主要从虫体和子座两部分来鉴别，主要含有蛋白质、核苷、脂肪、多糖、甾醇类成分，具有调节免疫力等作用。在民间虫草属的其他菌类也作药用。灵芝《中国药典》（2020 年版）收载赤芝和紫芝两个来源，性状鉴别主要从菌盖和菌柄两个部分。灵芝中主要含有多糖、三萜类化合物，具有调节免疫力、抗肿瘤等药理作用。藻菌类生药的开发利用逐步受到重视。

题库

练习题

一、选择题

1. 昆布、海藻是常用的藻类药材，其结构特点是（　　）
   A. 无根、茎、叶分化　　　　　　B. 有根、茎、叶分化
   C. 矮小，有茎、叶，无输导组织　D. 有根、茎、叶、花、果实和种子

2. 真菌为了度过不良环境，菌丝体上的菌丝密结、特化所形成的质地坚硬的菌丝休眠体叫做（　　）
   A. 根状菌索　B. 子座　　　　C. 菌核　　　　　D. 子实体

3. 属于异养性植物的是（　　）
   A. 藻类植物　B. 菌类植物　　C. 地衣植物　　　D. 蕨类植物

4. 容纳子实体的菌丝褥座的是（　　）
   A. 菌丝体　　B. 薄壁组织　　C. 子座　　　　　D. 子实体

5. 不为多孔菌科的真菌类药材的是（　　）
   A. 灵芝　　　B. 茯苓　　　　C. 猪苓　　　　　D. 冬虫夏草

6. 主产于四川、青海、西藏等省区药材的是（　　）
   A. 冬虫夏草　B. 茯苓　　　　C. 灵芝　　　　　D. 昆布

7. 冬虫夏草的采收时间为（　　）
   A. 春季　　　B. 夏初　　　　C. 秋季　　　　　D. 冬季

8. 下列（　　）不是冬虫夏草的性状特征
   A. 虫体形如蚕
   B. 足 8 对，前部 5 对明显
   C. 质脆易断，断面略平坦
   D. 子座细长圆柱形，上部稍膨大，质柔韧

9. 冬虫夏草虫体有足 8 对，其中（　　）
   A. 头部三对最明显　　　　　　　B. 中部四对最明显
   C. 头部四对最明显　　　　　　　D. 中部三对最明显

10. 下列药材在采收加工时进行"发汗"的是（　　）
    A. 雷丸　　　B. 茯苓　　　　C. 猪苓　　　　D. 灵芝

11. 下列（　　）不是茯苓的性状特征
    A. 呈类球形、椭圆形或不规则块状
    B. 外皮棕褐色至黑褐色，粗糙，有明显皱纹
    C. 体轻，能浮于水面
    D. 断面内部白色，少数淡红色

12. 茯苓粉末显微观察可见（　　）

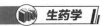

  A. 草酸钙簇晶   B. 草酸钙方晶

  C. 菌丝极多   D. 糊粉粒

13. 灵芝的药用部分是（　　）

  A. 菌核   B. 菌丝体   C. 子座   D. 子实体

二、思考题

1. 冬虫夏草常见混淆品有哪些？其主要性状特征是什么？

2. 简述灵芝的主要化学成分及其药理作用。

（刘　芳）

第九章

蕨 类 生 药

学习导引

知识要求

1. **掌握** 绵马贯众的来源、采制、产地、性状、显微特征、化学成分、理化鉴别、药理作用、功能主治、制剂等内容。

2. **熟悉** 骨碎补和海金沙的来源、采制、产地、性状、化学成分、药理作用等内容。

3. **了解** 蕨类植物类其他生药。

能力要求

学会应用性状鉴定、显微鉴定、理化鉴定等技术解决重点生药绵马贯众等的真伪鉴别。

第一节 蕨类植物的主要特征

PPT

　　蕨类植物是具维管束的孢子植物，是介于苔藓植物和种子植物之间的一个类群，是较高等的孢子植物，又是较原始的维管植物。世代交替现象明显，有两个独立生活的植物体，即孢子体和配子体。孢子体远比配子体发达，具有根、茎、叶等器官的分化和较原始的输导组织。蕨类植物根为不定根，呈须根状，着生于根状茎上。茎多为根状茎，常被具有保护作用的毛茸和鳞片。毛茸有单细胞非腺毛、星状毛、节状毛或单细胞头腺毛，有的具间隙腺毛。茎中具有各种中柱，主要有原生中柱、管状中柱、网状中柱和散状中柱，木质部均为管胞。很多蕨类植物以根茎入药，其根状茎上常有叶柄残基，而叶柄中的维管束数目、类型及排列方式不同，可作为生药的鉴别依据。叶着生于根茎，分为小型叶和大型叶。孢子囊单生于孢子叶的近轴面叶腋或叶的基部，或常聚集成不同形状的孢子囊群，生于孢子叶的背面、边缘或集生在一特化的孢子叶上。孢子囊群呈圆形、长圆形、肾形、线形等形状，有或无囊群盖。孢子大多数为同型，少数为异型，生于孢子囊中。重要的蕨类生药有石杉、绵马贯众、海金沙、狗脊、木贼、卷柏、石韦、骨碎补等。

　　蕨类植物主要含有黄酮类、生物碱类、酚类、萜类及甾体类化合物。黄酮类化合物在蕨类植物中分布得较广，常见的有芹菜素、木犀草素、牡荆素、芫花素等。在真蕨类植物中常见黄酮醇类，如山柰酚、槲皮素等；在小叶型蕨类植物中常见双黄酮类，如穗花杉双黄酮、偏柏双黄酮。生物碱类化合物普遍存在于小叶型蕨类植物中，如从石杉中分离得到用于防治老性痴呆症的石杉碱甲，从伸筋草中分离得到具有解热作用的石松碱、伸筋草碱、石松毒碱等。酚类化合物较广泛地分布于大叶型蕨类植物中，如咖啡酸、绿原酸、阿魏酸等具有抗菌、止血和升高白细胞的作用。多元酚类，特别是间苯三酚衍生物，常见于鳞毛蕨属植物中，如绵马酸类和黄绵马酸类化合物具有驱虫和抗病毒的作用。

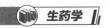

PPT

微课

第二节 蕨类植物的重要生药

绵马贯众 Dryopteridis Crassirhizomatis Rhizoma *
（英）Male Fern Rhizome

实例解析

【实例】2015 年 4 月 2 日，加拿大卫生部暂停两种含欧绵马成分的天然健康产品的许可证。欧绵马传统用量为 1~15.5g，用于驱除肠道绦虫。加拿大卫生部认为，高剂量水平的含欧绵马产品可能引起肝损害、失明，甚至死亡等严重不良反应。

【解析】欧绵马（*Dryopteris filix-mas* (L.) Schott [*Polypodium filix-mas* L.]）为鳞毛蕨科鳞毛蕨属植物，分布于欧洲、北美、中亚的北温带，在我国分布于新疆西北部和北部。欧绵马被《中华人民共和国卫生部药品标准》（维吾尔药分册）收录，规定用量（4~6g）低于国际用量的最大值（15.5g），且未在市场上广泛使用，检索国家药品不良反应监测数据库，未检索到欧绵马不良反应报告。《中国药典》（2020 年版一部）收录的绵马贯众与欧绵马为同属不同种植物，能清热解毒、驱虫，用于虫积腹痛、疮疡，用量 4.5~9g，有小毒。

【来源】为鳞毛蕨科植物粗茎鳞毛蕨 *Dryopteris crassirhizoma* Nakai 的干燥根茎和叶柄残基。

【植物形态】多年生草本。根茎粗壮，斜生，连同叶柄基部密生棕褐色、长披针形大鳞片。叶簇生，叶片草质，倒披针形，二回羽状全裂或深裂，叶轴及叶脉被黄褐色鳞片；羽片无柄，裂片密接。孢子囊群着生于叶片背面上部 1/3~1/2 的羽片上，生于小脉中部以下，每裂片 1~4 对。囊群盖圆肾形，棕色（彩图 3）。

【采制】秋季采挖，削去叶柄、须根，除去泥沙，晒干。

【产地】主产于黑龙江、吉林、辽宁。

【性状】药材呈长倒卵形，略弯曲，上端钝圆或截形，下端较尖，有的纵剖为两半，长 7~20cm，直径 4~8cm。表面黄棕色至黑褐色，密被排列整齐的叶柄残基及鳞片，顶端中心有密被鳞片并卷曲的冬芽，并有弯曲的须根。叶柄残基呈扁圆形，长 3~5cm，直径 0.5~1.0cm；表面有纵棱线，质硬而脆，断面略平坦，棕色，近边缘有黄白色维管束 5~13 个，环列；每个叶柄残基的外侧常有 3 条须根，鳞片条状披针形，全缘，常脱落。根茎质坚硬，断面略平坦，深绿色至棕色，有黄白色维管束 5~13 个，环列，其外散有较多的叶迹维管束。气特异，味初淡而微涩，后渐苦，辛（彩图 3）。

饮片呈不规则的厚片或碎块，根茎外表皮黄棕色至黑褐色，多被有叶柄残基，有的可见棕色鳞片，切面淡棕色至红棕色，有黄白色维管束小点，环状排列。气特异，味初淡而微涩，后渐苦、辛。

【显微特征】叶柄基部横切面：①表皮为 1 列外壁增厚的小型细胞，常脱落。②下皮为 10 余列多角形厚壁细胞，棕色至褐色。③基本组织细胞排列疏松，细胞间隙中有单细胞的间隙腺毛，头部呈球形或梨形，内含棕色分泌物。④周韧维管束 5~13 个，环列，每个维管束周围有 1 列扁小的内皮层细胞，凯氏点明显，有油滴散在，其外有 1~2 列中柱鞘薄壁细胞，薄壁细胞中含棕色物和淀粉粒（图 9-1，图 9-2）。

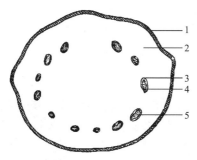

图 9-1　绵马贯众叶柄基部横切面简图
1. 厚壁组织；2. 薄壁组织；
3. 内皮层；4. 韧皮部；5. 木质部

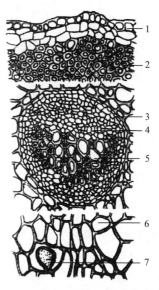

图 9-2　绵马贯众叶柄基部横切面详图
1. 表皮；2. 下皮；3. 内皮层；4. 韧皮部；
5. 木质部；6. 薄壁组织；7. 间隙腺毛

【化学成分】含有间苯三酚类、黄酮类及萜类化合物。间苯三酚衍生物绵马精（filmarone）性质不稳定，缓慢分解产生绵马酸类（filicic acids），包括绵马酸 BBB、PBP、PBB、ABB、ABP、ABA 等，黄绵马酸类（flavaspidic acids）包括黄绵马酸 BB、AB、PB，白绵马素类（albaspidins）包括白绵马素 AA、BB、PP，去甲绵马素类（desaspidins），包括去甲绵马素 AB、BB、PB，以及绵马酚、绵马次酸等。此外，还含有绵马贯众素等。

	R_1	R_2
绵马酸 BBB	C_3H_7	C_3H_7
绵马酸 ABB	CH_3	C_3H_7
绵马酸 PBB	C_2H_5	C_3H_7
绵马酸 ABP	CH_3	C_2H_5
绵马酸 PBP	C_2H_5	C_2H_5
绵马酸 ABA	CH_3	CH_3

【理化鉴别】**1. 薄层色谱**　按薄层色谱法操作，供试品色谱中，在与绵马贯众对照药材色谱相应位置上显相同颜色的斑点。

2. 浸出物　按热浸法测定，用稀乙醇作溶剂，本品浸出物不得少于 25.0%。

【药理作用】绵马贯众的药理作用见表 9-1。

表 9-1　绵马贯众的药理作用

药理作用	作用机制	活性成分
驱虫作用	绵马贯众对绦虫有强烈毒性，可使绦虫肌肉麻痹，不能牢附肠壁，通过泻药将绦虫驱出体外	绵马酸类
抗病原微生物作用	对各型流感病毒、腺病毒Ⅲ型、脊髓灰质炎病毒Ⅱ型、乙肝病毒表面抗原、柯萨奇病毒、伤寒杆菌、大肠杆菌、铜绿假单胞菌、变形杆菌、金黄色葡萄球菌等均有抑制作用	间苯三酚类
子宫收缩作用	乙醚提取物对家兔和豚鼠的离体子宫有较强的收缩作用	绵马酸类

知识拓展

欧绵马的毒性

《中华本草》记载欧绵马毒性较大，现已少用。在胃肠道不易吸收，但如肠中有过多脂肪，则可促进吸收而中毒。欧绵马能麻痹随意肌、心肌，对胃肠道有刺激作用，严重时导致呕吐、泻下、视力障碍，甚至失明（视网膜血管痉挛及视神经损伤）。中毒时引起中枢神经系统障碍，出现震颤、惊厥乃至延脑麻痹等现象。绵马酸镁盐 40mg/kg 灌服，即可引起狗精母细胞变异、腹泻、消瘦；剂量增大至 40~80mg/kg，给药 10~15 天，可损伤视神经，引起失明，也可损害大脑白质。小鼠灌胃的 LD_{50} 为 298mg/kg，大鼠为 1076mg/kg，豚鼠为 273mg/kg。

【功能主治】苦，微寒；有小毒。归肝、胃经。清热解毒，驱虫。用于虫积腹痛，疮疡。用量 4.5~9g。

【制剂】抗感颗粒　由金银花、赤芍、绵马贯众组成。具有清热解毒的功能。用于外感风热引起的感冒，症见发热、头痛、鼻塞、喷嚏、咽痛、全身乏力、酸痛。

【附】商品贯众来源复杂，同名异物现象极为严重，常见的有以下四种。

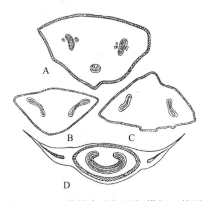

图 9-3　几种贯众叶柄基部横切面简图
A. 狗脊蕨；B. 荚果蕨；
C. 峨眉蕨；D. 紫萁

（1）紫萁贯众来源于紫萁科植物紫萁 *Osmunda japonica* Thunb. 的干燥根茎和叶柄残基。本品略呈圆锥形或圆柱形，稍弯曲，长 10~20cm，直径 3~6cm。根茎横生或斜生，下侧着生黑色而硬的细根；上侧密生叶柄残基，叶柄基部呈扁圆形，斜向上，长 4~6cm，直径 0.2~0.5cm，表面棕色或棕黑色，切断面有 U 形筋脉纹（维管束），常与皮部分开（图 9-3）。质硬，不易折断。气微，味甘、微涩。

（2）狗脊贯众来源于乌毛蕨科植物狗脊蕨 *Woodwardia japonica*（L.f.）Sm. 和单芽狗脊蕨 *Woodwardia unigemmata*（Makino）Nakai 的干燥根茎和叶柄残基。狗脊蕨叶柄基部断面半圆形，镰刀状弯曲，有分体中柱 2~4 个，内面的一对较大，成"八"字形排列。气微弱，味微苦、涩。单芽狗脊蕨叶柄基部断面可见 5~8 个分体中柱，排列成半环状，末端两个较大。

（3）荚果贯众来源于球子蕨科植物荚果蕨 *Matteuccia struthiopteris*（L.）Todaro 的干燥根茎和叶柄残基。叶柄基部断面三角形，有分体中柱 2 个，呈"八"字形排列。

（4）峨眉贯众来源于蹄盖蕨科植物峨眉蕨 *Lunathyrium acrostichoides*（Sw.）Ching 的干燥根茎和叶柄残基。叶柄基部断面分体中柱 2 个，呈"八"字形排列。

课堂互动

简述紫萁贯众、荚果贯众在性状特征上与绵马贯众的区别。

骨碎补　Drynariae Rhizoma

本品为水龙骨科植物槲蕨 *Drynaria fortunei*（Kunze）J. Sm. 的干燥根茎。全年均可采挖，除去泥沙，干燥，或再燎去茸毛（鳞片）。主产于湖南、浙江、江西等省。药材呈扁平长条状，多弯曲，有分枝，长 5~15cm，宽 1~1.5cm，厚 0.2~0.5cm。表面密被深棕色至暗棕色的小鳞片，柔软如毛，经火燎者呈棕褐色或暗褐色，两侧及上面均具突起或凹下的圆形叶痕，少数有叶柄残基和须根残留。体轻，质脆，易折断，断面红棕色，维管束呈黄色点状，排列成环。气微，味淡，微涩。骨碎补主要含黄酮苷类，如橙皮苷（hesperidin）、柚皮苷（naringin）等。另含四环三萜类、烯类、甾醇类等。依据《中国药典》（2020年版），浸出物按照热浸法测定，用稀乙醇作溶剂，不得少于 16.0%。本品含柚皮苷（$C_{27}H_{32}O_{14}$）不得少于 0.50%。药理研究表明骨碎补有强心、镇静、镇痛、降血脂、抗炎、抗菌等作用。本品性温，味苦。归肝、肾经。具有疗伤止痛、补肾强骨、外用消风祛斑之功能。用于跌扑闪挫、筋骨折伤、肾虚腰痛、筋骨痿软、耳鸣耳聋、牙齿松动；外治斑秃，白癜风。用量 3~9g。

海金沙　Lygodii Spora

本品为海金沙科植物海金沙 *Lygodium japonicum*（Thunb.）Sw. 的干燥成熟孢子。秋季孢子未脱落时采割藤叶，晒干，搓揉或打下孢子，除去藤叶。主产于广东、浙江、湖南、湖北、江苏等省。药材呈粉末状，棕黄色或淡棕黄色。体轻，手捻有光滑感，置手中易从指缝滑落。气微，味淡。撒在水中则浮于水面，加热始逐渐下沉。置火中易燃烧发生爆鸣声且有闪光。无灰渣残留。孢子含脂肪油。药理研究表明海金沙有利尿、排石、抗菌、降血糖、抗氧化等作用。本品性寒，味甘、咸。归膀胱、小肠经。具有清热利湿，通淋止痛之功能。用于热淋，石淋，血淋，膏淋，尿道涩痛。用量 6~15g，包煎。

蕨类其他常用生药

蕨类其他常用生药见表 9-2。

表 9-2　蕨类其他常用生药

生药	来源	活性成分	药理作用	功能主治
石杉	蛇足石杉 *Huperzia serrata*（Thunb.）Trev. 或石杉 *Huperzia Selago*（L.）Bernh. 的干燥全草	生物碱类、三萜类	改善记忆力，保护中枢神经系统	清热解毒，生肌止血，散瘀消肿
狗脊	金毛狗脊 *Cibotium barometz*（L.）J. Sm. 的干燥根茎	酚类、鞣质类	增加心肌血流量，抗血小板凝聚，抗炎，抗风湿	祛风湿，补肝肾，强腰膝
木贼	木贼 *Equisetum hyemale* L. 的干燥地上部分	黄酮类、生物碱类	降压，抗血小板凝聚，镇静，抗惊厥，止血，抗菌	疏散风热，明目退翳
石韦	庐山石韦 *Pyrrosia Sheareri*（Bak.）Ching、石韦 *Pyrrosia lingua*（Thunb.）Farwell 或有柄石韦 *Pyrrosia petiolosa*（Christ）Ching 的干燥叶	黄酮类、有机酸类	镇咳祛痰，抗菌，抗病毒	利尿通淋，清肺止咳，凉血止血

本章小结

　　蕨类植物是具维管束的孢子植物，孢子体比配子体发达，具有根、茎、叶等器官的分化和较原始的输导组织。蕨类植物多以根茎入药，其维管束数目、类型及排列方式为此类生药的主要鉴别依据。蕨类生药主要含有黄酮类、生物碱类、酚类、萜类及甾体类化合物。绵马贯众是常用中药材，主要性状特征为断面有黄白色维管束5~13个，呈环状排列；显微特征主要为基本组织中有单细胞的间隙腺毛，周韧维管束5~13个，环列。绵马贯众具有驱虫、抗病原微生物的作用。

练 习 题

题库

一、选择题

1. 绵马贯众的主要化学成分是（　　　）
　　A. 黄酮类化合物　　　　　　　　B. 间苯三酚衍生物
　　C. 生物碱类化合物　　　　　　　D. 环烯醚萜化合物

2. 绵马贯众主产于（　　　）
　　A. 四川、青海、西藏等省区
　　B. 辽宁、吉林、黑龙江等省
　　C. 陕西、云南、河南、山西等省
　　D. 湖北、安徽、云南等省

3. 根茎薄壁组织中有间隙腺毛的药材是（　　　）
　　A. 延胡索　　　B. 何首乌　　　C. 绵马贯众　　　D. 狗脊

4. 绵马贯众根茎及叶柄残基断面的维管束为（　　　）
　　A.1个，呈"U"字形　　　　　　B.2~4个，环列
　　C.2个，呈"八"字形　　　　　　D.5~13个，环列

5. 绵马贯众叶柄横切片，滴加1%香草醛溶液及盐酸，镜检，间隙腺毛呈（　　　）
　　A. 红色　　　B. 黄色　　　C. 蓝色　　　D. 绿色

6. 海金沙的药用部位是（　　　）
　　A. 花粉　　　　　　　　　B. 干燥成熟的孢子
　　C. 植物体上的虫瘿　　　　D. 树脂

7. （　　　）置火中易燃烧，发生爆鸣声且有闪光
　　A. 海金沙　　　B. 五倍子　　　C. 儿茶　　　D. 青黛

8. 绵马贯众叶柄基部横切面特征为（　　　）
　　A. 最外是表皮　　　　　　　B. 有厚壁细胞
　　C. 有基本组织　　　　　　　D. 有限外韧型维管束
　　E. 薄壁细胞间隙中有腺毛

9. 以下对绵马贯众描述正确的是（　　　）
　　A. 原植物为鳞毛蕨科粗茎鳞毛蕨
　　B. 主产于黑龙江、吉林、辽宁三省
　　C. 根茎上密被排列整齐的叶柄残基及鳞片
　　D. 断面有分体中柱5~8个

E. 组织中有间隙腺毛

10. 蕨类植物属于（　　　）

A. 异养性植物　　　　　　　B. 自养性植物

C. 共生性植物　　　　　　　D. 具有维管系统的植物

E. 种子植物

二、思考题

绵马贯众的来源及药用部位是什么？简述其主要成分。

（刘　芳）

第十章

裸子植物类生药

学习导引

知识要求

1. **掌握** 银杏叶和麻黄的来源、性状、显微特征、化学成分、制剂等。

2. **熟悉** 侧柏叶、松花粉和紫杉的全部内容；银杏叶和麻黄的采制、产地、理化鉴别、药理作用和功能主治等。

3. **了解** 裸子植物类其他生药。

能力要求

学会应用性状鉴定、显微鉴定、理化鉴定等技术解决银杏叶、麻黄的真伪鉴别。

第一节　裸子植物的主要特征

PPT

裸子植物是介于蕨类植物和被子植物之间，既保留颈卵器，又能产生种子，并具有维管束的一类高等植物，因其胚珠和种子是裸露的，故称为裸子植物。裸子植物是原始的种子植物，最初的裸子植物出现在古生代，在中生代至新生代它们是遍布各大陆的主要植物。但在1亿年前的白垩纪以后，很多种类绝灭，特别是第三纪和第四纪的冰川影响，裸子植物的种类更为减少。目前，全世界裸子植物有700多种。我国资源较丰富，有12科39属300余种。我国保存下来的裸子植物"活化石"种类最多，如银杏、银杉、水杉、金钱松、侧柏等，因而有"裸子植物故乡"之美称。裸子植物中有许多具有药用价值，如银杏的叶及种子、侧柏的叶及种子、马尾松和油松的花粉、麻黄的草质茎等。

裸子植物的主要特征如下所述。

1. 孢子体发达 裸子植物的孢子体很发达，大多为木本植物，主根发达。常为单轴分支的高大乔木，枝条有长枝和短枝之分。少数为灌木（如麻黄）或木质藤本（如倪藤）。无草本，花单性，无花被，少数高等者仅具假花被。具有形成层和次生结构，次生木质部中大多具管胞，仅在高级种类（麻黄科、买麻藤科）中具导管，次生韧皮部中仅具筛胞，无筛管和伴胞。叶多为针形、条形或鳞形，极少数为扁平的阔叶，叶在长枝上螺旋状排列，在短枝上簇生于枝顶。

2. 胚珠裸露 裸子植物的胚珠与种子裸露，不包被于子房中，是区别于被子植物的最主要的特征。孢子叶大多聚生成球果状，称为孢子叶球（strobilus），孢子叶球通常单性，同株或异株；小孢子叶（雄蕊）聚生成小孢子叶球（雄球花，staminate strobilus）；每个小孢子叶的下面生有贮满小孢子（花粉）的小孢子囊（花粉囊）。大孢子叶（心皮）丛生或聚生成大孢子叶球（雌球花，female cone），大孢子叶常变态为珠鳞（松柏类）、珠领或珠座（银杏）、珠托（红豆杉）、套被（罗汉松）和羽状（苏铁），胚珠裸露，不被大孢子叶所形成的心皮包被。胚珠受精后发育成种子，外无子房壁包被，裸露，不形成果实，种子的形成是植物系统发育上的一大转折。

3. 配子体退化　裸子植物的配子体极其退化，完全寄生于孢子体上。雌配子体为大孢子发育而成，由胚囊及胚乳组成，近珠孔端有2至多个颈卵器（故属于颈卵器植物），其结构简单，埋藏在胚囊中。颈卵器内有一个卵细胞和一个腹沟细胞，无颈沟细胞。雄配子体是萌发后的花粉粒，内有两个游动或者不游动的精子，雄配子体后期形成花粉管，精子通过花粉管进入胚囊与卵细胞结合受精。花粉管可使受精作用无须在有水的条件下进行。此外，裸子植物的花粉粒为单沟型，具气囊或缺，无三孔沟或多孔的花粉粒。

4. 具有多胚现象　大多数裸子植物具有多胚现象（polyembryony），是由于一个雌配子体上的几个或多个颈卵器的卵细胞同时受精，形成多胚；由于一个受精卵在发育过程中分裂为几个胚，即裂生多胚现象。

5. 化学成分　裸子植物的化学成分概括起来有以下几类。

（1）黄酮类：黄酮类及双黄酮类在裸子植物中普遍存在，双黄酮类（除蕨类植物外很少发现）可以说是裸子植物的特征性成分，也是活性成分。常见的黄酮类有槲皮素（quercetin）、山柰酚（kaempferol）、芸香苷（rutin）、杨梅树皮素（myrcene）等。双黄酮类多分布在银杏科、柏科、杉科，如柏科植物含柏双黄酮（cupressuflavone），杉科及柏科含扁柏双黄酮（hinokiflavone），银杏叶中含银杏双黄酮（ginkgetin）、异银杏双黄酮（isoginkgetin）、去甲银杏双黄酮（bilobetin），特别是穗花杉双黄酮（amentoflavone）在裸子植物中分布最普遍。这些黄酮类和双黄酮类化合物大多具有扩张动脉血管的作用，如从银杏叶中提取的银杏叶总黄酮制剂用于治疗冠心病。

（2）生物碱类：生物碱类主要存于三尖杉科、红豆杉科、罗汉松科、麻黄科及买麻藤科。三尖杉属（*Cephalotaxus*）植物含多种生物碱，现已分离出20多种生物碱，其中粗榧碱类（cephalotaxine type alkaloids）有12种，高刺桐碱类（homoerythrina type alkaloids）有9种。经动物试验，酯型生物碱有抗癌活性，如三尖杉酯碱（harringtonine）、高三尖杉酯碱（homoharrgtonine）临床上用于治疗白血病。红豆杉属（*Taxus*）植物中含有的紫杉醇（taxol）对卵巢癌、乳腺癌、子宫颈癌等有抑制作用。麻黄属（*ephedra*）植物多含有麻黄碱类生物碱（ephedra alkaloids），如左旋麻黄碱（*l*-ephedrine）、右旋伪麻黄碱（*d*-pseudoephedrine）。麻黄碱用于治疗支气管哮喘、鼻黏膜充血引起的鼻塞。伪麻黄碱对平滑肌的解痉作用和麻黄碱相似。

（3）萜类及挥发油：萜类及挥发油在裸子植物中普遍存在，挥发油中含有蒎烯、莰烯、小茴香酮、樟脑等。松科、柏科等多种植物含丰富的挥发油及树脂，是工业、医药的原料。

（4）其他类成分：有机酸、木脂素类、昆虫蜕皮激素等成分在裸子植物中也存在。金钱松根皮含有土槿皮酸，有抗真菌作用，用于治疗脚癣、湿疹、神经性皮炎。

PPT

第二节　裸子植物的分类与重要生药

现存的裸子植物通常分成5纲9目13科71属700余种。我国有5纲8目12科39属300余种，其中引种栽培的1科7属51种，药用的有10科25属100余种。重要生药有麻黄、银杏叶、侧柏叶、松花粉、松节油、三尖杉、紫杉、中华粗榧、苏铁等。

一、银杏科　Ginkgoaceae

银杏叶　Ginkgo Folium*
（英）Ginkgo leaf

【来源】　为银杏科植物银杏 *Ginkgo biloba* L. 的干燥叶。

【植物形态】　落叶乔木，高可达45m；树干直立，全株无毛，树皮淡灰色，有纵裂纹，枝淡灰褐色，有长枝及短枝两种，长枝横生或下垂，短枝长1~1.5cm，密集环纹，顶端有数片叶簇生，短枝有时可伸长成长枝。芽圆锥形，钝尖，被褐色芽鳞。单叶互生，叶柄长 2~7cm；叶片扇形，长 3~7cm，宽 6~9cm。叶上部边缘有波状圆齿或不规则浅裂，中央常 2 裂，基部楔形，无明显中脉，具多数 2 分歧平行脉，两面均为黄绿色。花单性，雌雄异株；雄花序为短的柔荑花序，2~6 个花序着生在短枝的叶腋中，具多数雄花，花药成对生于花柄的顶端，长圆形，黄绿色；雌花每 2~3 个生于短枝顶端，具长柄，顶端分两叉，各生一环状座，每座着生 1 枚胚珠，通常只有 1 枚发育成熟为种子。种子核果状，椭圆形或卵圆形，长 2~3.2cm，成熟果淡黄色或金黄色，表面微具白粉状蜡质，种皮外层肉质，具辛辣味，有臭气。花期 4~5 月，果期 9~10 月（彩图 4）。

【采制】秋季叶尚绿时采收，及时干燥。

【产地】全国大部分地区有产，主产于山东、河南、湖北、江苏、广西、浙江、贵州、四川等地。

【性状】本品多皱折或破碎，完整者叶片呈扇形，长 3~12cm，宽 5~15cm。黄绿色或浅棕黄色，上缘呈不规则的波状弯曲，有的中间凹入，深者可达叶长的 4/5。具二叉状平行叶脉，细而密，光滑无毛，易纵向撕裂。叶基楔形，叶柄长 2~8cm。体轻。气微，味微苦。以色黄绿、不破碎者为佳（彩图 4）。

【显微特征】叶片横切面：①上下表皮细胞各 1 列。上表皮细胞类圆形或长方多角形，外壁略呈乳头状突起，被较厚的角质层；下表皮细胞长方形，排列整齐，外壁具角质层，有时可见内陷气孔。②叶肉异面型。上表皮内具一层栅栏组织，细胞呈短分叉状，或不明显，下为排列疏松的海绵组织，细胞中含众多叶绿体，少数薄壁细胞含大型草酸钙簇晶，偶可见方晶；叶肉组织中有大型分泌道，直径 23.5~86μm，管道内可见块状或油滴状分泌物。③维管束外韧性，无主脉与侧脉区别，近等距离分布于叶肉中，直径 78~116μm。在维管束附近有少数纤维，木质部靠近上表皮一侧，韧皮部位于下方（图 10-1）。

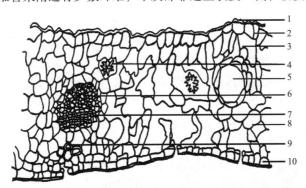

图 10-1　银杏叶横切面详图

1. 角质层；2. 上表皮；3. 栅栏组织；4. 簇晶；5. 分泌道；6. 木质部；
7. 韧皮部；8. 海绵组织；9. 纤维；10. 下表皮及气孔

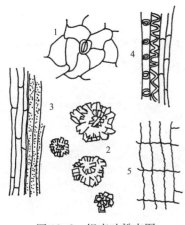

图 10-2　银杏叶粉末图

1. 叶下表皮细胞及气孔；2. 簇晶；
3. 分泌道；4. 导管；5. 叶上表皮细胞

粉末：黄绿色。①草酸钙簇晶数量较多，棱角多短而钝，直径 24~110μm。②环纹、螺纹导管单个或成束存在，直径 20~40μm，周围常伴有木纤维及木薄壁细胞。③表皮细胞：上表皮细胞类长方形，排列紧密，壁呈微波状；下表皮细胞类扁圆形，排列稍紧密，壁平直；气孔不定式，副卫细胞 4~6 个。④分泌道呈长管状，含黄棕色物质，直径 23.5~86μm（图 10-2）。

【化学成分】①黄酮类：黄酮苷元如芸香苷（rutin）、山奈酚（kaempferol）、槲皮素（quercetin）、异鼠李素（isorhamnetin）等；双黄酮如银杏双黄酮（ginkgetin）、异银杏双黄酮（isoginkgetin）、去甲银杏双黄酮（bilobetin）、穗花杉双黄酮（amentoflavone）等；黄酮苷类如山奈酚-3-O-葡萄糖苷（kaempferol-3-O-glucoside）、槲皮素-3-O-芸香糖苷（quercetin-3-O-rutinoside）等。②萜类内酯：银杏内酯 A、B、C、J 、M（ginkgolide A，B，C，J，M）、白果内

酯（bilobalide）。③聚异戊烯醇类：聚异戊烯醇（polyiso prenols）是银杏叶中具有药用开发前景的生物活性类酯化合物。④其他：白果酸（ginkgolic acid）、毒八角酸（shikimic acid）、槚如酸（anacardic acids）、甾体化合物、烷基酚类、多糖类、蛋白质、氨基酸及矿物质类成分等。

	R	R_1	R_2
银杏双黄酮	CH_3	H	H
异银杏双黄酮	H	CH_3	H
7-去甲基银杏双黄酮	H	H	H
5′-甲氧基-7-去甲基银杏双黄酮	H	H	OCH_3

	R_1	R_2	R_3
银杏内酯 A	OH	H	H
银杏内酯 B	OH	OH	H
银杏内酯 C	OH	OH	OH
银杏内酯 J	OH	H	OH
银杏内酯 M	H	OH	OH

实例解析

【实例】秋季，银杏树的树叶纷纷变黄掉落。常有老人采拾银杏叶，晒干，泡水喝，认为这样可以降血脂和血压。

【解析】其实，银杏叶有毒，直接泡水喝不可取。银杏叶主要药用成分为银杏黄酮和银杏内酯，具有活血化瘀、通络止痛、敛肺平喘、化浊降脂的功能，用于瘀血阻络、胸痹心痛、中风偏瘫、肺虚咳嗽、高脂血症。同时，银杏叶中还含有大量的银杏酸，银杏酸有毒，为水溶性成分，未经过加工的银杏叶中银杏酸含量相当高，直接泡水服用可引起阵发性痉挛、神经麻痹、瞳孔放大、过敏等毒副作用。因此，银杏叶在使用时应煎服，通过高温煎煮能破坏其毒性成分银杏酸，而银杏黄酮和银杏内脂有效物质不受影响。目前，临床使用的是银杏叶制剂，提取工艺去除银杏酸，其中的总银杏酸含量在安全范围内。

【理化鉴别】1. 薄层色谱　按薄层色谱法操作，供试品色谱中，在与银杏叶对照药材、银杏内酯 A、

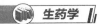

银杏内酯 B、银杏内酯 C 及白果内酯对照品色谱相应的位置上，显相同颜色的斑点或荧光斑点。

2. 含量测定 按高效液相色谱法测定，本品按干燥品计算，含萜类内酯以银杏内酯 A（$C_{20}H_{24}O_9$）、银杏内酯 B（$C_{20}H_{24}O_{10}$）、银杏内酯 C（$C_{20}H_{24}O_{11}$）和白果内酯（$C_{15}H_{18}O_8$）的总量计，不得少于 0.25%；以槲皮素、山奈酚和异鼠李素换算含总黄酮醇苷不得少于 0.40%。

【药理作用】银杏的药理作用见表 10-1。

表 10-1 银杏叶的药理作用

药理作用	作用机制	活性成分
对心脑血管系统的作用	银杏叶制剂能增加脑血流量，对脑细胞缺血、缺氧、水肿有保护作用；银杏二萜内酯葡胺注射液对动脉粥样硬化性血栓性脑梗死恢复期痰瘀阻络证临床治疗安全、有效	银杏双黄酮、银杏内酯
对平滑肌的作用	银杏叶黄酮类成分对豚鼠支气管有扩张作用；对豚鼠离体肠管有解痉作用	银杏黄酮
对中枢神经系统的作用	银杏叶提取物有改善记忆力、调节中枢神经递质的作用；银杏制剂能改善微循环，有抑制血小板活化因子的作用，因此能改善阿尔茨海默病、延缓痴呆的作用	银杏黄酮及萜内酯
抗氧化作用	银杏叶提取物能直接清除 $O_2^{\cdot-}$、OH^-、H_2O_2、脂质自由基、脂质过氧化自由基和烷自由基等，终止自由基连锁反应，减轻脂质过氧化，增加抗氧化酶活性	银杏黄酮及萜内酯
抗肿瘤作用	荷瘤小鼠在接受原位注射黄酮类化合物后，肿瘤生长明显抑制，抑瘤率达 59.39%	银杏黄酮
对肝脏的保护作用	银杏叶提取物可通过抑制 Leptin 表达而起到保护酒精性脂肪肝大鼠肝脏的作用；银杏叶提取物可延缓肝纤维化的形成；银杏黄酮对 CCl_4 所致的小鼠肝损伤具有一定保护作用	银杏黄酮

【功能主治】甘、苦、涩，平。归心、肺经。活血化瘀，通络止痛，敛肺平喘，化浊降脂。用于瘀血阻络、胸痹心痛、中风偏瘫、肺虚咳喘、高脂血症。用量 9~12g。

【制剂】**1. 舒血宁注射液** 主要成分为银杏叶提取物。具有扩张血管，改善微循环的功能。用于缺血性心脑血管疾病、冠心病、心绞痛、脑栓塞、脑血管痉挛等。

2. 银杏叶片 主要成分为银杏叶提取物，具有活血化瘀通络的功能。主要用于瘀血阻络引起的胸痹、心痛、中风、半身不遂、舌强语謇；冠心病稳定型心绞痛、脑梗死见上述证候者。

【附】**白果** 为银杏 *Ginkgo biloba* L. 的干燥成熟种子。呈椭圆形或卵形，一端稍尖，另端钝，长 1.5~2.5cm，宽 1~2cm，厚约 1cm。表面黄白色或淡棕黄色，平滑坚硬，边缘有 2~3 条棱线。中种皮（壳）骨质，坚硬。内种皮膜质，种仁宽卵形或椭圆形，一端淡棕色，另一端金黄色。横断面外层黄色，胶质样，内层淡黄色或淡绿色，粉性，中间有空隙。气微，味甘、微苦，有毒。本品性平，味甘、苦、涩。归肺、肾经。具有敛肺定喘，止带缩尿的功能。用于痰多喘咳、带下白浊、遗尿尿频。用量 5~10g。

课堂互动

1. 银杏叶的主要成分有哪几类？
2. 银杏叶的主要药理作用有哪些？

二、松科 Pinaceae

松花粉 Pini Pollen

本品为松科植物马尾松 *Pinus massoniana* Lamb.、油松 *P. tabulieformis* Carr. 或同属数种植物的干燥花

粉。春季花刚开时，采摘花穗，晒干，收集花粉，除去杂质。药材为淡黄色的细粉。体质轻飘，易飞扬，手捻有滑润感，不沉于水。气微，味淡。以黄色、细腻、无杂质、流动性较强者为佳。松花粉主要含有油脂、蛋白质、氨基酸、维生素、不饱和脂肪酸、黄酮、单糖、多糖及丰富的微量元素。药理研究表明，松花粉具有抗衰老、调节免疫、抗疲劳、降血糖、保肝等作用，其中的卵磷脂能促进大脑发育，增强记忆力。本品性温，味甘。归肝、脾经。具有收敛止血、燥湿敛疮之功能。用于外伤出血、湿疹、黄水疮、皮肤糜烂、脓水淋漓。外用适量，撒敷患处。

三、柏科　Cupressaceae

侧柏叶　Platycladi Cacumen

本品为柏科植物侧柏 *Platycladus orientalis*（L.）Franco 的干燥枝梢和叶。多在夏秋二季采收，阴干。喜生湿润肥沃的山坡。全国大部分地区有分布。药材多分枝，小枝扁平。叶细小鳞片状，交互对生，贴伏于枝上，深绿色或黄绿色。质脆，易折断，断面黄白色。气清香，味苦涩、微辛。侧柏叶含挥发油，油中主要成分为α-侧柏酮（α-thujone）、侧柏烯（thujene）、小茴香酮（fenchone）、α-蒎烯、雪松烯、雪松醇、石竹烯等；黄酮类中有香橙素（aromadendrin）、槲皮素（quercetin）、杨梅树皮素（myricetin）、扁柏双黄酮（hinokiflavone）、穗花杉双黄酮（amentoflavone）、新柳杉双黄酮（neocryptomerin）等。新鲜侧柏叶的粗制总黄酮含量为 1.72%，还含鞣质、树脂及微量元素。侧柏叶黄酮类成分或醇提取液腹腔注射，对由二氧化硫引咳的小鼠有止咳作用；侧柏叶煎剂能明显缩短出血时间及凝血时间；对金黄色葡萄球菌、卡他球菌、痢疾杆菌、伤寒杆菌、白喉杆菌等均有抑制作用，此外还有抗炎、乌须发等作用。本品性寒，味苦、涩。入肺、肝、脾经。具有凉血止血、化痰止咳、生发乌发的功能。用于吐血、衄血、咯血、便血、崩漏下血、肺热咳嗽、血热脱发、须发早白。用量 6~12g。本品久服多服可出现头晕、恶心、胃部不适、食欲减退等反应。

【附】柏子仁　为柏科植物侧柏 *Platycladus orientalis*（L.）Franco 的干燥成熟种仁。秋冬两季采收成熟种子，晒干，除去种皮，收集种仁。药材呈长卵形或长椭圆形，长 4~7mm，直径 1.5~3mm。表面黄白色或淡黄棕色，外包膜质内种皮，顶端略尖，有深褐色的小点，基部钝圆。质软，富油性。气微香，味淡。柏子仁含柏木醇、谷甾醇和双萜类成分，种子含脂肪油约 14%，并含少量挥发油、皂苷及植物甾醇。柏子仁皂苷和柏子仁油均具有镇静催眠作用；柏子仁石油醚提取物对鸡胚背根神经节突起的生长有轻度促生长作用。本品性平，味甘。归心、肾、大肠经。具有养心安神、润肠通便、止汗的功能。用于阴血不足、虚烦失眠、心悸怔忡、阴虚盗汗、肠燥便秘。用量 3~10g。

四、红豆杉科（紫杉科）　Taxaceae

紫杉　Taxi Cortex，Ramulus et Folium

本品为红豆杉科植物东北红豆杉 *Taxus cuspidata* Sied. et Zucc.、红豆杉 *Taxus chinensis*（Pilg.）Rehd. 的干燥树皮和枝叶。东北红豆杉主产于黑龙江省南部和吉林、辽宁等省；红豆杉产于我国西南、西北地区。枝叶全年可采，晒干备用（红豆杉已列入国家重点保护物种，只能利用栽培品）。东北红豆杉的干皮弯曲或者浅槽状，外表面灰棕色，粗糙，有浅裂；内表面红褐色，有细纵纹，质硬而脆；断面纤维性；小枝密，互生，棕色或绿黄色，有稍突起的叶柄残基。枝的横切面灰白色至淡棕色，周围有较薄的栓皮，木质部细密，占绝大部分，年轮和放射线可见，髓部细小，棕色，常枯朽。叶易脱落，螺旋状着生，排成不规则 2 列，与小枝约成 45°斜展；叶片条形，长 1.5~2.5cm，宽 2.5~3mm，先端急尖，边缘反卷，基部狭窄，有短柄，上表面微皱缩，暗棕绿色或棕绿色，略有光泽，下表面棕色，中脉微隆起。气特异，味苦涩。红豆杉的树皮微卷，外表面灰褐色，易脱落，内表面黄红色，有纵沟纹，质坚硬，折断面不整齐，呈纤维状。气微，味苦涩。紫杉含60多种紫杉烷（taxane）二萜类成分，主要有紫杉醇（taxol）和紫杉素（taxinine）A、B、C、E、H、J、K、L、M等。药理实验表明，紫杉醇对多种细胞株均有明显的细胞毒作用；紫杉醇对黑色素瘤B_{16}、MX-1乳腺癌、S_{180}实体瘤等均有显著的抑制作用。本品性平，味淡。归肾经。有利尿消肿，温肾通经的功效。用于肾炎浮肿、小便不利、糖尿病等。用量：叶，5~18g；小枝（去皮），9~15g。

五、麻黄科 Ephedraceae

灌木；叶小，鳞状叶2~3枚，于节上交叉对生或轮生，常退化成膜质鞘；孢子叶球（花）单性异株，稀同株；雄球花（小孢子叶球）由数对苞片组合而成，每苞中有1雄花，每花有2~8雄蕊（小孢子囊），花丝合成一束，雄花外包有膜质假花被，2~4裂；雌球花（大孢子叶球）由多数苞片组成，仅顶端1~3片苞片有雌花，雌花具顶端开口的囊状革质假花被，包于胚珠外，胚珠1，具一层膜质珠被，珠被上部延长成珠被管，自假花被管口处伸出；种子浆果状，成熟时假花被发育成革质假种皮；外层苞片增厚成肉质，红色，富含黏液和糖质；胚具子叶2枚。

本科仅1属约40种。主要分布于亚洲、美洲、欧洲东南部及非洲北部等干旱、荒漠地区。我国有12种4变种，分布区较广，除长江下游及珠江流域各省区外，其他各地皆分布，以西北各省区及云南、四川等地种类较多。药用10个种和变种，为重要的药用植物。

本科植物以含有生物碱、黄酮、挥发油等为特征，如麻黄碱（ephedrine）、伪麻黄碱（pseudoephedrine）等。

麻黄 Ephedrae Herba*

（英）Ephedra Herb

微课

【来源】 为麻黄科植物草麻黄 *Ephedra sinica* Stapf、中麻黄 *Ephedra intermedia* Schrenk et C. A. Mey. 或木贼麻黄 *Ephedra equisetina* Bge. 的干燥草质茎。

【植物形态】草麻黄 草本状小灌木，高30~60cm；木质茎短或成匍匐状，外皮褐色或红褐色，有须根。小枝圆，表面细纵槽纹常不明显，对生或轮生，伸或微曲，节明显，节间长2~6cm。叶鳞片状，膜质，基部鞘状，下部约1/2合生，上部常2裂，裂片三角状披针形，先端渐尖，常向外反曲。雌雄异株，雄球花黄色，宽卵形，常3~5个聚成复穗状；雌球花单生，在幼枝上顶生，在老枝上腋生，雌球花成熟时苞片增大，肉质，红色，成浆果状，长方卵形或近圆形。种子2粒，卵形，黑红色或灰褐色。花期5~6月，种子成熟期8~9月（彩图5）。

中麻黄 形态上与草麻黄相似，主要区别为：茎枝较粗壮，枝对生或3枝轮生，常被白粉；叶鞘上部约1/3分裂，裂片3，钝三角形；雄球花数个簇生于节上，雌球花多单生或者3个轮生或2个对生于节上，种子常3粒。

木贼麻黄 与草麻黄的主要区别：直立小灌木，高达1m。木质茎明显，直立或斜向生长，小枝较细，节间较短，通常为1.5~3cm；叶先端不反卷；雄球花多单生或3~4个集生于节上；雌球花成对或单生于节上；种子常1粒。

【采制】 秋季割取绿色草质茎，在通风处阴干或晾至七八成时再晒干。曝晒过久，则色变黄；受霜冻，则色变红。曝晒及受霜均影响药效。

【产地】 草麻黄主产于辽宁、吉林、内蒙古、河北、山西、河南西北部及陕西等省区；中麻黄主产于甘肃、青海、新疆；木贼麻黄主产于新疆北部。草麻黄产量最大，中麻黄次之，两者多混用；木贼麻黄产量极少。

【性状】草麻黄 药材呈细长圆柱形，少分枝，直径1~2mm。有的带少量棕色木质茎。表面淡绿色至黄绿色，有细纵脊线，触之微有粗糙感。节明显，节间长2~6cm。节上有膜质鳞叶，长3~4mm；裂片

2（稀3），锐三角形，先端灰白色，反曲，基部联合成筒状，红棕色。体轻，质脆，易折断，断面略呈纤维性，周边绿黄色，髓部红棕色，近圆形。气微香，味涩、微苦（彩图5）。

中麻黄 药材多分枝，直径 1.5~3mm，有粗糙感。节间长 2~6cm。节上膜质鳞叶长 2~3mm，裂片 3（稀2），先端锐尖。断面髓部呈三角状圆形。

木贼麻黄 药材较多分枝，直径 1~1.5mm，无粗糙感。节间长 1.5~3cm。膜质鳞叶长 1~2mm；裂片 2（稀3），上部为短三角形，灰白色，先端多不反曲，基部棕红色至棕黑色。

饮片呈圆柱形的段。表面淡黄绿色至黄绿色，粗糙，有细纵脊线，节上有细小鳞叶。切面中心显红黄色。气 微香，味涩、微苦。

实例解析

【实例】 某药材公司在一次进货过程中发现麻黄样品中掺有这样一种麻黄：此种麻黄样品带木质茎，皮淡棕红色；草质茎圆柱形，直径 1.5~3.5mm，分枝很少；表面黄白色，细纵棱可达35条；节明显，除基部 1~2 节外，上部绝大部分节间长超过6cm，有的长达 10cm；鳞片叶长 3~5mm，上部三裂，断面纤维性，髓部橙红色。气清香，尝之麻涩，几乎无苦味，有橘味清香。

【解析】《中国药典》（2020 年版）收载的 3 种麻黄的干燥地上草质茎草麻黄 *Ephedra sinica* Stapf、中麻黄 *Ephedra intermedia* Schrenk 和木贼麻黄 *Ephedra eguisetina* Bunge：①三种麻黄的节间长都在 6cm 以内，木贼麻黄节间长只有 1.5~3cm；②正品麻黄的膜质鳞叶均在 4mm 以下，此种麻黄鳞叶长达 5mm；③正品麻黄细纵棱一般在 30 条以下，此种多达 35 条；④气味上也与正品麻黄（味辛、微苦）不同。所以，样品中掺有非正品麻黄。

【显微特征】 横切面：**草麻黄** ①表皮细胞外被厚的角质层；脊线较密，有蜡质疣状突起，两脊线间有下陷气孔。②下皮纤维束位于脊线处，壁厚，非木化。③皮层较宽，纤维成束散在；中柱鞘纤维束新月形。④维管束外韧型，8~10 个；形成层环类圆形；木质部呈三角状。⑤髓部薄壁细胞含红棕色块；偶有环髓纤维。⑥表皮细胞外壁、皮层薄壁细胞及纤维均有多数微小草酸钙砂晶或方晶（图 10-3）。

中麻黄 维管束 12~15 个，形成层环类三角形，环髓纤维成束或单个散在。

木贼麻黄 维管束 8~10 个，形成层环类圆形，无环髓纤维。

草麻黄粉末呈淡棕色。①表皮细胞类长方形，外壁布满草酸钙砂晶，角质层厚达 18μm。②气孔特异，长圆形，保卫细胞侧面观电话筒状，两端特厚。③皮层纤维细长，直径 10~24μm，壁厚，有的木化，壁上布满砂晶，形成嵌晶纤维。④螺纹、具缘纹孔导管直径 10~15μm，导管分子端壁斜面相接，接触面有多数穿孔，形成特殊的麻黄式穿孔板。此外，木纤维、薄壁细胞含细小砂晶，尚可见少数石细胞、色素块等（图 10-4）。

【化学成分】 含多种有机胺类生物碱，主要的活性成分为 l-麻黄碱（l-ephedrine），其次为 d-伪麻黄碱（d-pseudoephedrine）、微量的左旋甲基麻黄碱（l-N-methylephedrine）、右旋甲基伪麻黄碱（d-N-methylpseudoephedrine）、左旋去甲基麻黄碱（l-norephedrine）、右旋去甲基伪麻黄碱（d-norpseudoephedrine）、麻黄次碱（ephedine）等。麻黄碱具平喘作用，伪麻黄碱具消炎作用。麻黄生物碱主要存在于草质茎的髓部。

另外，从麻黄挥发油从中分离出平喘成分 2，3，5，6-四甲基吡嗪（2，3，5，6-tetramethylpyrazine）和左旋-α-松油醇（α-terpineol）。

此外，尚含有麻黄噁唑酮（ephedroxane）、黄酮类化合物以及芳香类化合物。

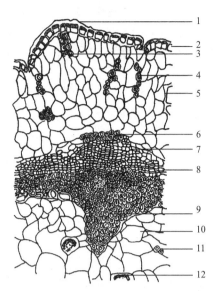

图 10-3　草麻黄（茎）横切面详图

1. 角质层；2. 表皮及气孔；3. 下皮纤维束；4. 皮层纤维；

5. 皮层；6. 中柱鞘纤维；7. 韧皮部；8. 形成层；

9. 木质部；10. 髓部；11. 环髓纤维；12. 棕色块

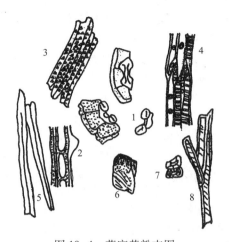

图 10-4　草麻黄粉末图

1. 表皮细胞与气孔；2. 角质层；

3. 纤维与嵌晶（砂晶）纤维；4. 导管；

5. 中柱鞘纤维；6. 棕色块；7. 石细胞；8. 木纤维

	R_1	R_2		R_1	R_2
l-麻黄碱（1R，2S）	CH_3	H	d-麻黄碱（1R，2S）	CH_3	H
l-甲基麻黄碱	CH_3	CH_3	d-甲基麻黄碱	CH_3	CH_3
l-去甲基麻黄碱	H	H	d-去甲基麻黄碱	H	H

【理化鉴定】**1. 显色反应**　取本品三氯甲烷提取液，加氨制氯化铜试液与二硫化碳，显深黄色；以三氯甲烷代替二硫化碳，则无色或显微黄色。

2. 薄层色谱　按薄层色谱法操作，供试品色谱中，在与盐酸麻黄碱对照品色谱相应的位置上，显相同的红色斑点。

3. 含量测定　高效液相色谱法测定，本品按干燥品计算，含盐酸麻黄碱（$C_{10}H_{15}NO \cdot HCl$）和盐酸伪麻黄碱（$C_{10}H_{15}NO \cdot HCl$）的总量不得少于 0.80%。

【药理作用】麻黄的药理作用见表 10-2。

表 10-2　麻黄的药理作用

药理作用	作用机制	活性成分
平喘祛痰作用	麻黄碱和伪麻黄碱对支气管平滑肌有松弛作用和解痉作用，甲基麻黄碱可使支气管扩张，麻黄挥发油有明显的祛痰作用	麻黄碱、伪麻黄碱、挥发油
发汗解热作用	麻黄挥发油及松油醇对正常小鼠有降温作用；麻黄挥发油对人工发热兔有解热作用	挥发油
利尿作用	麻黄煎剂灌胃使大鼠尿量增加	
对心血管系统的作用	麻黄碱能使外周血管收缩，心收缩力加强，心搏出量增加，血压升高	麻黄碱
抗病原体作用	麻黄挥发油对流感嗜血杆菌、肺炎链球菌、大肠埃希菌、甲型流感病毒等均有抑制作用	挥发油

【功能主治】辛、微苦，温。归肺、膀胱经。发汗散寒，宣肺平喘，利水消肿。用于风寒感冒、胸闷喘咳、风水浮肿。用量 2~10g。

【制剂】**1. 复方盐酸伪麻黄碱缓释胶囊** 成分为盐酸伪麻黄碱、马来酸氯苯那敏。可减轻由于普通感冒、流行性感冒引起的上呼吸道症状和由鼻窦炎、枯草热所致的各种症状，特别适用于缓解上述疾病的早期临床症状，如鼻塞、流涕、打喷嚏等。

2. 麻杏止咳糖浆 由麻黄、苦杏仁、石膏等组成。具有镇咳、祛痰、平喘的功能。用于急性支气管炎、慢性支气管炎及喘息等。

知识拓展

含有麻黄碱的感冒药会引起上瘾吗

麻黄碱类复方制剂是常用感冒药，主要缓解由感冒引起的鼻塞、流鼻涕、打喷嚏等症状。麻黄碱也是合成苯丙胺类毒品（冰毒）最主要的原料。由于大部分感冒药中含有麻黄碱成分，有部分不法分子大量购买用于提炼制造毒品。虽然麻黄碱类复方制剂受到国家一次限售 2 个最小包装的禁令，但是这类药品本身不是毒品，也没有被列入易制毒化学品管理。对于含麻黄碱类成分的感冒药，我们只需按照医师处方或在药师指导下服用，不会有成瘾等副作用。

【附】**1. 麻黄根** 为草麻黄或中麻黄的干燥根及根茎。根呈圆柱形，略弯曲，长 8~25cm，直径 0.5~1.5cm。表面红棕色或灰棕色，有纵皱纹及支根痕。外皮粗糙，易成片状剥落。根茎具节，节间长 0.7~2cm，表面有横长突起的皮孔。体轻，质硬而脆，易折断，断面皮部黄白色，木部淡黄色或黄色，射线放射状排列，根茎中心有髓。气微，味微苦。本品不含麻黄碱类成分，含麻黄根素（ephedrannin）、麻黄根碱 A、B、C、D（ephedradine A，B，C，D）及双黄酮类成分和麻黄宁 A、B、C、D（makuannin A，B，C，D）。麻黄根素有止汗作用，麻黄根碱有显著的降压作用。本品性平，味甘、涩。归心、肺经。具有固表止汗之功能。用于自汗、盗汗。用量 3~9g。

2. 除上述 3 种药用外，尚有同属植物丽江麻黄 *Ephedra likiangensis* Florin、膜果麻黄 *Ephedra przewalskii* Stapf、单子麻黄 *Ephedra monosperma* Gmel. ex C. A. Mey. 和西藏中麻黄 *Ephedra intermedia* var. *tibetica* Stapf 等，在某些地区也作麻黄使用。膜果麻黄的麻黄碱含量甚低，不宜供药用。

课堂互动

1. 麻黄的药用部位是什么？
2. 麻黄的来源有哪些？如何鉴别不同来源的麻黄？

六、裸子植物类其他常用生药

裸子植物类其他常用生药见表 10-3。

表 10-3 裸子植物类其他常用生药

生药	来源	活性成分	药理作用	功能主治
三尖杉	三尖杉科植物三尖杉 *Cephalotaxus fortunei* Hook. f. 的干燥种子和枝、叶	生物碱（三尖杉酯碱、高三尖杉酯碱）	抗肿瘤	抗肿瘤
榧子	红豆杉科植物榧 *Torreya grandis* Fort. ex Lindl 的干燥成熟种子	脂肪油	驱钩虫	杀虫消积，润肺止咳，润燥通便

本章小结

　　裸子植物起源年代久远，素有"活化石"之称。裸子植物的主要特征为：①孢子体发达；②胚珠裸露；③配子体退化；④具有多胚现象。其化学成分主要为黄酮类、生物碱类、萜类、挥发油及有机酸类、木脂素类、昆虫蜕皮激素等。我国裸子植物资源较为丰富，已知药用的裸子植物有100余种，常见的有银杏科（银杏叶、白果）、松科（松花粉）、柏科（侧柏叶、柏子仁）、红豆杉科（紫杉）、麻黄科（麻黄）等。其中，银杏叶因其含有黄酮类和萜类内酯，具有扩张血管、改善微循环等作用，临床多用于冠心病、心绞痛、脑栓塞、脑血管痉挛等。麻黄为多植物基源的药材，《中国药典》（2020年版）收载草麻黄、中麻黄和木贼麻黄三种来源，性状可通过节间长度、膜质鳞叶特征及纵棱区别；显微特征主要从维管束的数目、形成层的形状及是否存在环髓纤维来区别。麻黄中的麻黄碱具有松弛支气管平滑肌作用，用于治疗支气管哮喘等症，此外还有升压与兴奋作用。裸子植物中目前已被成功开发成为药物的有麻黄碱、银杏叶提取物、紫杉醇及高三尖杉酯碱。裸子植物已成为当今天然药物研究中的一个重要领域。

练习题

题库

一、选择题

1. 银杏叶中含有的特征成分类型为（　　）

　　A. 黄酮醇　　　　　B. 二氢黄酮　　　　　C. 异黄酮　　　　　D. 双黄酮

2. 关于银杏叶的描述，错误的是（　　）

　　A. 完整者叶片呈扇形

　　B. 黄绿色或浅棕黄色，上缘呈不规则的波状弯曲，有的中间凹入，深者可达叶长的4/5

　　C. 具二叉状平行叶脉

　　D. 体轻，气微，味苦涩

3. 下列不属于银杏叶药理作用的是（　　）

　　A. 改善记忆力，调节中枢神经递质的作用

　　B. 利尿作用

　　C. 抗氧化

　　D. 保护肝脏

4. 麻黄的药用部位是（　　）

　　A. 地上部分　　　B. 全草　　　　　C. 木质茎　　　　D. 草质茎

5. 麻黄的采收期是（　　）

　　A.3~4月　　　　　B.5~6月　　　　　C.7~8月　　　　　D.9~10月

6. 麻黄的气味为（　　）

　　A. 气微，味涩，微苦　　　　　　　B. 气微，味微酸而苦

　　C. 香气浓烈，味辛辣微苦　　　　　D. 气芳香，味辛凉，略似樟脑

7. 麻黄的成分主要是（　　）

　　A. 生物碱类　　　B. 挥发油类　　　C. 皂苷类　　　　D. 小檗碱类

8. 草麻黄的性状特征是（　　）

　　A. 多分枝，直径1.5~3mm，节间长2~6cm，膜质鳞叶裂片3（稀2），先端锐尖

　　B. 较多分枝，直径1~1.5mm，节间长1.5~3cm，膜质鳞叶裂片2（稀3），先端不反曲

　　C. 少分枝，直径1~2mm，节间长2~6cm，膜质鳞叶裂片2（3），先端反曲

    D. 少分枝，直径 2~3mm，节间长 2~6cm，膜质鳞叶裂片 2（稀 3），先端反曲

9. 草麻黄横切面特征为（　　　）

    A. 维管束 8~10 个；形成层环类圆形；有少数环髓纤维

    B. 维管束 12~15 个；形成层环类三角形；环髓纤维较多

    C. 维管束 8~10 个；形成层环类圆形；无环髓纤维

    D. 形成层成环（方形）；木质部在四棱角处发达；髓部中心常呈空洞

10. 以下（　　　）描述与麻黄药材质佳者不符的是

    A. 外色淡绿或黄绿色　　　　　　　B. 内心红棕色

    C. 手拉不脱节　　　　　　　　　　D. 干燥中空

11. 不属于裸子植物类药材的是（　　　）

    A. 麻黄　　　　　　B. 柏子仁　　　　　　C. 侧伯叶　　　　　　D. 火麻仁

二、思考题

1. 请列举出几种你所知道的裸子植物药材，并说明裸子植物的主要特征有什么？

2. 具有抗癌活性的裸子植物有哪些，主要活性成分是什么？

3. 如何开发利用药用裸子植物？

（王晓华）

第十一章

被子植物类生药

第一节 被子植物的主要特征

PPT

　　被子植物（angiospermae）早在中生代侏罗纪以前已开始出现，是目前植物界中最进化、种类最多、分布最广和最繁盛的一个类群。被子植物占植物界总数一半以上，具有复杂多样的习性和类型，如水生或陆生，自养或寄生，木本或草本，直立或藤本，常绿或落叶，一年生、两年生或多年生等。被子植物构成现在地球表面植被的主要部分，广布于山地、平原、沙漠、湖沼、江河之中，甚至有附生种类，具有各种生活习性和营养方式。

　　被子植物能有如此繁多的种类及其对生存条件具有极其广泛的适应性，这与它们的结构复杂化、完善化是分不开的，特别是繁殖器官的结构和生殖过程的特点提供它们适应、抵御各种环境的内在条件，使它们在生存竞争、自然选择的矛盾斗争过程中不断地变异，产生新的物种。被子植物一般具有以下的主要特征：

　　1. 具有真正的花 被子植物在长期的进化过程中，经自然选择产生出具有高度特化、真正的花，花通常由花被（花萼、花冠）、雄蕊群及雌蕊群组成。花单生或以一定顺序排列在花枝上而形成花序。花常有芬芳的气味、鲜艳的颜色或特异的形态，适应虫媒、鸟媒、风媒、水媒等传粉条件。

　　2. 胚珠包藏在由心皮形成的子房内 被子植物的胚珠是包藏在由心皮闭合而形成的子房内，使其保护得很好。

　　3. 具双受精现象 双受精现象仅存于被子植物。在受精过程中，1个精子与卵细胞结合形成合子（受精卵），另1个精子与2个极核结合，发育成三倍体的胚乳。这种胚乳具有双亲的特性，为幼胚发育提供营养，使新植物具有较强的生活力。

　　4. 具有果实 被子植物的子房在受精后发育成果实或连同花的其他部分共同发育成果实，胚珠发育成种子。果实类型多样，有单果、聚合果和聚花果。果实对保护种子成熟、帮助种子传播发挥重要的作用。

5. 孢子体高度发达 被子植物的孢子体高度发达，配子体极度退化。形态有乔木、灌木、草本和藤本。有常绿种，也有落叶种，草本植物有一年生、两年生或多年生多种类型。配子体极度简化，雌配子体由八个细胞组成，寄生于孢子体内。

6. 高度发达的输导组织 被子植物组织构造和功能更加复杂和完善，输导组织中的木质部出现导管，韧皮部出现筛管和伴胞，这使水分和营养物质的运输能力加强。

7. 营养方式多样 被子植物普遍含有叶绿素，营养方式主要是自养，此外还有寄生或半寄生、腐生、共生及捕食等营养方式。

现已知被子植物共有 12 000 多属，24 万多种。我国被子植物已知有 2700 多属，约 3 万种，其中药用种类约 11 000 种，是药用植物最多的类群。大多数生药（包括中药和民间药物）都来自被子植物。

关于被子植物的分类系统，当前比较流行的主要有恩格勒系统、哈钦松系统、塔赫他间系统、克朗奎斯特系统。恩格勒系统范围较广，包括全世界植物的纲、目、科、属、种，而且在各国沿用历史悠久，在世界许多地区广泛使用，本教材按恩格勒分类系统，依次介绍将被子植物门分为双子叶植物纲和单子叶植物纲的各种生药。两纲植物的主要区别特征见表 11-1。有少数例外，如双子叶植物纲的毛茛科、车前科、菊科等科中有的植物具有须根系；胡椒科、睡莲科、毛茛科、石竹科等具有散生维管束；樟科、木兰科、小檗科、毛茛科有的植物具有 3 基数花；睡莲科、毛茛科、小檗科、伞形科、罂粟科等科中有一片子叶的植物。单子叶植物纲中天南星科、百合科、薯蓣科等具有网状脉（有自由脉梢）的植物；眼子菜科、百合科、百部科等有的植物具有 4 基数花。

表 11-1 双子叶植物纲和单子叶植物纲主要特征区别

	双子叶植物纲	单子叶植物纲
根系	直根系	须根系
茎	维管束呈环状排列，具形成层	维管束呈散状排列，无形成层
叶	具网状叶脉	具有平行或弧形叶脉
花	通常为 5 或 4 基数	3 基数
花粉粒	具 3 个萌发孔	具单个萌发孔
子叶	2 枚	1 枚

生药主要来源于被子植物门植物，其中主要药用部位是根和根茎，其次是全草、果实，再次是种子、花、皮、叶等部位。被子植物次生代谢产物更加丰富，含有生物碱、黄酮、皂苷、三萜等多种类型的化学成分，有多方面的生物活性和药理作用。

第二节 双子叶植物纲 Dicotyledoneae

一、桑科 Moraceae

PPT

火麻仁 Cannabis Fructus

本品为桑科植物大麻 *Cannabis sativa* L. 的干燥成熟果实。秋季果实成熟时采收，除去杂质，晒干。全国各地自产自销。药材呈扁卵形，长 4~5.5mm，直径 2.5~4mm，表面灰绿色或灰黄色，有微细的白色或棕色网纹，两边有棱，顶端略尖，基部有1圆形果梗痕；果皮薄而脆，易破碎。种皮绿色，子叶2，乳白色，富油性。气微，味淡。火麻仁含干性脂肪油（约30%），油中含饱和脂肪酸（约10%）、油酸（约12%）、亚油酸（约53%）及亚麻酸（约25%）。此外，含有胡芦巴碱（trigonelline）、异亮氨酸甜菜碱（isoleucine betaine）、大麻酰胺（cannabisin）A~G、克罗酰胺（grossamide），以及黄酮类成分等。药理研究表明，火麻仁有泻下、降压作用。本品性平，味甘。归脾、胃、大肠经。具有润肠通便之功能。用于血虚津亏、肠燥便秘。用量10~15g。

【附】**大麻** 为桑科植物大麻 *Cannabis sativa* L. 的雌花枝和果穗。含大麻脂（cannabin）15%~20%，其中主要成分为四氢大麻酚（tetrahydrocannabinol）、大麻二酚（cannabidiol）、大麻酚（cannabinol）、大麻萜酚（cannabigerol）、大麻环萜酚（cannabichromene）等。本品能镇痛、麻醉、致幻，有成瘾性，按麻醉药品管理。

桑白皮　Mori Cortex

本品为桑科植物桑 *Morus alba* L. 的干燥根皮。秋末叶落时至春发芽前采挖根部，刮去棕黄色粗皮，纵向剖开，剥去根皮，晒干。全国大部分地区均产，主产于江苏、浙江。药材呈扭曲的卷筒状、槽状或板片状，厚1~4mm，外表面白色或淡黄白色，较平坦，偶有残留橙黄色或棕色鳞片状粗皮，内表面黄白色或灰黄色，有细纵纹。体轻，质韧，难折断，折断面强纤维性，纤维层易纵向撕裂，撕裂时有粉尘飞扬。气微，味微甘。桑白皮含多种黄酮类化合物，如桑皮素（mulberrin）、桑黄素（morin）、环桑皮素（cyclomulberrin）、环桑黄素、桑皮呋喃B（mulberrofuran B）及库瓦酮G、H（kuwanon G，H）。药理研究表明桑白皮有降压、利尿、导泻、镇静和抗真菌作用。本品味甘，性寒。归肺经。具有泻肺平喘，利水消肿之功能。用于肺热咳嗽、水肿胀满尿少、面目肌肤浮肿。用量6~12g。

【附】**桑椹** 为桑科植物桑 *Morus alba* L. 的干燥果穗。4~6月果实变红时采收，晒干，或略蒸后晒干。药材呈长圆形，由多数小瘦果集合而成，长10~20mm，直径5~8mm。黄棕色、棕红色至暗紫色，有短果序梗。小瘦果卵圆形，稍扁，长约2mm，宽约1mm，外具肉质花被片4枚。气微，味微酸而甜。含芸香苷、花青素葡萄糖苷、胡萝卜素及糖类和脂肪油，油的主成分为亚油酸。药理研究表明，桑椹有免疫增强和抗氧化作用。能补血滋阴、生津润燥。

二、马兜铃科　Aristolochiaceae

PPT

草质或木质藤本、灌木或多年生草本。根、茎和叶常有油细胞。多单叶互生，叶片多为心形，全缘，稀3~5裂；无托叶。花两性，辐射对称或两侧对称，单被，花被下部合生成管状，顶端3裂或向一侧扩大；雄蕊常6~12，花丝短；心皮4~6，合生，子房下位或半下位，4~6室；中轴胎座，胚珠多数。蒴果，常背缝开裂或腹缝开裂。种子多数，种脊海绵状增厚或翅状，胚乳丰富，胚小。

本科约8属，600种，分布于热带和温带，南美洲最多。我国有4属，70余种，其中药用种类约65种，分布全国，以南方较多。除线果兜铃属（*Thottea*）的海南线果兜铃外，细辛属（*Asarum*）、马兜铃属（*Aristolochia*）及马蹄香属（*Saruma*）的国产种几乎全部药用。重要的生药材有：细辛、马兜铃、天仙藤、青木香等。

本科植物含有生物碱、挥发油及硝基菲类成分等。马兜铃属化学成分主要为马兜铃酸类、马兜铃内酰胺类、生物碱和萜类等，同时还有甾体化合物和其他类化合物。细辛属主要含有挥发油、木脂素、生物碱、酰胺等化合物。挥发油主要含甲基丁香酚、榄香脂素和黄樟醚等。马兜铃酸类化合物是本科植物的特征化学成分。马兜铃酸I（aristolochic acid I）对肾细胞有损伤，长期或大量服用含马兜铃酸的生药可造成积蓄中毒，能导致肾衰竭，使用时应特别注意控制用量。

本科植物组织间常见分泌细胞（如油细胞），尤其是在茎、叶的薄壁组织中常见，茎中初生射线宽，维管束之间被明显隔开，次生射线的发展使得老茎的木质部束呈现向外的二歧或多歧分裂。

细辛 Asari Radix et Rhizoma*

（英）Asarum Root

实例解析

【实例】在江南某省，一位患者发现自己购买的细辛饮片中有大量叶片，且叶片上有白斑，与以前购买的明显不同，于是送有关单位检验。经鉴定该药材不是正品细辛，实为杜衡（*Asarum forbesii* Maxim.）的全草。

【解析】

1. 细辛最早记载于《神农本草经》，本草记载主要以根入药，应用中去除地上部分。东北地区曾用带根全草入药，2000年版及以前《中国药典》也曾收载以全草入药。研究细辛3种原植物的地上部分均含有马兜铃酸，为保证用药安全性，2005年版起《中国药典》将细辛药用部位改为根和根茎。在采收、加工过程中应去除叶等地上部分，避免混入药材。

2. 在浙江、江苏、江西等省使用杜衡（*Asarum forbesii* Maxim.）的全草或地下部分作为土细辛使用，叶片上有白斑，与正品细辛显著区别。

【来源】为马兜铃科植物北细辛 *Asarum heterotropoides* Fr. Schmidt var. *mandshuricum*（Maxim.）Kitag.、汉城细辛 *Asarum sieboldii* Miq. var. *seoulense* Nakai 或华细辛 *Asarum sieboldii* Miq. 的干燥根和根茎。

【植物形态】**1. 北细辛** 多年生草本。根茎横走，生多数细长的黄白色根，有强烈辛香味。叶1～3枚，基生，柄长5～18cm。叶片心形或肾状心形，长4～9cm，宽5～13cm；先端急尖，基部深心形，灰绿色。花钟形，暗紫色，花被管壶状或半球状，花被裂片三角状卵形，由基部向外反卷并与花被筒几乎相贴。果实半球形（彩图6）。

2. 华细辛 多年生草本。根状茎直立或横走，有多条须根。叶通常2枚，叶片心形或卵状心形，先端渐尖或急尖，基部深心形。花紫黑色，花被管钟状，花被裂片三角状卵形，直立或近平展。果近球状，直径约1.5cm，棕黄色。

3. 汉城细辛 叶片背面有密生短毛，叶柄被疏毛。

【采制】夏季果熟期或初秋采挖，除净地上部分和泥沙，阴干。

【产地】北细辛产于辽宁、吉林、黑龙江，产量大，多为栽培品，销全国并出口；汉城细辛亦产于辽宁、吉林、黑龙江，产量小；华细辛主产于陕西、湖北等地，产量小。前两种细辛习称"辽细辛"。

【性状】**1. 北细辛** 常卷缩成团。根茎横生呈不规则圆柱形，具短分枝，长1～10cm，直径0.2～0.4cm；表面灰棕色，粗糙，有环形的节，节间长0.2～0.3cm，分枝顶端有碗状的茎痕。根细长，密生节上，长10～20cm，直径0.1cm；表面灰黄色，平滑或具纵皱纹，有须根及须根痕。质脆，易折断，断面平坦，黄白色或白色。气辛香，味辛辣、麻舌（彩图6）。

2. 汉城细辛 根茎直径0.1～0.5cm，节间长0.1～1cm。

3. 华细辛 根茎长5～20cm，直径0.1～0.2cm，节间长0.2～1cm，气味较弱。

【显微特征】 根横切面：①表皮细胞 1 列，部分残存。②皮层宽，有众多油细胞散在；外皮层细胞 1 列，类长方形，木栓化并微木化；内皮层明显，可见凯氏点。③中柱鞘细胞 1~2 层，初生木质部 2~4 原型。④韧皮部束中央可见 1~3 个明显较其周围韧皮部细胞大的薄壁细胞，但其长径显著小于最大导管直径，或者韧皮部中无明显的大型薄壁细胞。⑤薄壁细胞含淀粉粒（图 11-1）。

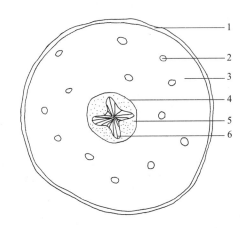

图 11-1 细辛横切面简图
1. 后生表皮；2. 油细胞；3. 皮层；4. 内皮层；5. 韧皮部；6. 木质部

【化学成分】 ①含挥发油，油中主要成分为甲基丁香酚（methyleugenol）、细辛醚（asaricin）、榄香脂素（elemicin）、黄樟醚（safrole）。②含去甲乌药碱（higenamine）、*l*-细辛脂素（*l* -asarinin）、*l* -芝麻脂素（*l*-sesamin）及派立托胺（pellitorine）和 *N*-异丁基十四碳四烯酰胺（*N*-isobutyldodecatetraenamide）等。③用高效液相色谱法检测，细辛（根及根茎）中马兜铃酸 I 或马兜铃内酰胺 I 含量很低。

甲基丁香酚   榄香脂素   派立托胺

黄樟醚   去甲乌药碱   *l*-细辛脂素

【理化鉴别】 **1. 薄层色谱** 按薄层色谱法操作，供试品色谱中，在与细辛对照药材色谱和细辛脂素对照品色谱相应的位置上显相同颜色的斑点。

2. 限量检查 按高效液相色谱法测定，按干燥品计算，含马兜铃酸 I（$C_{17}H_{11}O_7N$）不得过 0.001%。

3. 含量测定 按挥发油测定法，本品按干燥品计算，含挥发油不得少于 2.0%（ml/g）；按高效液相色谱法测定，本品按干燥品计算，含细辛脂素（$C_{20}H_{18}O_6$）不得少于 0.050%。

【药理作用】 细辛的药理作用见表 11-2。

表 11-2　细辛的药理作用

药理作用	作用机制	活性成分
镇痛作用、镇静作用	对动物具有镇静、镇痛、局部麻醉等作用	甲基丁香酚、细辛醚
抗炎作用	能抑制大鼠甲醛性关节炎、蛋清性关节炎；对二甲苯所致小鼠耳部炎性肿胀有抗炎作用	去甲乌药碱
平喘	对豚鼠离体气管有显著的松弛作用	甲基丁香酚
抑菌作用	对多种真菌、杆菌和革兰阳性菌有抑菌作用	黄樟醚
毒性	细辛散剂和挥发油均有一定毒性，水煎剂毒性较低	黄樟醚

【功能主治】 辛，温。归心、肺、肾经。祛风散寒，祛风止痛，通窍，温肺化饮。用于风寒感冒、头痛、牙痛、鼻塞、流涕、鼻衄、鼻渊、风湿痹痛、痰饮喘咳。用量 1~3g。外用适量。

【制剂】通关散　由细辛、鹅不食草、猪牙皂组成。具有通关开窍功能。用于痰浊阻窍所致的气闭昏厥、牙关紧闭、不省人事。

课堂互动

1. 试述细辛的来源和主要化学成分。
2. 简述细辛性状和根横切面显微特征。

三、蓼科　Polygonaceae

多为草本，茎节常膨大。单叶互生；托叶包于茎节形成托叶鞘，多呈膜质。花多两性或单性异株，辐射对称；常排成穗状、总状或圆锥花序；单被，花被 3~6，多宿存；雄蕊多 6~9；子房上位；心皮 2~4，通常 3；合生成 1 室，1 胚珠，基生胎座。瘦果或小坚果，常具 3 棱或双凸镜状，常包于宿存花被内，多有翅。种子胚乳丰富。

本科约有 30 属，800 种，全球分布。我国 15 属，200 余种，其中药用种类约 120 种，全国均有分布。重要的生药材有：大黄、何首乌、蓼大青叶、虎杖、拳参、金荞麦等。

本科植物普遍含有蒽醌类、鞣质类、黄酮类成分，有些属植物含茋类化合物和挥发油。蓼科植物中几乎普遍含有蒽醌类化合物，如大黄素（emodin）、芦荟大黄素（aloe-emodin）、大黄素甲醚（physcion）、大黄酚（chrysophanol）、大黄酸（rhein）等游离型蒽醌和番泻苷 A、B、C、D（sennoside A，B，C，D）等结合型蒽醌。新鲜植物中含有蒽酚及其衍生物，贮藏过程中还可以被氧化成蒽醌，番泻苷等酚苷在加热时易分解。荞麦属（*Fagopyrum*）和蓼属（*Polygonum*）植物中常含有黄酮类成分，如金丝桃苷（hyperin）、槲皮素（quercetin）、异鼠李素（isorhamnetin）、萹蓄苷（avivcularin）、木犀草素（luteolin）等。大黄属（*Rheum*）、蓼属等属植物中含有茋类化合物，如土大黄苷等。酸模属（*Rumex*）植物含有萘及萘醌类化合物。蓼属的植物还含有吲哚苷，如蓼蓝中含有靛苷。

本科植物细胞中常见有草酸钙簇晶；一些种类的地下器官中具有异常构造，如星点（大黄）、复合维管束（何首乌）、髓维管束（酸模）等。

微课

大黄　Rhei Radix et Rhizoma*
（英）Rhubarb

实例解析

【实例】某诊所在应用大黄时发现泻下作用不明显，于是将该批次药材送检，经鉴定该批大黄是伪品。

【解析】大黄属一些植物在部分地区或民间称"山大黄"、"土大黄"等而作药用，有时与正品大黄混淆，主要有藏边大黄 *Rheum emodi* Wall. 、河套大黄 *Rheum hotaoense* C. Y. Cheng et C. T. Kao、华北大黄 *Rheum franzenbachii* Munt. 及天山大黄 *Rheum wittrochii* Lundstr. 。这些土大黄虽含有游离和结合的蒽醌类成分，但不含或仅含痕迹量的大黄酸和番泻苷，泻下作用很弱，故通常外用为收敛止血药，或作兽药和工业染料。由于土大黄均含有土大黄苷（rhaponticin），其新鲜断面在紫外光灯下显亮蓝紫色荧光，除藏边大黄外土大黄根茎髓部均无星点（异常维管束）；正品大黄不含有土大黄苷，断面在紫外光灯下不显亮蓝紫色荧光，根茎髓部有星点散在或环列。

【来源】为蓼科植物掌叶大黄 *Rheum palmatum* L. 、唐古特大黄 *Rheum tanguticum* Maxim. ex Balf. 或药用大黄 *Rheum officinale* Baill. 干燥根及根茎。

【植物形态】**1. 掌叶大黄**　多年生高大粗壮草本，茎高达 2m，根及根茎肥厚粗壮，黄褐色。基生叶宽卵形或近圆形，长宽达 40~60cm，掌状 3~7 中裂，常 5 裂，裂片窄三角形，叶上面粗糙，具乳突状毛，下面及边缘密被短毛，叶柄粗壮；茎生叶互生，较小，托叶鞘大，膜质，淡褐色。大型圆锥花序顶生，密被粗糙短毛；花小，常为红紫色，花被片 6，外轮 3 片较窄小，内轮 3 片较大。瘦果三棱状，具翅。种子宽卵形，棕黑色（彩图 7）。

2. 唐古特大黄　形态与上种相似，主要区别为叶片掌状深裂，裂片再作羽状浅裂，裂片狭长。

3. 药用大黄　与上两种区别为叶片掌状浅裂，一般仅达叶片 1/4 处，裂片宽三角形；花较大，白色。

【采制】秋末地上部分枯萎时或春季未发芽前采挖生长 3 年以上的植物地下部分，除去顶芽及细根；刮去外皮，切成厚片、瓣状或马蹄状，也有加工成卵圆形、圆柱形或切成段，绳穿成串干燥或直接干燥，焙干或阴干。

【产地】掌叶大黄产量占大黄的大部分，多为栽培，主产于四川、甘肃、青海、西藏等地。唐古特大黄主产于青海、甘肃、西藏等地。药用大黄主产于四川、云南、湖北、陕西、云南等地。

【性状】本品呈类圆柱形、圆锥形、卵圆形或不规则块状，长 3~17cm，直径 3~10cm。除尽外皮者表面黄棕色至红棕色，有的可见类白色网状纹理（由黄棕色或红棕色射线与类白色薄壁组织交织而成），有的有部分棕褐色栓皮残留。多具绳孔及粗皱纹。质坚实，有的中心稍松软，断面淡红棕色或黄棕色，显颗粒性。根茎髓部宽广，有星点（异型维管束）环列或散在；根木部发达，具放射状纹理，形成层环明显，无星点。气清香，味苦而微涩，嚼之粘牙，有砂粒感（彩图 7）。

饮片呈不规则类圆形厚片或块，大小不等。外表皮黄棕色或棕褐色，有纵皱纹及疙瘩状隆起。切面黄棕色至淡红棕色，较平坦，有明显散在或排列成环的星点，有空隙。

【显微特征】根横切面：①木栓层和栓内层大多已除去。②韧皮部筛管群明显；薄壁组织发达。③形成层成环。④木质部射线较密，宽2～4列细胞，内含棕色物；导管非木化，常1至数个相聚，稀疏排列。⑤薄壁细胞含草酸钙簇晶，并含多数淀粉粒。

根茎横切面：①髓部宽广，其中常见黏液腔，内有红棕色物；②异型维管束（星点）散在，形成层成环，木质部位于形成层外方，韧皮部位于形成层内方，射线呈星芒状射出（图11-2）。

粉末：黄棕色。①草酸钙簇晶众多，直径20～160μm，有的至190μm。②具缘纹孔导管、网纹导管、螺纹导管及环纹导管非木化，以网纹导管多见。③淀粉粒甚多，单粒大多类球形，直径3～45μm，脐点星状；复粒由2～8分粒组成（图11-3）。

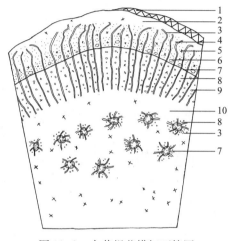

图11-2　大黄根茎横切面简图

1. 木栓层；2. 皮层；3. 射线；4. 韧皮部；5. 簇晶；
6. 黏液腔；7. 形成层；8. 木质部；9. 导管；10. 髓

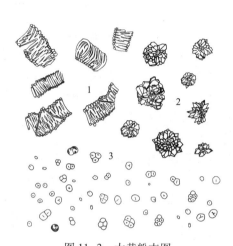

图11-3　大黄粉末图

1. 导管；2. 草酸钙簇晶；3. 淀粉粒

【化学成分】①蒽醌类，如大黄素、芦荟大黄素、大黄素甲醚（physcion）、大黄酚、大黄酸等游离蒽醌及其苷。②蒽酚和蒽酮类，如大黄蒽酮A、B、C，掌叶二蒽酮（palmindin）A、B、C及其苷类，番泻苷A、B、C、D、E、F，大黄酸苷（rhcinoside）A、B、C、D等。③鞣质类约5%，包括没食子酰葡萄糖、没食子酸、d-儿茶素等。此外，大黄尚含有有机酸、挥发油等。

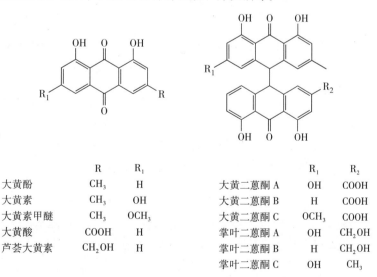

	R	R$_1$		R$_1$	R$_2$
大黄酚	CH$_3$	H	大黄二蒽酮A	OH	COOH
大黄素	CH$_3$	OH	大黄二蒽酮B	H	COOH
大黄素甲醚	CH$_3$	OCH$_3$	大黄二蒽酮C	OCH$_3$	COOH
大黄酸	COOH	H	掌叶二蒽酮A	OH	CH$_2$OH
芦荟大黄素	CH$_2$OH	H	掌叶二蒽酮B	H	CH$_2$OH
			掌叶二蒽酮C	OH	CH$_3$

番泻苷A

【理化鉴别】 **1. 微量升华** 取本品粉末少量进行微量升华，得黄色针状结晶，高温则得羽毛状结晶，结晶遇氢氧化钾（钠）试液或氨水时溶解并显红色。

2. 薄层色谱 按薄层色谱法操作，供试品色谱中，在与大黄对照药材和大黄酸对照品色谱相应的位置上应显相同颜色的橙黄色荧光斑点。

3. 土大黄苷 按薄层色谱法操作，供试品色谱中，在与土大黄苷对照品色谱相应的位置上不得显相同的亮蓝色荧光。

4. 含量测定 按高效液相色谱法测定，本品按干燥品计算，含总蒽醌以芦荟大黄素（$C_{15}H_{10}O_5$）、大黄酸（$C_{15}H_8O_6$）、大黄素（$C_{15}H_{10}O_5$）、大黄酚（$C_{15}H_{10}O_4$）和大黄素甲醚（$C_{16}H_{12}O_5$）的总量不得少于1.5%；含游离蒽醌以芦荟大黄素（$C_{15}H_{10}O_5$）、大黄酸（$C_{15}H_8O_6$）、大黄素（$C_{15}H_{10}O_5$）、大黄酚（$C_{15}H_{10}O_4$）和大黄素甲醚（$C_{16}H_{12}O_5$）的总量不得少于0.20%。

【药理作用】 大黄的药理作用见表11-3。

表11-3 大黄的药理作用

药理作用	作用机制	活性成分
泻下作用	结合型蒽醌苷在肠内被细菌酶转变成大黄酸蒽酮和大黄酸，刺激肠黏膜及肠壁肌层内神经丛，促进蠕动减少水分吸收	番泻苷等蒽醌类衍生物
抗病原微生物作用	抑制细菌核酸和蛋白质合成以及糖代谢，对葡萄球菌、痢疾杆菌、金黄色葡萄球菌等多种细菌均有不同程度的抑制作用	游离蒽醌类
抗炎作用	抑制花生四烯酸代谢，减少前列腺素和白三烯生成量	蒽醌类
利胆作用	大黄能促进胆汁分泌、胆囊收缩、胆道括约肌松弛	蒽醌类
改善肾功能	大黄提取物抑制肾病大鼠病理发展，降低大鼠血清尿素氮（BUN），促进尿素和肌酐排泄	鞣质类
止血作用	降低毛细血管通透性和抗凝血酶的活性，改善血管脆性，促进血小板聚集，增加纤维蛋白质含量，缩短出血时间	鞣质类

【功能主治】 苦，寒。归脾、胃、大肠、肝、心包经。泻下攻积，清热泻火，凉血解毒，逐瘀通经，利湿退黄。用于实热积滞便秘、血热吐衄、目赤咽肿、痈肿疔疮、肠痈腹痛、瘀血经闭、产后瘀阻、跌打损伤、湿热痢疾、黄疸尿赤、淋证、水肿，外治烧烫伤。用量3~15g；用于泻下不宜久煎；外用适量，研末敷于患处。注意孕妇及月经期、哺乳期慎用。

【制剂】 **1. 大黄清胃丸** 由大黄、木通、槟榔等组成。具有清热通便的功能。用于胃火炽盛所致的口燥舌干、头痛目眩、大便燥结。

2. 大黄蟅虫丸 由熟大黄、土鳖虫、水蛭等组成。具有活血破瘀，通经消癥的功能。用于瘀血内停所致的癥瘕、闭经，症见腹部肿块、肌肤甲错、面色黯黑、潮热羸瘦、经闭不行。

课堂互动

1. 名词解释：星点。
2. 简述大黄的主要性状特征和主要化学成分。

何首乌　Polygoni Multiflori Radix*

（英）Fleeceflower Root

实例解析

【实例】有一退休老人在集贸市场花高价买得一对"人形何首乌"，男女形态逼真，并带有何首乌的茎叶，但心存疑虑，向有关专家咨询鉴定，经鉴定该"人形何首乌"为人工制作的伪品。

【解析】"人形何首乌"均为人为制造而成。常用的造假方法是用其他植物的根或茎等雕刻成男女人形，并在其表面涂上泥土，在其一端插上何首乌藤茎，这样制成形态逼真的"人形何首乌"。最近亦有用淀粉、黏土等做成人形，在外表面贴上植物的根皮、须根等，在一端插上何首乌藤茎。真正何首乌呈团块状或不规则纺锤形，有时因土层有石块、石缝等原因，使形态有所变化也不足为奇。所以，"人形何首乌"是骗子非法敛财的谎言。

【来源】为蓼科植物何首乌 *Polygonum multiflorum* Thunb. 的干燥块根。

【植物形态】多年生缠绕草本。根细长，末端块根肥大，表面红褐色。茎基部呈木质，上部草质、多分枝，无毛。单叶互生，具长柄；叶片卵形或长卵形，长 4~9cm，宽 2.5~5cm，顶端渐尖，基部心形或近心形，全缘，无毛；托叶鞘膜质。圆锥花序顶生或腋生，分枝开展；花多数，细小而密，花被 5 深裂，白色或淡绿色，裂片大小不等，外面 3 片较大背部具翅。瘦果椭圆形，有三棱，黑褐色，包于宿存的翅状花被内（彩图 8）。

【采制】秋冬二季叶枯萎时采挖，洗净，切去两端，大个块根可再对半剖开，或切片晒干。

【产地】主产于广西、广东、河南、湖北等省区。湖南、山西、浙江等省亦产。

【性状】本品呈团块状或不规则纺锤形，长 6~15cm，直径 4~12cm。表面红棕色或红褐色，凹凸不平，有不规则浅沟，并有横长皮孔样突起和细根痕。体重，质坚实，不易折断，断面浅黄棕色或浅红棕色，显粉性；皮部有 4~11 个类圆形异型维管束环列，形成云锦花纹，中央为一较大的正常维管束，木部较大，有的呈木心。气微，味微苦而甘涩（彩图 8）。

饮片呈不规则的厚片或块。外表皮红棕色或红褐色，皱缩不平，有浅沟，并有横长皮孔样突起及细根痕。切面浅黄棕色或浅红棕色，显粉性；横切面有的皮部可见云锦状花纹，中央木部较大，有的呈木心。气味，味微苦而甘涩。

【显微特征】块根横切面：①木栓层为数层细胞，充满红棕色物。②韧皮部较宽广，散有异型维管束（复合维管束）4~11 个，为外韧型，导管稀少。③中央的维管柱形成层成环，木质部导管较少，周围有管胞和少数木纤维。④薄壁细胞含草酸钙簇晶和淀粉粒（图 11-4）。

粉末：黄棕色。①淀粉粒单粒类圆形，直径 4~50μm，脐点"人"字形、星状或三叉状，大粒者隐约可见层纹；复粒由 2~9 分粒组成。②草酸钙簇晶直径 10~80（160）μm，偶见簇晶与较大的方形结晶合生。③棕色细胞类圆形或椭圆形，壁稍厚，胞腔内充满淡黄棕色、棕色或红棕色物质，并含淀粉粒。④具缘纹孔导管直径 17~178μm。⑤棕色块散在，形状、大小及颜色深浅不一（图 11-5）。

【化学成分】主要含卵磷脂（lecithin），其次为大黄酚、大黄素、大黄酸、大黄素甲醚、大黄素-8-O-β-D-葡萄糖苷等蒽醌衍生物。尚含 2，3，5，4′-四羟基二苯乙烯-2-O-β-D-葡萄糖苷等芪类成分。

还含儿茶素、表儿茶素、3-O-没食子酰儿茶素、3-O-没食子酰表儿茶素、3-O-没食子酰原矢车菊素B-1（3-O-galloyl-procyanidin B-1）及3，3′-双-O-没食子酰原矢车菊素（3，3′-di-O-galloyl-procyanidin）等鞣质类成分。

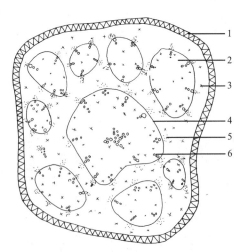

图11-4　何首乌横切面简图

1. 木栓层；2. 异型维管束；3. 簇晶；

4. 形成层；5. 韧皮部；6. 木质部

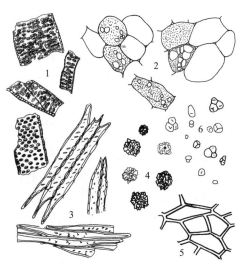

图11-5　何首乌粉末图

1. 导管；2. 棕色细胞；3. 木纤维；

4. 草酸钙簇晶；5. 木栓细胞；6. 淀粉粒

2，3，5，4′-四羟基二苯乙烯-2-O-β-D-葡萄糖苷

	R_1	R_2
3-O-没食子酰原矢车菊素B-1	α-O-galloyl	β-OH
3，3′-双-O-没食子酰原矢车菊素	α-O-galloyl	α-O-galloyl

【理化鉴别】1. 薄层色谱　按薄层色谱法操作，供试品色谱中，在与何首乌对照药材色谱相应的位置上显相同颜色的荧光斑点。

2. 含量测定　按高效液相色谱法测定，本品按干燥品计算，含2，3，5，4′-四羟基二苯乙烯-2-O-β-D-葡萄糖苷（$C_{20}H_{22}O_9$）不得少于1.0%。含结合蒽醌以大黄素（$C_{15}H_{10}O_5$）和大黄素甲醚（$C_{16}H_{12}O_5$）的总量计不得少于0.10%。

【药理作用】何首乌的药理作用见表11-4。

表 11-4 何首乌的药理作用

药理作用	作用机制	活性成分
增强学习能力	提高血管痴呆模型大鼠、半乳糖致衰老小鼠的学习记忆能力	水煎剂等
抗氧化作用	具有对抗体内自由基的作用，能对抗衰老动物体内超氧化物歧化酶活性的降低现象，并抑制单胺氧化酶-B 的活性	芪类
补益作用	卵磷脂为构成神经组织，特别是脑髓的主要成分，同时为血球及其他细胞膜的主要原料，并能促进红细胞新生及发育	卵磷脂
增强免疫作用	对小鼠 T 淋巴细胞和 B 淋巴细胞免疫功能均有增强作用	水提物
保肝作用	芪类抑制肝脏中的脂质过氧化	芪类
降血脂、抗动脉粥样硬化	能阻止胆固醇在肝内沉积，减少胆固醇合成或加速转化排泄，降低血清胆固醇	芪类、蒽醌
毒副作用	服用剂量过大，对肠胃产生刺激作用，出现腹泻、腹痛、恶心、呕吐等症状，或造成肝损伤。何首乌炮制后毒性减小	蒽醌

【功能主治】苦、甘、涩，温。归肝、心、肾经。解毒，消痈，润肠通便。用于瘰疬疮痛、风疹瘙痒、肠燥便秘、高血脂。用量 6~12g。

【制剂】首乌丸 由制何首乌、熟地黄、酒牛膝等组成。具有补肝肾、强筋骨、乌须发之功能。用于肝肾两虚、头晕眼花、耳鸣、腰酸肢麻、须发早白。

【附】1. 制何首乌 为蓼科植物何首乌的炮制加工品。取黑豆 10kg，加适量水，煮约 4 小时，熬汁约 15kg，豆渣再加水煮约 3 小时，熬汁 10kg，合并得黑豆汁约 25kg。取何首乌片或块，用黑豆汁拌匀，每 100kg 何首乌片（块），用黑豆 10kg；置非铁质的适宜容器内，炖至汁液吸尽，或采用清蒸或用黑豆汁拌匀后蒸，蒸至内外均呈棕褐色，晒至半干，切片干燥。制何首乌成分发生变化，具有补肝肾、益精血、乌须发、强筋骨、化浊降脂的功能。用于血虚萎黄、眩晕耳鸣、须发早白、腰膝酸软、肢体麻木、崩漏带下。用量 3~6g。

2. 首乌藤 为蓼科植物何首乌 Polygonum multiflorum Thunb. 的干燥藤茎。本品呈长圆柱形，稍扭曲，具分枝，长短不一，直径 4~7mm；表面紫红色或紫褐色，粗糙，具扭曲的纵皱纹，节部略膨大，有侧枝痕，外皮菲薄，可剥离；质脆，易折断，断面皮部紫红色，木部黄白色或淡棕色，导管孔明显，髓部疏松，类白色；切段者呈圆柱形的段；外表面紫红色或紫褐色，切面皮部紫红色，木部黄白色或淡棕色，导管孔明显，髓部疏松，类白色；气微，味微苦涩。具有养血安神、祛风通络之功能。用于失眠多梦、血虚身痛、风湿痹痛、皮肤瘙痒。用量 9~15g。

课堂互动

1. 简述何首乌的主要性状特征。
2. 比较何首乌和大黄的化学成分的异同。

虎杖 Polygoni Cuspidati Rhizoma et Radix

本品为蓼科植物虎杖 Polygonum cuspidatum Sieb. et Zucc. 的干燥根茎及根。春秋两季采挖，除去须根，洗净，趁鲜切段或厚片，晒干。药材多为圆柱形，短段或不规则厚片，长为 1~7cm，直径 0.5~2.5cm。外皮棕褐色，有纵皱纹和须根痕，切面皮部较薄，木部宽广，棕黄色，射线放射状，皮部与木部较易分离。根茎髓中有隔或呈空洞状。质坚硬。气微，味微苦、涩。虎杖主要含蒽醌类化合物，如大黄素-8-葡萄糖苷、大黄素甲醚-8-葡萄糖苷（rheochrysin），以及游离的大黄素、大黄素甲醚、大黄酚等，尚含白藜芦醇（resveratrol）、虎杖苷（polydatin，白藜芦醇苷）等芪类化合物，并含缩合鞣质。依据《中国药典》（2020年版），本品含大黄素（$C_{15}H_{10}O_5$）不得少于0.60%，含虎杖苷（$C_{20}H_{22}O_8$）不得少于0.15%。药理研究表明，虎杖有抗病毒、止血、降低血清胆固醇等作用。本品性微寒，味微苦。具有利湿退黄、清热解毒、散瘀止痛、止咳化痰之功能。用于湿热黄疸、淋浊、带下、风湿痹痛、痈肿疮毒、水火烫伤、经闭、癥瘕、跌打损伤、肺热咳嗽。用量9~15g。外用适量，制成煎液或油膏涂敷。

蓼科其他常用生药

蓼科其他常用生药见表11-5。

表11-5 蓼科其他常用生药

生药	来源	活性成分	药理作用	功能主治
拳参	拳参 *Polygonum bistorta* L. 的干燥根茎	鞣质（没食子酸）	止血、抗菌	清热解毒、消肿、止血
蓼大青叶	蓼蓝 *Polygonum tinctorium* Ait. 的干燥叶	靛蓝	解热、抗菌、抗血小板凝聚	清热解毒、凉血消斑
萹蓄	萹蓄 *Polygonum aviculare* L. 的干燥地上部分	黄酮类成分（杨梅苷）	利尿、抗菌、降血压	利尿通淋、杀虫，止痒
水红花子	红蓼 *Polygonum orientale* L. 的干燥成熟果实	花旗松素	抗肿瘤、抑菌、利尿	散血消癥、消积止痛、利水消肿
金荞麦	金荞麦 *Fagopyrum dibotrys*（D. Don）Hara 的干燥根茎	表儿茶素	抗肿瘤、抑菌	清热解毒、排脓祛瘀

四、苋科 Amaranthaceae

PPT

牛膝 Achyranthis Bidentatae Radix

本品为苋科植物牛膝 *Achyranthes bidentata* Bl. 的干燥根。冬季茎叶枯萎时采挖，除去须根和泥沙，捆成小把，晒至干皱后将顶端切齐，晒干。主产于河南，又称为怀牛膝。药材呈细长圆柱形，挺直或稍弯曲，长15~70cm，直径0.4~1cm。表面灰黄色或淡棕色，有微扭曲的细纵皱纹、排列稀疏的侧根痕和横长皮孔样的突起。质硬脆，易折断，受潮后变软，断面平坦，淡棕色，略呈角质样而油润，中心维管束木质部较大，黄白色，其外周散有多数黄白色点状维管束，断续排列成2~4轮。气微，味微甜而稍苦涩。牛膝主要含三萜皂苷类化合物，苷元为齐墩果酸（oleanolic acid），并含蜕皮甾酮（ecdysterone）、牛膝甾酮（nokosterone）、豆甾烯醇、红苋甾酮（rubrosterone）及多糖等。依据《中国药典》（2020年版），本品含β-蜕皮甾酮（$C_{27}H_{44}O_7$）不得少于0.030%。药理研究表明，牛膝有抗炎、抗肿瘤、降压、利尿、兴奋子宫等作用。本品性平，味苦、甘、酸。归肝、肾经。具有逐瘀通经、补肝肾、强筋骨、利尿通淋、引血下行之功能。用于经闭、痛经、腰膝酸痛、筋骨无力、淋证、水肿、头痛、眩晕、牙痛、口疮、吐血、衄血。用量5~12g。

【附】川牛膝 为苋科植物川牛膝 *Cyathula officinalis* Kuan 的干燥根，主产于四川。药材近圆柱形，微扭曲，有少数侧根，长30~60cm，直径0.5~3cm，表面黄棕色或灰褐色，具纵皱纹、枝根痕及多数皮孔样的横向突起；质韧，不易折断，断面淡黄色或黄棕色，维管束点状，排列成数轮同心环。气微，味甜。本品性平，味甘、微苦。具有逐瘀通经、通利关节、利尿通淋之功能。用于经闭癥瘕、胞衣不下、跌扑损伤、风湿痹痛、足痿筋挛、尿血血淋。用量5~10g。

五、石竹科 Caryophyllaceae

PPT

银柴胡 Stellariae Radix

本品为石竹科植物银柴胡 *Stellaria dichotoma* L. var. *lanceolata* Bge. 的干燥根。春夏间植株萌发或秋后茎叶枯萎时采挖；栽培品于种植后第三年9月中旬或第四年4月中旬采挖，除去残茎、须根及泥沙，晒干。主产于宁夏、陕西、甘肃、内蒙古。药材呈类圆柱形，偶有分枝，长15~40cm，直径0.5~2.5cm。表面浅棕黄色至浅棕色，有扭曲的纵皱纹和支根痕，多具孔穴状或盘状凹陷，习称砂眼，从砂眼处折断可见棕色裂隙中有细砂散出。根头部略膨大，有密集呈疣状突起的芽苞、茎或根茎的残基，习称珍珠盘。质硬而脆，易折断，断面不平坦，较疏松，有裂隙，皮部甚薄，木部有黄白色相间的放射状纹理。气微，味甘。栽培品有分枝，下部多扭曲，直径0.6~1.2cm。表面浅棕黄色或浅黄棕色，纵皱纹细腻明显，细支根痕多呈点状凹陷。几无砂眼。根头部有多数疣状突起。折断面质地较紧密，几无裂隙，略显粉性，木部放射状纹理不甚明显。味微甜。银柴胡主要含甾醇类化合物，如α-菠甾醇（α-spinasterol）、α-菠甾醇葡萄糖苷（α-spinasterol glucoside）、豆甾醇（stigmasterol）、豆甾-7-烯醇（stigmast-7-enol）等。此外，尚含生物碱、环肽及酚酸类化合物。药理研究表明，银柴胡有退热、抗过敏、抗炎、抗变态反应等作用。本品性微寒，味甘。能清虚热，除疳热。用于阴虚发热、骨蒸劳热，小儿疳热。用量3~10g。

王不留行 Vaccariae Semen

本品为石竹科植物麦蓝菜 *Vaccaria segetalis* (Neck.) Garcke 的干燥成熟种子。夏季果实成熟、果皮尚未开裂时采割植株，晒干，打下种子，除去杂质，再晒干。主产于河北。药材呈球形，直径约2mm。表面黑色，少数红棕色，略有光泽，有细密小颗粒状突起，有圆点状种脐，一侧有1凹陷的纵沟。质硬。胚乳白色，胚弯曲成环，子叶2。气微，味微涩、苦。王不留行含王不留行皂苷（vacsegoside）、王不留行黄酮苷（vaccarine）、刺酮碱（hypaphorine）和异肥皂草苷（isosaponarin）等。依据《中国药典》（2020年版），本品含王不留行黄酮苷（$C_{32}H_{38}O_{19}$）不得少于0.40%。药理研究表明，王不留行有降低胆固醇、抗肿瘤、收缩血管平滑肌、雌激素样等作用。本品性平，味苦。归肝、胃经。具有活血通经、下乳消肿、利尿通淋之功能。用于经闭、痛经、乳汁不下、乳痈肿痛、淋证涩痛。用量5~10g。孕妇慎用。

（邓可众）

六、毛茛科 Ranunculaceae

PPT

多年生草本。单叶或复叶，多互生。叶片多缺刻或分裂。花多两性。花托多少伸长，雄蕊多数，离生心皮雌蕊，螺旋状排列在花托上。聚合蓇葖果或聚合瘦果。

本科约50属，2000种。我国有43属，约750种，其中药用植物有420种（含329种、1亚种、85变种、5变型），药用种数占全科种数的58%，其中乌头属、铁线莲属、翠雀属、唐松草属、银莲花属包含本科72%的药用种类，此外，较重要的属还有毛茛属、耧斗菜属和金莲花属。重要的生药材有：黄连、附子、白芍、牡丹皮、白头翁、升麻等。

本科植物的特征成分是毛茛苷，可分解成原白头翁素，再聚合成白头翁素。苄基异喹啉类生物碱也是本科的一类重要成分，如黄连属（*Coptis*）和唐松草属（*Thalictrum*）含有小檗碱。翠雀属

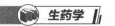

（*Delphinium*）和乌头属（*Aconitum*）含有二萜类生物碱，如剧毒的双酯类二萜生物碱。三萜及其苷类在本科中也普遍存在，主要为齐墩果烷型的五环三萜及环菠萝蜜烷型的四环三萜类化合物。强心苷存在于铁筷子属（*Helleborus*）和侧金盏花属（*Adonis*）植物中。

黄连 Coptidis Rhizoma*

（英）Coptis Root，Chinese Goldthread

【来源】为毛茛科植物黄连 *Coptis chinensis* Franch.、三角叶黄连 *Coptis deltoidea* C. Y. Cheng et Hsiao 或云连 *Coptis teeta* Wall. 的干燥根茎。以上三种分别习称"味连"、"雅连"、"云连"。

【植物形态】黄连为多年生草本，根茎黄色，常有分枝。叶基生，具长柄，叶片卵状三角形，3 全裂，中央裂片稍呈菱形，具柄，羽状深裂，边缘具锐锯齿；侧生裂片呈不等 2 深裂，裂片再作羽状深裂。花葶 1~2，二歧或多歧聚伞花序；花萼 5 片，黄绿色，窄卵形，花瓣线形或线状披针形，长 5~7mm，中央有蜜槽；雄蕊多数，外轮雄蕊比花瓣略短；心皮 8~12，离生。蓇葖果具柄。花期 2~4 月。果期 3~6 月（彩图-9）。

三角叶黄连根茎不分枝或少分枝。叶片卵形，3 全裂，中央裂片三角状卵形，羽状深裂，深裂片多少彼此密接，雄蕊长约为花瓣之半。

云连根茎细小，较少分枝。叶片卵状三角形，3 全裂，中央裂片卵状菱形，羽状深裂，深裂片彼此疏离。花瓣匙形至卵状匙形，先端钝。

【采制】秋季采挖，除去须根及泥沙，干燥，撞去残留须根。

【产地】味连 主产于重庆石柱县，湖北西部、陕西、甘肃等地亦产。主要为栽培品，为商品黄连的主要来源。

雅连 主产于四川洪雅、峨眉等地。为栽培品，有少量野生。

云连 主产于云南德钦、碧江及西藏地区，原系野生，现有栽培。

【性状】味连 多集聚成簇，常弯曲，形如鸡爪，单枝根茎长 3~6cm，直径 0.3~0.8cm。表面灰黄色或黄褐色，粗糙，有不规则结节状隆起、须根及须根残基，有的节间表面平滑如茎秆，习称"过桥"。上部多残留褐色鳞叶，顶端常留有残余的茎或叶柄。质硬，断面不整齐，皮部橙红色或暗棕色，木部鲜黄色或橙黄色，呈放射状排列，髓部有的中空。气微，味极苦。

味连饮片呈不规则的薄片。外表皮灰黄色或黄褐色，粗糙，有细小的须根。切面或碎断面鲜黄色或红黄色，具放射状纹理，气微，味极苦。

雅连 多为单枝，略呈圆柱形，微弯曲，长 4~8cm，直径 0.5~1cm。"过桥"较长。顶端有少许残茎。

云连 弯曲呈钩状，多为单枝，较细小。

【显微特征】横切面 味连：①木栓层为数列细胞，其外有表皮，常脱落。②皮层较宽，石细胞单个或成群散在。③中柱鞘纤维成束或伴有少数石细胞，均显黄色。④维管束外韧型，环列。⑤木质部黄色，均木化，木纤维较发达。⑥髓部均为薄壁细胞，无石细胞（图 11-6）。

雅连：髓部有石细胞。

云连：皮层、中柱鞘及髓部均无石细胞。

粉末 味连：黄棕色或黄色。①石细胞黄色，类方形、类圆形、类长方形或近多角形，直径 25~64μm，长至 102μm，壁厚，壁孔明显。②中柱鞘纤维黄色，纺锤形或梭形，长 136~185μm，直径 27~37μm，壁厚。③鳞叶表皮细胞绿黄色或黄棕色，细胞长方形或长多角形，壁微波状弯曲，或作连珠状增厚。另可见木纤维、木薄壁细胞、网纹或孔纹导管、细小淀粉粒（图 11-7）。

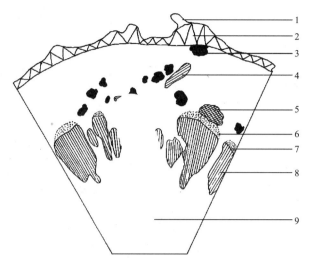

图 11-6 黄连（味连）根茎横切面简图

1. 鳞叶组织；2. 木栓层；3. 石细胞；

4. 根迹维管束；5. 中柱鞘纤维；6. 韧皮部；

7. 形成层；8. 木质部；9. 髓

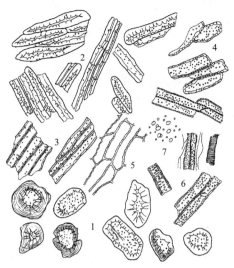

图 11-7 黄连（味连）粉末图

1. 石细胞；2. 中柱鞘纤维；3. 木薄壁细胞；

4. 木纤维；5. 鳞叶表皮细胞；

6. 导管；7. 淀粉粒

雅连：与味连相似，但石细胞较多，金黄色。

【化学成分】 三种黄连均含多种生物碱，主要为小檗碱（berberine），以盐酸盐形式存在，含量 5.2% ~7.69%；其次为黄连碱（coptisine）、甲基黄连碱（worenine，云连无）、巴马汀（palmatine）、药根碱（jatrorrhizine）。此外，尚含木兰碱（magnoflorine）、表小檗碱（epiberberine）等。酚性成分有阿魏酸、3,4-二羟基苯乙醇葡萄糖苷、3-羟基-4-羟基苯氧葡萄糖苷、2,3,4-三羟基苯丙酸等。据研究，黄连碱为黄连的特征成分。据测定，黄连中小檗碱含量以栽培六年者最高。

	R	R_1	R_2	R_3	R_4
小檗碱	O-CH$_2$-O		OCH$_3$	OCH$_3$	H
黄连碱	O-CH$_2$-O		O-CH$_2$-O		H
甲基黄连碱	O-CH$_2$-O		O-CH$_2$-O		CH$_3$
巴马汀	OCH$_3$	OCH$_3$	OCH$_3$	OCH$_3$	H
药根碱	OH	OCH$_3$	OCH$_3$	OCH$_3$	H

【理化鉴别】 **1. 显色反应** 取本品粗粉约 1g，加乙醇 10ml，加热至沸腾，放冷，滤过。取滤液 5 滴，加稀盐酸 1ml 与含氯石灰少量，即显樱红色。另取滤液 5 滴，加 5% 没食子酸乙醇溶液 2~3 滴，蒸干，趁热加硫酸数滴，即显深绿色。（检查小檗碱）

2. 析晶 取粉末或薄切片置载玻片上，加 95% 乙醇 1~2 滴及 30% 硝酸 1 滴，加盖玻片放置片刻，镜检，有黄色针状或针簇状结晶析出（硝酸小檗碱）。

3. 薄层色谱 按薄层色谱法操作，供试品色谱中，在与盐酸小檗碱对照品色谱相应的位置上应显相同颜色的荧光斑点。

4. 含量测定 味连 按高效液相色谱法测定，本品按干燥品计算，以盐酸小檗碱（$C_{20}H_{18}ClNO_4$）计，含小檗碱（$C_{20}H_{17}NO_4$）不得少于 5.5%，表小檗碱（$C_{20}H_{17}NO_4$）不得少于 0.80%，黄连碱（$C_{19}H_{13}$

NO$_4$）不得少于 1.6%，巴马汀（C$_{21}$H$_{21}$NO$_4$）不得少于 1.5%。

雅连 按干燥品计算，以盐酸小檗碱（C$_{20}$H$_{18}$ClNO$_4$）计，含小檗碱（C$_{20}$H$_{17}$NO$_4$）不得少于 4.5%。

云连 按干燥品计算，以盐酸小檗碱（C$_{20}$H$_{18}$ClNO$_4$）计，含小檗碱（C$_{20}$H$_{17}$NO$_4$）不得少于 7.0%。

【药理作用】黄连的药理作用见表 11-6。

表 11-6 黄连的药理作用

药理作用	作用机制	活性成分
抑菌作用	抑制微生物的 RNA 及蛋白质合成	黄连碱，小檗碱
抗炎作用	均有显著的抗炎作用	小檗碱型季铵碱
抗溃疡作用	对小鼠应激性溃疡有明显的抗溃疡作用，并能抑制胃液分泌	黄连碱，小檗碱
降血压作用	对实验动物有显著的降压作用，但持续时间较短	黄连煎剂

【功能主治】苦，寒。归心、脾、胃、肝、胆、大肠经。清热燥湿，泻火解毒。用于湿热痞满、呕吐吞酸、泻痢、黄疸、高热神昏、心火亢盛、心烦不寐、心悸不宁、血热吐衄、目赤、牙痛、消渴、痈肿疔疮。外治湿疹、湿疮、耳道流脓。用量 2~5g。外用适量。

【制剂】**黄连上清丸** 由黄连、连翘等 17 味生药组成。具有散风清热、泻火止痛的功能。用于风热上攻、肺胃热盛所致的头晕目眩、暴发火眼、牙齿疼痛、口舌生疮、咽喉肿痛、耳痛耳鸣、大便秘结、小便短赤。

课堂互动

1. 三种黄连来源及其性状特征是什么？
2. 黄连的主要显微特征是什么？

附子 Aconiti Lateralis Radix Preparata*

（英）Monkshood

【来源】为毛茛科植物乌头 *Aconitum carmichaelii* Debx. 子根的加工品。

【植物形态】多年生草本。主根纺锤形至倒卵形，周围常生有数个侧根（子根）。茎直立，上部散生贴伏柔毛。叶互生，革质，深三裂几达基部；两侧裂片再 2 裂，中央裂片再 3 浅裂，裂片有粗齿或缺刻。总状花序，花序轴密生贴伏的反曲柔毛。花萼 5，蓝紫色，上萼片盔形，侧萼片近圆形。花瓣 2，变态成蜜腺叶，头部反曲，下具长爪。雄蕊多数。心皮 3~5，离生。蓇葖果长圆形。花期 6~7 月，果期 7~8 月（彩图 10）。

【采制】6 月下旬至 8 月上旬采挖，除去母根、须根及泥沙，习称"泥附子"，再按大小分类，进行加工。

盐附子 选择个大、均匀的泥附子，洗净，浸入食用胆巴的水溶液中过夜，再加食盐，继续浸泡，每日取出晒晾，并逐渐延长晒晾时间，直到附子表面析出大量结晶盐粒（盐霜）、体质变硬为止。

黑顺片 取泥附子，按大小分别洗净，浸入食用胆巴的水溶液中数日，连同浸液煮至透心，捞出，水漂，纵切成厚约 0.5cm 的片，再用水浸漂，用调色液使附片染成浓茶色，取出，蒸至出现油面光泽后，烘至半干，再晒干或继续烘干（彩图 10）。

白附片 选择大小均匀的泥附子，洗净，浸入食用胆巴的水溶液中数日，连同浸液煮至透心，捞出，剥去外皮，纵切成厚约 0.3cm 的片，用水浸漂，取出，蒸透，晒干。

淡附片 取盐附子，用清水浸漂，每日换水 2~3 次，至盐分漂尽，与甘草、黑豆加水共煮透心，至切开后口尝无麻舌感时，取出，除去甘草、黑豆，切薄片，晒干。

【产地】 四川、陕西省为主要栽培产区。

【性状】 **盐附子** 呈圆锥形，长 4～7cm，直径 3～5cm。表面灰黑色，被盐霜，顶端有凹陷的芽痕，周围有瘤状突起的支根或支根痕。体重，横切面灰褐色，可见充满盐霜的小空隙及多角形形成层环纹，环纹内侧导管束小点排列不整齐。气微，味咸而麻，刺舌。

淡附片 呈纵切片，上宽下窄，长 1.7～5cm，宽 0.9～3cm，厚 0.2～0.5cm。外皮褐色，切面褐色，半透明，有纵向导管束。质硬，断面角质样。气微，味淡，口尝无麻舌感。

黑顺片 为纵切片，上宽下窄，长 1.7～5cm，宽 0.9～3cm，厚 0.2～0.5cm。外皮黑褐色，切面暗黄色，具油润光泽，半透明状，并有纵向导管束脉纹。质硬而脆，断面角质样。气微，味淡。

白附片 形状、气味与黑顺片相同，但无外皮，黄白色，半透明，厚约 0.3cm。

【显微特征】附子块根横切面：①后生皮层为棕色木栓化细胞。②皮层细胞切向延长，偶见石细胞，单个散在或数个成群；内皮层明显。③韧皮部宽广，散有筛管群，内侧偶见纤维束。④形成层类多角形，其内外侧偶有 1 至数个异型维管束。⑤木质部导管多单列或略呈 V 字形排列。⑥髓部明显。薄壁细胞充满淀粉粒（图 11-8）。

粉末：灰黄色。①后生皮层细胞棕色，有的壁呈瘤状增厚突入细胞腔。②淀粉粒众多，单粒球形、长圆形或肾形，直径 3～22μm；复粒由 2～15 分粒组成。③导管主为具缘纹孔，直径 29～70μm，末端平截或短尖，穿孔位于端壁或侧壁，有的导管分子粗短拐曲或纵横连接。④石细胞少见，呈长方形、类方形、多角形或一边斜尖，直径 49～117μm，长 113～280μm，胞腔较大，壁厚者层纹明显，纹孔较稀疏；有时可见来自残茎的纤维，纹孔斜向超出纹孔缘。制附片主为含糊化淀粉粒的薄壁细胞及组织碎片（图 11-9）。

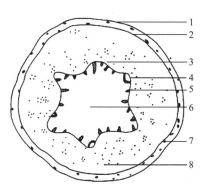

图 11-8 附子块根横切面简图

1. 后生皮层；2. 内皮层；3. 韧皮部；4. 形成层；
5. 木质部；6. 髓；7. 筛管群；8. 石细胞

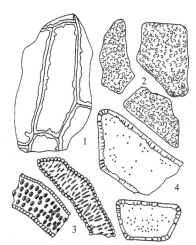

图 11-9 附子粉末图

1. 后生皮层细胞；2. 淀粉粒；3. 导管；4. 石细胞

【化学成分】根含总生物碱，其中主要为剧毒的双酯类生物碱，附子因系加工品，原来生品中所含毒性很强的双酯类生物碱在加工炮制的过程中易水解，脱乙酰基，生成毒性较小的单酯类生物碱苯甲酰乌头胺（benzoylaconine）、苯甲酰中乌头胺（benzoylmesaconine）和苯甲酰次乌头胺（benzoylhypaconine）。如继续水解，又脱苯甲酰基，生成毒性更小不带酯键的胺醇类生物碱乌头胺（aconine）、中乌头胺（mesaconine）和次乌头胺（hypaconine）。因此，炮制品附子的总生物碱和剧毒的双酯类生物碱的含量及毒性均大幅度降低。盐附子尚含少量的中乌头碱及乌头碱、次乌头碱，因此盐附子的毒性较蒸煮的黑顺片、白附片为大。尚含强心成分消旋去甲乌药碱（dl-de-methylcoclaurine, higenamine），此碱作用强烈，稀释至 10^{-9} 浓度时仍显现强心活性；又含氯化棍掌碱（coryneine chloride）、去甲猪毛菜碱（salsolinol），均有强心作用。

乌头碱

乌头次碱

乌头胺

【理化鉴别】 1. **薄层色谱** 按薄层色谱法操作，供试品色谱中，盐附子在与新乌头碱对照品、次乌头碱对照品和乌头碱对照品色谱相应的位置上显相同颜色的斑点；黑顺片或白附片在与苯甲酰新乌头原碱对照品、苯甲酰乌头原碱对照品、苯甲酰次乌头原碱对照品色谱相应的位置上显相同颜色的斑点。

2. **限量检查** 按高效液相色谱法测定，含双酯型生物碱以新乌头碱（$C_{33}H_{45}NO_{11}$）、次乌头碱（$C_{33}H_{45}NO_{10}$）和乌头碱（$C_{34}H_{47}NO_{11}$）的总量计，不得超过 0.020%。

3. **含量测定** 按高效液相色谱法测定，本品按干燥品计算，含苯甲酰新乌头原碱（$C_{31}H_{43}NO_{10}$）、苯甲酰乌头原碱（$C_{32}H_{45}NO_{10}$）和苯甲酰次乌头原碱（$C_{31}H_{43}NO_9$）的总量不得少于 0.010%。

【药理作用】 附子的药理作用见表 11-7。

表 11-7 附子的药理作用

药理作用	作用机制	活性成分
强心作用	对离体和在体心脏、正常及衰竭心脏均有强心作用，能增强心肌收缩力，加快心率，增加心输出量，增加心肌耗氧量	去甲乌药碱
对血管和血压的作用	有明显扩张血管、增加血液、改善血液循环的作用	附子注射液或去甲乌药碱
抗休克	能提高失血性休克、内毒素性休克、心源性休克及肠系膜上动脉夹闭性休克等模型动物的平均动脉压，延长其存活时间及存活百分率	去甲猪毛菜碱、氯化甲基多巴胺
对消化系统的影响	能兴奋离体兔空腔平滑肌的收缩作用	附子煎剂

【功能主治】 辛、甘，大热，有毒。归心、肾、脾经。回阳救逆，补火助阳，散寒止痛。用于亡阳虚脱、肢冷脉微、心阳不足、胸痹心痛、虚寒吐泻、脘腹冷痛、肾阳虚衰、阳痿宫冷、阴寒水肿、阳虚外感、寒湿痹痛。用量 3~15g。先煎，久煎。孕妇慎用。不宜与半夏、瓜蒌、瓜蒌子、瓜蒌皮、天花粉、川贝母、浙贝母、平贝母、伊贝母、湖北贝母、白蔹、白及同用。

【制剂】 **附子理中丸** 由附子、党参等 5 味生药组成，具有温中健脾的功能。用于脾胃虚寒、脘腹冷痛、呕吐泄泻、手足不温。

【附】 **川乌** 为毛茛科植物乌头 *Aconitum carmichaeli* Debx. 的干燥母根。主要栽培于四川、陕西、湖北、湖南、云南、河南等省亦有种植。6月下旬至8月上旬采挖，除去子根、须根及泥沙，晒干。呈不规则圆锥形，顶端有残存的茎基，中部多向一侧膨大，长 2~7.5cm，直径 1.2~2.5cm。表面棕褐色或灰棕色，皱缩，有小瘤状侧根及除去子根后的痕迹。质坚实，断面类白色或浅灰黄色，形成层环纹呈多角形。

气微，味辛辣、麻舌。根含生物碱及乌头多糖（aconitan）。总生物碱含量为 0.82% ~ 1.56%，其中主要为剧毒的双酯类生物碱：中乌头碱（mesaconitine）、乌头碱（aconitine）、次乌头碱（hypaconitine）、杰斯乌头碱（jesaconitine）、异翠雀花碱（isodelphinine）等。此外，尚含塔拉弟胺（talatisamine）及川乌碱甲、乙（chuanwu base A、B）、脂乌头碱（lipoaconitine）、脂次乌头碱和脂中乌头碱等。中乌头碱为镇痛的主要活性成分。性热，味辛、苦，有大毒。祛风除湿，温经止痛。用于风寒湿痹、关节疼痛、心腹冷痛、寒疝作痛及麻醉止痛。

课堂互动

> 1. 附子的加工品都有哪些？其性状特征是什么？
> 2. 附子与乌头来源、化学成分异同点是什么？

草乌 Aconiti Kusnezoffii Radix

本品为毛茛科植物北乌头 *Aconitum kusnezoffii* Reichb. 的干燥块根。主产于东北、华北。药材呈不规则长圆锥形，略弯曲，长 2~7cm，直径 0.6~1.8cm。顶端常有残茎和少数不定根残基，有的顶端一侧有一枯萎的芽，一侧有一圆形或扁圆形不定根残基。表面灰褐色或黑棕褐色，皱缩，有纵皱纹、点状须根痕和数个瘤状侧根（钉角）。质硬，断面灰白色或暗灰色，有裂隙，形成层环纹多角形或类圆形，髓部较大或中空。无臭，味辛辣、麻舌。块根横切面后生皮层为 7~8 列棕黄色栓化细胞。皮层有石细胞，单个散在或 2~5 个成群，类长方形、方形或长圆形，胞腔大。内皮层明显。韧皮部宽广，常有不规则裂隙，筛管群随处可见，母根筛管群外侧有厚壁细胞群。形成层呈不规则多角形或类圆形。木质部导管 1~4 列或数个相聚，位于形成层角隅的内侧，有的内含棕黄色物。髓部较大。薄壁细胞充满淀粉粒。根含剧毒的双酯类生物碱，如中乌头碱、乌头碱、次乌头碱、杰斯乌头碱、异乌头碱（isoaconitine）及北草乌碱等。本品性热，味辛、苦，有大毒。具有祛风除湿、温经止痛之功能。用于风寒湿痹、关节疼痛、心腹冷痛、寒疝作痛及麻醉止痛。

白芍 Paeoniae Alba Radix *
（英）Peony Root

【来源】 为毛茛科植物芍药 *Paeonia lactiflora* Pall. 的干燥根。

【植物形态】 多年生草本，根肥大，叶互生，茎下部叶为二回三出复叶，小叶片窄卵圆形至披针形，叶缘具骨质细乳突。上部叶为三出复叶。花大，萼片 4；花瓣 9~13，白色、粉红色或红色；雄蕊多数，心皮 3~5，分离。蓇葖果。花期 5~7 月，果期 6~8 月（彩图 11）。

【采制】 夏秋两季采挖，洗净，除去头尾及须根，置沸水中煮至透心后除去外皮或去皮后再煮，晒干。

【产地】 主产于浙江、安徽、四川、贵州、山东等省，均系栽培。

【性状】 药材呈圆柱形，平直或稍弯曲，两端平截，长 5~18cm，直径 1~2.5cm。表面类白色或淡棕红色，光洁或有纵皱纹及细根痕，偶有残存的棕褐色外皮。质坚实，不易折断，断面较平坦，类白色或微带棕红色，形成层环明显，射线放射状。气微，味微苦、酸（彩图 11）。

饮片呈类圆形的薄片。表面淡棕红色或类白色。切面微带棕红色或类白色，形成层环明显，可见稍隆起的筋脉纹呈放射状排列。气微，味微苦、酸。

【显微特征】 根横切面：①木质部导管群作放射状排列，导管旁有少数木纤维。②薄壁细胞含草酸钙簇晶，并含糊化淀粉粒团块（图 11-10）。

粉末：黄白色。①糊化淀粉团块甚多。②草酸钙簇晶直径 11~35μm，存在于薄壁细胞中，常排列成行，或一个细胞中含数个簇晶。③纤维长梭形，直径 15~40μm，壁厚，微木化，具大的圆形纹孔。④具缘纹孔或网纹导管，直径 20~65μm（图 11-11）。

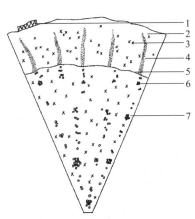

图 11-10　白芍根横切面简图

1. 木栓层；2. 皮层；3. 草酸钙簇晶；4. 韧皮部；
5. 形成层；6. 木质部；7. 木纤维

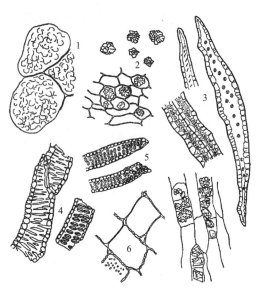

图 11-11　白芍粉末图

1. 含糊化淀粉粒细胞；2. 草酸钙簇晶；3. 木纤维；
4. 导管；5. 管胞；6. 薄壁细胞

【化学成分】　芍药根含芍药苷（paeoniflorin），经加工为白芍后，含量显著减少，在 1% 以下。含少量羟基芍药苷（oxypaeoniflorin）、芍药内酯苷（albiflorin）、苯甲酰芍药苷（benzoylpaeoniflorin）及苯甲酸、鞣质、β-谷甾醇、挥发油等。芍药苷为解痉有效成分。

	R_1	R_2
芍药苷	H	H
羟基芍药苷	OH	H
苯甲酰芍药苷	H	C_6H_5-CO-

丹皮酚

【理化鉴别】　**1. 薄层色谱**　按薄层色谱法操作，供试品色谱中，在与芍药苷对照品色谱相应的位置上应显相同颜色的斑点。

2. 含量测定　按高效液相色谱法测定，本品按干燥品计算，含芍药苷（$C_{23}H_{28}O_{11}$）不得少于 1.6%。

【药理作用】　白芍的药理作用见表 11-8。

表 11-8　白芍的药理作用

药理作用	作用机制	活性成分
解痉作用	能抑制副交感神经的兴奋性而有解痉作用	芍药苷
镇静催眠作用	小鼠腹腔注射芍药苷能减少自发活动，延长戊巴比妥钠的睡眠时间	芍药苷
解热作用	对小鼠正常体温有降温作用，对人工发热的小鼠有解热作用	芍药苷
抗病原生物作用	在试管内对多种革兰阴性与阳性细菌、病毒、致病真菌均有抑制作用	白芍煎剂

【功能主治】苦、酸，微寒。归肝、脾经。养血调经，敛阴止汗，柔肝止痛，平抑肝阳。用于血虚萎黄、月经不调、自汗、盗汗、胁痛、腹痛、四肢挛痛、头痛眩晕。用量6~15g。不宜与藜芦同用。

【制剂】四物颗粒 由白芍、当归等四味组成。具有养血调经的功能。用于血虚所致的面色微黄、头晕眼花、心悸气短及月经不调。温开水冲服。一次5g，一日三次。

【附】赤芍 为毛茛科植物芍药 *Paeonia lactiflora* Pall. 及川赤芍 *Paeonia veitchii* Lynch 的干燥根。芍药主产于内蒙古、东北等地；川赤芍主产于四川。药材呈圆柱形，稍弯曲，长5~40cm，直径0.5~3cm。表面棕褐色，粗糙，有纵沟和皱纹，并有须根痕和横长的皮孔样突起，有的外皮易脱落。质硬而脆，易折断，断面粉白色或粉红色，皮部窄，木部放射状纹理明显，有的有裂隙。气微香，味微苦、酸涩。本品主要含芍药苷、苯甲酸、鞣质等。药理研究表明，赤芍具有扩张血管、增加冠脉血流量、增加机体的耐缺氧能力及抗血小板聚集和血栓形成的作用。性微寒，味苦。归肝经。具有清热凉血、散瘀止痛之功能。用于热入营血、温毒发斑、吐血衄血、目赤肿痛、肝郁胁痛、经闭痛经、癥瘕腹痛、跌扑损伤、痈肿疮疡。

课堂互动

1. 白芍与赤芍来源、加工方法和性状特征有何差异？
2. 白芍的主要显微特征是什么？

威灵仙 Clematidis Radix

本品为毛茛科植物威灵仙 *Clematis chinensis* Osbeck、棉团铁线莲 *Clematis hexapetala* Pall. 或东北铁线莲 *Clematis manshurica* Rupr. 的干燥根和根茎。威灵仙主产于江苏、浙江、江西、安徽等省。棉团铁线莲主产于东北及山东省。东北铁线莲主产于东北地区。秋季采挖，除泥沙，晒干。威灵仙根茎呈柱状，长1.5~10cm，直径0.3~1.5cm。表面淡棕黄色，顶端残留茎基。质较坚韧，断面纤维性，下侧着生多数细根。根呈细长圆柱形，稍弯曲，长7~15cm，直径0.1~0.3cm。表面黑褐色，有细纵纹，有的皮部脱落，露出黄白色木部。质硬脆，易折断，断面皮部较广，木部淡黄色，略呈方形，皮部与木部间常有裂隙。气微，味淡。棉团铁线莲根茎呈短柱状，长1~4cm，直径0.5~1cm。根长4~20cm，直径1~2mm。表面棕褐色至棕黑色。断面木部圆形。味咸。东北铁线莲根茎呈柱状，长1~11cm，直径0.5~2.5cm。根较密集，长5~23cm，直径1~4mm，表面棕黑色。断面木部近圆形。味辛辣。威灵仙含多种三萜类皂苷，为齐墩果酸（oleanolic acid）或常春藤皂苷元（hederagenin）的衍生物，如威灵仙次皂苷（prosapogenin）CP_1、CP_2、CP_{2b}、CP_3、CP_{3b} 和 CP_4~CP_{10}等。尚含原白头翁素（protoanemonin）约0.25%，遇热或放置易聚合为白头翁素（anemonin）。棉团铁线莲含白头翁素、生物碱、谷甾醇、肉豆蔻酸、α-亚油酸及β-亚油酸等。东北铁线莲含三萜皂苷：铁线莲皂苷（clematoside）A、A′、B、C，皂苷元均为齐墩果酸。药理研究表明，本品具有解热、镇静、降压、抗惊厥、镇痛、兴奋肛门及膀胱括约肌，以及抗结核、皮肤真菌、疟原虫的作用。本品性温，味辛、咸。归膀胱经。具有祛风湿、通经络之功能。用于风湿痹痛、肢体麻木、筋脉拘挛、屈伸不利。用量6~10g。

毛茛科其他常用生药

毛茛科其他常用生药见表11-9。

表 11-9　毛茛科其他常用生药

生药	来源	活性成分	药理作用	功能主治
升麻	大三叶升麻 *Cimicifuga heracleifolia* Kom.、兴安升麻 *Cimicifuga dahurica*（Turcz.）Maxim. 或升麻 *Cimicifuga foetida* L. 的干燥根茎	有机酸（异阿魏酸）	抗菌、抗炎、解热、镇痛	发表透疹、清热解毒、升举阳气
白头翁	白头翁 *Pulsatilla chinensis*（Bge.）Regel 的干燥根	白头翁皂苷 B$_4$	抗肿瘤、抗菌、抗炎、增强免疫功能	清热解毒、凉血止痢
牡丹皮	牡丹 *Paeonia suffruticosa* Andr. 的干燥根皮	丹皮酚	抗菌消炎、抗动脉粥样硬化、抗心律失常	清热凉血、活血化瘀

七、小檗科　Berberidaceae

PPT

草本或小灌木。花两性，辐射对称，萼片与花瓣相似，各 2 至多轮，每轮常 3 枚，雄蕊与花瓣对生，花药瓣裂或纵裂，子房上位，常 1 心皮，常为单雌蕊，花柱缺或极短，柱头常盾形。浆果或蒴果。

本科 14 属以上，600 余种。我国有 11 属，280 余种，南北均产，有些供药用或观赏用，其中药用 11 属、140 余种，集中在小檗属、十大功劳属和淫羊藿属。重要的生药材有淫羊藿。

淫羊藿　Epimedii Folium *

（英）Epimedium Leaf

【来源】　为小檗科植物淫羊藿 *Epimedium brevicornu* Maxim.、箭叶淫羊藿 *Epimedium sagittatum*（Sieb. et Zucc.）Maxim.、柔毛淫羊藿 *Epimedium pubescens* Maxim. 或朝鲜淫羊藿 *Epimedium koreanum* Nakai 的干燥叶。

【植物形态】　淫羊藿　多年生草本，高 30~40cm。叶为二回三出复叶，叶柄长 3~4cm，小叶柄长 1.5~4cm。小叶片卵圆形或近圆形，长 2.5~3cm，宽 2~6cm。基部深心形，顶生小叶片心形，两侧小叶片偏心形，表面无毛，有光泽，背面疏生直立短毛，主脉上尤为明显，边缘有锯齿。聚伞花序排成圆锥形，花序轴及花梗上有明显腺毛，花通常白色。内轮萼片卵状长圆形，外轮萼片卵形，花瓣的距通常比萼片长二倍。果为蓇葖果，具有 1~2 枚褐色种子。花期 6~7 月，果期 8 月（彩图 12）。

【采制】　夏秋间茎叶茂盛时采割，除去粗梗及杂质，晒干或阴干。

【产地】　主产于陕西、湖北、浙江、安徽等省。

【性状】　淫羊藿　三出复叶。小叶片卵圆形，长 3~8cm，宽 2~6cm，先端微尖。顶生小叶基部心形，两侧小叶较小，偏心形，外侧较大，呈耳状，叶边缘具黄色刺毛状细锯齿。上表面黄绿色，下表面灰绿色，主脉 7~9 条。基部有稀疏细长毛，细脉两面突起，网脉明显。小叶柄长 1~5cm。叶片近革质。气微，味微苦（彩图 12）。

饮片呈丝片状。上表面绿色、黄绿色或浅黄色，下表面灰绿色，网脉明显，中脉及细脉凸出，边缘具黄色刺毛状细锯齿。近革质。气微，味微苦。

箭叶淫羊藿　一回三出复叶，小叶片长卵形至卵状披针形，长 4~12cm，宽 2.5~5cm，先端渐尖，两侧小叶基部明显偏斜，外侧呈箭形。下表面疏被粗短伏毛或近无毛。叶片革质。

柔毛淫羊藿　叶下表面及叶柄密被绒毛状柔毛。

朝鲜淫羊藿　小叶较大，长 4~10cm，宽 3.5~7cm，先端长尖。叶片较薄。

【显微特征】　淫羊藿叶表面　①上下表皮细胞垂周壁深波状弯曲，沿叶脉均有异细胞纵向排列，内含 1~多个草酸钙柱晶。②下表皮气孔众多，不定式，有时可见非腺毛（图 11-12）。

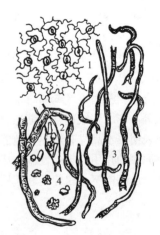

图 11-12　淫羊藿叶粉末图

1. 下表皮和气孔；

2. 异形细胞（有的有分支）；

3. 非腺毛；4. 草酸钙柱晶和簇晶

【化学成分】淫羊藿含淫羊藿苷（icariin），淫羊藿次苷（icariside）Ⅰ、Ⅱ及淫羊藿新苷（epimedoside A）。此外，尚含挥发油、蜡醇、三十一烷、植物甾醇等。

箭叶淫羊藿含淫羊藿苷、淫羊藿次苷、异槲皮素、淫羊藿 3-O-α-鼠李糖苷（icaritin-3-O-α-rhamnoside）、金丝桃苷（hyperin）及箭叶淫羊藿苷 A、B、C（sagitlatoside A，B，C）和箭叶淫羊藿素 A、B（sagitlatin A，B）等。

柔毛淫羊藿含淫羊藿苷、淫羊藿次苷、淫羊藿新苷 C（epimedoside C）及宝藿苷（baohuoside）Ⅰ、Ⅵ和柔藿苷（rouhuoside）、金丝桃苷等。

朝鲜淫羊藿含淫羊藿苷，淫羊藿新苷 A、B、C，朝鲜淫羊藿苷（epimedokoreanoside）Ⅰ、Ⅱ和槲皮素等。

淫羊藿黄酮类化合物有增加冠脉流量、耐缺氧、保护心肌缺血、降压等作用，并具有一定的免疫抑制作用。

淫羊藿苷

【理化鉴别】**1. 薄层色谱** 按薄层色谱法操作，供试品色谱中，在与淫羊藿苷对照品色谱相应的位置上应显相同颜色的荧光斑点。

2. 含量测定 按紫外-可见分光光度法测定，本品按干燥品计算，含总黄酮以淫羊藿苷（$C_{33}H_{40}O_{15}$）计，不得少于 5.0%；按高效液相色谱法测定，本品按干燥品计算，含淫羊藿苷（$C_{33}H_{40}O_{15}$）不得少于 0.50%。

【药理作用】淫羊藿的药理作用见表 11-10。

表 11-10　淫羊藿的药理作用

药理作用	作用机制	活性成分
壮阳作用	明显改善阴茎勃起功能障碍	淫羊藿及淫羊藿苷
提高免疫功能	显著提高小鼠巨噬细胞的吞噬功能	淫羊藿多糖总黄酮
对心血管系统的作用	对兔、猫、大鼠有降压作用；能增加离体兔心和豚鼠心脏、在位兔心与麻醉狗的冠脉流量；对心肌耗氧量亦有显著影响	淫羊藿煎剂
抗菌抗病毒作用	对脊髓灰质炎病毒以及白色葡萄球菌、金黄色葡萄球菌有显著抑制作用；对其他肠道病毒也能抑制	淫羊藿煎剂

【功能主治】辛、甘、温。归肝、肾经。补肾阳，强筋骨，祛风湿。用于肾阳虚衰、阳痿遗精、筋骨痿软、风湿痹痛、麻木拘挛。用量 6~10g。

【制剂】**肾宝糖浆** 由淫羊藿、熟地黄等药味组成。具有温补肾阳、固精益气的功能。用于肾阳亏虚、精气不足所致的阳痿遗精、腰腿酸痛、精神不振、夜尿频多、畏寒怕冷、月经过多、白带清稀。

> **课堂互动**
>
> 1. 淫羊藿的性状特征是什么？
> 2. 淫羊藿的主要化学成分是什么？

八、木通科　Lardizabalaceae

木质藤本。茎缠绕或攀缘，木质部有宽大的髓射线。叶互生，掌状或三出复叶，叶柄和小柄两端膨大为节状。花辐射对称，单性，雌雄同株或异株，通常组成总状花序或

PPT

伞房状的总状花序；萼片花瓣状，6片，排成两轮，覆瓦状或外轮的镊合状排列；花瓣6，蜜腺状；雄蕊6枚，花丝离生或多少合生成管，花药外向，2室，纵裂，药隔常突出于药室顶端而成角状或凸头状的附属体；退化心皮3枚；在雌花中有6枚退化雄蕊；心皮3，轮生在扁平花托上或心皮多数，螺旋状排列在膨大的花托上，胚珠多数或仅1枚，倒生或直生，纵行排列。果为肉质的骨葖果或浆果。种子多数，或仅1枚，卵形或肾形，种皮脆壳质，有肉质、丰富的胚乳和小而直的胚。

本科9属，约50种，大部分产于亚洲东部，只有2属分布于南美的智利。我国分布有7属，29种。其中20种为我国特有种，南北均产，但多数分布于长江以南各地。药用植物有17种。

木通科植物中的主要化学成分为三萜皂苷。另外，还含有木脂素类、黄酮类、酚类、油脂、有机酸和多糖类等多种成分。

木通　Akebiae Caulis *

（英）Akebia Stem

【来源】为木通科植物木通 *Akebia quinata*（Thunb.）Decne.、三叶木通 *Akebia trifoliata*（Thunb.）Koidz. 或白木通 *Akebia trifoliata*（Thunb.）Koidz. var. *australis*（Diels）Rehd. 的干燥藤茎。

【植物形态】**木通**　落叶木质缠绕藤本。枝灰色，皮孔突起。掌状复叶，互生或3~5枚簇生于短枝顶端，叶柄细长。小叶片5枚，革质，倒卵形或椭圆形，先端圆而微凹，并具一细短尖。基部圆形或楔形，全缘。总状花序腋生，花单性；花序基部着生1~2朵雌花，上部着生密而较细的雄花；花被3片；雄花具雄蕊6；雌花较雄花大，离生雌蕊2~13。果肉质，浆果状，长椭圆形，或略呈肾形，熟后紫色，柔软，沿腹缝线开裂。种子多数，长卵形而稍扁，黑色或黑褐色。花期4~5月，果熟期8月。

三叶木通　叶为三出复叶。小叶卵圆形、宽卵圆形或长卵形，长宽变化较大，先端钝圆、微凹或具短尖。基部圆形或楔形，有时微呈心形，边缘浅裂或呈波状，侧脉5~6对（彩图13）。

白木通　本变种形态与三叶木通相近，但小叶全缘，质地较厚。

【采制】9月采收，截取茎部，刮去外皮，阴干。

【产地】木通分布于陕西、山东、江苏、安徽等省。三叶木通分布于河北、山西、山东、河南等省。白木通分布于西南及山西、陕西、江苏、浙江等省。

【性状】药材呈圆柱形，常稍扭曲，长30~70cm，直径0.5~2cm。表面灰棕色至灰褐色，外皮粗糙而有许多不规则的裂纹或纵沟纹，具突起的皮孔。节部膨大或不明显，具侧枝断痕。体轻，质坚实，不易折断，断面不整齐，皮部较厚，黄棕色，可见淡黄色颗粒状小点。木部黄白色，射线呈放射状排列，髓小或有时中空，黄白色或黄棕色。气微，味微苦而涩（彩图13）。

饮片呈圆形、椭圆形或不规则形片。外表皮灰棕色或灰褐色。切面射线呈放射状排列，髓小或有时中空。气微，味微苦而涩。

【显微特征】藤茎横切面：①木栓细胞数层，细胞近方形，常可见含褐色内含物，栓内层细胞有3~4层，细胞扁平，壁稍厚，有的细胞含草酸钙小棱晶。②皮层细胞6~10层，有的含数个小棱晶。③中柱鞘由含晶纤维束与含晶石细胞群交替排列成连续的浅波浪形环带，纤维壁不规则加厚，胞腔内含小棱晶。含晶石细胞方形、长方形或多角形，细胞壁不规则加厚，含1~数个棱晶。④维管束16~26个，束内形成层明显，束间形成层不明显。⑤导管单个散在或2~3个相连。⑥射线全部为初生射线。无次生射线。⑦髓周细胞圆形，壁厚，木化，有圆形单纹孔，常含1至数个棱晶，髓中央有少量薄壁细胞，壁不木化，约占髓部直径1/3（图11-13）。

粉末：浅棕色或棕色。①含晶石细胞方形或长方形，胞

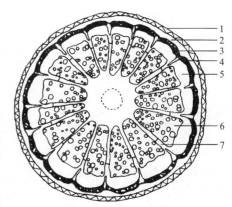

图11-13　木通藤茎横切面简图

1. 木栓层；2. 皮层；3. 韧皮纤维；
4. 石细胞环带；5. 韧皮部；
6. 木质部；7. 木射线

腔内含 1 至数个棱晶。②中柱鞘纤维细长梭形，直径 $10 \sim 40 \mu m$，胞腔内含密集的小棱晶，周围常可见含晶石细胞。③木纤维长梭形，直径 $8 \sim 28 \mu m$，壁增厚，具裂隙状单纹孔或小的具缘纹孔。④具缘纹孔导管直径 $20 \sim 110$（220）μm，纹孔椭圆形、卵圆形或六边形。

【化学成分】含苯乙醇苷类，如木通苯乙醇苷 B。另含三萜及其苷类成分，如木通酸（quinatic acid）、木通萜酸（akebonoic acid）、齐墩果酸、常春藤皂苷元（hederagenin）、含白桦脂醇（betulin）及其三萜皂苷类成分。

木通苯乙醇苷B

【理化鉴别】**1. 薄层色谱**　按薄层色谱法操作，供试品色谱中，在与木通苯乙醇苷 B 对照品色谱相应的位置上应显相同颜色的斑点。

2. 含量测定　按高效液相色谱法测定，按干燥品计算，含木通苯乙醇苷 B（$C_{23}H_{26}O_{11}$）不得少于 0.15%。

【药理作用】木通的药理作用见表 11–11。

表 11–11　木通的药理作用

药理作用	作用机制	活性成分
利尿作用	促进电解质，特别是 Na^+ 排除。充血性水肿大鼠实验表明，木通具有抗水肿和利尿作用；与保泰松合用，会增加尿量，增强抗水肿作用	皂苷
抗肿瘤作用	对试验细胞有显著的细胞毒活性；对 LPS 诱导的巨噬细胞表现出不同程度的 NO 抑制作用，且 α-常春藤皂苷具有较强的抑制肿瘤生长作用	α-常春藤皂苷
抗炎镇痛作用	能显著抑制二甲苯致炎症反应，能显著抑制醋酸致炎症反应	常春藤皂苷元
抗菌作用	木通醇浸剂在体外对革兰阳性及革兰阴性杆菌均有抑制作用；皂苷对真菌有较强的抑制作用	皂苷

【功能主治】苦，寒。归心、小肠、膀胱经。利尿通淋，清心除烦，通经下乳。用于治疗淋证、水肿、心烦尿赤、口舌生疮、经闭乳少、湿热痹痛。用量 $3 \sim 6 g$。

【制剂】**导赤丸**　由木通、赤芍等药味组成。具有清热泻火、利尿通便的功能。用于火热内盛所致的口舌生疮、咽喉疼痛、心胸烦热、小便短赤、大便秘结。

【附】**川木通**　本品为毛茛科植物小木通 *Clematis armandii* Franch. 或绣球藤 *C. montana* Buch. -Ham. 的干燥藤茎。小木通主产于四川、湖南、陕西、贵州、湖北等省亦产；绣球藤主产于四川、陕西、湖北、甘肃、安徽、广西、云南、贵州等省区亦产。药材呈长圆柱形，略扭曲，长 $50 \sim 100 cm$，直径 $1 \sim 3.5 cm$。表面黄棕色或黄褐色，有纵向凹沟及棱线，节处多膨大，有叶痕及侧枝痕。残存皮部易撕裂。质坚硬，不易折断。切片厚 $2 \sim 4 mm$，边缘不整齐，残存皮部黄棕色，木部浅黄棕色或浅黄色，有黄白色放射状纹理及裂隙，其间布满导管孔，髓部较小，类白色或黄棕色，偶有空腔。气微，味淡。本品主要含皂苷类成分。性寒，味苦。具有利尿通淋、清心除烦、通经下乳的功能。用于治疗淋证、水肿、心烦尿赤、口舌生疮、经闭乳少、湿热痹痛。用量 $3 \sim 6 g$。

课堂互动

1. 木通的性状特征是什么？
2. 简述木通、川木通、关木通来源及药理活性。

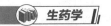

九、防己科 Menispermaceae

PPT

多年生草本或木质藤本。单叶互生。花小，单性异株；萼片、花瓣各 6 枚，各成 2 轮，每轮 3 片；花瓣常小于萼片；雄蕊通常 6 枚，分离或合生；子房上位，通常 3 心皮，分离，每室 2 胚珠，只 1 枚发育；核果，核多呈马蹄形或肾形，内果皮有各式雕纹。

本科 70 属，400 种，分布于热带和亚热带。我国有 20 属，约 70 种，南北均有分布，已知药用 15 属，近 70 种，集中于千金藤属（Stephania）。重要的生药材有：防己、青风藤、金果榄、黄藤、北豆根、亚乎奴等。

防己科植物富含生物碱，主要是双苄基异喹啉型、原小檗碱型和阿朴啡型，如双苄基异喹啉型中的粉防己碱（tetrandrine）、轮环藤宁碱（cycleanine）、小檗胺（berbamine）、头花千金藤碱（cepharanthine）。小檗胺和头花千金藤碱具有升高白细胞作用；阿朴啡型中的千金藤碱（stephanine）具有降压和抑制肿瘤细胞生长的作用。

防己 Stephaniae Tetrandrae Radix*

（英）Fourstamen Stephania Root

【来源】 为防己科植物粉防己（石蟾蜍）Stephania tetrandra S. Moore 的干燥根。

【植物形态】 多年生缠绕性落叶藤本。根圆柱形，弯曲。茎柔韧细长。叶互生，阔三角状卵形，长 3.5~6cm，宽 5~7cm，全缘，两面均被短柔毛。叶柄盾状着生。雌雄异株，雄花集成头状聚伞花序，成总状排列，花绿色，萼片 4；花瓣 4；雄蕊 4；雌花集成短缩的聚伞花序，萼片和花瓣与雄花同数。核果球形，熟时红色。花期 5~6 月，果期 7~8 月（彩图 14）。

【采制】 秋季采挖，洗净，除去粗皮，晒至半干，切段，个大者再纵切，干燥。

【产地】 主产于浙江、安徽、湖北、湖南等省。

【性状】 药材呈不规则圆柱形、半圆柱形或块片状，多弯曲，长 5~10cm，直径 1~5cm。表面淡灰黄色，在弯曲处常有深陷的横沟而呈结节状的瘤块样。质坚实而重。断面平坦，灰白色，富粉性，木部占大部分，有稀疏的放射状纹理，习称"车轮纹"。纵剖面可见弯曲筋脉纹理。气微，味苦（彩图 14）。

饮片呈类圆形或半圆形的厚片。外表皮淡灰黄色。切面灰白色，粉性，有稀疏的放射状纹理。气微，味苦。

【显微特征】 防己根横切面：①木栓层多已除去或有时残存，细胞黄棕色。②皮层细胞切向延长，有石细胞群散在，石细胞类方形或多角形，壁稍厚。③韧皮部较宽，韧皮部束明显。④形成层成环。⑤木质部占大部分，射线较宽，导管稀少呈放射状排列，导管旁有木纤维。⑥薄壁细胞充满淀粉粒，并有细小杆状（或柱状及方形）草酸钙结晶（图 11-14）。

粉末：①淀粉粒众多，多为单粒淀粉。②石细胞呈类方形，胞腔大，层纹明显。③草酸钙方晶细小，且多见。④导管为具缘纹孔、网纹导管（图 11-15）。

【化学成分】 含多种异喹啉生物碱（1.7%~2.5%）。其中，主要为粉防己碱（汉防己甲素 tetrandrine）、去甲基粉防己碱（汉防己乙素 demethyl tetrandrine），防己诺林碱（fangchinoline）、轮环藤酚碱（cyclanoline）、氧化防己碱、防己菲碱等，并含黄酮苷、酚类、有机酸、挥发油、糖类。

【理化鉴别】 1. 薄层色谱 按薄层色谱法操作，供试品色谱中，在与粉防己碱与防己诺林碱对照品色谱相应的位置上应显相同颜色的斑点。

2. 含量测定 按高效液相色谱法测定，本品按干燥品计算，粉防己碱（$C_{38}H_{42}N_2O_6$）和防己诺林碱（$C_{37}H_{40}N_2O_6$）的总量不得少于 1.6%。

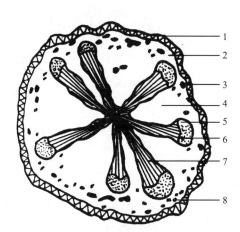

图 11-14　防己根横切面简图

1. 木栓层；2. 皮层；3. 石细胞；4. 射线；5. 韧皮部；

6. 形成层；7. 木质部；8. 草酸钙方晶

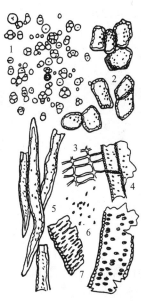

图 11-15　防己根粉末图

1. 淀粉粒；2. 石细胞；3. 木栓细胞；4. 木薄壁细胞；

5. 纤维；6. 草酸钙方晶；7. 导管

	R
粉防己碱	CH₃
去甲基粉防己碱	H

粉防己碱　　CH₃
去甲基粉防己碱　H

轮环藤酚碱

【药理作用】 防己的药理作用见表 11-12。

表 11-12　防己的药理作用

药理作用	作用机制	活性成分
镇痛作用	在电刺激小鼠尾部法及热板法试验中均有镇痛作用；对大鼠甲醛性关节炎具有一定的抗炎作用	粉防己总碱、粉防己碱、防己诺林碱
抗肿瘤作用	对大鼠肉瘤 W_{256} 有显著的抑制作用	粉防己总碱、粉防己碱、防己诺林碱
肌肉松弛作用	对横纹肌有一定的松弛作用，其碘甲烷或溴甲烷衍生物"汉肌松"具肌肉松弛作用	粉防己总生物碱

【功能主治】 寒，苦。归膀胱、肺经。利水消肿，祛风止痛。用于治疗水肿脚气、小便不利、风湿痹痛、湿疹疮毒。用量 5~10g。

【制剂】1. 汉肌松注射液　主要成分为碘化二甲基粉防己碱。具横纹肌松弛的功能。用于外科手术中松弛横纹肌。

2. 粉防己碱片　主要成分为汉防己甲素。具抗风湿和镇痛的功能。于用关节痛、风湿痛、神经痛、肺癌、煤硅肺等。

【附】木防己　防己科植物木防己 *Cocculus orbiculatus*（L.）DC. 的根。呈圆柱形，稍扁，波状弯曲，直径约 1.5cm，表面灰棕色或黑棕色，略凹凸不平，有明显的纵沟及少数横皱纹。质坚硬，横断面黄白色，皮部窄，导管部放射状，木射线宽。味苦。含木兰花碱、木防己碱（trilobine）、高防己碱（homotrilobine）、木防己胺（trilobamine）、木防己新碱（coclobine）等。

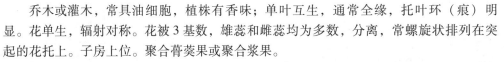

课堂互动

1. 防己的性状特征是什么？
2. 防己与木防己来源与性状有何差异？

北豆根　Menispermi Rhizoma

本品为防己科植物蝙蝠葛 *Menispermum dauricum* DC. 的干燥根茎。春秋二季采挖，除去须根和泥沙，干燥。主产于东北、华北及陕西等地。药材细长圆柱形，弯曲，有分枝，长可达 50cm，直径 0.3～0.8cm。表面黄棕色至暗棕色，多有弯曲的细根，并可见突起的根痕及纵皱纹，外皮易剥落。质韧，不易折断，断面不整齐，纤维性，木部淡黄色，呈放射状排列，中心有髓。气微，味苦。北豆根含多种生物碱（1.7%～2.5%）、北豆根碱（dauricine），北豆根碱含量可达总碱之半；其次为山豆根醇灵碱（daurinoline）、去甲山豆根碱（dauricinoline）、北豆根酚碱（dauricoline）、木兰花碱、蝙蝠葛碱（menisperine）及尖防己碱（acutumine）等。依据《中国药典》（2020 年版），本品含蝙蝠葛苏林碱（$C_{37}H_{42}N_2O_6$）和蝙蝠葛碱（$C_{38}H_{44}N_2O_6$）的总量不得少于 0.60%。药理研究研究表明，北豆根有降压、肌松、抗炎、抗脑缺血等作用。本品性寒，味苦，有小毒。具有清热解毒、祛风止痛的功能。用于治疗咽喉肿痛、肠炎、痢疾、风湿痹痛。用量 3～9g。

十、木兰科　Magnoliaceae

乔木或灌木，常具油细胞，植株有香味；单叶互生，通常全缘，托叶环（痕）明显。花单生，辐射对称。花被 3 基数，雄蕊和雌蕊均为多数，分离，常螺旋状排列在突起的花托上。子房上位。聚合蓇葖果或聚合浆果。

PPT

本科约 20 属，300 种。我国有 14 属，约 160 种，大部产西南地区。我国有八角科 30 种。五味子科包括南五味子属和五味子属，50 种，我国 2 属均产，30 余种，产西南至东北，主产地为西南和中南。重要的生药材有：厚朴、五味子、地枫皮、辛夷、八角茴香等。

木兰科植物富含生物碱，苄基异喹啉类生物碱是本科的化学特征之一。本兰科植物还含木脂素类化合物，厚朴酚（magnolol）与和厚朴酚（honokiol）均属于此类化合物；富含挥发油，但无三萜类化合物。五味子属（*Schisandra*）主要含有挥发油，但无生物碱，联苯环辛烯类木脂素是本属特征性成分。南五味子属（*Kadsura*）含有更进化的螺苯并呋喃型联苯环辛烯类木脂素，除此之外，还含三萜类化合物，南五味子属种类较多，五味子属较少。八角属（*Illicium*）植物富含挥发油，不含生物碱，莽草毒素型等倍半萜为该属的特征性成分。

厚朴　Magnoliae Officinalis Cortex*

（英）Magnolia Bark

【来源】为木兰科植物厚朴 *Magnolia officinalis* Rehd. et Wils. 及凹叶厚朴 *Magnolia officinalis* Rehd. et Wils. var. *biloba* Rehd. et Wils. 的干燥干皮、枝皮和根皮。

【植物形态】厚朴为落叶乔木，高 7～15m。单叶互生，密集小枝顶端，叶片椭圆状倒卵形，全缘或微波状，叶顶端无凹缺，背面幼时被灰白色短绒毛，老时呈白粉状。花与叶同时开放，单生枝顶，白色，有香气，内轮花被9~12片，雄蕊多枚，雌蕊心皮多数，排列于延长的花托上。聚合果卵状椭圆形，木质。每室具种子常1枚。花期4~5月，果期9~10月（彩图15）。

凹叶厚朴叶片先端凹缺成2钝圆浅裂片（但幼树叶先端圆形），裂深2~3.5cm。

【采制】4~6月剥取生长15~20年的树干皮，沸水中微煮，堆置阴湿处，"发汗"至内表面变紫褐色或棕褐色时，蒸软，取出，卷成筒状，干燥。根皮及枝皮剥下后可直接阴干。

【产地】主产四川、湖北、浙江、安徽、江西、陕西、甘肃、贵州、云南，多为栽培。

【性状】干皮 呈卷筒状或双卷筒状，厚0.2~0.7cm，习称"筒朴"；近根部干皮一端展开如喇叭口，厚0.3~0.8cm，习称"靴筒朴"。外表面灰棕色或灰褐色。表面粗糙，有时呈鳞片状，易剥落，有明显的椭圆形皮孔；刮去粗皮者显黄棕色。内表面紫棕色或深紫褐色，具细密纵纹，划之显油痕。质地坚硬，不易折断。断面颗粒性，外部灰棕色，内部紫褐色或棕色，有油性，有时可见多数发亮的细小结晶（厚朴酚、和厚朴酚）。气香，味辛辣、微苦（彩图15）。

根皮（根朴） 呈单筒状或不规则块片，有的弯曲似鸡肠，习称"鸡肠朴"，厚1~3mm。质硬，易折断，断面呈纤维状。嚼之残渣较多。

枝皮（枝朴） 呈单筒状，长10~20cm，厚0.1~0.2cm。质脆，易折断，断面纤维性。

饮片呈弯曲的丝条状或单、双卷筒状。外表面灰褐色，有时可见椭圆形皮孔或纵皱纹。内表面紫棕色或深紫褐色，较平滑，具细密纵纹，划之显油痕。切面颗粒性，有油性，有的可见小亮星。气香，味辛辣、微苦。

【显微特征】厚朴干皮横切面：①木栓层由多列细胞组成，栓内层为石细胞环带。②皮层较宽厚，散有多数石细胞群，靠内层有切向延长的椭圆形油细胞存在。③韧皮部占大部分，射线宽1~3列细胞，纤维多个成束，油细胞众多，单个散在或2~5个相连。枝皮韧皮部外侧可见大型初生韧皮纤维束（图11-16）。

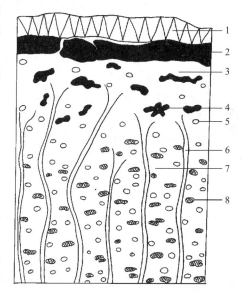

图11-16 厚朴（干皮）横切面简图
1. 木栓层；2. 石细胞环带；
3. 皮层；4. 异形石细胞；5. 油细胞；
6. 韧皮射线；7. 韧皮部；8. 纤维束

粉末：棕色。①石细胞众多，呈长圆形、卵圆形或不规则分枝状，直径11~65μm，有时可见层纹。②纤维众多，直径15~32μm，壁甚厚，有的呈波浪形或一边锯齿状，孔沟不明显，木化。③油细胞呈椭圆形或类圆形，直径50~85μm，含黄棕色油状物。④木栓细胞呈多角形，壁薄微弯曲。⑤草酸钙方晶及棱晶少见（图11-17）。

凹叶厚朴粉末与以上区别点为：纤维一边呈齿状凹凸，油细胞直径27~75μm，木栓细胞壁菲薄而平直，常多层重叠。

【化学成分】主要含木脂素类成分，如厚朴酚（magnolol）、和厚朴酚（honokiol）、三羟基厚朴酚、去氢三羟基厚朴酚。另含挥发油，油中主要含α，β-桉油醇，占挥发油94%~98%。此外，尚含木兰箭毒碱、氧化黄心树宁碱及鞣质等。

厚朴酚　　　　　　　　和厚朴酚　　　　　　　　木兰箭毒碱

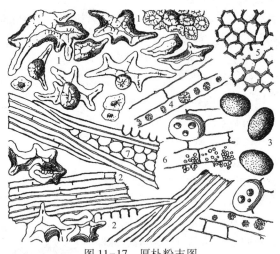

图 11-17　厚朴粉末图

1. 石细胞；2. 纤维；3. 油细胞；4. 筛管分子；5. 木栓细胞；6. 淀粉粒；7. 射线细胞

【理化鉴别】**1. 薄层色谱**　按薄层色谱法操作，供试品色谱中，在厚朴酚与和厚朴酚对照品色谱相应的位置上应显相同颜色的斑点。

2. 含量测定　按高效液相色谱法测定，本品按干燥品计算，含厚朴酚（$C_{18}H_{18}O_2$）与和厚朴酚（$C_{18}H_{18}O_2$）的总量不得少于 2.0%。

【药理作用】厚朴的药理作用见表 11-13。

表 11-13　厚朴的药理作用

药理作用	作用机制	活性成分
中枢抑制作用	可抑制小鼠自发活动，亦可对抗甲基苯丙胺和阿扑吗啡引起的兴奋	厚朴酚、和厚朴酚
肌肉松弛作用	具有特殊而持久的中枢肌肉松弛活性	和厚朴酚
调节平滑肌作用	对兔离体肠管及支气管均有兴奋作用；对小鼠及豚鼠离体肠管，小剂量时兴奋，大剂量时抑制	厚朴酚
抗溃疡作用	对 Shay's 幽门结扎、水浸应激性溃疡等所致的胃溃疡均有抑制效果	厚朴酚
抗菌作用	有广谱抗菌作用，体外对金黄色葡萄球菌、溶血性链球菌、白喉杆菌、枯草杆菌及常见致病菌皮肤真菌等均有抑制作用	厚朴煎剂

【功能主治】苦、辛、温。归脾、胃、肺、大肠经。燥湿消痰，下气除满。用于湿滞伤中、脘痞吐泻、食积气滞、腹胀便秘、痰饮喘咳。用量 3~10g。

【制剂】**开胸顺气丸（水丸）**　由厚朴、槟榔、炒牵牛子等组成。具有消积化滞、行气止痛的功能。用于气郁食滞所致的胸胁胀满、胃脘疼痛、嗳气呕恶、食少纳呆。

【附】**厚朴花**　为厚朴和凹叶厚朴的干燥花蕾。药材呈长圆锥形，长 4~7cm，基部直径 1.5~2.5cm。外表面红棕色至棕褐色，顶部尖或钝圆，底部带有花柄，花柄具棕色短细茸毛。花瓣未开者层层覆盖。已开者，花瓣多为 12 片，花瓣肉质肥厚，呈匙形。花蕊外露，棕黄色。花药条形。心皮多数，分离，螺旋状排列于圆锥形的花托上。质脆，易碎。气香，味淡。对麻醉兔、猫注射厚朴花水提物有降压作用。性微温，味苦。具有芳香化湿、理气宽中之功能。用于脾胃湿阻气滞、胸脘痞闷胀满、纳谷不香。

课堂互动

1. 厚朴的性状特征是什么？
2. 厚朴主要显微特征是什么？

辛夷　Magnoliae Flos

本品为木兰科植物望春花 *Magnolia biondii* Pamp. 、武当玉兰 *Magnolia sprengeri* Pamp. 或玉兰 *Magnolia denudata* Desr. 的干燥花蕾。冬末春初花未开放时采收，除去枝梗，阴干。主产于河南及湖北，质量最佳，销全国并出口。安徽产品集中于安庆，称为"安春花"，质较次。浙江产的辛夷自产自销。湖北、陕西、四川产的武当玉兰也多限于地方习用。玉兰多为庭园栽培。望春花呈长卵形，似毛笔头，长 1.2～2.5cm，直径 0.8～1.5cm。基部常具短梗，长约 5mm，梗上有类白色点状皮孔。苞片 2～3 层，每层 2 片，两层苞片间有小鳞芽。花被片 9，棕色；外轮花被片 3，条形，约为内两轮的 1/4，呈萼片状。内两轮花被片 6，每轮 3，轮状排列。雄蕊和雌蕊多数，螺旋状排列。体轻，质脆。气芳香，味辛凉而稍苦。武当玉兰长 2～4cm，直径 1～2cm。基部枝梗粗壮，皮孔红棕色。苞片外表面密被淡黄色或淡黄绿色茸毛，有的最外层苞片茸毛已脱落而呈黑褐色。花被片 10～12（15），内外轮无显著差异。玉兰长 1.5～3cm，直径 1～1.5cm。基部枝梗较粗壮，皮孔浅棕色。苞片外表面密被灰白色或灰绿色茸毛。花被片 9，内外轮同型。辛夷主要含挥发油 3%～5%。油中主成分为 β-蒎烯、β-桉油精、樟脑、香桧烯等，另含木脂素类化合物。依据《中国药典》（2020 年版），本品含木兰脂素（$C_{23}H_{28}O_7$）不得少于 0.40%。药理研究表明，辛夷有收缩鼻黏膜血管、降血压、兴奋子宫、抗白色念珠菌及皮肤真菌的作用。本品性温，味辛。具有散风寒、通鼻窍之功能。用于治疗头痛、鼻塞、鼻炎、鼻窦炎。用量 3～9g。

五味子　Schisandrae Chinensis Fructus*

（英）Chinese Magnoliavine Fruit

【来源】为木兰科植物五味子 *Schisandra chinensis*（Turcz.）Baill. 的干燥成熟果实，习称"北五味子"。

【植物形态】落叶木质藤本，长可达 8m，小枝褐色。单叶互生，叶卵形、宽倒卵形至宽椭圆形，长 5～11cm，宽 3～7cm，边缘疏生有腺体的细齿，上面有光泽，无毛。花单性，雌雄异株。单生或簇生于叶腋，花被片 6～9，乳白色或粉红色；雄花具 5 雄蕊，花丝合生成短柱；雌花心皮 17～40，花后花托逐渐伸长，果熟时呈穗状聚合果。浆果球形，肉质，熟时深红色。花期 5～7 月，果期 6～9 月（彩图 16）。

【采制】在 8 月下旬至 10 月上旬，果实呈紫红色时，随熟随收，拣出果梗等杂质，晒干或蒸后晒干。遇雨天可用微火烘干。

【产地】主产于吉林、辽宁、黑龙江等省。

【性状】药材呈不规则的圆球形或扁球形，直径 5～8mm。紫红色或暗红色，有的呈黑红色或出现"白霜"。表面皱缩，显油性。果肉柔软。种子 1～2 粒，呈肾形，表面棕黄色，有光泽。种皮薄而脆。果肉气微，味酸。种子破碎后有香气，味辛、微苦（彩图 16）。

【显微特征】果实横切面：①外果皮为 1 列方形或长方形表皮细胞，壁稍厚，外被角质层，散有油细胞。②中果皮薄壁细胞 10 余列，细胞切向延长，内含淀粉粒，散有小型外韧型维管束。③内果皮为 1 列小方形薄壁细胞。④种皮最外层为 1 列径向延长的石细胞，壁厚，纹孔及孔沟细密；其下为数列类圆形、三角形或多角形石细胞，纹孔较大。⑤石细胞层下为数列薄壁细胞，种脊部位有维管束。⑥油细胞层为 1 列长方形细胞，含棕黄色油滴，再下为 3～5 列小形细胞。⑦种皮内表皮为 1 列小细胞，壁稍厚；胚乳细胞含脂肪油和糊粉粒（图 11-18）。

粉末：暗紫色。①果皮表皮细胞表面观类多角形，垂周壁略呈连珠状增厚，表面有角质线纹；表皮中散有油细胞。中果皮细胞皱缩，含暗棕色物，并含淀粉粒。②种皮表皮石细胞群表面观呈多角形或长多角形，直径 18～50μm，壁厚，孔沟极细密，胞腔内含深棕色物；种皮内层石细胞呈多角形、类圆形或不规则形，直径约至 83μm，壁稍厚，纹孔较大。此外，可见种皮油细胞、胚乳细胞、螺纹导管及淀粉粒（图 11-19）。

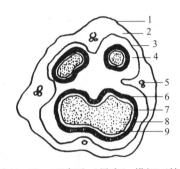

图 11-18　五味子（果实）横切面简图

1. 外果皮；2. 中果皮；3. 内果皮；4. 种子；

5. 中果皮维管束；6. 种皮外层石细胞；7. 薄壁细胞；

8. 种皮内表皮细胞；9. 胚乳

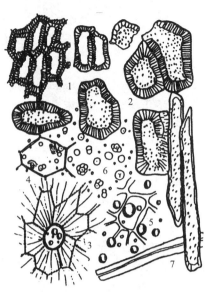

图 11-19　五味子（果实）粉末

1. 种皮外层石细胞；2. 种皮内层石细胞；

3. 外果皮细胞及油细胞；4. 薄壁细胞；

5. 胚乳；6. 淀粉粒；7. 纤维

【化学成分】　主要含木脂素约 5%，五味子醇甲（五味子素，schisandrin），五味子醇乙（戈米辛 A，gomisin A）、五味子甲素（去氧五味子素，deoxyschisandrin）、五味子乙素（schisandrin B）、五味子丙素（schisandrin C）、五味子酚（schisanhenol）等。另含挥发油，油中含 β-花柏烯及 α-衣兰烯。还含有机酸，主要为枸橼酸、苹果酸、酒石酸等。

五味子素

【理化鉴别】　**1. 薄层色谱**　按薄层色谱法操作，供试品色谱中，在与五味子对照药材和五味子甲素对照品色谱相应的位置上应显相同颜色的斑点。

2. 含量测定　按高效液相色谱法测定，本品按干燥品计算，含五味子醇甲（$C_{24}H_{32}O_7$）不得少于 0.40%。

【药理作用】　五味子的药理作用见表 11-14。

表 11-14　五味子的药理作用

药理作用	作用机制	活性成分
适应原样作用	能增强机体对非特异性刺激的抵抗能力，能延长烫伤小鼠和大鼠存活时间	五味子提取物
抗肝损伤作用	对 CCl_4 所致兔、大鼠肝损害谷丙转氨酶升高有明显的降低作用	五味子提取物
抗氧化作用	对氧自由基引起的损伤有明显的保护作用	五味子提取物
呼吸兴奋作用	静脉注射对正常兔、麻醉兔和犬都有明显的呼吸兴奋作用，能对抗吗啡的呼吸抑制作用	五味子煎剂
对心血管系统的作用	可通过环核苷酸途径改善心脏功能，对蛙心有强心作用；浸出物静注，对犬、猫、兔等有降压作用，对去甲肾上腺素引起的血管收缩具有抑制作用	五味子提取物

【功能主治】酸、甘，温。归肺、心、肾经。收敛固涩，益气生津，补肾宁心。用于治疗久咳虚喘、遗精、自汗、盗汗、久泻、神经衰弱、肝炎。用量 2~6g。

【制剂】**1. 葵花护肝片**　由五味子、柴胡、茵陈等组成。具有疏肝理气、健脾消食的功能。具有降低转氨酶的作用。用于脂肪肝、酒精肝、药物性肝损伤、慢性肝炎及早期肝硬化等。

2. 降酶灵胶囊　主要成分为五味子乙醇浸出物。具降低谷丙转氨酶的功能。用于急性、迁延性、慢性肝炎。

【附】**南五味子**　为木兰科植物华中五味子 *Schisandra sphenanthera* Rehd. et Wils. 的干燥成熟果实。药材呈球形或扁球形，直径 3~5mm。表面棕红色至暗棕色，干瘪，皱缩，果肉常紧贴种子上，种子 1~2，肾形，表面棕黄色，有光泽，种皮薄而脆。果肉气微，味微酸。主含五味子甲素，以及五味子酯甲、乙、丙、丁、戊等成分。功效同五味子。

课堂互动

　　1. 五味子的性状特征是什么？
　　2. 北五味子和南五味子来源与性状有何差异？

十一、樟科　Lauraceae

PPT

　　木本，具油细胞，有香气。单叶全缘，常互生。花常两性，花单被，通常 3 基数，排列 2 轮，基部合生；雄蕊 3~12 枚，通常 9，排成 3~4 轮，瓣裂；子房上位，1 室，具 1 顶生胚珠。核果或呈浆果状，种子 1 粒。

　　本科约 45 属，2000 多种，分布于热带、亚热带地区。我国有 20 属，1400 多种，主要分布于长江以南各省区；已知药用的有 13 属，113 种。重要的生药材有：肉桂、乌药、荜澄茄等。

　　樟科植物主要含挥发油和生物碱，集中于樟属（*Cinnamomum*）、山胡椒属（*Lindera*）和木姜子属（*Litsea*），其中桂皮醛（cinnamic aldehyde）、樟脑（camphor）、桉叶素（cineole）都有重要药用价值。另外，还含异喹啉生物碱，如无根藤碱（cassyfiline），有利尿作用。

肉桂　Cinnamomi Cortex*

（英）Cinnamon Bark

【来源】为樟科植物肉桂 *Cinnamomum cassia* Presl 的干燥树皮。

【植物形态】常绿乔木，高 12~17m。树皮灰褐色，幼枝略呈四棱形，被褐色短茸毛，全株有芳香气。叶互生或近对生，革质，长椭圆形或近广披针形，长 8~16cm，宽 3~6cm，全缘，上面绿色，平滑而有光泽；下面粉绿色，微被柔毛。三出脉于下面隆起，细脉横向平行。圆锥花序被短柔毛，花小，两性，黄绿色，花托肉质。浆果椭圆形，熟时黑紫色，基部有浅杯状宿存花被。花期 6~8 月，果期 10~12 月（彩图 17）。

【采制】每年分两期采收，第一期于 4~5 月间，第二期于 9~10 月间，以第二期产量大，香气浓，质量佳。采收时选取适龄肉桂树，按一定的长度、宽度剥下树皮，置于阴凉处，按各种规格修整，或置于木质的"桂夹"内压制成型，阴干或先放置阴凉处 2~3 天后于弱光下晒干。根据不同的采收加工方法，有如下加工品。

桂通（官桂）　为剥取栽培 5~6 年生幼树的干皮和粗枝皮、老树枝皮，不经压制，自然卷曲成筒状，长约 30cm，直径 2~3cm。

企边桂　为剥取十年生以上的干皮，将两端削成斜面，突出桂心，夹在木制的凹凸板中间，压成两侧向内卷曲的浅槽状。长约 40cm，宽 6~10cm。

板桂 剥取老年树最下部近地面的干皮，夹在木制的桂夹内，晒至九成干，经纵横堆叠，加压，约一个月完全干燥，成为扁平板状。

桂碎 在桂皮加工过程中掉下的碎块。

【产地】 主产于广东、广西、云南、福建等省区。多为栽培。

【性状】 药材呈槽状或卷筒状，长30~40cm，宽或直径为3~10cm，厚2~8mm。外表面灰棕色，稍粗糙，有不规则的细皱纹及横向突起的皮孔，有时可见灰白色的斑纹；内表面红棕色，略平坦，划之显油痕。质硬而脆，易折断。断面不平坦，外侧棕色而较粗糙，内侧红棕色而油润，两层间有一条黄棕色的线纹。香气浓烈，味甜、辣（彩图17）。

知识拓展

常见的肉桂伪品

　　市场上有将调味用的桂皮作肉桂使用，也有误用大叶钩樟树和三钻风的树皮。桂皮为同属植物天竺桂 *Cinnamomum japonicum* Sieb.、阴香 *Cinnamomum Burmannii*（Nees）Bl.、细叶香桂 *Cinnamomum chingii* M. et Calf 等数种樟属植物的树皮。皮薄，质硬，干燥不油润，折断面淡棕色，石细胞环层不明显，香气淡，味微甜辛涩，一般作香料或调味品使用，不供药用。大叶钩樟 *Lindera umbellata* Thunb. 和三钻风 *Lindera obtusiloba* Bl. 的树皮，卷筒状或槽状，外表面灰褐色，内表面红棕色，质坚而脆，断面不平坦，外层浅黄棕色，内层红棕色而略带油质。气微香，味淡。

【显微特征】 肉桂树皮横切面：①木栓细胞数列，最内层细胞外壁特厚，木化。②皮层散有石细胞和分泌细胞。③韧皮部约占皮的1/2，最外层有石细胞群，断续排列成环，外侧伴有纤维束，石细胞通常外壁较薄。韧皮部射线宽1~2列细胞，含细小草酸钙针晶；纤维常2~3个成束；油细胞随处可见。④薄壁细胞含淀粉粒（图11-20）。

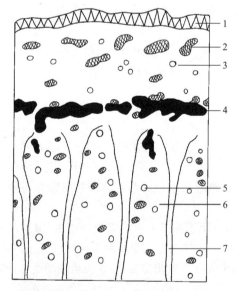

图11-20 肉桂横切面简图
1. 木栓层；2. 纤维束；3. 皮层；4. 石细胞群；5. 油细胞；6. 韧皮部；7. 韧皮射线

粉末：红棕色。①纤维多单个散在，长梭形，长195~920μm，直径约至50μm，壁厚，纹孔不明显，木化。②石细胞类圆形或类方形，直径32~88μm，壁常三面增厚，一面菲薄。③油细胞类圆形或长圆形，直径45~108μm，含黄色油滴状物。④草酸钙针晶细小，散于射线细胞中。⑤木栓细胞多角形，含红棕色物质。⑥淀粉粒极多，圆球形或多角形，直径10~20μm（图11-21）。

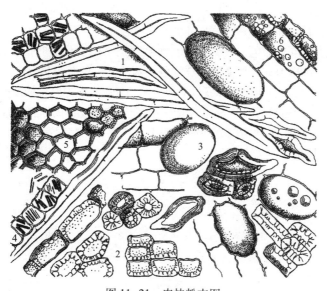

图11-21　肉桂粉末图
1. 纤维；2. 石细胞；3. 油细胞；4. 射线细胞及草酸钙针晶；
5. 木栓细胞；6. 薄壁细胞及淀粉粒

【化学成分】含挥发油1%~2%，并含鞣质、黏液质、多糖等。油中主要成分为桂皮醛（cinnamic aldehyde）50%~95%，另含乙酸桂皮酯（cinnamyl acetate）、苯甲醛、桂皮酸、水杨酸、苯甲酸、香兰素、乙酸苯丙酯等。桂皮醛是肉桂的镇静、镇痛、解热作用的有效成分。

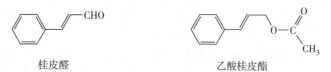

桂皮醛　　　　　　　　　　　　　　乙酸桂皮酯

【理化鉴别】**1. 薄层色谱**　按薄层色谱法操作，供试品色谱中，在与桂皮醛对照品色谱相应的位置上应显相同颜色的斑点。

2. 含量测定　照高效液相色谱法测定，本品按干燥品计算，含桂皮醛（C_9H_8O）不得少于1.5%；按挥发油测定法测定，挥发油含量不得少于1.2%（ml/g）。

【药理作用】肉桂的药理作用见表11-15。

表11-15　肉桂的药理作用

药理作用	作用机制	活性成分
壮阳作用	具有明显改善动物模型阳虚证的作用	肉桂水提物、挥发油
解热镇痛作用	小鼠压尾法和腹腔注射醋酸法均表明本品具有镇痛作用，并对热板法引起的发热有解热作用	桂皮醛
扩血管作用	具有中枢及末梢扩张血管作用	桂皮醛
抗溃疡作用	具有显著的抗胃溃疡作用	肉桂水提物
其他作用	肉桂油内服能增强消化机能，排除肠道积气；对革兰阳性菌及真菌有抑菌作用	肉桂油

【功能主治】辛、甘，大热。归肾、脾、心、肝经。补火助阳，引火归元，散寒止痛，温通经脉。用于阳痿宫冷、腰膝冷痛、肾虚作喘、虚阳上浮、眩晕目赤、心腹冷痛、虚寒吐泻、寒疝腹痛、痛经经闭。

用量 1~5g。

【制剂】桂附地黄丸 由肉桂、附子（制）、熟地黄等组成。具温补肾阳的功能。用于治疗肾阳不足、腰膝酸冷、小便不利或反多、痰饮喘咳。

【附】桂枝 为肉桂 *Cinnamomum cassia* Presl 的干燥嫩枝。药材呈长柱形，多分枝，长 30~75cm，粗端直径 0.3~1cm。表面红棕色至棕色，有纵棱线、细皱纹及小疙瘩状的叶痕、枝痕和芽痕，皮孔点状。质硬而脆，易折断。切片厚 2~4mm，切面皮部红棕色，木部黄白色至浅黄棕色，髓部略呈方形。有特异香气，味甜、微辛，皮部味较浓。主要含挥发油 0.2%~0.9%，油中主要含桂皮醛 70%~80%，以 5~6 年生的植株含油量高，油中不含芳樟醇（linalool），故亦可作提取桂皮油的原料。性温，味辛、甘。具有发汗解肌、温通经脉、助阳化气、平冲降气之功能。用于风寒感冒、脘腹冷痛、血寒经闭、关节痹痛、痰饮、水肿、心悸、奔豚。用量 3~10g。

课堂互动

　　1. 肉桂的性状特征是什么？
　　2. 肉桂的商品都包括哪几种？

乌药　Linderae Radix

　　本品为樟科植物乌药 *Lindera aggregata*（Sims）Kosterm. 的干燥块根。全年均可采挖，除去细根，洗净，趁鲜切片，晒干，或直接晒干。主产于中南地区及福建、浙江。药材多呈纺锤状，略弯曲，有的中部收缩成连珠状，称为"乌药珠"，长 6~15cm，直径 1~3cm。表面黄棕色或黄褐色，有纵皱纹及稀疏的细根痕。质坚硬，切片厚 0.2~2mm，切面黄白色或淡黄棕色，射线放射状，可见年轮环纹，中心颜色较深。气香，味微苦、辛，有清凉感。质老、不呈纺锤状的直根不可供药用。乌药主要含挥发油（含量 1.4%），油中主要为倍半萜类化合物，如乌药烷衍生物：乌药醇（lindenenol）、乌药醚（linderoxide）、异乌药醚（isolinderoxide）、乌药烯（lindenene）、乌药酮（lindenenone）；桉烷衍生物：香樟烯（lindestrene）、香樟内酯（lindestrenolide）、羟基香樟内酯。油中还含 α-蒎烯、β-蒎烯及龙脑等。尚含新木姜子碱（laurolitsine）、乌药酸（linderaic acid）。依据《中国药典》（2020 年版），本品含乌药醚内酯（$C_{15}H_{16}O_4$）不得少于 0.030%，含去甲异波尔定（$C_{18}H_{19}NO_4$）不得少于 0.40%。药理研究表明，乌药有抗菌、兴奋大脑皮质、促进呼吸、兴奋心肌、加速血液循环、升高血压及发汗作用。本品性温，味辛。归肺、脾、肾、膀胱经。具行气止痛、温肾散寒之功能。用于寒凝气滞、胸腹胀痛、气逆喘急、膀胱虚冷、遗尿尿频、疝气疼痛、经寒腹痛。用量 6~10g。

（杨扶德）

十二、罂粟科　Papaveraceae

PPT

　　草本，体内常具乳汁或黄色液汁。单叶互生，常分裂，无托叶。花两性，萼片 2，早落，花瓣 4~6。雄蕊多数，轮生。子房上位，心皮 2 至多数，合成 1 室，侧膜胎座，胚珠多数。蒴果，瓣裂或孔裂。

　　本科约 38 属，700 多种，主要分布于北温带。我国有 18 属，约 360 种，南北均产，但以西南地区最为集中。重要的生药材有：延胡索、罂粟壳、白屈菜、博落回、夏天无等。

　　本科植物均含生物碱，以异喹啉类生物碱为主，几乎均含原阿片碱（protopine）。许多生物碱具有重要药用价值，如罂粟中的吗啡（morphine）能镇痛，可待因（codeine）能止咳，罂粟碱（papaevine）能解痉，但多能成瘾，使用不当，即成毒品。紫堇属（*Corydalis*）植物中的延胡索乙素（*dl*-tetrahydropalmatine）能镇痛、镇静。血根碱（sanguinarine）主要存在于白屈菜属（*Chelidonium*）、罂粟属（*Papaver*）、博落回属（*Macleaya*）、角茴香属（*Hypecoum*），具有一定的镇痛、抗癌活性。

延胡索　Corydalis Rhizoma*

（英）Corydalis Tuber

【来源】　为罂粟科植物延胡索 *Corydalis yanhusuo* W. T. Wang 的干燥块茎。

【植物形态】　多年生草本，块茎类球形，常成串生长，地上茎纤细。茎生叶互生，二回三出复叶，第二回常为深裂。总状花序顶生或与叶对生；花瓣 4，外轮 2 片稍大，上部 1 片尾部延伸成距，内轮 2 片狭小，粉红色；雄蕊 6，二体；子房上位。蒴果线形（彩图 18）。

【采制】　夏初茎叶枯萎时采挖，除去须根，洗净，置沸水中煮或蒸至恰无白心时，取出，晒干。

实例解析

【实例】　某药检所收到一批延胡索样品，仔细观察发现其中含许多掺杂物，呈类圆球形，直径 0.5~1cm，表面黑色（染色）。顶端圆钝。质硬，断面黄色。味淡。

【解析】　由于延胡索的价格较高，市场上常发现掺入有加工处理过的薯蓣科植物薯蓣 *Dioscorea opposita* Thunb. 的叶腋处的珠芽（零余子）。乍一看，极似延胡索的制品，仔细观察则其断面可见细小的纤维点，无茎痕孔，切面质地不够光滑细腻，色黑褐色，味不苦。显微鉴别可见草酸钙针晶束，加水含氯醛透化后显红色。薄层鉴别无延胡索乙素检出。药学人员肩负的使命重大，要不断增强鉴别药材真伪优劣的本领，学好用好生药学知识，把好生药的质量关，培养良好的药学职业道德。

【产地】　主产于浙江的东阳、磐安；湖北、湖南、江苏亦产。

【性状】　块茎呈不规则扁球形，直径 0.5~1.5cm；表面黄色或黄褐色，有不规则网状细皱纹。顶端有微凹陷的茎痕，底部常有疙瘩状突起。质硬而脆，断面黄色，角质样，有蜡样光泽。气微，味苦（彩图 18）。

饮片呈不规则的圆形厚片。外表皮黄色，有不规则细皱纹。切面或断面黄色，角质样，具蜡样光泽。气微，味苦。

【显微特征】　块根横切面：①表皮常脱落，偶有残存。②下皮为 1~2 列厚壁细胞，扁平，长条形，壁厚 3~4μm，木化，纹孔较大。③皮层细胞 10 余列，淡黄色，扁平。④韧皮部宽广，筛管群散在，筛管呈类多角形，排列紧密；韧皮薄壁细胞大，充满淀粉粒或糊化淀粉粒团块。⑤形成层不明显。⑥木质部导管常单个或 2~4 个相聚，略径向排列，较疏。⑦中央有较宽广的髓（图 11-22）。

粉末：绿黄色。①糊化淀粉粒团块淡黄色或近无色。②下皮厚壁细胞绿黄色，细胞多角形、类方形或长条形，壁稍弯曲，木化，有的成连珠状增厚，纹孔细密。③螺纹导管直径 16~32μm（图 11-23）。

【化学成分】　含多种异喹啉类生物碱（总含量 0.4%~0.6%），有延胡索甲素（*d*-紫堇碱，*d*-corydaline）、乙素（*dl*-四氢巴马汀，*dl*-tetrahydropalmatine）、丙素（原阿片碱，protopine）、丁素（*l*-四氢黄连碱，*l*-tetrahydrocoptisine）、戊素、己素、庚素、辛素等。另有黄连碱（coptisine）、去氢紫堇碱（dehydrocorydaline）、延胡索碱（corydaline）、非洲防己碱（columbamine）、紫堇鳞茎碱（corybulbine）、β-高白屈菜碱（β-homochelidonine）、紫堇达明碱（紫堇单酚碱，corydalmine）、去氢紫堇达明碱等。

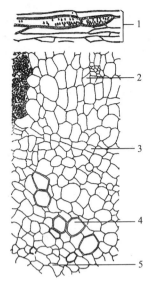

图 11-22　延胡索横切面详图

1. 下皮厚壁组织；2. 韧皮部；

3. 形成层；4. 导管；5. 髓

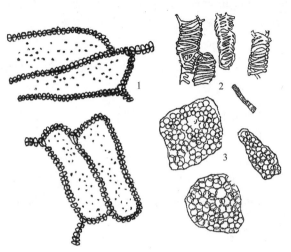

图 11-23　延胡索粉末图

1. 下皮厚壁细胞；2. 导管；

3. 含糊化淀粉粒薄壁细胞

	R_1	R_2	R_3	R_4	R_5
延胡索甲素	OCH_3	OCH_3	OCH_3	OCH_3	CH_3
延胡索乙素	OCH_3	OCH_3	OCH_3	OCH_3	H
延胡索丁素		$O-CH_2-O$		$O-CH_2-O$	H
紫堇单酚碱	OH	OCH_3	OCH_3	OCH_3	CH_3

【理化鉴别】**1. 薄层色谱**　按薄层色谱法操作，供试品色谱中，在延胡索对照药材和延胡索乙素对照品色谱相应的位置上应显相同颜色的荧光斑点。

2. 含量测定　按高效液相色谱法测定，本品按干燥品计算，含延胡索乙素（$C_{21}H_{25}NO_4$）不得少于 0.050%。

【药理作用】延胡索的药理作用见表 11-16。

表 11-16　延胡索的药理作用

药理作用	作用机制	活性成分
镇痛作用	生物碱普遍具有镇痛作用，总碱镇痛效价约为吗啡的 40%，以延胡索乙素作用最强；各种剂型中以醇浸膏及醋制流浸膏作用最强	延胡索甲素、延胡索乙素等生物碱
镇静、安定、催眠作用	延胡索乙素具有一定的镇静、安定作用，其左旋体为新型的中枢抑制剂，较大剂量时对兔、狗、猴有明显的催眠作用	延胡索乙素
对消化系统的影响	去氢延胡索甲素有显著的抗大鼠实验性胃溃疡作用	去氢延胡索甲素、延胡索丙素，以及延胡索乙素
内分泌调节作用	促进大鼠垂体分泌促肾上腺皮质激素，使甲状腺重量明显增加，对小鼠动情周期也有明显的抑制作用	延胡索乙素
对心血管的作用	延胡索乙素、延胡索丑素有轻微降压、减慢心率的作用；去氢延胡索碱有降压、增加冠状窦血流量的作用	延胡索乙素、延胡索丑素、去氢延胡索碱

【功能主治】辛、苦，温。归肝、脾经。活血，行气，止痛。用于胸胁、脘腹疼痛，胸痹心痛，经闭痛经，产后瘀阻，跌扑肿痛。用量 3~10g；研末吞服，一次 1.5~3g。

【制剂】元胡止痛片　由醋制延胡索、白芷组成。具有理气，活血，止痛的功能。用于气滞血瘀的胃痛，胁痛，头痛及痛经。

课堂互动

　　1. 延胡索的性状特征是什么？
　　2. 延胡索镇痛的主要活性成分是什么？

罂粟壳　Papaver Pericarpium

　　本品为罂粟科植物罂粟 *Papaver somniferum* L. 的干燥成熟果壳。秋季将成熟果实或已割取浆汁后的成熟果实摘下，破开，除去种子和枝梗，干燥。药材呈椭圆形或瓶状卵形，多已破碎成片状，直径 1.5~5cm，长 3~7cm。外表面黄白色、浅棕色至淡紫色，平滑，略有光泽，无割痕或有纵向或横向的割痕；顶端有 6~14 条放射状排列呈圆盘状的残留柱头；基部有短柄。内表面淡黄色，微有光泽；有纵向排列的假隔膜，棕黄色，上面密布略突起的棕褐色小点。体轻，质脆。气微清香，味微苦。罂粟壳主要含生物碱类化合物，如吗啡（morphine）、可待因（codeine）、罂粟碱（papaevine）、二甲基吗啡（thebain）、那可汀（narcotin）等。其中，吗啡、可待因和罂粟碱在罂粟壳中含量较高，比较有代表性。依据《中国药典》（2020 年版），本品含吗啡（$C_{17}H_{19}NO_3$）应为 0.06%~0.40%。药理研究表明，罂粟壳能抑制中枢神经系统，有镇痛、镇咳、抑制呼吸及肠蠕动等作用。本品性平，味酸、涩；有毒。归肺、大肠、肾经。具有敛肺，涩肠，止痛的功能。用于久咳，久泻，脱肛，脘腹疼痛。用量 3~6g。本品易成瘾，不宜常服；孕妇及儿童禁用；运动员慎用。

　　【附】阿片　由罂粟科植物罂粟 *Papaver somniferum* L. 的未成熟蒴果被划破后渗出的乳状液经干燥制成，为棕色或暗棕色膏状物。新鲜品略柔软，存放日久，则变坚硬或脆。臭特殊，味极苦。阿片含数十种生物碱，含量约 20%，主要为吗啡（morphine），含量 5.6%~12.8%，其次为可待因、那可汀、罂粟碱、二甲基吗啡。

十三、十字花科　Cruciferae

PPT

　　草本，有的植物含辛辣液汁。单叶互生。花两性，辐射对称，多排成总状花序；萼片 4，2 轮；花瓣 4，"十"字形排列；雄蕊 6，2 短 4 长，为四强雄蕊；子房上位，心皮 2，合生，由假隔膜分为 2 室，侧膜胎座，胚珠 1 至多数。长角果或短角果，多 2 瓣开裂。种子无胚乳。

　　本科植物约 350 属，3200 种，广布世界各地。我国有 96 属，约 430 种；已知药用 75 种，分布于全国各地。重要的生药材有：板蓝根、大青叶、葶苈子、莱菔子、芥子、菥蓂等。

　　本科多数植物含硫苷类化合物，有些植物含有吲哚苷和强心苷。芸苔属（*Brassica*）、欧白芥属（*Sinapis*）、播娘蒿属（*Descurainia*）等植物中多含硫苷类，如芥子苷（sinigrin）和菘蓝苷（isatan B）。芥子苷经芥子酶（myrosin）分解后产生刺激性芥子油，为异硫氰酸酯类化合物，外用有局部止痛、消炎的作用。糖芥属（*Erysimum*）、桂竹香属（*Cheiranthus*）植物的种子多含强心苷类，有强心利尿的作用。

板蓝根　Isatidis Radix*

（英）Indigowoad Root

【来源】 为十字花科植物菘蓝 *Isatis indigotica* Fort. 的干燥根。

【植物形态】 二年生草本，高 40~100cm。主根圆柱形；茎直立，顶部多分枝，植株光滑无毛，带白粉霜。基生叶莲座状，长圆形至宽倒披针形，长 5~15cm，宽 1.5~4cm，全缘或稍具波状齿，具柄；茎生叶长椭圆形或长圆状披针形，长 7~15cm，宽 1~4cm，基部叶耳不明显或为圆形。萼片宽卵形或宽披针形，长 2~2.5mm；花瓣黄白，宽楔形，长 3~4mm，顶端近平截，具短爪。短角果近长圆形，扁平，无毛，边缘有翅；果梗细长，微下垂。种子长圆形，淡褐色。花期 4~5 月，果期 5~6 月（彩图 19）。

【采制】 秋季采挖，除去泥沙，晒干。

实例解析

【实例】 某药材公司进了一批板蓝根药材，根呈圆柱形，多弯曲，长 8~20cm，直径 0.5~2cm，表面土黄色至棕黄色，有纵皱纹。质硬，断面淡黄白色，皮部薄，木部宽，呈放射状纹理；气微，味淡。

【解析】 经鉴别，该检品为马鞭草科植物路边青 *Clerodendron cyrtophyllum* Turcz. 的干燥根，是板蓝根的一种常见伪品，与正品板蓝根在来源、成分和药理作用等方面均有区别，应注意鉴别。

【产地】 主产于河北、江苏，安徽、河南亦产。销全国。其他地区自产自销。

【性状】 根圆柱形，稍扭曲，长 10~20cm，直径 0.5~1cm。表面淡灰黄色或淡棕黄色，有纵皱纹、横长皮孔样突起及支根痕。根头略膨大，可见暗绿色或暗棕色轮状排列的叶柄残基和密集的疣状突起。体实，质略软，断面皮部黄白色，木部黄色。气微，味微甜后苦涩（彩图 19）。

饮片呈圆形的厚片。外表皮淡灰黄色至淡棕黄色，有纵皱纹。切面皮部黄白色，木部黄色。气微，味微甜后苦涩。

【显微特征】 根横切面：①木栓层为数列细胞，栓内层狭。②韧皮部宽广，射线明显。③形成层成环。④木质部导管黄色，类圆形，直径约至 80μm，有木纤维束。⑤薄壁细胞含淀粉粒（图 11-24）。

【化学成分】 含靛蓝（indigotin）、靛玉红（indirubin）、芥子苷（sinigrin）、吲哚苷（indoxyl glucoside）、β-谷甾醇、（*R*，*S*）-告依春（epigoitrin）、腺苷（adenosine）、多种氨基酸、蔗糖等。

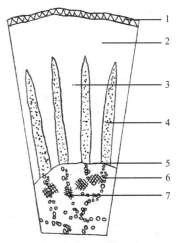

图 11-24　菘蓝根横切面简图
1. 木栓层；2. 皮层；3. 韧皮射线；
4. 韧皮部；5. 形成层；
6. 导管；7. 木纤维

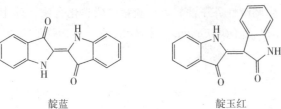

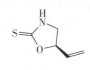

靛蓝　　　　　　　　靛玉红　　　　　　（*R*，*S*）-告依春

【理化鉴别】**1. 薄层色谱**　按薄层色谱法操作，供试品色谱中，在与对照药材色谱和（R，S）-告依春、精氨酸对照品色谱相应的位置上应显相同颜色的斑点。

2. 含量测定　按高效液相色谱法测定，本品按干燥品计算，含（R，S）-告依春（C_5H_7NOS）不得少于 0.020%。

【药理作用】板蓝根的药理作用见表 11-17。

表 11-17　板蓝根的药理作用

药理作用	作用机制	活性成分
抗病毒作用	对流感病毒和乙肝病毒有抑制作用	（R，S）-告依春、靛玉红
抗菌作用	煎剂对革兰阳性和阴性细菌都有抑菌作用，包括金黄色葡萄球菌、肺炎双球菌、甲型链球菌、流感杆菌、大肠杆菌等多种致病菌及钩端螺旋体	靛蓝、靛玉红
解热、抗炎作用	动物实验，煎剂有显著的解热和抗炎作用	煎剂

【功能主治】苦，寒。归心、胃经。具有清热解毒，凉血利咽之功能。用于瘟疫时毒，发热咽痛，温毒发斑，痄腮，烂喉丹痧，大头瘟疫，丹毒，痈肿。用量 9~15g。

【制剂】**板蓝根颗粒**　成分为板蓝根。具有清热解毒、凉血利咽的功能。用于肺胃热盛所致的咽喉肿痛、口咽干燥；急性扁桃体炎见上述证候者。

【附】**1. 大青叶**　为十字花科植物菘蓝 *Isatis indigotica* Fort. 的干燥叶。夏秋二季分 2~3 次采收，除去杂质，晒干。药材多皱缩卷曲，有的破碎。完整叶片展平后呈长椭圆形至长圆状倒披针形，长 5~20cm，宽 2~6cm；上表面暗灰绿色，有的可见色较深稍突起的小点；先端钝，全缘或微波状，基部狭窄下延至叶柄呈翼状；叶柄长 4~10cm，淡棕黄色。质脆。气微，味微酸、苦、涩。主要含大青素 B（isatan B）、靛玉红（indirubin）、β-谷甾醇等。本品性寒，味苦。归心、胃经。具有清热解毒、凉血消斑之功能。用于温病高热，神昏，发斑发疹，痄腮，喉痹，丹毒，痈肿。用量 9~15g。

2. 青黛　为爵床科植物马蓝 *Baphicacanthus cusia*（Nees）Bremek.、蓼科植物蓼蓝 *Polygonum tinctorium* Ait. 或十字花科植物菘蓝 *Isatis indigotica* Fort. 的叶或茎叶经加工制得的干燥粉末、团块或颗粒。药材为深蓝色的粉末，体轻，易飞扬；或呈不规则多孔性的团块、颗粒，用手搓捻即成细末。微有草腥气，味淡。主要含靛蓝（indigotin）2.0%、靛玉红（indirubin）0.13%。本品性寒，味咸。归肝经。具有清热解毒，凉血消斑，泻火定惊之功能。用于温毒发斑，血热吐衄，胸痛咯血，口疮，痄腮，喉痹，小儿惊痫。用量 1~3g，宜入丸散用。外用适量。

3. 南板蓝根　为爵床科植物马蓝 *Baphicacanthus cusia*（Nees）Bremek. 的干燥根茎和根。夏、秋二季采挖，除去地上茎，洗净，晒干。产于福建、浙江、湖南、广东、广西等地。根茎呈类圆形，多弯曲，有分枝，长 10~30cm，直径 0.1~1cm。表面灰棕色，具细纵纹；节膨大，节上长有细根或茎残基；外皮易剥落，呈蓝灰色。质硬而脆，易折断，断面不平坦，皮部蓝灰色，木部灰蓝色至淡黄褐色，中央有髓。根粗细不一，弯曲有分枝，细根细长而柔韧。气微，味淡。主要含靛蓝（indigotin）、靛玉红（indirubin）等吲哚类生物碱。本品性寒，味苦。归心、胃经。具有清热解毒，凉血消斑之功能。用于瘟疫时毒，发热咽痛，温毒发斑，丹毒。用量 9~15g。

课堂互动

1. 简述板蓝根的性状特征。
2. 板蓝根和南板蓝根的来源、性状有何不同？

芥子 Sinapis Semen

本品为十字花科植物白芥 *Sinapis alba* L. 或芥 *Brassica juncea* (L.) Czern. et Coss. 的干燥成熟种子。前者习称"白芥子",后者习称"黄芥子"。夏末秋初果实成熟时采割植株,晒干,打下种子,除去杂质。主要产自河南、安徽、四川、山东等地。全国各地多有栽培。白芥子呈球形,直径 1.5~2.5mm。表面灰白色至淡黄色,具细微的网纹,有明显的点状种脐。种皮薄而脆,破开后内有白色折叠的子叶,有油性。气微,味辛辣。黄芥子较小,直径 1~2mm。表面黄色至棕黄色,少数呈暗红棕色;研碎后加水浸湿,则产生辛烈的特异臭气。白芥子主含白芥子苷(sinalbin)、芥子酶、芥子碱(sinapine)和多量脂肪油,另含 4-羟基苯甲酰胆碱(4-hydroxybenzoylcholine)和 4-羟基苯甲胺(4-hydroxybenzylamine)等。依据《中国药典》(2020 年版),本品含芥子碱以芥子碱硫氰酸盐($C_{16}H_{24}NO_5 \cdot SCN$)计,不得少于 0.50%。药理研究表明,芥子有祛痰、止咳、局部刺激等作用。本品性温,味辛。归肺经。具有温肺豁痰利气,散结通络止痛的功能。用于寒痰咳嗽,胸胁胀痛,痰滞经络,关节麻木、疼痛,痰湿流注,阴疽肿毒。用量 3~9g。外用适量。

十字花科其他常用生药

十字花科其他常用生药见表 11-18。

表 11-18 十字花科其他常用生药

生药	来源	活性成分	药理作用	功能
葶苈子	播娘蒿 *Descurainia Sophia* (L.) Webb. ex Prantl. 或独行菜 *Lepidium apetalum* Willd. 的干燥成熟种子	强心苷、脂肪油、挥发油	强心,利尿	泻肺平喘,行水消肿
莱菔子	萝卜 *Raphanus sativus* L. 的干燥成熟种子	生物碱(芥子碱)、脂肪酸(油酸)、挥发油	抗菌,抗真菌	消食除胀,降气化痰
菥蓂	菥蓂 *Thlaspi arvense* L. 干燥地上部分	黑芥子苷、芥子油	杀菌,增加尿酸排泄	清肝明目,和中利湿,解毒消肿

十四、景天科 Crassulaceae

PPT

红景天 Rhodiolae Crenulatae Radix et Rhizoma

本品为景天科植物大花红景天 *Rhodiola crenulata* (Hook. f. et Thorms.) H. Ohba 的干燥根和根茎。秋季花茎凋枯后采挖,除去粗皮,洗净,晒干。主产于西藏、云南西北部、四川西部。药材根茎呈圆柱形,粗短,略弯曲,少数有分枝,长 5~20cm,直径 2.9~4.5cm。表面棕色或褐色,粗糙有褶皱,剥开外表皮有一层膜质黄色表皮且具粉红色花纹;宿存部分老花茎,花茎基部被三角形或卵形膜质鳞片;节间不规则,断面粉红色至紫红色,有一环纹,质轻,疏松。主根呈圆柱形,粗短,长约 20cm,上部直径约 1.5cm,侧根长 10~30cm;断面橙红色或紫红色,有时具裂隙。气芳香,味微苦涩、后甜。红景天主要含红景天苷(salidroside)、酪醇(tyrosol)、没食子酸(gallic acid)、β-谷甾醇、大花红天素等成分。依据《中国药典》(2020 年版),本品含红景天苷($C_{14}H_{20}O_7$)不得少于 0.50%。药理研究表明,红景天有抗缺氧、抗疲劳、抗菌、抗辐射、延缓衰老等作用。本品性平,味甘、苦。归肺、心经。具有益气活血,通脉平喘之功能。用于气虚血瘀，胸痹心痛，中风偏瘫，倦怠气喘。用量 3～6g。

垂盆草　Sedi Herba

本品为景天科植物垂盆草 *Sedum sarmentosum* Bunge 的干燥全草。夏秋二季采收，除去杂质，干燥。全国大部分地区均产。药材茎纤细，长可达 20cm 以上，部分节上可见纤细的不定根。3 叶轮生，叶片倒披针形至矩圆形，绿色，肉质，长 1.5～2.8cm，宽 0.3～0.7cm，先端近急尖，基部急狭，有距。气微，味微苦。垂盆草含甲基异石榴皮碱（methylisopelletierine）、二氢甲基异石榴皮碱（dihydroisopelletierine）、景天庚酮糖（sedoheptulose）、垂盆草苷（sarmentosine）、葡萄糖、果糖、蔗糖等。依据《中国药典》（2020 年版），本品含槲皮素（$C_{15}H_{10}O_7$）、山奈酚（$C_{15}H_{10}O_6$）和异鼠李素（$C_{16}H_{12}O_7$）的总量不得少于0.10%。药理研究表明，垂盆草有保肝降酶、免疫抑制、抗菌、雌激素样等作用。本品性凉，味甘、淡。归肝、胆、小肠经。具有利湿退黄，清热解毒之功能。用于湿热黄疸，小便不利，痈肿疮疡。用量 15～30g。

十五、杜仲科　Eucommiaceae

PPT

杜仲　Eucommiae Cortex

本品为杜仲科植物杜仲 *Eucommia ulmoides* Oliv. 的干燥树皮。4～6 月剥取，刮去粗皮，堆置"发汗"至内皮呈紫褐色，晒干。主产于湖北、四川、贵州、陕西。药材呈板片状或两边稍向内卷，大小不一，厚 3～7mm。外表面淡棕色或灰褐色，有明显的皱纹或纵裂槽纹，有的树皮较薄，未去粗皮，可见明显的皮孔。内表面暗紫色，光滑。质脆，易折断，断面有细密、银白色、富弹性的橡胶丝相连。气微，味稍苦。杜仲含：①杜仲胶（属硬橡胶类，含量约 20%）；木脂素类，如右旋松脂酚（pinoresinol）及其苷、右旋丁香树脂酚（syringaresinol）及其苷、杜仲素 A（eucommin A）等；②环烯醚萜类成分，如松脂醇二葡萄糖苷（pinoresinol diglucoside）、桃叶珊瑚苷（aucubin）、杜仲苷（ulmoside）、杜仲醇（eucommiol）等；③三萜类成分，如白桦脂醇（betulin）、白桦脂酸（betulic acid）、熊果酸（ursolic acid）等。依据《中国药典》（2020 年版），本品含松脂醇二葡萄糖苷（$C_{32}H_{42}O_{16}$）不得少于 0.10%。药理研究表明，杜仲有降压、免疫增强、抗氧化、降血脂、抗炎、抑制子宫收缩等作用。本品性温，味甘。归肝、肾经。具有补肝肾，强筋骨，安胎之功能。用于肝肾不足，腰膝酸痛，筋骨无力，头晕目眩，妊娠漏血，胎动不安。用量 6～10g。

十六、蔷薇科　Rosaceae

草本、灌木或乔木，常有刺及明显的皮孔。单叶或复叶，多互生，常具托叶。花两性，辐射对称；花托呈各种类型，凸起、平展或下凹；花为 5 基数，花萼下部与花托愈合成盘状、杯状、坛状、壶状的萼筒；心皮分离或合生；子房上位或下位。果实为蓇葖果、瘦果、核果及梨果。

PPT

本科约有 124 属，3300 多种，分布于全世界，以北温带为多。我国有 51 属，1100 余种。重要的生药材有：山楂、苦杏仁、桃仁、枇杷叶、木瓜、仙鹤草、玫瑰花、月季花、金樱子等。

本科植物化学成分主要有氰苷化合物及其苷类，存在于枇杷属（*Eriobotrya*）、梅属（*Prunus*）、梨属（*Pyrus*）等植物中，如苦杏仁苷（amygdalin）有止咳祛痰作用；多元酚类，存在于龙芽草属（*Agrimonia*）中，如仙鹤草酚（agrimophol）有驱绦虫作用；黄酮类，如山楂属（*Crataegus*）含有槲皮素（quecetin）、金丝桃苷（hyperoside）。

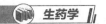

山楂　Crataegi Fructus*

（英）Hawthorn Fruit

【来源】 为蔷薇科植物山里红 *Crataegus pinnatifida* Bge. var. *major* N. E. Br. 或山楂 *Crataegus pinnatifida* Bge. 的干燥成熟果实。

【植物形态】 **山里红** 落叶小乔木。叶互生，阔卵形或三角卵形，边缘 5~9 羽状浅裂，有锯齿。伞状花序有小花 10~12 朵，白色或淡红色，5 月开花，8~10 月结果，梨果近球形，直径约 2cm，皮色深红，并有淡褐色斑点，花萼宿存。

山楂 叶 3~5 羽状深裂，裂片卵状披针形；果实直径 1~1.5cm，深红色（彩图 20）。

饮片形如山楂片，果肉黄褐色，偶见焦斑。气清香，味酸、微甜。

【采制】 秋季果实成熟时采收，切片，干燥。

【产地】 主产于山东，产量大，品质佳，销全国并出口。北方常见栽培。

【性状】 本品为圆形片，皱缩不平，直径 1~2.5cm，厚 0.2~0.4cm。外皮红色，具皱纹，有灰白色小斑点。果肉深黄色至浅棕色。中部横切片具 5 粒浅黄色果核，但核多脱落而中空。有的片上可见短而细的果梗或花萼残迹。气微清香，味酸、微甜（彩图 20）。

饮片形如山楂片，果肉黄褐色，偶见焦斑。气味香，味酸、微甜。

【显微特征】 粉末：暗红棕色至棕色。①石细胞单个散在或成群，无色或淡黄色，类多角形、长圆形或不规则形，直径 19~125μm，孔沟及层纹明显，有的胞腔内含棕色物。②果皮表皮细胞表面观呈类圆形或类多角形，壁稍厚，胞腔内常含红棕色或黄棕色物。③草酸钙簇晶直径 27~41μm，棱角较钝。④纤维较长，直径 11~36μm，壁极厚，约至 17μm，孔沟不明显或较细密。⑤果肉薄壁细胞皱缩，细胞界限不清，细胞内含棕色物，常包埋有淀粉及草酸钙方晶，方晶直径 13~52μm（图 11-25）。

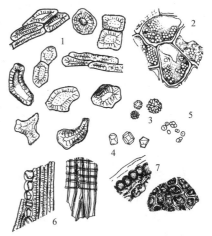

图 11-25　山楂粉末图

1. 石细胞；2. 果肉薄壁细胞；3. 草酸钙簇晶；
4. 草酸钙方晶；5. 淀粉粒；
6. 纤维；7. 果皮表皮细胞

【化学成分】 ①黄酮类：槲皮素（quercetin）、金丝桃苷（hyperoside）、芦丁（rutin）、牡荆素（vitexin）、表儿茶素（epicatechin）、黄烷聚合物（flavan polymers）。②有机酸类：绿原酸（chlorogenic acid）、熊果酸（ursolic acid）、齐墩果酸（oleanolic acid）、枸橼酸（citric acid）及其甲酯、苹果酸（malic acid）、山楂酸（maslinic acid）、棕榈酸（palmitic acid）、硬脂酸（stearic acid）、油酸（oleic acid）、亚麻酸（linolenic acid）等。③其他成分：苦杏仁苷、维生素 C、胡萝卜素等。

山楂酸

【理化鉴别】 **1. 薄层色谱** 按薄层色谱法操作，供试品色谱中，在与熊果酸对照品色谱相应的位置上应显相同颜色的荧光斑点。

2. 含量测定 按高效液相色谱法测定，本品按干燥品计算，含有机酸以枸橼酸（$C_6H_8O_7$）计，不得少于 5.0%。

【**药理作用**】山楂的药理作用见表 11-19。

表 11-19　山楂的药理作用

药理作用	作用机制	活性成分
促进消化作用	含有脂肪酶，能促进脂肪消化，并能增加胃消化酶分泌，促进消化	脂肪酶、山楂酸
对心血管系统的作用	提取物有一定的强心和降压作用；总黄酮有可增加冠脉流量、抗实验性心肌缺氧、抗心律不齐等作用	总黄酮、齐墩果酸
降脂作用	浸膏可使家兔血中胆固醇及甘油三酯含量明显降低	总黄酮、齐墩果酸
抗菌作用	山楂对志贺痢疾杆菌、福氏痢疾杆菌、宋内痢疾杆菌等有较强的抗菌作用；对金黄色葡萄球菌、乙型链球菌、大肠杆菌、变形杆菌、白喉杆菌、伤寒杆菌、铜绿假单胞菌等也有抗菌作用	总黄酮
防癌作用	在胃液的 pH 条件下，山楂提取液能够消除合成亚硝胺的前体物质，即能阻断合成亚硝胺	总黄酮

【**功能主治**】酸、甘，微温。归脾、胃、肝经。消食健胃，行气散瘀，化浊降脂。用于肉食积滞，胃脘胀满，泻痢腹痛，瘀血经闭，产后瘀阻，心腹刺痛，胸痹心痛，疝气疼痛，高脂血症。焦山楂消食导滞作用增强。用于肉食积滞，泻痢不爽。用量 9~12g。

【**制剂**】**大山楂丸**　由山楂、六神曲（麸炒）、炒麦芽等组成。具有开胃消食的功能。用于食积内停所致的食欲不振、消化不良、脘腹胀闷。

【**附**】**1. 南山楂**　为野山楂 *Crataegus cuneata* Sieb. et Zucc. 的干燥成熟果实。主产于江苏、浙江。果实类球形或梨形，直径 0.8~1.4cm，有的压成饼状；表面棕色至棕红色，有细密皱纹，味微酸、涩。

2. 山楂叶　为蔷薇科植物山里红 *Crataegus pinnatifida* Bge. var. *major* N. E. Br. 或山楂 *Crataegus pinnatifida* Bge. 的干燥叶。夏、秋二季采收，晾干。本品多已破碎，完整者展开后呈宽卵形，长 6~12cm，宽 5~8cm，绿色至棕黄色，先端渐尖，基部宽楔形，具 2~6 羽状裂片，边缘具尖锐重锯齿；叶柄长 2~6cm，托叶卵圆形至卵状披针形。气微，味涩、微苦。含槲皮素（quercetin）、金丝桃苷（hyperoside）、牡荆素（vitexin）等黄酮类成分，还含有机酸类、三萜类成分。药理研究表明，山楂叶和山楂叶总黄酮具有扩张血管、增加血流量、兴奋中枢神经系统、降低血压和胆固醇、软化血管的作用。本品性平，味酸，归肝经。具有活血化瘀，理气通脉，化浊降脂之功能。用于气滞血瘀，胸痹心痛，胸闷憋气，心悸健忘，眩晕耳鸣，高脂血症。用量 3~10g，或泡茶饮。

课堂互动

1. 中药山楂的主要性状特征是什么？
2. 简述山楂粉末的主要显微鉴别要点。

苦杏仁　Armeniacae Semen Amarum*

（英）Bitter Apricot Seed

【**来源**】为蔷薇科植物山杏 *Prunus armeniaca* L. var. *ansu* Maxim.、西伯利亚杏 *Prunus sibirica* L.、东北杏 *Prunus mandshurica*（Maxim.）Koehne 或杏 *Prunus armeniaca* L. 的干燥成熟种子。

【**植物形态**】野杏（山杏）落叶乔木，叶互生，宽卵形或卵圆形。花常两朵并生，粉红色，先叶开放。核果近球形；果核具网纹，有薄而尖锐的边缘。花期 3~4 月，果期 6~7 月（彩图 21）。

饮片呈扁心形。表面乳白色或黄白色，一端尖，另端钝圆，肥厚，左右不对称，富油性。有特异的香气，味苦。

【采制】夏季采收成熟果实，除去果肉及核壳，取出种子，晒干。

实例解析

【实例】2015 年 11 月，一直与肺癌抗争的常熟王女士从朋友那里了解吃苦杏仁能抗癌的知识后就开始大量服用。谁知，没多久王女士突感不适，最终抢救无效死亡。事后诊断，王女士因食用大量杏仁而导致肝脏中毒。

【解析】药物的合理安全使用与人们的生命健康息息相关。苦杏仁含有苦杏仁苷，具有一定的抗肿瘤作用。由于苦杏仁苷被肠道菌群中的 β-葡萄糖苷酶水解，产生氢氰酸而导致中毒，出现眩晕、突然晕倒、心悸、头疼、恶心呕吐、惊厥、昏迷、发绀、瞳孔散大、对光反应消失、脉搏弱慢、呼吸急促或缓慢而不规则等症状。若不及时抢救，可因呼吸衰竭而死亡。因此，苦杏仁要煮熟再吃，且不可以大量食用。

【产地】我国北方大部分地区均产，以内蒙古、吉林、辽宁、河北产量最大，销全国并出口。

【性状】种子呈扁心形，长 1~1.9cm，宽 0.8~1.5cm，厚 0.5~0.8cm。表面黄棕色至深棕色，一端尖，另端钝圆，肥厚，左右不对称，尖端一侧有短线形种脐，圆端合点处向上具多数深棕色的脉纹。种皮薄，子叶 2，乳白色，富油性。气微，味苦（彩图 21）。饮片呈扁心形。表面乳白色或黄白色，一端尖，另端钝圆，肥厚，左右不对称，富油性。有特异的香气，味苦。

【显微特征】种子横切面：①种皮表皮细胞 1 列，间有近圆形橙黄色石细胞，常单个或 3~5 个成群，突出表皮外，埋于表皮的部位有大的纹孔。②表皮下为多列薄壁细胞，有小形维管束。③外胚乳为 1 列颓废细胞；内胚乳细胞 1 列，含糊粉粒及脂肪油。④子叶薄壁细胞亦含糊粉粒及脂肪油（图 11-26）。

野杏种子粉末：①种皮石细胞单个散在或数个成群，淡黄色或黄棕色，表面观类圆形、类多角形，纹孔大而密；侧面观贝壳形、类圆形，底部较宽，18~60μm，壁厚 3~5μm，层纹无或少见，孔沟甚密，上部壁厚 5~10μm，层纹明显，孔沟少。②种皮外表皮薄壁细胞黄棕色或棕色，多皱缩，细胞界限不清，常与石细胞相连。③子叶细胞含众多油滴及糊粉粒。此外，还有内胚乳细胞等（图 11-27）。

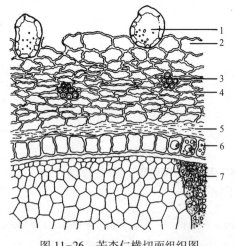

图 11-26　苦杏仁横切面组织图
1. 石细胞；2. 表皮；3. 维管束；4. 薄壁细胞；
5. 淀粉粒；6. 外胚乳；7. 子叶

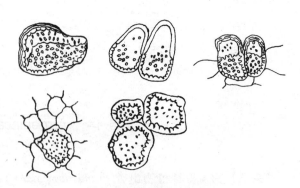

图 11-27　苦杏仁种皮石细胞
顶面观和侧面观图

【化学成分】含苦杏仁苷（amygdalin）约 3%、脂肪油约 50%，并含苦杏仁酶（emulsin）、苦杏仁苷酶（amygdalase）、樱叶酶、醇腈酶，以及氨基酸、可溶性蛋白质等。种子研碎后加水放置，苦杏仁苷受苦杏仁酶的作用，生成氢氰酸、苯甲醛和葡萄糖。

苦杏仁苷

【理化鉴别】**1. 薄层色谱**　按薄层色谱法操作，供试品色谱中，在与苦杏仁苷对照品色谱相应的位置上应显相同颜色的斑点。

2. 含量测定　按高效液相色谱法测定，本品按干燥品计算，含苦杏仁苷（$C_{20}H_{27}NO_{11}$）不得少于 3.0%。

【药理作用】苦杏仁的药理作用见表 11-20。

表 11-20　苦杏仁的药理作用

药理作用	作用机制	活性成分
止咳平喘作用	苦杏仁苷、苦杏仁提取物灌胃，对 SO_2 诱发的小鼠咳嗽有明显抑制作用	苦杏仁苷
对消化系统的作用	苦杏仁苷的分解产物苯甲醛能抑制胃蛋白酶的消化功能	苦杏仁苷
抗肿瘤作用	热水提取物粗制剂对人子宫颈癌 JTC-26 株有抑制作用；给小鼠自由摄食苦杏仁，可抑制艾氏腹水癌的生长，并使生存期延长	苦杏仁苷
毒副作用	由于苦杏仁苷在体内可分解产生氢氰酸，口服大量苦杏仁易产生氰化物中毒	苦杏仁苷

【功能主治】苦，微温，有小毒。归肺、大肠经。降气止咳平喘，润肠通便。用于咳嗽气喘，胸满痰多，肠燥便秘。用量 5~10g，生品入煎剂后下。内服不宜过量，以免中毒。

【制剂】**杏苏止咳糖浆**　由苦杏仁、甘草、桔梗等组成。具有宣肺气，散风寒，镇咳祛痰的功能。用于感冒风寒、咳嗽气逆。

【附】**桃仁**　蔷薇科植物桃 *Prunus persica*（L.）Batsch 或山桃 *Prunus davidiana*（Carr.）Franch. 的干燥成熟种子。果实成熟后采收，除去果肉和核壳，取出种子，晒干。桃仁呈扁长卵形，长 1.2~1.8cm，宽 0.8~1.2cm，厚 0.2~0.4cm，表面黄棕色至红棕色，密布颗粒状突起。一端尖，中部膨大，另端钝圆稍偏斜，边缘较薄。尖端一侧有短线形种脐，圆端有颜色略深不甚明显的合点，自合点处散出多数纵向维管束。种皮薄，子叶 2，类白色，富油性。气微，味微苦。山桃仁 呈类卵圆形，较小而肥厚，长约 0.9cm，宽约 0.7cm，厚约 0.5cm。本品按干燥品计算，含苦杏仁苷（$C_{20}H_{27}NO_{11}$）不得少于 2.0%。性平，味苦、甘。归心、肝、大肠经。具有活血祛瘀，润肠通便，止咳平喘的功能。用于经闭痛经，癥瘕痞块，肺痈肠痈，跌扑损伤，肠燥便秘，咳嗽气喘。用量 5~10g。孕妇慎用。

课堂互动

1. 苦杏仁的主要性状鉴别要点是什么？
2. 简述苦杏仁的主要化学成分及产生毒性的原因。

木瓜　Chaenomelis Fructus

本品为蔷薇科植物贴梗海棠 *Chaenomeles speciosa*（Sweet）Nakai 的干燥近成熟果实。夏、秋二季果实绿黄时采收，置沸水中烫至外皮灰白色，对半纵剖，晒干。主产于四川、湖北、安徽、浙江。药材长圆形，多纵剖成两半，长 4~9cm，宽 2~5cm，厚 1~2.5cm。外表面紫红色或红棕色，有不规则的深皱纹；剖面边缘向内卷曲；果肉红棕色；中心部分凹陷，棕黄色；种子扁长三角形，多脱落。质坚硬。气微清香，味酸。木瓜含齐墩果酸（oleanolic acid）、熊果酸、桦木酸等三萜类以及苹果酸、酒石酸、枸橼酸、没食子酸、曲酸等有机酸类；鲜果含过氧化氢等多种酶；种子含氢氰酸。依据《中国药典》（2020 年版），本品含齐墩果酸（$C_{30}H_{48}O_3$）和熊果酸（$C_{30}H_{48}O_3$）的总量不得少于 0.50%。药理研究表明，木瓜具有抗炎、抗菌、保肝、抗肿瘤等作用。本品性温，味酸。归肝、脾经。具有舒筋活络，和胃化湿之功能。用于湿痹拘挛，腰膝关节酸重疼痛，暑湿吐泻，转筋挛痛，脚气水肿。用量 6~9g。

枇杷叶　Eriobotryae Folium

本品为蔷薇科植物枇杷 *Eriobotrya japonica*（Thunb.）Lindl. 的干燥叶。全年均可采收，晒至七、八成干时，扎成小把，再晒干。主产于陕西、江苏、浙江、安徽、江西等地。药材长圆形或倒卵形，长 12~30cm，宽 4~9cm。先端尖，基部楔形，边缘有疏锯齿，近基部全缘。上表面灰绿色、黄棕色或红棕色，较光滑；下表面密被黄色绒毛，主脉于下表面显著突起，侧脉羽状；叶柄极短，被棕黄色绒毛。革质而脆，易折断。气微，味微苦。枇杷叶含：①齐墩果酸、熊果酸、羟基齐墩果酸、乌苏酸等三萜类；②苹果酸、酒石酸、枸橼酸等有机酸类；③挥发油，油中含橙花叔醇（nerolidol）、金合欢醇、月桂烯等。此外，还含苦杏仁苷、黄酮等成分。依据《中国药典》（2020 年版），本品含齐墩果酸（$C_{30}H_{48}O_3$）和熊果酸（$C_{30}H_{48}O_3$）的总量不得少于 0.70%。药理研究表明，枇杷叶有抗菌、镇咳、平喘、抗炎消肿等作用。本品性微寒，味苦。具有清肺止咳，降逆止呕之功能。用于肺热咳嗽，气逆喘急，胃热呕逆，烦热口渴。用量 6~10g。

蔷薇科其他常用生药

蔷薇科其他常用生药见表 11-21。

表 11-21　蔷薇科其他常用生药

生药	来源	活性成分	药理作用	功能
仙鹤草	龙芽草 *Agrimonia pilosa* Ledeb. 的干燥地上部分	酚性成分（鹤草酚等）、黄酮、鞣质	止血、抗炎、抑菌、抗肿瘤	收敛止血，截疟，止痢，解毒，补虚
月季花	月季 *Rosa chinensis* Jacq. 的干燥花	黄酮（金丝桃苷、异槲皮苷）、挥发油	抗肿瘤、抗真菌、抗病毒、抗氧化	活血调经，疏肝解郁
地榆	地榆 *Sanguisorba officinalis* L. 或长叶地榆 *S. officinalis* L. var. *longifolia*（Bert.）Yü et Li 的干燥根	皂苷（地榆皂苷）、黄酮、鞣质	止血、抗炎、抑菌、促进伤口愈合	凉血止血，解毒敛疮
金樱子	金樱子 *Rosa laevigata* Michx. 的干燥成熟果实	黄酮（槲皮素、山奈酚、芹菜素等）、三萜（熊果酸）、多糖	抑菌消炎、抗病毒、抑制平滑肌痉挛性收缩、降血脂	固精缩尿，固崩止带，涩肠止泻
玫瑰花	玫瑰 *Rosa rugosa* Thunb. 的干燥花蕾	黄酮（金丝桃苷、异槲皮苷）、挥发油	抗肿瘤、抗真菌、抗病毒、抗氧化	行气解郁，和血，止痛
郁李仁	欧李 *Prunus humilis* Bge.、郁李 *P. japonica* Thunb. 或长柄扁桃 *P. pedunculata* Maxim. 的干燥成熟种子	苦杏仁苷、脂肪油	泻下	润肠通便，下气利水

（吴文如）

十七、豆科　Leguminosae（Fabaceae）

PPT

根部常有根瘤。叶常互生；多为羽状或掌状复叶；多具托叶和叶枕（叶柄基部膨大的部分）。雄蕊多为 10 枚，常成二体雄蕊（9+1，稀 5+5）；心皮 1，子房上位，1 室，边缘胎座。荚果。

本科为被子植物中仅次于菊科及兰科的三个最大科之一，约 650 属，18 000 种，广布于世界各地。我国有 170 属，约 1500 种，各地均有分布。本科分为三个亚科：含羞草亚科、云实亚科和蝶形花亚科。主要生药有甘草、黄芪、葛根、苦参、鸡血藤、合欢皮、番泻叶、补骨脂、决明子、山豆根、苏木、降香、广金钱草、槐米、儿茶等。

本科植物化学成分主要有：①黄酮类：在蝶形花亚科植物中分布得较多。甘草属植物中的甘草苷（liquiritin）、甘草素（liquiritigenin）等黄酮类成分有抗溃疡活性。葛根中的葛根素（puerarin）等异黄酮类成分在心血管系统方面有广泛的活性。补骨脂中的异补骨脂查耳酮（isobavachalcone）能显著扩张冠状动脉、增加冠脉血流量，还有抗肿瘤等作用。②生物碱类：喹喏里西啶类（quinolizidine）主要分布于染料木属（Genista）、鹰爪豆属（Spartium）、金雀花属（Cytisus）、黄花木属（Piptanthus）和槐属等植物中。其中，苦参碱（matrine）、氧化苦参碱（oxymatrine）等具有抗肿瘤、抗病原微生物、抗心律不齐等作用，鹰爪豆碱（sparteine）有抗心律不齐和收缩子宫等作用，金雀花碱（cytisine）有兴奋呼吸和增高血压等作用。③三萜皂苷类：甘草中的甘草甜素（glycyrrhizin）等三萜皂苷类成分可以抑制艾滋病病毒增殖，还有抗菌、保肝、镇咳、祛痰等作用。黄芪中的黄芪甲苷具有保护心肌、抗糖尿病及保肝作用。④其他类：决明属多种植物含蒽醌类化合物，具有降血脂、抗血小板聚集、抗肝毒和泻下等作用。补骨脂中的补骨脂素（psoralen）、异补骨脂素（isopsoralen）等香豆素类成分有抗肿瘤、致光敏、抗病原体等活性。

黄芪　Astragali Radix *
（英）Milkvetch Root

【来源】 为豆科植物蒙古黄芪 *Astragalus membranaceus*（Fisch.）Bge. var. *mongholicus*（Bge.）Hsiao 或膜荚黄芪 *Astragalus membranaceus*（Fisch.）Bge. 的干燥根。

【植物形态】1. 蒙古黄芪　多年生草本，高 40~80cm。主根粗长，较直。奇数羽状复叶互生，小叶 12~18 对；小叶片广椭圆形或长圆形，下面被柔毛，托叶披针形。总状花序腋生，着花 5~20 余朵；花萼钟状，密被短绒毛，具 5 萼齿；花萼黄色至浅黄色，旗瓣长圆状倒卵形，翼瓣及龙骨瓣均有长爪；雄蕊 10，二体；子房有长柄。荚果膜质，膨胀成半卵圆形，无毛。花期 6~7 月，果期 7~9 月（彩图 22）。

2. 膜荚黄芪　小叶 6~13 对，小叶片较大，卵状披针形或椭圆形，长 0.7~3cm，宽 0.3~1.2cm；荚果被黑色或黑白相间的短伏毛。

【采制】 春秋季采挖，除去泥土。须根及根头，晒至六七成干，分大小，理直扎捆后，晒至全干。

【产地】 主产于山西、甘肃、黑龙江及内蒙古，多为栽培。

【性状】 药材根呈圆柱形，有的有分枝，上端较粗，长 30~90cm，直径 1~3.5cm。表面淡棕黄色或淡棕褐色，有不整齐的纵皱纹或纵沟。质硬而韧，不易折断，断面纤维性强，并显粉性，皮部黄白色，木部淡黄色，有放射状纹理和裂隙，老根中心偶呈枯朽状，黑褐色或呈空洞。气微，味微甜，嚼之微有豆腥味（彩图 22）。

饮片呈类圆形或椭圆形的厚片，外表皮黄白色至淡棕褐色，可见纵皱纹或纵沟。切面皮部黄白色，木部淡黄色，有放射状纹理及裂隙，有的中心偶有枯朽状，黑褐色或呈空洞。气微，味微甜，嚼之有豆腥味。

【显微特征】 黄芪根横切面：①木栓细胞多列。栓内层为 3~5 列厚角细胞。②韧皮部射线外侧常弯曲，有裂隙；韧皮部纤维成束，壁厚，木化或微木化，与筛管群交互排列；近栓内层处有时可见石细胞。

③形成层成环。④木质部导管单个散在或2~3个相聚；导管间有木纤维，射线中有时可见单个或2~4个成群的石细胞。⑤薄壁细胞含淀粉粒（图11-28）。

黄芪根粉末：黄白色。①纤维多成束或离散，直径8~30μm，壁厚，表面有纵裂纹，初生壁常与次生壁分离，断端常纵裂成须状，或较平截。②具缘纹孔导管无色或橙黄色，直径24~160μm，具缘纹孔椭圆形、类方形或类斜方形，排列紧密。③淀粉粒单粒类圆形、椭圆形或类肾形，直径3~13μm；复粒由2~4分粒组成。此外，可见石细胞、木栓细胞等（图11-29）。

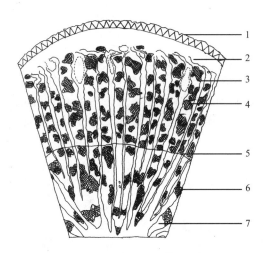

图11-28 黄芪（根）横切面简图

1. 木栓层；2. 栓内层；3. 韧皮射线；4. 韧皮维管束；
5. 形成层；6. 导管及木纤维；7. 木质部

图11-29 黄芪（根）粉末图

1. 纤维；2. 导管；3. 淀粉粒；
4. 木栓细胞；5. 厚壁细胞

【化学成分】①三萜皂苷类，如黄芪皂苷Ⅰ~Ⅳ（astragaloside Ⅰ~Ⅳ）、丙二酰黄芪皂苷Ⅰ（malonylastragalosideⅠ）、异黄芪皂苷Ⅰ~Ⅱ（isoastragaloside Ⅰ~Ⅱ）、大豆皂苷Ⅰ（soyasaponinⅠ）、羽扇豆醇（lupeol）等。②黄酮类，如毛蕊异黄酮（calycosin）、刺芒柄花素（formononetin）、异微凸剑叶莎醇（isomucronulatol）、毛蕊异黄酮-7-O-β-D-葡萄糖苷（calycosin-7-O-β-D-glucoside）、异微凸剑叶莎醇-7,2′-二-O-葡萄糖苷（isomucronulatol-7-2′-di-O-glucoside）等。③多糖类，如黄芪多糖Ⅰ~Ⅲ（astraglalan Ⅰ~Ⅲ）等。

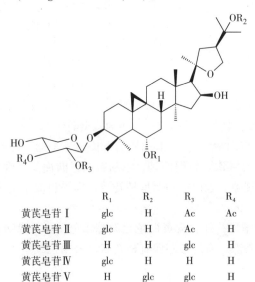

	R_1	R_2	R_3	R_4
黄芪皂苷Ⅰ	glc	H	Ac	Ac
黄芪皂苷Ⅱ	glc	H	Ac	H
黄芪皂苷Ⅲ	H	H	glc	H
黄芪皂苷Ⅳ	glc	H	H	H
黄芪皂苷Ⅴ	H	glc	glc	H
黄芪皂苷Ⅵ	glc	H	glc	H
黄芪皂苷Ⅶ	glc	glc	H	H

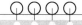

刺芒柄花黄素

【理化鉴别】1. 薄层色谱 按薄层色谱法操作，供试品色谱中，在与黄芪对照药材和黄芪甲苷对照品色谱相应的位置上应显相同颜色的荧光斑点。

2. 含量测定 按高效液相色谱法测定，本品按干燥品计算，含黄芪甲苷（$C_{41}H_{68}O_{14}$）不得少于 0.080%，含毛蕊异黄酮苷（$C_{22}H_{22}O_{10}$）不得少于 0.020%。

【药理作用】黄芪的药理作用见表 11-22。

表 11-22 黄芪的药理作用

药理作用	作用机制	活性成分
调节免疫	黄芪水煎剂及口服液能明显提高小鼠网状内皮系统的吞噬功能，可促进兔和小鼠巨噬细胞的吞噬功能	黄芪多糖及黄芪甲苷
抗衰老和抗应激作用	能明显延长人胚肺二倍体细胞、人胚肾细胞及小鼠肾细胞的寿命；有适应原样作用，能抗疲劳、抗低压和中毒性缺氧，抗高低温等	黄芪多糖
实验性肾炎、肝炎的保护作用	黄芪多糖 I~II 及黄芪皂苷能改善大鼠蛋白质代谢紊乱，增加肾病综合征大鼠血浆蛋白水平；能减轻 CCl_4、内毒素、半乳糖等引起的肝损伤	黄芪多糖及皂苷
抗心肌缺血作用	对兔失血性休克有保护作用，能使离体心脏的功能和冠脉血流量明显增加	黄芪总皂苷

【功能主治】性微温，味甘。补气升阳，固表止汗，利水消肿，生津养血，行滞通痹，脱毒排脓，敛疮生肌。用于气虚乏力、食少便溏、中气下陷、久泻脱肛、便血崩漏、表虚自汗，气虚水肿、内热消渴、血虚萎黄、半身不遂、痹痛麻木、痈疽难溃、久溃不敛。用量 9~30g。

【制剂】参芪片 由人参、黄芪、天麻等组成。具补脾益气的功能。用于脾气虚所致的体弱、四肢无力。

课堂互动

1. 黄芪的性状及显微特征是什么？
2. 黄芪有什么药理作用？

甘草 Glycyrrhizae Radix et Rhizoma *

（英）Liquorice Root

实例解析

【实例】某药厂要加工提取一批甘草流浸膏，在投料前质检人员发现此批甘草没有甘甜味。经进一步检测，很多指标与甘草不符。质检人员马上报告质量主管部门有关该批甘草浸膏的生产。

【解析】经过追踪调查发现，药材采购部门新近的采购人员经验不足，为节约成本，购进一批价格低廉的"甘草"。把该批"甘草"送中药专业机构鉴定，这批"甘草"与甘草的药材相似，性状特征也比较接近。但是，该批药材顶端有茎残基，表面灰棕色；有纵皱纹，但不明显，皮孔横生，比较光滑；横断面灰白色，木部浅黄色，中央有小型的髓，不具备环纹和菊花心的特征；闻之气微，口尝味苦涩，与正品甘草有区别。追溯其产地原植物特征鉴别，该批"甘草"实为同属植物刺果甘草 *Glycyrrhiza pallidiflora* Maxim 的根，俗称"狗甘草"，是甘草的伪品，不能作甘草用。

【来源】 为豆科植物甘草 *Glycyrrhiza uralensis* Fisch.、胀果甘草 *Glycyrrhiza inflate* Bat. 或光果甘草 *Glycyrrhiza glabra* L. 的干燥根及根茎。

【植物形态】 **甘草** 多年生草本，高 30~100cm，全株被白色短毛和腺鳞或腺毛。根茎圆柱形，主根甚长，粗壮。羽状复叶互生，小叶 7~17，卵形或宽卵形，全缘；托叶披针形，早落。总状花序腋生，花密集；花萼钟状，5 裂；花冠红色或蓝紫色；雄蕊二体。荚果弯曲成镰刀状或环状，密被黄褐色刺状腺毛；种子 2~8，肾形。花期 6~7 月，果期 7~9 月（彩图 23）。

胀果甘草 植物体局部被密集成片的淡黄色鳞片状腺体，无腺毛；小叶 3~7，卵形或矩圆形，边缘波状，上面有黄褐色腺点，下面有似涂胶状光泽；荚果短小而直，膨胀，无腺毛。

光果甘草 植物体密被淡黄色腺点和鳞片状腺体，无腺毛；小叶 9~17，长椭圆形或窄长卵状披针形，下面密被淡黄色腺点；荚果扁直，长圆形或微弯曲，光滑或有少许不明显的腺瘤。

【采制】 春秋二季采挖，以秋季为好。栽培品于种后三四年采挖。除去地上茎与须根，晒至六七成干，置通风干燥处完全干燥。有刮去栓皮的称"粉甘草"。

【产地】 甘草主产于内蒙古、甘肃、新疆，西北其他地区、华北、东北亦产。胀果甘草、光果甘草产于新疆、甘肃等地，以内蒙古阿拉善旗及杭锦旗一带所产的品质最佳，陕西、山西、新疆、内蒙古五原产者次之。

【性状】 **甘草** 根呈圆柱形，长 25~100cm，直径 0.6~3.5cm。外皮松紧不一。表面红棕色或灰棕色，具显著的纵皱纹、沟纹、皮孔及稀疏的细根痕。质坚实，断面略显纤维性，黄白色，粉性，形成层环明显，射线放射状，有的有裂隙。根茎呈圆柱形，表面有芽痕，断面中部有髓。气微，味甜而特殊（彩图 23）。

胀果甘草 根及根茎木质粗壮，有的分枝，外皮粗糙，多灰棕色或灰褐色。质坚硬，木质纤维多，粉性小。根茎不定芽多而粗大。

光果甘草 根及根茎质地较坚实，有的分枝，外皮不粗糙，多灰棕色，皮孔细而不明显。

饮片呈类圆形或椭圆形的厚片。外表皮红棕色或灰棕色，具纵皱纹。切面略显纤维性，中心黄白色，有明显放射状纹理及形成层环。质坚实，具粉性。气微，味甜而特殊。

【显微特征】 甘草根及根茎横切面：①木栓层为数列棕色细胞；栓内层较窄。②韧皮部射线宽广，多弯曲，常现裂隙；纤维多成束，非木化或微木化，周围细胞常含草酸钙方晶；筛管群常因压缩而变形。③束内形成层明显。④木质部射线宽 3~5 列细胞；导管较多，直径约至 160μm；木纤维成束，周围细胞亦含草酸钙方晶。⑤根中心无髓；根茎中心有髓（图 11-30）。

甘草根及根茎粉末：淡黄棕色。①纤维细长，微弯曲，直径 8~14μm，壁厚，微木化；周围薄壁细胞含草酸钙方晶，形成晶纤维；草酸钙方晶类双锥形、长方形或类方形。②具缘纹孔导管较大，纹孔甚密。③木栓细胞棕红色，多角形，微木化。④淀粉粒，多为单粒，椭圆形、卵形或类圆形，直径 3~10μm，脐点点状或短缝状。此外，亦可见草酸钙方晶、棕色块、射线细胞（图 11-31）。

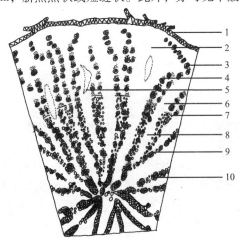

图 11-30 甘草（根）横切面简图

1. 木栓层；2. 栓内层；3. 韧皮纤维束；4. 筛管群；5. 裂隙；
6. 韧皮射线；7. 形成层；8. 木射线；9. 导管；10. 木纤维束

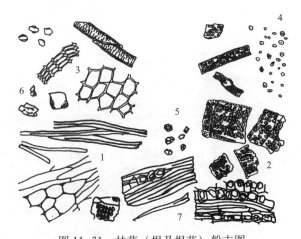

图 11-31 甘草（根及根茎）粉末图

1. 射线细胞；2. 导管；3. 木栓细胞；4. 淀粉粒；
5. 草酸钙方晶；6. 棕色块；7. 晶纤维及纤维

【化学成分】①三萜皂苷类：如甘草甜素（glycyrrhizin），是甘草的甜味成分，为 1 分子的 18β-甘草次酸（18β-glycyrrhetic acid）和 2 分子的葡萄糖醛酸（glucuronic acid）结合生成的甘草酸（glycyrrhizic acid）的钾盐和钙盐。还有乌拉尔甘草皂苷 A、B（uralsaponin A，B）和甘草皂苷（licoricesaponin）A_3、B_2、C_2、D_3 等。②黄酮类，如甘草素（liquiritigenin）、甘草苷（liquiritin）、异甘草素（isoliquiritigenin）、异甘草（isoliquiritin）、新甘草苷（neoliquiritin）等。③香豆素类，如甘草香豆素（glycycoumarin）、甘草酚（glycyrol）、异甘草酚（isoglycyrol）、新甘草酚（neoglycyrol）等。④生物碱类，如 5，6，7，8-四氢-4-甲基喹啉、5，6，7，8-四氢-2，4-二甲基喹啉等。⑤多糖类，如甘草多糖 UA、UB、UC 等。

胀果甘草除含有三萜皂苷类、黄酮类外、还含有二芳基丙二酮类成分，如 5′-异戊烯基甘草二酮（5′-perenyllicodione）、胀果甘草二酮 A、B（glycyrdione A，B）。

18β-甘草次酸

	R	R_1
甘草素	H	H
甘草苷	H	glc
新甘草苷	glc	H

【理化鉴别】1. 薄层色谱　按薄层色谱法操作，供试品色谱中，在与甘草对照药材、甘草酸单铵盐对照品色谱相应的位置上应显相同颜色的荧光斑点。

2. 含量测定　按高效液相色谱法，本品按干燥品计算，含黄芪甲苷（$C_{41}H_{68}O_{14}$）不得少于 0.080%，含毛蕊异黄酮苷（$C_{22}H_{22}O_{10}$）不得少于 0.020%。

【药理作用】甘草的药理作用见表 11-23。

表 11-23　甘草的药理作用

药理作用	作用机制	活性成分
抗溃疡作用	对大鼠结扎幽门及组胺诱导的犬胃溃疡有明显的抑制作用；甘草流浸膏灌胃后能直接吸附胃酸，对正常犬及实验性溃疡大鼠能降低胃酸	甘草苷元、异甘草苷元
皮质激素样作用	对健康人及多种动物都有促进储水、留钠和排钾的作用	甘草皂苷、甘草次酸
抗炎作用	对大鼠甲醛性关节炎和棉球肉芽肿炎症有明显的抑制作用	甘草皂苷、甘草次酸
镇咳、祛痰	具有显著的中枢镇咳作用，其中作用最强的是甘草次酸胆碱盐，皮下注射 1mg/kg 就能抑制 80% 的咳嗽发作	18β-甘草次酸及其衍生物
解毒作用	对某些药物中毒、食物中毒，体内代谢产物中毒有解毒能力	甘草皂苷

【功能主治】性甘，平。补脾益气，清热解毒，祛痰止咳，缓急止痛，调和诸药。用于脾胃虚弱、倦怠乏力、心悸气短、咳嗽痰多、脘腹、四肢挛急、痈肿疮毒，缓解药物毒性、烈性。用量 2～10g。不宜与海藻、京大戟、红大戟、甘遂、芫花同用。

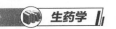

知识链接

甘草，《神农本草经》中列为上品，具有补脾益气、清热解毒、祛痰止咳、缓急止痛、调和诸药之功效，是一种补益中草药。陶弘景将甘草尊为"国老"，并言："此草最为众药之王，经方少有不用者，犹如香中有沉香也。""国老"即帝师之称，是以能安和草石而解诸毒也。甘草生用凉而泻火，炙用温而补中，可缓解药物毒性、烈性，为中医临床常用药物之一。在防控和治疗新冠肺炎疫情的战场上，甘草为国家筛选出抗疫"三方三药"中不可或缺的一味中药，扮演着解毒、调和诸药性和缓解多发症状的重要角色，为国家的"抗疫"战争做出了重大贡献。

【制剂】 **1. 异甘草酸镁注射液**　成分为异甘草酸镁。具抗炎保肝的功能。用于慢性病毒性肝炎。

2. 复方甘草片　由甘草浸膏粉、阿片粉、樟脑等组成。具镇咳、祛痰的功能。用于咳喘、痰多。

课堂互动

1. 试述甘草主要的化学成分及种类。

2. 试述甘草的性状鉴别特征。

葛根　Puerariae Lobatae Radix

本品为豆科植物野葛 *Pueraria lobata*（Willd.）Ohwi 的干燥根，习称野葛。秋冬二季采挖，趁鲜切成厚片或小块；干燥。主产于湖南、河南、广东、浙江、四川，全国大部分地区亦产。药材呈类圆柱形，常呈纵切的长方形厚片或小方块，长 5~35cm，厚 0.5~1cm。外皮淡棕色至棕色，有纵皱纹，粗糙。切面黄白色至淡黄白色，有的纹理明显。质韧，纤维性强。气微，味微甜。葛根主要含异黄酮类，如葛根素（puerarin）、大豆苷（daidzin）、大豆苷元（daidzein）、大豆苷元-4′,7-二葡萄糖苷（daidzein-4′,7-diglucoside）、染料木素（genistein）等；三萜类，如槐花二醇（sophoradiol）、大豆皂醇 A~B（soyasapogenol A~B）等；皂苷类，如葛根皂苷 A、B（pueroside A，B）。此外，还含有香豆素类、尿囊素（allantoin）和大量淀粉等。依据《中国药典》（2020 年版），本品含葛根素（$C_{21}H_{20}O_9$）不得少于 2.4%。药理研究表明，葛根具有扩张冠状动脉、改善心肌代谢、抗心律失常、改善微循环和脑循环、解痉、解热等作用。本品性凉，味甘、辛。具有解肌退热、生津止渴、透疹、升阳止泻、痛经活络、解酒毒之功能。用于外感发热头痛、项背强痛、口渴、消渴、麻疹不透、热痢、泄泻、眩晕头痛、中风偏瘫、胸痹心痛、酒毒伤中。用量 10~15g。

　　【附】**粉葛**　为豆科植物甘葛藤 *Pueraria thomsonii* Benth. 的干燥根。主产于广东、广西，四川、云南等地亦产。根呈圆柱形、类纺锤形或半圆柱形，长 12~15cm，直径 4~8cm；有的为纵切或斜切厚片，大小不一，外皮多已除去，表面黄白色或淡棕色；切面纤维性弱，体重，质硬，富粉性。含有大豆苷、葛根素、4′-甲氧基葛根素、大豆苷元、大豆苷元-4′,7-二葡萄糖苷等。功效同葛根。

番泻叶　Sennae Folium

本品为豆科植物狭叶番泻 *Cassia angustifolia* Vahl 或尖叶番泻 *Cassia acutifolia* Delile 的干燥小叶。狭叶番泻主产于印度，埃及和苏丹亦产。尖叶番泻主产于埃及的尼罗河中下游地区；我国海南、云南有引种。

商品主要由印度进口。狭叶番泻小叶片多为完整平坦，呈长卵形或卵状披针形，长 1.5~5.0cm，宽 0.4~1.5cm，叶端急尖，叶基稍不对称，全缘。上表面黄绿色，下表面浅黄绿色，无毛或近无毛，叶脉稍隆起。革质。气微弱而特异，味微苦，稍有黏性。尖叶番泻小叶片略卷曲，呈披针形或长卵形，略卷曲，叶端短尖或微突，叶基不对称，两面均有细短毛茸。番泻叶主要含蒽醌类化合物，如番泻苷（sennoside）A~D、大黄酚（chrysophanol）、芦荟大黄素（aloe-emodin）、大黄酸（rhein）及其葡萄糖苷等。依据《中国药典》（2020 年版），本品含番泻苷 A（$C_{42}H_{38}O_{20}$）和番泻苷 B（$C_{42}H_{38}O_{20}$）的总量不得少于 1.1%。药理研究表明，番泻叶具有泻下、促凝血、抗菌、解痉等作用。本品性寒，味甘、苦。能泻热行滞，通便，利水。用于热结积滞、便秘腹痛、水肿胀满。用量 2~6g。入煎剂宜后下，或开水泡服。孕妇慎用。

苦参　Sophorae Flavescentis Radix

本品为豆科植物苦参 *Sophora flavescens* Ait. 的干燥根。春秋二季采挖，除去根头和小根，洗净，干燥，或趁鲜切片，干燥。全国各地均产。药材呈长圆柱形，下部常有分枝，长 10~30cm，直径 1~6.5cm。表面灰棕色或棕黄色，具纵皱纹及横长皮孔样突起，外皮薄，多破裂反卷，易剥落，剥落处显黄色，光滑。质硬，不易折断，断面纤维性。切片厚 3~6mm；切面黄白色，具放射状纹理及裂隙。气微，味极苦。苦参主要含：①喹喏里西啶类生物碱，如苦参碱（matrine）、氧化苦参碱（oxymatrine）、槐果碱（sophocarpine）、槐定碱（sophoridien）等；②黄酮类，如苦参醇（kurarinol）、新苦参醇（neokurarinol）、降苦参醇（nokurarinol）、苦参酮（kurarinone）等。此外，尚含三萜类和醌类化合物。依据《中国药典》（2020 年版），本品含苦参碱（$C_{15}H_{24}N_2O$）和氧化苦参碱（$C_{15}H_{24}N_2O_2$）的总量不得少于 1.2%。药理研究表明，苦参有抗病原微生物、抗炎、抗过敏、抗肿瘤及抗心律失常等作用。本品性寒，味苦。具有清热燥湿、杀虫、利尿之功能。用于热痢、便血、黄疸尿闭、赤白带下、阴肿阴痒、湿疹、湿疮、皮肤瘙痒、疥癣麻风，以及外治滴虫性阴道炎。用量 4.5~9g。外用适量，煎汤洗患处。不宜与藜芦同用。

决明子　Cassiae Semen

本品为豆科植物决明子 *Cassia obtusifolia* L. 或小决明 *Cassia tora* L. 的干燥成熟种子。秋季采收成熟果实，晒干，打下种子，除去杂质。决明（大决明子）主产于江苏、安徽、四川等地，产量较大。小决明（小决明子）主产于广西、云南等地，产量较少。决明略成菱方形或短圆柱形，两端平行倾斜，长 3~7mm，宽 2~4mm。表面绿棕色或暗棕色，平滑有光泽。一端较平坦，另端斜尖，背腹面各有 1 条突起的棱线，棱线两侧各有 1 条斜向对称而色较浅的线形凹纹。质坚硬，不易破碎。种皮薄，子叶 2，黄色，呈 S 形折曲并重叠。气微，味微苦。小决明呈短圆柱形，较小，长 3~5mm，宽 2~3mm。表面棱线两侧各有 1 片宽广的浅黄棕色带。决明子主要含：①蒽醌类化合物，如大黄酚（chrysophanol）、大黄素甲醚（physcion）、美决明子素（obtusifolin）、黄决明素（chryso-obtusin）、决明素（obusin）等；②蒽酮及二蒽酮类化合物，如决明蒽酮（torosachrysone）、大黄酚-9-蒽酮（chrysophanol-9-anthrone）等。依据《中国药典》（2020 年版），本品含大黄酚（$C_{15}H_{10}O_4$）不得少于 0.20%，橙黄决明素（$C_{17}H_{14}O_7$）不得少于 0.080%。药理研究表明，决明子有降血压、降血脂、抗动脉粥样硬化、保肝、泻下、明目等作用。本品性微寒，味甘、苦、咸。具有清热明目、润肠通便之功能。用于目赤涩痛、羞明多泪、头痛眩晕、目暗不明、大便秘结。用量 9~15g。

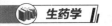

豆科其他常用生药

豆科其他常用生药见表11-24。

表11-24　豆科其他常用生药

生药名	来源	主要成分	药理作用	功能主治
儿茶	儿茶 Acacia catechu（L.f.）Willd. 去皮枝干的煎膏	多酚（儿茶素、（-）表儿茶素、鞣质）	保肝利胆、抗病原微生物	活血止痛，止血生肌，收湿敛疮，清肺化痰
刀豆	刀豆 Canavalia gladiate（Jacq.）DC. 的种子	尿素酶、刀豆氨酸、刀豆球蛋白A	脂氧酶激活、免疫调节	温中，下气，止呃
山豆根	越南槐 Sophora tonkinensis Gagnep. 的根及根茎	生物碱（苦参碱、氧化苦参碱等）和黄酮（广豆根素、广豆根酮等）	抗肿瘤、免疫调节、抗溃疡	清热解毒，消肿利咽
广金钱草	广金钱草 Desmodium styracifolium（Osb.）Merr. 的地上部分	三萜皂苷（大豆皂苷Ⅰ、槐花皂苷Ⅲ等）、生物碱（广金钱碱、广金钱内酯等）、多糖	抗泌尿系统结石、利尿、抗炎、镇痛	利湿退黄，利尿通淋
白扁豆	扁豆 Dolichos lablab L. 的种子	脂肪油（棕榈酸、亚油酸等）、胡芦巴碱、蛋氨酸	抗菌抗病毒、提高免疫力	健脾化湿，和中消暑
合欢花	合欢 Albizia julibrissin Durazz. 的花序或花蕾	芳樟醇、反芳樟醇氧化物、槲皮苷、矢车菊素-3-葡萄糖苷	抑制中枢神经	解郁安神
赤小豆	赤小豆 Vigna umbellata Ohwi et Ohashi 或赤豆 Vigna angularis Ohwi et Ohashi 的种子	三萜皂苷（赤豆皂苷Ⅰ～Ⅵ等）、黄烷醇鞣质（D-儿茶素等）、核黄素、烟酸等	抑制胰蛋白酶	利水消肿，解毒排脓
苏木	苏木 Caesalpinia sappan L. 的心材	黄酮（苏木黄素、表苏木黄素等）、查耳酮（苏木查耳酮等）、巴西苏木素、挥发油	促进微循环、抑制血小板聚集、抗肿瘤	活血祛瘀，消肿止痛
皂角刺	皂荚 Gleditsia sinensis Lam. 棘刺	黄酮（黄颜木素、非瑟素等）、三萜（皂角皂苷）、无色花青素	抗菌、抗炎、抗肿瘤、抗凝血	消肿托毒，排脓、杀虫
沙苑子	扁茎黄芪 Astragalus complanatus R. Br. 的种子	三萜皂苷（紫云英苷Ⅲ、大豆苷甲等）、黄酮（沙苑子苷、黄芪苷等）	强壮作用、增强免疫功能、降脂保肝	补肾助阳，固精缩尿，养肝明目
鸡骨草	广州相思子 Abrus cantoniensis Hance 的全株	生物碱（相思子碱、胆碱等）、皂苷（鸡骨草三醇）、黄酮、蒽醌、鞣质	抑制平滑肌、保肝	利湿退黄，清热解毒，疏肝止痛
降香	降香檀 Dalbergia odorifera T. Chen 的树干和根的心材	挥发油（β-欧白芷内酯、4-甲基-4-羟基环已酮等）、黄酮（芒柄花素、甘草素等）	降低血浆黏度、抑制血小板聚集、镇静、镇痛	化瘀止血，理气止痛
胡芦巴	胡芦巴 Trigonella foenum-graecum L. 的种子	甾体皂苷（胡芦巴皂苷A～G、薯蓣皂苷元等）、黄酮（牡荆素等）、三萜	抗生育、抗雄激素、抗肿瘤	温肾补阳，祛寒止痛
槐花	槐 Sophora japonica L. 的花及花蕾	三萜皂苷（赤豆皂苷Ⅰ、Ⅱ等）、黄酮（槲皮素、芸香苷等）	降血压、扩张冠状动脉、抗氧化、抗菌	凉血止血，清肝泻火
槐角	槐 Sophora japonica L. 的果实	黄酮（槐角苷、槐属双苷、染料木苷等）、生物碱（苦参碱、金雀花碱等）	抗菌、凝血、止血	清热泻火，凉血止血
大皂角	皂荚 Gleditsia sinensis Lam. 的果实	皂苷（猪牙皂苷A～D、皂角苷元-1等）、黄酮、多糖	降压、抗氧化、抗炎	祛痰开窍，散结消肿
榼藤子	榼藤子 Entada phaseoloides（Linn.）Merr. 的种子	脂肪油（肉豆蔻酸、棕榈酸、花生酸等）、三萜类（榼藤皂苷）、酰胺类	抗肿瘤、抗炎、促进胃肠动力	补气补血，健胃消食，除风止痛，强筋健骨

（毕琳琳）

十八、芸香科 Rutaceae

PPT

灌木或乔木，稀草本。叶或果实上常有透明油点，多含挥发油。叶互生或对生，复叶或单身复叶。花辐射对称，两性；萼片 3~5，花瓣 3~5，雄蕊与花瓣同数或其倍数；花盘发达；子房上位，心皮 2~5 或更多。柑果或蓇葖果等。

本科约 150 属，1700 种。我国有 29 属，150 余种，药用 100 余种，主产于南方。

本科主要含挥发油、生物碱、黄酮、香豆素及木脂素类成分。生物碱在本科植物中普遍存在，如呋喃喹啉类、吡喃喹啉类和吖啶酮类生物碱等几乎仅本科存在；异喹啉类存在于黄柏属、花椒属、吴茱萸属植物中。植物体具油室或油细胞，薄壁细胞常含橙皮苷结晶。

黄柏　Phellodendri Chinensis Cortex*

（英）Chinese Corktree Bark

实例解析

【实例】某药检所收到一批黄柏样品，呈卷筒状或不规则片状，厚 3~11mm，外表面灰黄白色或灰棕黄色，栓皮甚厚，粗糙，有的呈鳞片状，内表面淡黄或红棕色。质稍轻，断面淡黄或暗棕黄色。气微，味微苦、涩，嚼之渣甚多。薄层鉴别未检出小檗碱，但检出黄芩苷。

【解析】该检品应是近年来市场上发现有一种黄柏伪品，是紫葳科植物木蝴蝶 *Oroxylum indicum* (L.) Vent. 的干燥树皮，是两广地区民间用药，称为土黄柏，含黄芩苷等成分。具有清热利湿、消肿解毒的功能。用于治疗传染性肝炎、膀胱炎、咽喉肿痛、湿疹、痈疮溃烂等。

【来源】为芸香科植物黄皮树 *Phellodendron chinense* Schneid. 的干燥树皮。习称"川黄柏"。

【植物形态】落叶乔木，高 10~12m。树皮开裂，外层木栓较薄，内层黄色。单数羽状复叶对生，小叶 7~15，矩圆状披针形至矩圆状卵形，长 9~15cm，宽 3~5cm，顶端长渐尖，基部宽楔形或圆形，不对称，上面仅中脉密被短毛，下面密被长柔毛。花单性，雌雄异株，排成顶生圆锥花序，花序轴密被短毛，萼片 5，花瓣 5~8，雄花有雄蕊 5~6。果轴及果枝粗大，常密被短毛，浆果状核果球形，熟时黑色，有种子 5~6 颗，花期 5~6 月，果期 10 月（彩图 24）。

【采制】3~6 月间采收，剥取树皮，除去粗皮，晒干。

【产地】主产于四川、贵州等省，陕西、湖北、云南、湖南等省亦产。

【性状】药材　呈板片状或浅槽状，长宽不一，厚 1~6mm。外表面黄褐色或黄棕色，平坦或具纵沟纹，有的可见皮孔痕及残存的灰褐色粗皮；内表面暗黄色或淡棕色，具细密的纵棱纹。体轻，质硬，断面纤维性，呈裂片状分层，深黄色。气微，味极苦，嚼之有黏性。以皮厚、断面色黄者为佳（彩图 24）。

饮片呈丝条状。外表面黄褐色或黄棕色。内表面暗黄色或淡棕色，具纵棱纹。切面纤维性，呈裂片状分层，深黄色。味极苦。

【显微特征】横切面：①未去净外皮者，木栓层由多列长方形细胞组成，内含棕色物质，栓内层细胞中含草酸钙方晶。②皮层比较狭窄，散有纤维群及石细胞群，石细胞大多分枝状，壁极厚，层纹明显。③韧皮部占树皮的极大部分，外侧有少数石细胞，纤维束切向排列呈断续的层带（又称为硬韧部），纤维束周围薄壁细胞中常含草酸钙方晶。④射线宽 2~4 列细胞，常弯曲而细长。⑤薄壁细胞中含有细小的淀粉粒和草酸钙方晶，黏液细胞随处可见（图 11-32）。

粉末：鲜黄色。①石细胞鲜黄色，类圆形或纺锤形，直径 35~128μm，有的呈分枝状，枝端锐尖，壁厚，层纹明显；有的可见大型纤维状石细胞，长可达900μm。②纤维鲜黄色，直径16～38μm，常成束，周围细胞含草酸钙方晶，形成晶纤维；含晶细胞壁木化增厚。③草酸钙方晶较多（图11-33）。

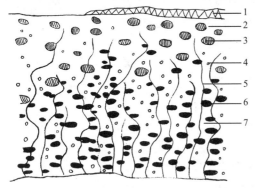

图11-32　黄柏横切面简图

1. 木栓层；2. 皮层；3. 石细胞群；
4. 黏液细胞；5. 射线；
6. 纤维束；7. 韧皮部

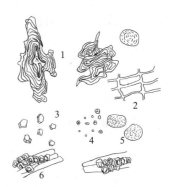

图11-33　黄柏粉末图

1. 石细胞；2. 木栓细胞；3. 草酸钙方晶；
4. 淀粉粒；5. 黏液细胞；6. 晶纤维

【化学成分】　主要含生物碱，如小檗碱（berberine）、巴马汀（palmatine）、药根碱（jatrorrhizine）、黄柏碱（phellodendrine）、木兰碱（magnoflorine）等。另含黄柏酮（obacunone）、黄柏内酯（limonin）等。

小檗碱

黄柏碱

【理化鉴别】　**1. 显色反应**　取粉末0.1g，加乙醇10ml，振摇数分钟，滤过，滤液加硫酸1ml，沿管壁滴加氯试液1ml，在两液接界处显红色环。

2. 薄层色谱　按薄层色谱法操作，供试品色谱中，在与黄柏对照药材、盐酸黄柏碱对照品色谱相应的位置上应显相同颜色的荧光斑点。

3. 含量测定　按高效液相色谱法测定，本品按干燥品计算，含小檗碱以盐酸小檗碱（$C_{20}H_{17}NO_4 \cdot HCl$）计，不得少于3.0%；含黄柏碱以盐酸黄柏碱（$C_{20}H_{23}NO_4 \cdot HCl$）计，不得少于0.34%。

【药理作用】　黄柏的药理作用见表11-25。

表11-25　黄柏的药理作用

药理作用	作用机制	活性成分
抗菌作用	体外试验对金黄色葡萄球菌、肺炎球菌、白喉杆菌、甲型溶血性链球菌、痢疾杆菌、脑膜炎球菌等均有效或有较强的抑制作用	生物碱（小檗碱）
降压作用	对麻醉动物静脉注射或腹腔注射可产生显著而持久的降压作用，颈动脉注射较静脉注射更强，因此降压可能是中枢性的	生物碱（小檗碱、黄连碱）
抗溃疡作用	对乙醇、阿司匹林或幽门结扎诱发的大鼠胃溃疡有抑制作用	黄柏提取物

【功能主治】　苦，寒。归肾、膀胱经。具有清热燥湿，泻火除蒸，解毒疗疮的功能。用于湿热泻痢、黄疸尿赤、带下阴痒、热淋涩痛、脚气痿躄、骨蒸劳热、盗汗、遗精、疮疡肿毒、湿疹湿疮。盐黄柏具

有滋阴降火的功能。用于阴虚火旺、盗汗骨蒸。用量3~12g，外用适量。

【制剂】1. 黄柏胶囊 组分为黄柏。具有清热燥湿、泻火除蒸、解毒疗疮的功能。用于湿热泻痢、黄疸、带下、热淋、脚气、痿、骨蒸劳热、盗汗、遗精、疮疡肿毒、湿疹瘙痒。

2. 知柏地黄片 由知母、黄柏等味组成。具有滋阴清热的功能。用于潮热盗汗、耳鸣遗精、口干咽燥。

【附】关黄柏 为芸香科植物黄檗 *Phellodendron amurense* Rupr. 的干燥树皮。黄檗主产于吉林、辽宁等省，内蒙古、河北、黑龙江等省区亦产。功能主治同黄柏。以辽宁产量最大。黄柏与关黄柏的区别点详见表11-26。

表 11-26 黄柏与关黄柏的区别点

鉴别点	黄柏	关黄柏
厚度	较厚，厚1~6mm	较薄，厚2~4mm
外表面	色深，黄棕色或黄褐色	色淡，黄绿色或淡黄棕色
残留栓皮	灰褐色	暗灰色
内表面	色深，暗黄色或淡棕色	色淡，黄绿色或黄棕色
断面	呈裂片状分裂，鲜黄色	不易分裂，黄色或黄棕色
小檗碱	含量高，《中国药典》（2020年版）规定不少于3.0%	含量低，《中国药典》（2020年版）规定不少于0.60%

课堂互动

1. 黄柏的性状特征是什么？
2. 如何区别黄柏与关黄柏？

芸香科其他常用生药

芸香科其他常用生药见表11-27。

表 11-27 芸香科其他常用生药

生药	来源	活性成分	药理作用	功能
枳实	酸橙 *Citrus aurantium* L. 及其栽培变种或甜橙 *Citrus sinensis* Osbeck 的干燥幼果	生物碱（辛弗林）	升高血压、抑制胃、肠平滑肌	破气消积，化痰散痞
枳壳	酸橙 *Citrus aurantium* L. 及其栽培变种的干燥未成熟果实	黄酮苷（柚皮苷、新橙皮苷）	升高血压、抑制胃、肠平滑肌	理气宽中，行滞消胀
陈皮	橘 *Citrus reticulata* Blanco 及其栽培变种的干燥成熟果皮	黄酮苷（橙皮苷）	升高血压、抑制胃、肠平滑肌	理气健脾，燥湿化痰
吴茱萸	吴茱萸 *Euodia rutaecarpa*（Juss.）Benth.、石虎 *Euodia Rutaecarpa*（Juss.）Benth. var. *officinalis*（Dode）Huang 或疏毛吴茱萸 *Euodia rutaecarpa*（Juss.）Benth. var. *bodinieri*（Dode）Huang 的干燥近成熟的果实	生物碱（吴茱萸碱、吴茱萸次碱）	升高血压、抗溃疡、镇痛	散寒止痛，降逆止呕，助阳止泻
白鲜皮	白鲜 *Dictamnus dasycarpus* Turcz. 的干燥根皮	梣酮、黄柏酮	抗菌、抗肿瘤、抗炎、抗变态反应、抗溃疡	清热燥湿，祛风解毒

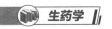
十九、楝科　Meliaceae

PPT

川楝子　Toosendan Fructus

本品为楝科植物川楝 *Melia toosendan* Sieb. et Zucc. 的干燥成熟果实。冬季果实成熟时采收，干燥。主产于甘肃、四川、云南等地。以四川产量大，质量优。药材呈类球形，直径2~3.2cm。表面金黄色至棕黄色，微有光泽，少数凹陷或皱缩，具深棕色小点。顶端有花柱残痕，基部凹陷，有果柄痕。外果皮革质，与果肉间常成空隙，果肉松软，淡黄色，遇水润湿显黏性。果核球形或卵圆形，质坚硬，两端平截，有6~8条纵棱，内分6~8室，每室含黑棕色长圆形的种子1粒。种仁乳白色，长圆形，富油性。气特异，味酸、苦。以个大、外皮金黄色、肉黄白色、饱满、有弹性者为佳。川楝子主要含川楝素（toosendanin）、异川楝素（isotoosendanin）及三萜类成分苦楝子酮、脂川楝子醇。依据《中国药典》（2020年版），本品含川楝素（$C_{30}H_{38}O_{11}$）应为0.060%~0.20%。药理研究表明，川楝子有驱虫、抗癌、镇痛、抗炎、抗菌、抗病毒、抑制破骨细胞作用，另有肝毒性和生殖毒性。本品味苦，寒，有小毒。归肝、小肠、膀胱经。具有舒肝泄热、行气止痛、杀虫的功能。用于肝郁化火、胸胁、脘腹胀痛、疝气疼痛、虫积腹痛。用量5~10g。

【附】**苦楝皮**　为楝科植物川楝 *Melia toosendan* Sieb. et Zucc. 或楝 *Melia azedarach* L. 的干燥树皮和根皮。川楝主产于四川、云南、贵州、甘肃等省。楝主产于山西、甘肃、山东、江苏等省。野生或栽培。四季可采，川楝以冬季采者最好，楝以春夏季采为宜。药材呈不规则板片状、槽状或半卷筒状，长宽不一，厚2~6mm。外表面灰棕色或灰褐色，粗糙，有交织的纵皱纹和点状灰棕色皮孔，除去粗皮者淡黄色；内表面类白色或淡黄色。质韧，不易折断，断面纤维性，呈层片状，易剥离。气微，味苦。本品主要含川楝素、异川楝素、苦楝酮（kulinone）、苦内酯（kulactone）、苦洛内酯（kulolactone）、苦楝萜酸甲酯（methylkulonate）等。依据《中国药典》（2020年版），本品含川楝素（$C_{30}H_{38}O_{11}$）应为0.010%~0.20%。药理研究表明，苦楝皮有驱虫、抑菌等作用。本品性寒，味苦，有小毒。具有杀虫、疗癣的功能。用于蛔虫病、蛲虫病、虫积腹痛，外治疥癣瘙痒。用量3~6g。

二十、苦木科　Simaroubaceae

鸦胆子　Bruceae Fructus

PPT

本品为苦木科植物鸦胆子 *Brucea javanica*（L.）Merr. 的干燥成熟果实。秋季果实成熟时采收，除去杂质，晒干。主产于广西及广东等省区。药材呈卵圆形，长6~10mm，直径4~7mm。表面黑色或棕色，有隆起的网状皱纹，网眼呈不规则的多角形，两侧有明显的棱线，顶端渐尖，基部有凹陷的果梗痕。果壳质硬而脆，种子卵形，长5~6mm，直径3~5mm，表面类白色或黄白色，具网纹；种皮薄，子叶乳白色，富油性。气微，味极苦。以粒大、饱满、色黑、种仁白色、油性足、味苦者为佳。鸦胆子含鸦胆子苦素（bruceine）A、B、C、D、E、F、G、I，鸦胆子苦醇（brusatol）及鸦胆子苷（bruceoside）。此外，尚含鸦胆子毒素（brutoxin）、鸦胆子碱（brucamarine）等。种子中含脂肪油，油中含油酸、亚油酸甘油酯、亚油酸、软脂酸、硬脂酸、二十六烷酸及鸦胆子酸（bruceolic acid）等。依据《中国药典》（2020年版），本品含油酸（$C_{18}H_{34}O_2$）不得少于8.0%。药理研究表明，鸦胆子有抗肿瘤、抗胃溃疡、降低颅内压、降脂、降糖及治疗尖锐湿疣等作用。本品味苦，寒，有小毒。归大肠、肝经。具有清热解毒、截疟、止痢的功能，外用腐蚀赘疣。用于痢疾、疟疾，外治赘疣、鸡眼。用量0.5~2g，用龙眼肉包裹或装入胶囊吞服。外用适量。

二十一、远志科　Polygalaceae

PPT

远志　Polygalae Radix

本品为远志科植物远志 *Polygala tenuifolia* Willd. 或卵叶远志 *Polygala sibirica* L. 的干燥根。春秋二季采挖，除去须根和泥土，晒干。主产于山西、陕西、吉林、河南等省。药材呈圆柱形，略弯曲，长 3～15cm，直径 0.3～0.8cm。表面灰黄色至灰棕色，有较密而深陷的横皱纹、纵皱纹及裂纹，老根的横皱纹较密更深陷，略呈结节状。质硬而脆，易折断，断面皮部棕黄色，木部黄白色，皮部易与木部剥离。气微，味苦、微辛，嚼之有刺喉感。远志含三萜皂苷类成分，如远志皂苷（onjisaponin）A、B、C、D、E、F、G 及细叶远志皂苷（tenuifolin），皂苷以皮部含量最多。此外，尚含咄酮类成分，如远志咄酮（onjixanthone）Ⅰ、Ⅱ、Ⅲ，以及 3, 6′-二芥子酰基蔗糖、远志糖醇（polygalitol）、N-乙酰-D-葡萄糖胺和 3, 4, 5-三甲氧基桂皮酸。依据《中国药典》（2020 年版），本品含细叶远志皂苷（$C_{36}H_{56}O_{12}$）不得少于 2.0%，含远志咄酮Ⅲ（$C_{25}H_{28}O_{15}$）不得少于 0.10%，含 3, 6′-二芥子酰基蔗糖（$C_{36}H_{46}O_{17}$）不得少于 0.30%。药理研究表明，远志有清除自由基、抗氧化、减轻大鼠心肌缺血再灌注损伤、抗诱变、增强机体免疫力、催眠镇静、抗惊厥、抗抑郁的作用。本品性温，味苦、辛。具有安神益智、交通心肾、祛痰、消肿的功能。用于心肾不交引起的失眠多梦、健忘惊悸、神志恍惚、咳痰不爽、疮疡肿毒、乳房肿痛。用量 3～10g。

二十二、大戟科　Euphorbiaceae

PPT

京大戟　Euphorbiae Pekinensis Radix

本品为大戟科植物大戟 *Euphorbia pekinensis* Rupr. 的干燥根。秋、冬二季采挖，洗净，晒干。主产于江苏。药材呈不整齐的长圆锥形，略弯曲，常有分枝，长 10～20cm，直径 1.5～4cm。表面灰棕色或棕褐色，粗糙，有纵皱纹、横向皮孔样突起及支根痕。顶端略膨大，有多数茎基及芽痕。质坚硬，不易折断，断面类白色或淡黄色，纤维性。气微，味微苦涩。京大戟主要含三萜类化合物，如大戟醇（euphol）和甘遂甾醇（ticullol）；二萜类化合物，如京大戟素（euphpekinensin）；以及羊毛甾醇、3-甲氧基-4-羟基反式苯丙烯酸正十八醇酯、$β$-谷甾醇、伞形花内酯、联苯二甲酸酐、d-松脂素、槲皮素等。依据《中国药典》（2020 年版），本品含大戟二烯醇（$C_{30}H_{50}O$）不得少于 0.60%。药理研究表明京大戟有泻下、抗炎、利尿作用；对肾有刺激性，过量服用能引起咽喉肿胀、充血，呕吐，剧烈腹痛及腹泻，继而累及中枢神经系统，引起眩晕，昏迷、痉挛，瞳孔放大，终因虚脱而麻痹死亡。本品味苦，寒，有毒。归肺、脾、肾经。具有泻水逐饮，消肿散结的功能。用于水肿胀满，胸腹积水，痰饮积聚，气逆喘咳，二便不利，痈肿疮毒，瘰疬痰核。用量 1.5～3g。孕妇禁用；不宜与甘草同用。

巴豆　Crotonis Fructus

本品为大戟科植物巴豆 *Croton tiglium* L. 的干燥成熟果实。秋季果实成熟时采收，堆置 2～3 天发汗，摊开，干燥。主产四川、贵州、云南、广西等地。多系栽培。药材呈卵圆形，一般具三棱，长 1.8～2.2cm，直径 1.4～2cm。表面灰黄色或稍深，粗糙，有纵线 6 条，顶端平截，基部有果柄痕。破开果壳，可见 3 室，每室含种子 1 粒。种子呈略扁的椭圆形，长 1.2～1.5cm，直径 0.7～0.9cm，表面棕色或灰棕色，一端有小点状的种脐及种阜的疤痕，另端有微凹的合点，其间有隆起的种脊；外种皮薄而脆，内种皮呈白色薄膜；种仁黄白色，油质。气微，味辛辣，有毒，不宜口尝。以种子饱满、种仁色黄白者为佳。巴豆含脂肪油（巴豆油）34%~57%，蛋白质约18%。巴豆油为棕榈酸、硬脂酸、油酸、巴豆油酸（crotonic acid）、巴豆酸等组成的甘油酯，有强烈的致泻作用。另含佛波醇及其酯、巴豆苷、异鸟嘌呤、木兰花碱等。依据《中国药典》（2020年版），本品含巴豆苷（$C_{10}H_{13}N_5O_5$）不得少于0.80%。药理研究表明，巴豆有强烈致泻、抗癌、致癌、抗菌等作用。本品辛，热，有大毒。归胃、大肠经。外用蚀疮。用于恶疮疥癣、疣痣。孕妇禁用；不宜与牵牛子同用。

【附】巴豆霜　为巴豆仁按药典制霜法制霜，或取仁碾细后，测定脂肪油含量，加适量的淀粉，使脂肪油含量符合规定，混匀，即得。药材为粒度均匀、疏松的淡黄色粉末，显油性。依据《中国药典》（2020年版），本品含脂肪油应为18.0%~20.0%，含巴豆苷（$C_{10}H_{13}N_5O_5$）不得少于0.80%。本品辛，热，有大毒。归胃、大肠经。具有峻下冷积、逐水退肿、豁痰利咽的功能；外用蚀疮。用于寒积便秘、乳食停滞、腹水臌胀、二便不通、喉风、喉痹，外用痈肿脓成不溃、疥癣恶疮、疣痣。用量0.1~0.3g。

狼毒　Euphorbiae Ebracteolatae Radix

本品为大戟科植物月腺大戟 *Euphorbia ebracteolata* Hayata 或狼毒大戟 *Euphorbia fischeriana* Steud. 的根。月腺大戟主于安徽、河南；狼毒大戟主产于黑龙江、辽宁、吉林。月腺大戟为类圆形或长圆形块片，直径1.5~8cm，厚0.3~4cm。外皮薄，黄棕色或灰棕色，易剥落而露出黄色皮部。切面黄白色，有黄色不规则大理石样纹理或环纹。体轻，质脆，易折断，断面有粉性。气微，味微辛。狼毒大戟外皮棕黄色，切面纹理或环纹显黑褐色。水浸后有黏性，撕开可见黏丝。狼毒含：①二萜类，如格尼迪木任（gnidimacrin）、河朔荛花素（simplexin）、瑞香狼毒任（stelleramacrin）A~B、18-去-（苯甲酰氧基）-28-去氧格尼迪木任（pimeleafactor P2）、12-乙酰氧基赫雷毒素（subtoxin A）、赭雷毒素（huratoxin）；②黄酮类，如狼毒素（chamaejasmin）A~C、异狼毒素（isochamaejasmin）、7-甲氧基狼毒素（7-methoxychamaejasmin）；③木脂素，如鹅掌楸树脂酚B（lirioresinol B）、松脂酚（pinoresinol）、穗罗汉松脂酚（matairesinol）；④挥发油，如3，7，17-三甲基十二碳-反-2，顺-6，10-三烯酸，10，13-十八碳二烯酸甲酯。药理研究表明，狼毒有抗肿瘤、抗结核及治疗皮肤病等作用。本品味辛，平，有毒。具有散结、杀虫的功能。外用于淋巴结结核、皮癣；灭蛆。不宜与密陀僧同用。

二十三、漆树科　Anacardiaceae

PPT

五倍子　Chinensis Galla

本品为漆树科植物盐肤木 *Rhus chinensis* Mill.、青麸杨 *Rhus potaninii* Maxim. 或红麸杨 *Rhus punjabensis* Stew. var. *sinica*（Diels）Rehd. et Wils. 叶上的虫瘿，主要由五倍子蚜 *Melaphis chinensis*（Bell）Baker 寄生而形成。主产于四川、贵州、云南。按外形，分为"肚倍"和"角倍"。肚倍呈长圆形或纺锤形囊状，长2.5~9cm，直径1.5~4cm。表面灰褐色或灰棕色，微有柔毛。质硬而脆，易破碎，断面角质样，有光泽，壁厚0.2~0.3cm，内壁平滑，有黑褐色死蚜虫及灰色粉状排泄物。气特异，味涩。角倍呈菱形，具不规则的角状分枝，柔毛较明显，壁较薄。五倍子含五倍子鞣质、树脂等。依据《中国药典》（2020年版），本品含鞣质以没食子酸（$C_7H_6O_5$）不得少于50.0%。药理研究表明，五倍子有收敛创面、抗菌等作用。本品味酸、涩，寒。归肺、大肠、肾经。具有敛肺降火、涩肠止泻、敛汗、止血、收湿敛疮的功能。用于肺虚久咳、肺热痰嗽、久泻久痢、自汗盗汗、消渴、便血痔血、外伤出血、痈肿疮毒、皮肤湿烂。用量3~6g。外用适量。

（韩　娜）

二十四、卫矛科 Celastraceae

PPT

雷公藤 Tripterygii Radix

本品为卫矛科植物雷公藤 *Tripterygium wilfordii* Hook. f. 的根及根茎。这味药材有大毒，中国药典未收载，在一些省标中有收载，有的用根，有的用根茎，《中国法定药用植物》一书中写明用根及根茎。主产于福建、浙江、安徽、河南等地。药材呈圆柱形，扭曲，常具茎残基。直径 0.5~3cm，商品常切成长短不一的段块。表面土黄色至黄棕色，粗糙，具细密纵向沟纹及环状或半环状裂隙；栓皮层常脱落，脱落处显橙黄色。皮部易剥离，露出黄白色的木部。质坚硬，折断时有粉尘飞扬，断面纤维性。雷公藤含生物碱，如雷公藤碱（wilfordine）、雷公藤次碱（wilforine）、雷公藤碱乙（wilforgine）、南蛇藤苄酰胺（celagbenzine）。另含二萜内酯，如雷公藤内酯（triptolide）、雷酚萜醇（triptonoterpenol）、16-羟基雷公藤内酯醇（16-hydroxytripto-lide）、表雷公藤内酯三醇（epitriptriolide）、雷贝壳杉烷内酯（tripterifordine）、对映-雷贝壳杉烷内酯（antriptolactone），另含雷公藤酸（tripterygic acid）、直楔草酸（orthosphenic acid）。药理研究表明，雷公藤有抗炎、免疫抑制、抗肌无力、抗肿瘤、抗生育等作用。本品味苦、辛，性凉，大毒。归肝、肾经。具有祛风除湿、通络止痛、消肿止痛、解毒杀虫之功能。用于湿热结节、癌瘤积毒。

二十五、鼠李科 Rhamnaceae

PPT

大枣 Jujubae Fructus

本品为鼠李科植物枣 *Ziziphus jujuba* Mill. 的干燥成熟果实。秋季果实成熟时采收，晒干。主产于山东、河南、山西、陕西。药材呈椭圆形或球形，长 2~3.5cm，直径 1.5~2.5cm。表面暗红色，略带光泽，有不规则皱纹。基部凹陷，有短果梗。外果皮薄，中果皮棕黄色或淡褐色，肉质，柔软，富糖性而油润。果核纺锤形，两端锐尖，质坚硬。气微香，味甜。大枣含大枣皂苷Ⅰ、Ⅱ、Ⅲ（ziziphus saponin Ⅰ，Ⅱ，Ⅲ）、酸枣仁皂苷（jujubosiede）、齐墩果酸、白桦脂酸（betulic acid）、光千金藤碱（stepharine）等。药理研究表明，大枣有增加血清白蛋白作用。本品味甘，温。归脾、胃、心经。具有补中益气、养血安神之功能。用于脾虚食少、乏力便溏、妇人脏躁。用量 6~15g。

酸枣仁 Ziziphi Spinosae Semen

本品为鼠李科植物酸枣 *Ziziphus jujuba* Mill. var. *spinosa*（Bunge）Hu ex H. F. Chou 的干燥成熟种子。秋末冬初采收成熟果实，除去果肉和核壳，收集种子，晒干。主产于河北、陕西、辽宁、河南等省。药材呈扁圆形或扁椭圆形，长 5~9mm，宽 5~7mm，厚约 3mm。表面紫红色或紫褐色，平滑有光泽，有的有裂纹。有的两面均呈圆隆状突起；有的一面较平坦，中间有 1 条隆起的纵线纹，另一面稍凸起。一端凹陷，可见线形种脐；另端有细小凸起的合点。种皮较脆，胚乳白色，子叶 2，浅黄色，富油性。气微，味淡。以粒大、饱满、完整、有光泽、外皮红棕色、无核壳者为佳。酸枣仁含酸枣仁皂苷 A~B（jujuboside A~B）、白桦脂酸、白桦脂醇（betulin）、当药素（swertisin）、2″-O-β-D-葡萄糖吡喃当药素（2″-O-β-D-gluco-pyranosylswertisin）、齐墩果酸（oleanolic acid）、阿魏酸、油酸等。依据《中国药典》（2020 年版），本品含酸枣仁皂苷 A（$C_{58}H_{94}O_{26}$）不得少于 0.030%，含斯皮诺素（$C_{28}H_{32}O_{15}$）不得少于 0.080%。药理研究表明，酸枣仁有镇静、催眠和降压等作用。本品味甘、酸，平。归肝、胆、心经。具有养心补肝、宁心安神、敛汗、生津之功能。用于虚烦不眠、惊悸多梦、体虚多汗、津伤口渴。用量 10~15g。

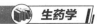

PPT

二十六、瑞香科 Thymelaeaceae

沉香 Aquilariae Lignum Resinatum *
（英）Chinese Eaglewood wood

实例解析

【实例】据报道，2013 年 12 月 31 日，在定安文笔峰举办的第三届中国（海南）国际沉香旅游交易博览会上，沉香名人名香品鉴会吸引大批沉香爱好者和收藏者。海南沉香产业协会会长官茂有、副会长王安忠和新加坡沉香协会秘书长卓光明坐镇鉴宝。经鉴定，沉香有近 1/3 为假沉香。为进一步打击沉香赝品，规范沉香市场，主办方销毁一批收缴上来的沉香赝品。据了解该批赝品在市场上估价为 1100 多万元。

【解析】沉香主要通过望、闻、切、烧、入口的方式来鉴别其品质，从色泽、纹路、香味等方面鉴定其价值、年份、结香程度等。另外，结合显微鉴定、理化鉴定等手段。

【来源】为瑞香科植物白木香 *Aquilaria sinensis*（Lour.）Gilg 含有树脂的木材。除去不含树脂的部分，阴干。

【植物形态】白木香为常绿乔木，小枝被柔毛，芽密被长柔毛。单叶互生，革质，叶片卵形或倒卵形至长圆形，先端渐尖，基部楔形，全缘。伞形花序，被灰色柔毛，小花梗长 0.5~1.2cm；花被钟状，5 裂，黄绿色，被柔毛，喉部具密被柔毛的鳞片 10 枚。蒴果木质，倒卵形，扁平，长 2.5~3cm，密被灰色柔毛，基部有宿存略木质的花被。种子卵形，基部有角状附属体，长为种子的 2 倍。花期 3~5 月，果期 6~7 月（彩图 25）。

【采制】选择树干直径在 30cm 以上的白木香树，在距地面 1.5~2m 处顺砍数刀，且刀距 30~50cm，深 3~4cm，又称为开香门，促使结香。伤面及附近的木材逐渐被一种真菌侵入而腐烂，此真菌可刺激沉香酶使细胞内淀粉解体并逐渐消失，继而出现黄色物，腐烂面脱落，其下方露出聚积黄褐色或赤褐色香脂的木材，即可采割沉香。采香形成的伤口又可形成新的香脂，亦有在已枯死的树干或根内觅取沉香。本品全年均可采收。

【产地】白木香主产于海南、广东、广西、福建等省区。

【性状】药材呈不规则块、片状或盔帽状，有的为小碎块。表面凹凸不平，有刀痕，偶有孔洞，可见黑褐色树脂与黄白色木部相间的斑纹，孔洞及凹窝表面多呈朽木状。质较坚实，断面刺状。气芳香，味苦（彩图 25）。

饮片　除去枯废白木，劈成小块。用时捣碎或研成细粉。

【显微特征】横切面：①木射线宽 1~2 列细胞，充满棕色树脂。②导管圆多角形，直径 42~128μm，有的含棕色树脂。③木纤维多角形，直径 20~45μm，壁稍厚，木化。④木间韧皮部扁长椭圆状或条带状，常与射线相交，细胞壁薄，非木化，内含棕色树脂，其间散有少数纤维。有的薄壁细胞含草酸钙柱晶。

切向纵切面：①木射线细胞同型性，宽 1~2 列细胞，高 4~20 个细胞。②导管为具缘纹孔，长短不一，多为短节导管，两端平截，具缘纹孔排列紧密，互列，导管直径 42~130μm，内含黄棕色树脂团块。③纤维细长，直径 20~45μm，壁较薄，有单纹孔。④木间韧皮部细胞长方形。

径向纵切面：①木射线排列成横向带状，高4~20层细胞，细胞为方形或略长方形。②纤维径向壁上有单纹孔，余同切向纵切面（图11-34）。

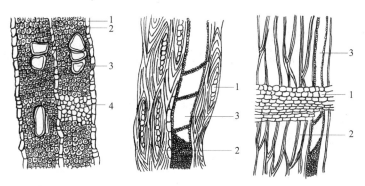

图11-34　沉香组织图
1. 木射线；2. 木纤维；3. 导管；4. 木间韧皮部

粉末：黑棕色。①纤维状管胞长梭形，多成束，直径20~30μm，壁较薄，有具缘纹孔。②韧型纤维较少见，直径25~45μm，径向壁上有单斜纹孔。③具缘纹孔导管多见，直径约至130μm，具缘纹孔排列紧密，互列，导管内棕色树脂团块常破碎脱出。④木射线细胞单纹孔较密。⑤内函韧皮部薄壁细胞含黄棕色物质，细胞壁非木化，有时可见纵斜交错纹理及菌丝。⑥草酸钙柱晶，长68μm，直径9~15μm（图11-35）。

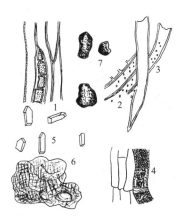

图11-35　沉香粉末图
1. 木射线；2. 木纤维；3. 韧型纤维；4. 导管；
5. 草酸钙柱晶；6. 木间韧皮薄壁细胞；7. 树脂团块

【化学成分】含挥发油及树脂。挥发油中含沉香螺萜醇（agarospirol）、白木香酸（agaropiric acid）及白木香醛（agarospiral）。

沉香螺萜醇　　　　　　　白木香醛

受真菌感染的沉香挥发油中分离得沉香螺萜醇、沉香萜醇（agarol）、α-沉香萜呋喃、β-沉香萜呋喃（agarofuran）、去甲基沉香萜呋喃酮（norketoagarofuran）、4-羟基二氢沉香萜呋喃（4-hydroxydihydroagafuran）及3，4-二羟基二氢沉香萜呋喃（3，4-dihydroxydihydroagarofuran）、芹子烷（selinane）。未受真菌感染的沉香的挥发油中也分离出沉香萜醇，尚有芹子烷（selinane）等萜类化合物及癸烯的异构物。

【理化鉴别】1. 显色反应 取乙醇浸出物，进行微量升华，得黄褐色油状物，香气浓郁。于油状物上加盐酸 1 滴与香草醛少量，再滴加乙醇 1~2 滴，渐显樱红色，放置后颜色加深。

2. 薄层鉴别 按薄层色谱法操作，供试品色谱中，在与沉香对照药材色谱相应的位置上应显相同颜色的荧光斑点。

3. 含量测定 按高效液相色谱法测定，本品按干燥品计算，含沉香四醇（$C_{17}H_{18}O_6$）不得少于 0.10%。

4. 特征图谱 照高效液相色谱法测定，供试品特征图谱中应呈现 6 个特征峰，并应与对照药材参照物色谱峰中的 6 个特征峰相对应，其中峰 1 应与对照品参照物峰保留时间相一致（图 11-36）。

5. 浸出物 照醇溶性浸出物测定法项下的热浸法测定，用乙醇作溶剂，不得少于 10.0%。

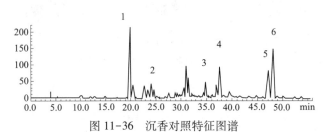

图 11-36 沉香对照特征图谱

峰 1：丁香四醇
峰 3：8-氯-2-（2-苯乙基）-5，6，7-三羟基-5，6，7，8-四氢色酮
峰 5：6，4′-二羟基-3′-甲氧基-2-（2-苯乙基）色酮

【药理作用】 沉香的药理作用见表 11-28。

表 11-28 沉香的药理作用

药理作用	作用机制	活性成分
对平滑肌的作用	对离体豚鼠回肠的自主收缩有抑制作用；对组胺、乙酰胆碱引起的痉挛性收缩有对抗作用；能明显减慢由新斯的明引起的小鼠肠推进运动，呈现平滑肌解痉作用	水煎液
抗组胺作用	对离体豚鼠气管抗组胺作用有一定的促进作用	乙醇提取物
降压作用	给麻醉猫静脉注射有一定的降压作用	水煎剂

【功能主治】 辛、苦，微温。归脾、胃、肾经。行气止痛，温中止呕，纳气平喘。用于胸腹胀闷疼痛、胃寒呕吐呃逆、肾虚气逆喘急。用量 1~5g，后下。

【制剂】1. 沉香化气丸 由沉香、砂仁等味组成。具有理气疏肝，消积和胃之功能。用于肝胃气滞、脘腹胀痛、胸膈痞满、不思饮食、嗳气泛酸。

2. 沉香降气丸 由沉香等味组成。具有理气消胀功能。用于肝胃气滞所致的胸膈胀满、气滞腹痛。

【附】进口沉香 主产印度尼西亚、马来西亚、柬埔寨及越南等国，为瑞香科植物沉香 *Aquilaria agallocha* Roxb. 含有树脂的心材。药材呈不规则棒状、片状。表面黄棕色或灰黑色，密布断续棕黑色的细纵纹（系含树脂的部分），有时可见黑棕色树脂斑痕。质坚硬而重，能沉水或半沉水。气较浓，味苦。燃之发浓烟，香气强烈。醇浸出物 35%~50%。

课堂互动

1. 沉香的性状特征是什么？
2. 沉香与进口沉香来源、性状有何差异？

芫花　Genkwa Flos

　　本品为瑞香科植物芫花 *Daphne genkwa* Sieb. et Zucc. 的干燥花蕾。主产于河南、山东、江苏、安徽等省。药材常 3~7 朵簇生于短花轴上，基部有苞片 1~2 片，多脱落为单朵。单朵呈棒槌状，多弯曲，长 1~1.7cm，直径约 1.5mm；花被筒表面淡紫色或灰绿色，密被短柔毛，先端 4 裂，裂片淡紫色或黄棕色。质软。气微，味甘、微辛。芫花含芫花素（genkwanin）、羟基芫花素（hydroxygenkwanin）、芫花酯甲、乙（yuanhuacine I，II）、二萜原酸酯芫花酯丙（yuanhuafine）、二萜原酸酯-12-苯甲酰氧基瑞香毒素（12-benzoxydaphnetoxin），此外尚含谷甾醇、苯甲酸及有刺激作用的有毒油状物。依据《中国药典》（2020 年版），本品含芫花素（$C_{16}H_{12}O_5$）不得少于 0.20%。药理研究表明，芫花有止咳、祛痰、利尿、泻下的作用；与甘草合用，毒性增强。本品味苦、辛，温，有毒。归肺、脾、肾经。具有泻水逐饮之功能；外用杀虫疗疮。用于水肿胀满、胸腹积水、痰饮积聚、气逆喘咳，二便不利；外治疥癣秃疮、痈肿、冻疮。用量 1.5~3g。醋芫花研末吞服，一次 0.6~0.9g，一日 1 次。孕妇禁用；不宜与甘草同用。

二十七、使君子科　Combretaceae

PPT

使君子　Quisqualis Fructus

　　本品为使君子科植物使君子 *Quisqualis indica* L. 的干燥成熟果实。主产于四川、广东、广西等省区。药材呈椭圆形或卵圆形，具 5 条纵棱，偶有 4~9 棱，长 2.5~4cm，直径约 2cm。表面黑褐色至紫黑色，平滑，微具光泽。顶端狭尖，基部钝圆，有明显圆形的果柄痕。质坚硬，横切面多呈五角星形，棱角处壳较厚，中间呈类圆形空腔。种子长椭圆形或纺锤形，长约 2cm，直径为 1cm；表面棕褐色或黑褐色，有多数纵皱纹；种皮薄，易剥离；子叶 2，黄白色，有油性，断面有裂纹。气微香，味微甜。以个大、色紫黑、具光泽、仁饱满、色黄白者为佳。使君子含使君子氨酸（quisqualic acid）、胡芦巴碱（trigonelline）、苹果酸、枸橼酸、琥珀酸等。依据《中国药典》（2020 年版），本品种子含葫芦巴碱（$C_7H_7NO_2$）不得少于 0.20%。药理研究表明，使君子有驱蛔、抑制真菌等作用。本品味甘，温。归脾、胃经。具有杀虫消积之功能。用于蛔虫、蛲虫病、虫积腹痛、小儿疳积。用量 9~12g，捣碎入煎剂。服药时忌饮浓茶。

诃子　Chebulae Fructus

　　本品为使君子科植物诃子 *Terminalia chebula* Retz. 或绒毛诃子 *Terminalia chebula* Retz. var. tomentella kurt. 的干燥成熟果实。主产于云南。药材呈长圆形或卵圆形，长 2~4cm，直径 2~2.5cm。表面黄棕色或暗棕色，略具光泽，有 5~6 条纵棱线及不规则的皱纹，基部有圆形果柄痕。质坚实。果肉厚 2~4mm，黄棕色或黄褐色。果核长 1.5~2.5cm，直径 1~1.5cm，浅黄色，粗糙，坚硬。种子狭长纺锤形，长约 1cm，直径 2~4mm，种皮黄棕色，子叶 2，白色，相互重叠卷旋。气微，味酸涩后甜。以黄棕色、微皱、有光泽、坚实、身干者为佳。诃子含鞣质 20%~40%，其中主成分为诃子酸（chebulinic acid）、诃黎勒酸（chebulagic acid）等，并含鞣云实素（corilagin）、原诃子酸（terchebin）、鞣花酸（ellagic acid）及没食子酸等。此外，尚含毒八角酸（shikimic acid），还含番泻苷 A（sennoside A）、诃子素、维生素 P 等。药理研究表明，诃子有止泻、抗菌等作用。本品味苦、酸、涩，平。具有涩肠止泻、敛肺止咳、降火利咽之功能。用于久泻久痢、便血脱肛、肺虚喘咳、久嗽不止、咽痛音哑。用量 3~10g。

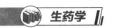
【附】**西青果** 诃子的干燥幼果，又称为藏青果。多来自印度。药材呈长卵形，略扁，长1.5~3cm，直径0.5~1.2cm。表面黑褐色，具有明显的纵皱纹，一端较大，另一端略小，钝尖，下部有果梗痕。质坚硬。断面褐色，有胶质样光泽，果核不明显，常有空心，小者黑褐色，无空心。气微，味苦涩，微甘。具有清热生津、解毒之功能。用于阴虚白喉。用量1.5~3g。

二十八、桃金娘科 Myrtaceae

PPT

丁香 Caryophylli Flos *
（英）Clove

实例解析

【**实例**】某医药连锁店经理到药材市场购买丁香，看外观为桃金娘科植物丁香 *Eugenia caryophyllata* Thunb. 的干燥花蕾。但总觉得哪里有些问题，于是将之放入水中，丁香浮于水面，于是不再购买。

【**解析**】丁香油是丁香经水蒸气蒸馏得到的挥发油，提取后药渣有时再流入市场，应注意鉴别。可采用水试方法，将丁香放入水中，萼管垂直下沉者，质优；斜面下沉者，质次；如果已提油的丁香则浮于水面，不下沉，以区别去油丁香。

作为药学从业人员要遵守医药行业准则和职业规范，讲究"诚实守信、爱岗敬业"，杜绝各种造假、欺瞒等违法行为。制造假药、劣药的行为不仅危害百姓健康，为法律所不容，最终也会失去消费者信任，阻碍传统医药的传承与发展，自食其果。因此我们要自觉培养社会主义核心价值观，抵御各种诱惑，恪守药学职业道德，提高职业素养，将守卫人类健康作为职业理想。

【**来源**】为桃金娘科植物丁香 *Eugenia caryophyllata* Thunb. 的干燥花蕾。

【**植物形态**】常绿乔木，高达12m。单叶对生，革质，卵状长椭圆形至披针形，长5~12cm，宽2.5~5cm，先端尖，全缘，基部狭窄，侧脉多数，平行状，具多数透明小油点。花顶生，复聚伞花序；萼筒长1~1.5cm，先端四裂，齿状，肉质，有油腺；花瓣白色带淡紫红色，短管状，具四裂片，花瓣作覆瓦状排列；雄蕊多数，成四束与萼片互生，花丝丝状；雌蕊1枚，子房下位，3室，具多数胚珠，花柱锥状，细长。浆果椭圆形，红棕色。顶端有宿存萼片，香气强烈。

【**采制**】通常当花蕾由绿转红时采摘，晒干。

【**产地**】主产于坦桑尼亚的桑给巴尔岛，以及马来西亚，印度尼西亚等地。现我国海南省、广东省有引种栽培。

【**性状**】本品略呈研棒状，长1~2cm。花冠圆球形，直径0.3~0.5cm，花瓣4，复瓦状抱合，棕褐色至褐黄色，花瓣内为雄蕊和花柱，搓碎后可见众多黄色细粒状的花药。萼筒圆柱状，略扁，有的稍弯曲，长0.7~1.4cm，直径0.3~0.6cm，红棕色或棕褐色，上部有4枚三角状的萼片，"十"字状分开。质坚实，富油性。气芳香浓烈，味辛辣、有麻舌感（彩图26）。

【**显微特征**】萼筒中部横切面：①表皮细胞1列，有较厚角质层。②皮层外侧散有2~3列径向延长的椭圆形油室，长150~200μm；其下有20~50个小型双韧维管束，断续排列成环，维管束外围有少数中柱鞘纤维，壁厚，木化。内侧为数列薄壁细胞组成的通气组织，有大型间隙。③中心轴柱薄壁组织间散有多数细小维管束，薄壁细胞含众多细小草酸钙簇晶（图11-37）。

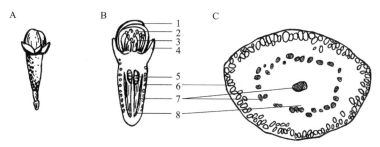

图 11-37 丁香药材组织简图
A. 全形；B. 纵切面；C. 花托中部横切面
1. 花冠；2. 雄蕊；3. 花柱；4. 花萼；5. 子房；6. 油室；7. 维管束；8. 海绵组织

粉末：暗红棕色。①油室多破碎，分泌细胞界限不清，含黄色油状物。②纤维梭形，顶端钝圆，壁较厚。③花粉粒众多，极面观三角形，赤道面观双凸镜形，具 3 副合沟。④草酸钙簇晶众多，直径 4～26μm，存在于较小的薄壁细胞中（图 11-38）。

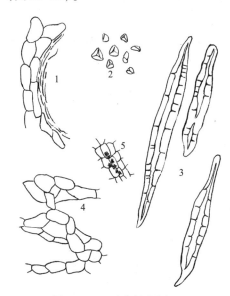

图 11-38 丁香粉末图
1. 油室；2. 花粉粒；3. 纤维（解离组织）；4. 海绵组织；5. 草酸钙簇晶

【化学成分】含挥发油，如丁香酚（eugenol）、β-丁香烯，乙酰基丁香酚（acetyl eugenol），以及其他少量成分，如甲基正戊酮、醋酸苄酯、苯甲醛、水杨酸甲酯、葎草烯、α-依兰烯、胡椒酚等。本品挥发油含量不得少于 16.0%。

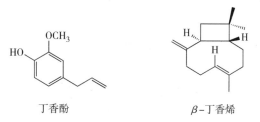

丁香酚   β-丁香烯

【理化鉴别】1. 薄层色谱 按薄层色谱法操作，供试品色谱中，在与丁香酚对照品色谱相应的位置上应显相同颜色的斑点。

2. 含量测定 按气相色谱法测定，本品按干燥品计算，含丁香酚（$C_{10}H_{12}O_2$）不得少于 11.0%。

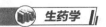

【药理作用】 丁香的药理作用见表11-29。

表11-29 丁香的药理作用

药理作用	作用机制	活性成分
抗菌作用	对许兰黄癣菌、白色念珠菌等多种致病性真菌均有抑制作用	丁香酚
抗真菌作用	对星形奴卡菌、许兰黄癣菌、石膏样小孢子菌及腹股沟表皮癣菌等有抑制作用	丁香酚
驱虫作用	在体外对猪蛔虫有麻痹或杀死作用	水或醇提取液

【功能主治】 辛，温。归脾、胃、肺、肾经。温中降逆，补肾助阳。用于脾胃虚寒、呃逆呕吐、食少吐泻、心腹冷痛、肾虚阳痿。用量1~3g。不宜与郁金同用。

【制剂】 **1. 十香丸** 由丁香、木香等10味组成，具有疏肝行气、散寒止痛功能。用于气滞寒凝引起的疝气、腹痛等症。

2. 丁蔻理中丸 由丁香、豆蔻等6味组成，具有温中散寒、补脾健胃之功能。用于脾胃虚寒所致的脘腹疼痛、呕吐泄泻、消化不良。

【附】 **丁香油** 为桃金娘科植物丁香的干燥花蕾经蒸馏所得的挥发油。为淡黄或无色的澄明油状液，有丁香的特殊芳香气。露置空气中或贮存日久，则渐浓厚而色变棕黄。不溶于水，易溶于醇、醚或冰醋酸中。比重为1.038~1.060。具有暖胃、降逆、温肾之功能。用于胃寒痛胀、呃逆、吐泻、痹痛、疝痛、口臭、牙痛。内服：以少许滴入汤剂中或和酒饮。

课堂互动

1. 如何鉴别生药丁香？
2. 丁香的显微特征是什么？

二十九、五加科 Araliaceae

木本、藤本或多年生草本。叶多互生，掌状复叶、羽状复叶，或单叶。花两性，辐射对称；伞形花序，或再集成圆锥状或总状复合花序。花瓣5、10，分离；雄蕊与花瓣同数，互生；花盘生于子房顶部；子房下位。浆果或核果。

本科约80属，900种，分布热带和温带。我国有23属，160种，分布于西南地区及黄河以北和东北地区。

本科植物含皂苷、黄酮及香豆素类成分，以富含三萜皂苷为特点。人参皂苷（ginsenosides）具有多方面的生理活性。齐墩果烷型五环三萜皂苷主要分布在楤木属（*Aralia*）、刺楸属（*Kalopanax*）、五加属（*Acanthopanax*）及人参属（*Panax*）等植物中，具有兴奋中枢神经、抗炎和抗溃疡等作用。黄酮类化合物及其苷类在很多属中都含有，如金丝桃苷，有提高动物耐低压缺氧能力和镇静作用；人参茎叶所含的山柰酚、三叶豆苷、人参黄酮等有扩张冠状动脉、改善血液循环和抗菌等作用。常含有挥发油及多糖类成分，对大脑有镇定麻醉作用，人参多糖有降低血糖作用。

人参 Ginseng Radix et Rhizoma*

（英）Ginseng

微课

【来源】 为五加科植物人参 *Panax ginseng* C. A. Mey. 的干燥根和根茎。栽培者为"园参"，播种在山林野生状态下自然生长者为"林下山参"，习称"籽海"。

【植物形态】 多年生草本；主根肉质，圆柱形或纺锤形，须根细长；根状茎（芦头）短，上有茎痕

（芦碗）和芽苞；茎单生，直立，高 40~60cm。叶为掌状复叶，2~6 枚轮生茎顶，依年龄而异：1 年生有 3 小叶；2 年生有 5 小叶 1~2 枚；3 年生 2~3 枚；4 年生 3~4 枚；5 年生以上 4~5 枚，最多的 7 枚；小叶 3~5，中部的 1 片最大，卵形或椭圆形，长 3~12cm，宽 1~4cm，基部楔形，先端渐尖，边缘有细尖锯齿，上面沿中脉疏被刚毛。伞形花序顶生，花小；花萼钟形，具 5 齿；花瓣 5，淡黄绿色；雄蕊 5，花丝短，花药球形；子房下位，2 室，花柱 1，柱头 2 裂。浆果状核果扁球形或肾形，成熟时鲜红色；种子 2 个，扁圆形，黄白色（彩图 27）。

【采制】园参多于 9 月至 10 月间采挖；林下山参于 7 月下旬至 9 月间果熟变红时易于发现时采挖，挖取时不使支根及须根受伤，保持完整。全须晒干者称"全须生晒参"，林下山参均加工成全须生晒参；除去支根，晒干或烘干，称为"生晒参"。

鲜园参除去支根及根茎部的不定根，或仅除去细支根及须根，蒸 3 小时左右，取出晒干或烘干，称为"红参"。

鲜园参置沸水中浸烫 3~7 分钟，取出，用针将参体扎刺小孔，再浸于浓糖液中 2~3 次，每次 10~12 小时，取出干燥，称为"白参"或"糖参"。用真空冷冻干燥法加工人参，称为"活性参"。

实例解析

【实例】2013 年 7 月 18 日下午，辽宁天桥沟景区的工作人员在景区内巡山，发现一棵枝叶繁茂的野山参。挖出后，它四芦并发，一体多腿，须条多而清疏，珍珠点可见，形状好似一条美丽的大章鱼，虽芦碗残缺，但仍不失为稀世珍宝。后经国家参茸产品质量监督检验中心主任仲伟同鉴定，这棵野山参应该是 60 年来发现的最重野山参，参龄在 60~70 年。

【解析】野山参应是野生人参的种子靠风、鸟等自然传播的。它自然生长，无人为干预，生长年限长。但市场上标称"山参"的产品比比皆是，用山参的名称混淆野山参和移山参。野山参因其生长条件苛刻，数量越来越少，60 年以上纯野山参是极其少见的。参龄通常通过根茎（芦）来判定。

【产地】主产于吉林、辽宁、黑龙江等省。主为栽培品，习称"园参"。野生品产量甚少，习称"林下山参"（或籽海）。

【性状】园参　主根呈纺锤形或圆柱形，长 3~15cm，直径 1~2cm。表面灰黄色，上部或全体有疏浅断续的粗横纹及明显的纵皱纹，下部有支根 2~3 条，并着生多数细长的须根，须根上常有不明显的细小疣状突起。根茎（芦头）长 1~4cm，直径 0.3~1.5cm，多拘挛而弯曲，具不定根（艼）和稀疏的凹窝状茎痕（芦碗）。质较硬，断面淡黄白色，显粉性，形成层环纹棕黄色，皮部有黄棕色的点状树脂道及放射状裂隙。香气特异，味微苦、甘（彩图 27）。

饮片呈圆形或类圆形薄片。外表皮灰黄色。切面淡黄白色或类白色，显粉性，形成层环纹棕黄色，皮部有黄棕色的点状树脂道及放射性裂隙。体轻，质脆。香气特异，味微苦、甘。

林下山参　主根与根茎等长或较短，呈"人"字形、菱角形或圆柱形，长 1~6cm。表面灰黄色，具纵皱纹，上部或中下部有环纹，习称"铁线纹"。支根多为 2~3 条，须根少而细长，清晰不乱，有较明显的疣状突起，习称"珍珠疙瘩"。根茎细长，习称"雁脖芦"；根茎少数粗短，中上部具稀疏或密集而深陷的茎痕，有的靠近主根的一段根茎较光滑而无茎痕，习称"圆芦"。不定根较细，多下垂，形似枣核，习称"枣核艼"。

红参　主根呈纺锤形、圆柱形或扁方柱形，长 3~10cm，直径 1~2cm。表面半透明，红棕色，偶有不透明的暗黄褐色斑块，具纵沟、皱纹及细根痕；上部有时具断续的不明显环纹；下部有 2~3 条扭曲交叉的支根，并带弯曲的须根或仅具须根残迹。根茎（芦头）长 1~2cm，上有数个凹窝状茎痕（芦碗），有的带有 1~2 条完整或折断的不定根（芋）。质硬而脆，断面平坦，角质样。气微香而特异，味甘、微苦。

知识拓展

林下山参与纯山参

"芦长、碗密、体灵、芋少、紧皮细纹、须清长"是中药鉴定专家们津津乐道的野山参鉴定特征。但方土福先生认为，通过以上人参特征并不能得到可靠的结论，其中包含实际的"真"和主观的"伪"。芦长、碗密、须长是人参年老的特征；细纹是充山参籽货的特征；体灵、芋少是野生特征。流传的经验说法中有真有假，不能全盘接收，也不能全盘否定，如果按上述说法，会大大扩大纯山参的范围。

【显微特征】 主根横切面：①木栓层为数列细胞。②栓内层窄。③韧皮部外侧有裂隙，内侧薄壁细胞排列较紧密，有树脂道散在，内含黄色分泌物。④形成层成环。⑤木质部射线宽广，导管单个散在或数个相聚，断续排列成放射状，导管旁偶有非木化的纤维。⑥薄壁细胞含草酸钙簇晶（图 11-39）。

粉末（生晒参）：淡黄白色。①树脂道碎片易见，含黄色块状分泌物。②网纹导管和梯纹导管，直径 10~56μm。③草酸钙簇晶直径 20~68μm，棱角锐尖。④木栓细胞表面观类方形或多角形，壁细波状弯曲。⑤淀粉粒甚多，单粒类球形、半圆形或不规则多角形，直径 4~20μm，脐点点状或裂缝状；复粒由 2~6 分粒组成（图 11-40）。

【化学成分】 主要含皂苷类化合物，根含总皂苷约 4%，须根中含量较主根高。其中，以四环三萜的达玛脂烷型（dammarane）为主，酸水解最后产物为人参二醇（panaxadiol），如人参皂苷 Ra_1、Ra_2、Rb_1、Rb_2、Rb_3、Rc、Rd 等；有的水解后产生人参三醇（panaxatriol），如人参皂苷 Re、Rf、20-gluco-Rf、Rg_1、Rg_2、Rh_1 等。其次为五环三萜的齐墩果烷型（oleanane），其苷元为齐墩果酸（oleanolic acid），如人参皂苷 R_0。

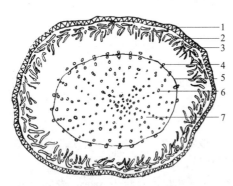

图 11-39 人参横切面简图
1. 木栓层；2. 韧皮部；3. 裂隙；4. 树脂道；
5. 形成层；6. 导管；7. 射线

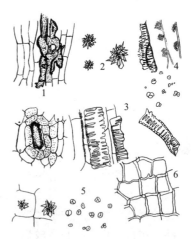

图 11-40 人参粉末图
1. 树脂道；2. 草酸钙簇晶；3. 导管；
4. 木薄壁细胞；5. 淀粉粒；6. 木栓细胞

挥发油约含 0.12%，油中成分有 β-榄香烯（β-elemene）、人参炔醇（panaxynol）及人参氧炔醇（panaxydol）等。

人参多糖，含水溶性多糖 38.7%，碱溶性多糖 7.8%~10%。含 20% 人参果胶，将果胶纯化为两种杂多糖 SA、SB。SA 成分以中性糖为主，有半乳糖、阿拉伯糖、鼠李糖等。SB 成分以酸性糖为主，有半乳糖醛酸等。此外，尚含多种低分子肽、多种氨基酸、单糖、双糖、三聚糖、有机酸、B 族维生素、维生素 C、β-谷甾醇及其葡萄糖苷等。

Ginsenosides	R_1	R_2
ginsenoside Re	-glc (2-1) rha	-glc
ginsenoside Rf	-glc (2-1) glc	H
ginsenoside Rg_1	-glc	-glc
ginsenoside Rg_2	-glc (2-1) rha	-H
20-gluco-ginsenoside Rf	-glc (2-1) glc	-glc
notoginsenoside R_1	-glc (2-1) xyl	-glc
notoginsenoside R_2	-glc (2-1) xyl	-H

【理化鉴别】**1. 薄层色谱**　按薄层色谱法操作，供试品色谱中，在与人参对照药材、人参皂苷 Rb_1、人参皂苷 Re、人参皂苷 Rf 及人参皂苷 Rg_1 对照品色谱相应的位置上应显相同颜色的斑点或荧光斑点。

2. 含量测定　按高效液相色谱法测定，本品按干燥品计算，含人参皂苷 Rg_1（$C_{42}H_{72}O_{14}$）和人参皂苷 Re（$C_{48}H_{82}O_{18}$）的总量不得少于 0.30%，人参皂苷 Rb_1（$C_{54}H_{92}O_{23}$）不得少于 0.20%。

【药理作用】人参的药理作用见表 11-30。

表 11-30　人参的药理作用

药理作用	作用机制	活性成分
对中枢神经系统的作用	能调节中枢神经系统兴奋过程和抑制过程的平衡，其对兴奋和抑制两种神经过程均有影响，但主要加强大脑皮层的兴奋过程	人参皂苷
提高机体的适应性	能增强机体对各种有害刺激的反应能力，加强机体适应性	人参皂苷
对心血管系统的作用	人参皂苷 Re 与 Rg_1 能明显扩张腹腔注射盐酸肾上腺素小鼠耳郭微血管管径；人参皂苷 Rb_1 能明显抑制缺血心室肌细胞钙离子通道的开放	人参皂苷
对血液及造血系统的作用	能促进冷冻骨髓造血细胞复苏、增殖，提高骨髓细胞冷冻损伤的可恢复性；人参多糖能促进胸腺细胞和脾细胞，促进人粒单系造血祖细胞增殖和分化	人参皂苷、人参多糖
抗肿瘤作用	通过复合 K 介导促分裂原活化蛋白激酶信号转导通路调节活性氧生成与线粒体凋亡通路导致细胞凋亡	人参皂苷、人参多糖及挥发油

【功能主治】甘、微苦，微温。归脾、肺、心、肾经。大补元气，复脉固脱，补脾益肺，生津养血，安神益智。用于体虚欲脱、肢冷脉微、脾虚食少、肺虚喘咳、津伤口渴、内热消渴、气血亏虚、久病虚羸、惊悸失眠、阳痿宫冷。用量 3～9g，另煎兑服，也可研粉吞服，一次 2g，一日 2 次。不宜与藜芦、五灵脂同用。

【制剂】**1. 参一胶囊**　成分为人参皂苷 Rg_3。具有培元固本、补益气血之功能。与化疗配合用药，有助于提高对原发性肺癌、肝癌的疗效，可改善肿瘤患者的气虚症状，提高机体免疫功能。

2. 生脉饮　由红参、麦冬、五味子组成。具有益气、养阴生津之功能。用于气阴两亏、心悸气短、自汗。

【附】**1. 朝鲜人参**　产于朝鲜半岛的红参，又名"高丽参"。其原植物与国产人参种相同。

2. 西洋参　为五加科植物西洋参 *Panax quinquefolium* L. 的干燥根。原产加拿大和美国。我国东北、华北、西北等地引种栽培成功。秋季采挖，挖出根后，去地上部分及泥土，去芦头、侧根及须根，洗净，晒干或低温干燥。本品呈纺锤形、圆柱形或圆锥形，长 3～12cm，直径 0.8～2cm。表面浅黄褐色或黄白色，可见横向环纹及线状皮孔状突起，并有细密浅纵皱纹和须根痕。主根中下部有一至数条侧根，多已折断。有的上端有根茎（芦头），环节明显，茎痕（芦碗）圆形或半圆形，具不定根（芋）或已折断。体重，质坚实，不易折断，断面平坦，浅黄白色，略显粉性。皮部可见黄棕色点状树脂道，形成层环纹棕黄色，木部略呈放射状纹理。气微而特异，味微苦、甘。本品性凉，味甘、微苦。归心、肺、肾经。具有补气养阴、清热生津之功能。用于气虚阴亏、虚热烦倦、咳喘痰血、内热消渴、口燥咽干。用量 3~6g。不宜与藜芦同用。

课堂互动

    1. 人参的性状特征是什么？

    2. 如何鉴定林下山参与园参？

三七   Notoginseng Radix et Rhizoma *
（英）Sanchi

实例解析

【实例】某高校毕业生初到河北安国药材市场，发现三七有两种颜色，分别是灰黄色和灰褐色。他不知道两者哪个质量更佳，询问价格两者价格没有区别。他百思不得其解。

【解析】三七主产于云南文山市，文山主要土质有红土和黑土。一般来说，红土种植的表面呈灰黄色；黑土种植的表面是灰褐色。两种三七品质无明显区别。另外，还有黑色的三七，那是因为在三七表面打蜡或者滑石粉，使表面光滑发亮，更加好看；有时，在加工过程中加入黑粉，使三七表面黑亮。这种三七俗称打蜡的三七，黑色多半都是通过工艺处理产生的，并不是三七的本来颜色，一般不建议购买黑色三七。

【来源】为五加科植物三七 *Panax notoginseng*（Burk.）F. H. Chen 的干燥根和根茎。

【植物形态】多年生草本。茎直立，无毛。掌状复叶，3~4 片轮生于茎端，小叶通常 5~7，长椭圆形至倒卵状长椭圆形，长 5~15cm，宽 2~5cm，边缘有细锯齿，上面沿脉疏生刚毛。伞形花序单个顶生；花小，淡黄绿色；花瓣 5；雄蕊 5，子房下位，花柱分离为 2。核果浆果状，近肾形，熟时红色。花期 6~8 月，果期 8~10 月（彩图 28）。

【采制】秋季开花前采挖，洗净，分开主根、支根及茎基，干燥。支根习称"筋条"，根茎（芦头）习称"剪口"。一般种后第 3~4 年采收，曝晒至半干，反复搓揉，以后每日边晒边搓，待至全干放入麻袋内撞至表面光滑即得。须根习称"绒根"。

【产地】主产于云南文山和广西田阳、靖西、百色等地。多系栽培。

【性状】主根圆锥形或圆柱形，长 1~6cm，直径 1~4cm。表面灰褐色或灰黄色，有断续的纵皱纹和支根痕。顶端有茎痕，周围有瘤状突起。体重，质坚实，断面灰绿色、黄绿色或灰白色，木部微呈放射状排列（彩图 28）。

筋条呈圆柱形或圆锥形，长 2~6cm，上端直径约 0.8cm，下端直径约 0.3cm。

剪口呈不规则的皱缩块状或条状，表面有数个明显的茎痕及环纹，断面中心灰绿色或白色，边缘深绿色或灰色。

三七粉为灰黄色的粉末，气微，味苦回甜。

【显微特征】 主根横切面：①木栓层为数列细胞，栓内层不明显。②韧皮部有树脂道散在。③形成层成环。④木质部导管1~2列径向排列。⑤射线宽广。薄壁细胞含淀粉粒。草酸钙簇晶稀少（图11-41）。

粉末：灰黄色。①树脂道碎片内含黄色分泌物。②草酸钙簇晶少见，直径50~80μm。③梯纹导管、网纹导管及螺纹导管直径15~55μm。④淀粉粒甚多，单粒圆形、半圆形、圆多角形，直径4~30μm；复粒由2~10余分粒组成（图11-42）。

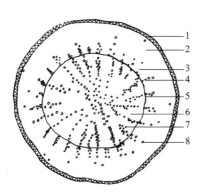

图11-41　三七横切面简图

1. 木栓层；2. 栓内层；3. 韧皮部；4. 筛管群；

5. 形成层；6. 射线；7. 导管；8. 树脂道

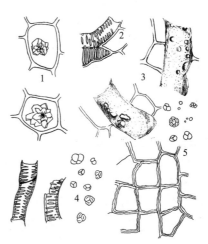

图11-42　三七粉末图

1. 草酸钙簇晶；2. 导管；3. 树脂道；

4. 淀粉粒；5. 木栓细胞

【化学成分】 含多种皂苷，总量9.75%~14.90%，和人参所含皂苷类似，但主要为达玛脂烷系皂苷，有人参皂苷 Rb_1、Rb_2、Rc、Rd、Re、Rg_1、Rg_2、Rh_1 及三七皂苷（notoginsenoside）R_1、R_2、R_3、R_4、R_6。此外，含田七氨酸（dencichine）、三七黄酮B及槲皮素等少量黄酮类成分。挥发油有倍半萜类、脂肪酸、酯类、苯取代物、萘取代物、烷烃、环烷烃、酮等。水提液中尚含一种具止血活性的三七素（N-oxalo-L-α，β-diaminopropionic acid）。尚含无机微量元素和16种氨基酸。

	R_1	R_2	R_3
三七皂苷 R_1	OH	-O-葡萄糖基2-1木糖基	-O-葡萄糖基
三七皂苷 R_2	OH	-O-葡萄糖基2-1木糖基	OH

三七素

【理化鉴别】 1. 薄层色谱 按薄层色谱法操作，供试品色谱中，在与人参皂苷 Rb_1、人参皂苷 Re、人参皂苷 Rg_1 及三七皂苷 R_1 对照品色谱相应的位置上应显相同颜色的斑点或荧光斑点。

2. 含量测定　按高效液相色谱法测定，本品按干燥品计算，含人参皂苷 Rg_1（$C_{42}H_{72}O_{14}$）、人参皂苷 Rb_1（$C_{54}H_{92}O_{23}$）和三七皂苷 R_1（$C_{47}H_{80}O_{18}$）的总量不得少于 5.0%。

【药理作用】　三七的药理作用见表 11-31。

表 11-31　三七的药理作用

药理作用	作用机制	活性成分
止血作用	能显著缩短小鼠的凝血时间，增加血小板数量	三七素
抗血栓作用	抑制血小板黏附和聚集、抗凝血酶和促进纤维蛋白溶解等	三七皂苷
促进造血功能	能促进骨髓粒细胞系统、血红蛋白及各类红细胞升高和增殖	三七皂苷
对心血管系统的作用	能扩张冠脉，增加心肌营养血流量，改善心肌微循环，明显降低心肌耗氧量	三七皂苷

【功能主治】　甘、微苦，温。归肝、胃经。散瘀止血，消肿定痛。用于咯血、吐血、衄血、便血、崩漏、外伤出血、胸腹刺痛、跌扑肿痛。用量 3~9g；研粉吞服，一次 1~3g。外用适量。孕妇慎用。

【制剂】**1. 血塞通注射液**　成分为三七总皂苷。具有活血祛瘀、通脉活络之功能。用于中风偏瘫、瘀血阻络证，以及动脉粥样硬化性血栓性脑梗死、脑栓塞、视网膜中央静脉阻塞见瘀血阻络证者。

2. 云南白药　由三七等组成。具有化瘀止血、活血止痛、解毒消肿之功能。用于跌打损伤、瘀血肿痛、吐血、咯血、便血、痔血、崩漏下血、手术出血、疮疡肿毒及软组织挫伤、闭合性骨折、支气管扩张及肺结核咯血、溃疡病出血，以及皮肤感染性疾病。

【附】1. 据报道，三七的"剪口""筋条""绒根"的醇浸出物的含量较主根为高。三七根据每斤能称多少个数，习称多少"头"。

2. 三七的混淆品及伪品：菊科植物菊三七 *Gynura segetum*（Lour.）Merr. 的根茎，民间习称"土三七"。呈拳形块状，表面灰棕色或棕黄色，鲜品常带紫红色，全体有瘤状突起。质坚实，切断面淡黄色，中心有髓部。韧皮部有分泌道，薄壁细胞含菊糖。无淀粉粒及草酸钙结晶。落葵科植物落葵薯 *Anredera cordifolia*（Tenore）Van Steenis 的块茎，习称"藤三七"。类圆柱形，珠芽呈不规则的块状。断面粉性，经水煮后干燥者角质样。味微甜，嚼之有黏性。近年来，市场上出现的伪品以加工的莪术为常见。药材微有香气，表面有环节及根痕。

课堂互动

1. 三七的性状特征是什么？
2. 三七与人参粉末显微结构相似，如何区分？

刺五加　Acanthopancis Senticosi Radix et Rhizoma seu Caulis

本品为五加科植物刺五加 *Acanthopanax senticosus*（Rupr. et Maxim.）Harms 的干燥根和根茎或茎。春、秋二季采收，洗净，干燥。根茎呈结节状不规则圆柱形，直径 1.4~4.2cm。根呈圆柱形，多扭曲，长 3.5~12cm，直径 0.3~1.5cm；表面灰褐色或黑褐色，粗糙，有细纵沟及皱纹，皮较薄，有的剥落，剥落处呈灰黄色。质硬，断面黄白色，纤维性。有特异香气，味微辛，稍苦、涩。茎呈长圆柱形，多分枝，长短不一，直径 0.5~2cm。表面浅灰色，老枝灰褐色，具纵裂沟，无刺；幼枝黄褐色，密生细刺。质坚硬，不易折断，断面皮部薄，黄白色，木部宽广，淡黄色，中心有髓。气微，味微辛。刺五加主要含：①三萜皂苷类化合物，如刺五加苷 A（eleutheroside A，胡萝卜苷）和刺五加苷 F、G、I、K、L、M；②木脂素类，如刺五加酮（ciwujiatone）、新刺五加酚（neociwujiaphenol）、阿魏葡萄苷（fereloylsucrose）、异秦皮啶（isofraxidin）、刺五加苷 B（紫丁香苷）、刺五加苷 B_1（isofraxidin-α-D-glucoside）。另含阿魏酸葡萄糖苷、刺五加苷 C（ethyl-α-D-glucoside）、刺五加苷 D~E（为两种异构紫丁香树脂酚二糖苷）、咖啡酸（caffeic acid）、绿原酸（chlorogenic acid）、原儿茶酸（protocatechuic acid）和刺五加多糖。依据《中国药典》（2020 年版），本品含紫丁香苷（$C_{17}H_{24}O_9$）不得少于 0.050%。药理研究表明，刺五加有免疫调节、改善心脏功能、抗肿瘤、抗疲劳、抗衰老、治疗神经衰弱、抗菌、抗病毒、抗辐射及抗应激等作用。本品性辛、微苦，温。归脾、肾、心经。具有益气健脾、补肾安神之功能。用于脾肺气虚、体虚乏力、食欲不振、肺肾两虚、久咳虚喘、肾虚、腰膝酸痛、心脾不足、失眠多梦。用量 9~27g。

五加皮　Acanthopanacis Cortex

本品为五加科植物细柱五加 *Acanthopanax gracilistylus* W. W. Smith 的干燥根皮。夏、秋二季采挖根部，洗净，剥取根皮，晒干。主产于湖北、河南、四川、湖南、安徽。药材呈不规则卷筒状，长 5~15cm，直径 0.4~1.4cm，厚约 0.2cm。外表面灰褐色，有稍扭曲的纵皱纹和横长皮孔样瘢痕；内表面淡黄色或灰黄色，有细纵纹。体轻，质脆，易折断，断面不整齐，灰白色。气微香，味微辣而苦。以皮厚、粗大、断面灰白色、气香，无木心者为佳。五加皮含紫丁香苷（syringin）、*d*-芝麻素（*d*-sesamin）等。药理研究表明，五加皮有抗炎、镇痛、抗疲劳、增加免疫功能、抑制中枢等作用。本品味辛、苦，温。归肝、肾经。具有祛风湿、补益肝肾、强筋壮骨、利水消肿之功能。用于风湿痹痛、筋骨痿软、小儿行迟、体虚乏力、水肿、脚气。用量 5~10g。

五加科其他常用生药

五加科其他常用生药见表 11-32。

表 11-32　五加科其他常用生药

生药	来源	活性成分	药理作用	功能
竹节参	竹节参 *Panax japonicus* C. A. Mey. 的干燥根茎	人参皂苷类成分	抗炎；抗氧化；降血糖	散瘀止血、消肿止痛、祛痰止咳、补虚强壮
通草	通脱木 *Tetrapanax papyrifer*（Hook.）K. Koch 的干燥茎髓	皂苷类成分	利尿；下乳	清热利尿、通气下乳

（桑育黎）

三十、伞形科　Umbelliferae

PPT

草本，常含挥发油而有香气。茎常中空，表面常有纵棱。叶互生或基生，多为一至多回三出复叶或羽状分裂稀单叶；叶柄基部膨大成鞘状。花小，两性或杂性，多辐射对称，集成复伞形花序或伞形花序；花瓣 5；雄蕊 5；子房下位，2 心皮合生，2 室，每室胚珠 1；花柱 2，基部往往膨大成盘状或短圆状的花柱基。双悬果，顶部连接于心皮柄（果柱）上，每一分果常有果棱 5 条，有时在主棱之间还有 4 条次棱，有纵走的油管 1 至多条。种子有胚乳。

本科 270 余属，2800 种，广布于热带、亚热带和温带地区。我国约 100 属，610 多种，全国均有分布，已知药用植物 234 种。重要的生药材有当归、柴胡、川芎、白芷、小茴香、独活和前胡等。

本科植物主要含有挥发油、香豆素类、三萜皂苷类、生物碱类和黄酮类等化学成分。当归属、藁本属、茴香属、独活属和前胡属等植物含有挥发油，如当归挥发油中的藁本内酯（ligustilide）和丁烯基苯酞（butylidene phthalide）为解痉有效成分；藁本属挥发油中的正丁基苯酞（*n*-butylphthalide）和蛇床内酯（cnidilide）具有抑制真菌的活性。香豆素及其衍生物是本科的特征成分，主要分布于当归属、前胡属、藁本属等20多个属中，如当归属植物含有伞形花内酯（umbelliferone），白芷含白当归素（byakangelicin）等10余种香豆素，白花前胡含有白花前胡甲素、乙素（praeruptorin A，B）等。呋喃香豆素类化合物具有光敏感作用，用来治疗白癜风。柴胡含有柴胡皂苷（saikosaponins），具有解热、镇痛、抗炎、镇静和保肝等药理作用。水芹属（*Oenanthe*）含有的水芹毒素（oenanthotoxin），毒芹属（*Cicuta*）含有的毒芹毒素（cicutoxin）等聚炔类成分也是本科的另一化学特征。极少数植物中含有生物碱，如川芎中含有川芎嗪（tetramethylpyrazine），毒芹属（*Cicuta*）含有毒参碱（coniine）。此外，本科少数植物含有黄酮类及含硫化合物。

当归　Angelicae Sinensis Radix*

（英）Chinese Angelica

微课

【来源】　为伞形科植物当归 *Angelica sinensis*（Oliv.）Diels 的干燥根。

【植物形态】　多年生草本，高 0.4~1m，全株有特异香气。主根粗短，有支根数条。茎直立，带紫红色，有纵棱。叶互生，奇数羽状复叶，叶柄基部膨大成鞘状抱茎，紫褐色；小叶三对，卵形或菱形，一至二回分裂，裂片边缘有尖齿，叶脉及叶缘有白色细毛。复伞形花序顶生，总苞片 2 或缺，不等长；小总苞片 2~4，条形，花梗 12~36，密生细柔毛；花白色。双悬果椭圆形，背腹扁平，分果有果棱 5 条，侧棱成宽而薄的翅，翅缘淡紫色。花期 7 月，果期 8~9 月（彩图 29）。

【采制】　秋末采挖移栽 1~2 年的根，除去地上茎、细小须根及泥土，晾至半干后，捆成小把，用烟火慢慢熏干。

【产地】　主产于甘肃和云南，四川、陕西、湖北等省亦产。其中，以甘肃岷县和宕昌产量大，质量佳。

【性状】　根头（归头）及主根（归身）粗短，略呈圆柱形，下部有支根（归尾）3~5 条或更多，长 15~25cm。表面浅棕色至棕褐色，具纵皱纹及横长皮孔样突起。根头直径 1.5~4cm，具环纹，上端圆钝，或具数个明显突出的根茎痕，有紫色或黄绿色的茎及叶鞘的残基；主根表面凹凸不平。支根（归尾）直径 0.3~1cm，上粗下细，多扭曲，有少数须根痕。质柔韧，断面黄白色或淡黄棕色，皮部有多数棕色油点（油室、油管）及裂隙，形成层环黄棕色，木部色较淡。气浓郁特异，味甘、辛、微苦（彩图 29）。

柴性大、干枯无油或断面呈绿褐色者不可供药用。

饮片呈类圆形、椭圆形或不规则薄片。外表皮浅棕色至棕褐色。切面浅棕黄色或黄白色，平坦，具裂隙，中间有浅棕色的形成层环，并有多数棕色的油点。香气浓郁，味甘、辛、微苦。

实例解析

【实例】　临床上用途广泛，有"十方九归"之说。一些用当归配制的保健食品和化妆品也纷纷投入市场，备受青睐。也正因为如此，其价格也在一定程度上涨，相比之下，独活的价格低些。一些黑心商家就瞄准了人们对独活尚不了解的状况及独活和当归存在相似之处的便利条件钻空档，用独活冒充当归，从中获利。

【解析】　当归通常以主根大、身长、支根少、断面黄白色、气味浓厚者为佳，主根短小、支根多、气味较弱及断面变红棕色者质次。独活为伞形科植物重齿毛当归 *Angelica pubescens* Maxim. f. *biserrata* Shan et Yuan 的干燥根。根略呈圆柱形，下部 2~3 分枝或更多，长 10~30cm。根头部膨大，圆锥状，多横皱纹，直径 1.5~3cm，顶端有茎、叶的残基或凹陷。表面灰褐色或棕褐色，具纵皱纹，有横长皮孔样突起及稍突起的细根痕。质较硬，受潮则变软，断面皮部灰白色，有多数散在的棕色油室，木部灰黄色至黄棕色，形成层环棕色。有特异香气，味苦、辛、微麻舌。当归尝之先苦辛后微甜，而独活先苦辛后麻辣。

【显微特征】侧根横切面：①木栓层为数列细胞，栓内层窄，有少数油室。②韧皮部宽广，多裂隙；油室和油管类圆形，直径25~160μm，周围分泌细胞6~9个，外侧的较大。③木质部射线宽3~5列细胞；导管单个散在或2~3个相聚，呈放射状排列；薄壁细胞含淀粉粒（图11-43）。

粉末：淡黄棕色。①韧皮薄壁细胞纺锤形，壁略厚，表面有极微细的斜向交错纹理，有时可见菲薄的横隔。②梯纹及网纹导管多见，直径约至80μm，有时可见油室及油管碎片（图11-44）。

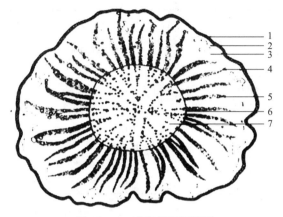

图11-43　当归横切面简图

1. 木栓层；2. 皮层；3. 裂隙；4. 韧皮部；

5. 油室；6. 形成层；7. 导管

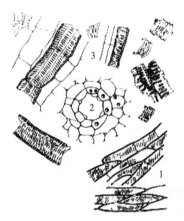

图11-44　当归（根）粉末图

1. 纺锤形韧皮薄壁细胞；2. 油室；3. 导管

【化学成分】主要为挥发油、有机酸和多糖类成分。挥发油含量达0.4%，油中含30余种苯酞类化合物，其中藁本内酯（ligustilide）在油中含量约45%，正丁烯酰内酯（n-butylidenephthalide）有特殊香气，二者均为抗胆碱作用（解痉）的有效成分。油中另含有正丁基四氢苯酞（n-butyltetrahydrophthalide）、邻羧基苯正戊酮（n-valerophrnone-o-car-boxylic acid）、$\Delta^{2,4}$-二氢邻苯二甲酸酐（$\Delta^{2,4}$-dihydrophthalican-hydride）和倍半萜类成分等。含有阿魏酸（ferulic acid）等有机酸，其中阿魏酸有抑制血小板聚集作用。含当归多糖X-C-3-Ⅱ，X-C-3-Ⅳ等。

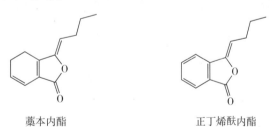

藁本内酯　　　　　　　　　　正丁烯酰内酯

所谓"歌以咏志，诗以传情"，诗人常借当归叙事抒情。唐张悦"口衔离别字，远寄当归草"；宋陈亚"分明记得约当归，远至樱桃熟"；宋陆游"坐客笑谈嘲远志，故人书札寄当归"；宋王安石"赤车使者白头翁，当归入见天门冬"；宋王遂"泉楮未通民之乏，梦怀远志忆当归"；清末何九香"独有痴儿渐远志，更无慈母望当归"。诗词中的当归不仅是民间百姓以药寄情的深沉含蓄，还有医文双吟的文采飞扬。古诗词作为古人留给后辈的精神财富，在学习生药的同时，领略到诗词之美，传承中国传统文化，增强文化自信。

【理化鉴别】**1. 薄层色谱**　按薄层色谱法操作，供试品色谱中，在与当归对照药材、阿魏酸、藁本内酯对照品色谱相应的位置上显相同颜色的荧光斑点。

2. 含量测定　按高效液相色谱法测定，本品按干燥品计算，含阿魏酸（$C_{10}H_{10}O_4$）不得少于 0.050%；按挥发油测定法测定，本品按干燥品计算，含挥发油不得少于 0.4%（ml/g）。

【药理作用】　当归的药理作用见表 11-33。

表 11-33　当归的药理作用

药理作用	作用机制	有效成分/部位
对心血管系统的作用	水提物和醇提物能增加心肌血液供给量，降低心肌耗氧量，降低血管阻力，增加循环血流量，并有抗心律失常、抑制血小板聚集的作用；对麻醉犬的外周血管有明显的扩张作用	阿魏酸，挥发油
促进机体免疫	水溶性成分能提高小鼠巨噬细胞吞噬功能，激活淋巴系统产生抗体，促进溶酶菌产生	多糖
促进造血作用	促进造血干细胞、造血祖细胞增殖分化的作用	多糖
调节子宫作用	水提物和醇提物具有兴奋子宫及抑制子宫的双向作用，其抑制成分主要为高沸点挥发油，兴奋成分为水或醇溶性非挥发性物质	挥发油
机体保护作用	有抗辐射损伤的作用	多糖

【功能主治】　甘、辛、温。归肝、心、脾经。补血活血，调经止痛，润肠通便。用于血虚萎黄、眩晕心悸、月经不调、经闭痛经、虚寒腹痛、风湿痹痛、跌扑损伤、痈疽疮疡、肠燥便秘。用量 6~12g。

【制剂】**1. 当归补血口服液**　由当归和黄芪组成。具有补养气血的功能。用于气血两虚证。

2. 当归调经颗粒　由当归、熟地黄等组成。具有补血助气、调经的功能。用于贫血衰弱、病后、产后血虚及月经不调、痛经。

课堂互动

1. 简述当归的性状要点。
2. 当归的功效和主要适应证是什么？

柴胡　Bupleuri Radix*

（英）Chinese Thorowax Root

【来源】　为伞形科植物柴胡 *Bupleurum chinense* DC. 或狭叶柴胡 *Bupleurum scorzonerifolium* Willd. 的干燥根。前者习称北柴胡，后者习称南柴胡。

【植物形态】**柴胡**　多年生草本，高 40~70cm。主根坚硬，有少数黑褐色侧根。茎丛生或单一，上部分多枝，略呈"之"字形弯曲。基生叶倒披针形或狭线状披针形；中部叶倒披针形或长圆状披针形，长 3~11cm，宽 0.6~1.6cm，平行脉 7~9 条，下面具粉霜。复伞形花序多数，总花梗细长，水平伸出，总苞片无或 2~3，狭披针形，伞辐 3~8；小总苞片 5，花梗 4~10；花鲜黄色。双悬果长卵形至椭圆形，棱狭翅状。花期 7~9 月，果期 9~10 月（彩图 30）。

狭叶柴胡　主根多单生，棕红色或红褐色。茎基部常被纤维状的叶柄残基。叶线形或线状披针形，长 7~17cm，宽 2~6mm，有 5~7 条平行脉。复伞形花序多数，成疏松圆锥花序；总苞片 1~3，条形，伞辐 5~13，小总苞片 4~6，花梗 6~15。双悬果，棱粗而钝。

【采制】　春秋季采挖根，晒干。

【产地】　北柴胡主产于河北、河南、陕西等地；南柴胡主产于东北、华中地区。两种柴胡均有栽培。

【性状】　北柴胡　药材呈圆柱形或长圆锥形，长6~15cm，直径0.3~0.8cm。根头膨大，顶端残留3~15个茎基或短纤维状叶基，下部分枝。表面黑褐色或浅棕色，具纵皱纹、支根痕及皮孔。质硬而韧，不易折断，断面显纤维性，皮部浅棕色，木部黄白色。气微香，味微苦（彩图30）。北柴胡饮片呈不规则厚片。外表皮黑褐色或浅棕色，具纵皱纹及支根痕。切面淡黄白色，纤维性，质硬。气微香，味微苦。

南柴胡　药材根较细，圆锥形，顶端有多数细毛状枯叶纤维，下部多不分枝或稍分枝。表面红棕色或黑棕色，靠近根头处多具细密环纹。质稍软，易折断，断面略平坦，不显纤维性。具败油气（彩图30）。南柴胡饮片呈类圆形或不规则片。外表皮红棕色或黑褐色，有时可见根头处具细密环纹或有细毛状枯叶纤维。切面黄白色，平坦。具败油气。

【显微特征】横切面：北柴胡　①木栓层为7~8列木栓细胞。②皮层窄，有油室7~11个，类圆形，略扁，径向直径40~80μm，切向直径48~68μm，周围分泌细胞6~8个。③韧皮部油室较小，直径约27μm。④木质部占大部分，大型导管切向排列，木纤维与木薄壁细胞聚积成群，排列成环（图11-45）。

南柴胡　①皮层油室较大，切向直径71~102μm，含黄色油状物；②木质部小型导管多径向排列，老根中木纤维及木薄壁细胞群有时连成圆环（图11-46）。

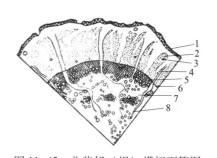

图11-45　北柴胡（根）横切面简图
1. 木栓层；2. 韧皮部；3. 油室；4. 韧皮射线；
5. 木纤维群；6. 形成层；7. 木质部；8. 木射线

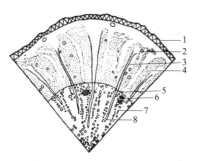

图11-46　南柴胡（根）横切面简图
1. 木栓层；2. 油室；3. 韧皮射线；4. 韧皮部；5. 形成层；
6. 木纤维群；7. 木质部；8. 木射线

粉末：灰棕色。①纤维长梭形，初生壁碎裂成短须状，孔沟隐约可见。②油管碎片含黄棕色条状分泌物，周围薄壁细胞大多皱缩。③网纹、双螺纹导管，直径7~43μm。④木栓细胞、茎髓薄壁细胞及茎表皮细胞、叶表皮细胞（图11-47）。

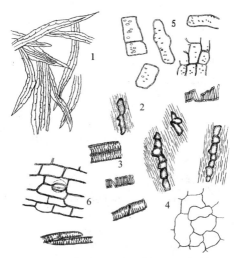

图11-47　柴胡（根）粉末图
1. 木纤维；2. 油管碎片；3. 导管；4. 木栓细胞；5. 茎髓薄壁细胞；6. 茎表皮细胞

【化学成分】主要含三萜皂苷、挥发油类成分。皂苷含量约2%。北柴胡含柴胡皂苷（saikosaponin）a、b_2、b_3、c、d、f、t、q_1、q_2、v、v_2、I、S_1及柴胡皂苷元（saikogenins）E、F、G等。南柴胡含柴胡皂苷（saikosaponin）a、b_1、b_2、c、s、u、v及scorzoneroside A、B、C。其中，柴胡皂苷a和柴胡皂苷d具有显著的药理活性。柴胡约含0.03%的挥发油。此外，柴胡的地上部分含黄酮类成分。

柴胡皂苷a R=β-OH
柴胡皂苷d R=α-OH

【理化鉴别】**1. 泡沫试验** 取粉末0.5g，加水，用力振摇，产生持久的泡沫。

2. 薄层色谱 北柴胡 按薄层色谱法操作，供试品色谱中，在与北柴胡对照药材、柴胡皂苷a、柴胡皂苷d对照品色谱相应的位置上显相同颜色的斑点或荧光斑点。

3. 含量测定 按高效液相色谱法测定，本品按干燥品计算，含柴胡皂苷a（$C_{42}H_{68}O_{13}$）、柴胡皂苷d（$C_{42}H_{68}O_{13}$）的总量不得少于0.30%。

【药理作用】柴胡的药理作用见表11-34。

表11-34 柴胡的药理作用

药理作用	作用机制	有效成分
对中枢神经系统的作用	具有解热、镇痛、镇静等药理作用	总皂苷
保肝作用	能使犬的总胆汁排出量与胆盐成分增加；能使四氯化碳肝损伤大鼠的肝功能恢复正常，还能使半乳糖所致的肝功能与组织损伤恢复；保护肝细胞损伤，促进肝脏中脂质代谢；促进肝细胞核的核糖核酸及蛋白质的合成	总皂苷、柴胡皂苷a、c、d
抗病原体作用	北柴胡注射液对流感病毒有强烈抑制作用；柴胡煎剂对结核杆菌有抑制作用	挥发油、柴胡皂苷a
免疫作用	能提高小鼠体液和细胞免疫功能	多糖
对胃、十二指肠的作用	能兴奋离体肠平滑肌，且不为阿托品所对抗；能增强乙酰胆碱引起的豚鼠小肠收缩作用；抑制胃酸分泌；抑制胰蛋白酶，有治疗胃溃疡的作用	总皂苷

【功能主治】辛、苦、微寒。归肝、胆、肺经。疏散退热，疏肝解郁，升举阳气。用于感冒发热、寒热往来、胸胁胀痛、月经不调、子宫脱垂、脱肛。用量3~10g。

【制剂】**1. 小柴胡颗粒** 由柴胡、黄芩、姜半夏、党参、生姜、甘草和大枣组成。具有解表散热、疏肝和胃的功能。用于外感病、邪犯少阳证，症见寒热往来、胸胁苦满、食欲不振、心烦喜呕、口苦咽干。

2. 柴胡舒肝丸 由柴胡、茯苓、麸炒枳壳、豆蔻、酒白芍、甘草、醋香附等组成。具有疏肝理气、消胀止痛的功能。用于肝气不舒、胸胁痞闷、食滞不清、呕吐酸水。

【附】大叶柴胡 *Bupleurum longiradiatum* Turcz. 的干燥根茎，表面密生环节，有毒，不可当柴胡用。

柴胡历来品种复杂，文献中记载柴胡属二十多种植物的根作柴胡用。药典规定正品柴胡商品种类有北柴胡、南柴胡，而市场中冒充柴胡的伪品种类也很多，有黑柴胡、藏柴胡、锥叶柴胡、大叶柴胡等。目前市场柴胡多是多种混合，而且还有人为掺假。医药工作者要德才兼备，德在先，不要利用自己的专业知识进行造假，为人要将诚信放在首位。大叶柴胡有毒，深刻体会真伪鉴别的重要性，在今后的工作中增强社会责任感，为保证中药的安全、有效做出贡献。

课堂互动

1. 柴胡的显微特征是什么？
2. 如何鉴定柴胡与大叶柴胡？

川芎 Chuanxiong Rhizoma*

（英）Szechwan Lovage Rhizome

【来源】为伞形科植物川芎 *Ligusticum chuanxiong* Hort. 的干燥根茎。

【植物形态】多年生草本，高 40~70cm，全株有香气。根茎呈不整齐结节状拳形团块，下端有多数须根。茎丛生，茎基节膨大呈盘状，中部以上的节不膨大。叶互生，羽状复叶，叶柄基部鞘状抱茎，小叶 3~5 对，卵状三角形，不整齐羽状全裂或深裂，脉上有柔毛。复伞形花序顶生，总苞片 3~6，伞辐 7~20；小总苞片线形，花梗 10~24；花白色。双悬果卵形。花期 7~8 月，果期 8~9 月（彩图 31）。

【采制】栽培后第二年六七月间，当茎上的节盘显著突出，并略带紫色时采挖，除去泥沙，晒后烘干，再去须根。

【产地】现仅见栽培品。主产于四川，贵州、云南、湖南等地亦有栽培。

【性状】药材为不规则结节状拳形团块，直径 2~7cm。表面灰褐色或褐色，粗糙皱缩，有多数平行隆起的轮节，顶端有凹陷的类圆形茎痕，下侧及轮节上有多数小瘤状根痕。质坚实，不易折断，断面黄白色或灰黄色，散有黄棕色的油室，形成层环呈波状。气浓香，味苦、辛，稍有麻舌感，微回甜（彩图 31）。

饮片为不规则厚片。外表皮灰褐色或褐色，具皱缩纹。切面黄白色或灰黄色，具明显波状环纹或多角形纹理，散生黄棕色油点。质坚实。气浓香，味苦、辛，微甜。

实例解析

【实例】在我国江西等地有将茶芎与正品川芎混用的现象，主要是由于两者的原植物、药材性状较为相似。同时，市场上有以同科植物藁本的根茎冒充川芎者，扰乱药材市场，严重影响川芎药用的质量。

【解析】川芎、茶芎和藁本三者来源上的不同之处：川芎为伞形科植物川芎 *Ligusticum chuanxiong* Hort. 的干燥根茎。藁本为伞形科藁本属植物藁本 *Ligusticum sinense* Oliv. 或辽藁本 *Ligusticum jeholense* Nakai et Kitag. 的干燥根茎及根。茶芎（抚芎）为伞形科植物茶芎 *Ligusticum sinense* Oliv. cv. chaxiong Mass 的干燥根茎。

【显微特征】根茎横切面：①木栓层为 10 余列细胞。②皮层狭窄，散有根迹维管束，其形成层明显。③韧皮部宽广，形成层环波状或不规则多角形。④木质部导管多角形或类圆形，大多单列或排成 V 形，偶有木纤维束。髓部较大。⑤薄壁组织中散有多数油室，类圆形、椭圆形或形状不规则，淡黄棕色，靠近形成层的油室小，向外渐大；薄壁细胞中富含淀粉粒，有的薄壁细胞中含草酸钙晶体，呈类圆形团块或类簇晶状（图 11-48）。

粉末：淡黄棕色或灰棕色。①草酸钙晶体存在于薄壁细胞中，呈类圆形团块或类簇晶状，直径约至直径 10~25μm，常数个纵向排列。②木纤维呈长梭形，直径 16~44μm，壁厚薄不均，纹孔及孔沟较密。③螺纹导管的螺纹加厚壁互相联结，似网状螺纹导管。④木栓细胞常多层重叠，壁甚薄，微波状。⑤淀粉粒较多，单粒椭圆形或肾形，直径 5~16μm，长约 21μm，脐点点状、长缝状；复粒由 2~4 分粒组成。此外，有油室碎片（图 11-49）。

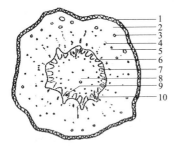

图 11-48　川芎横切面简图

1. 木栓层；2. 皮层；3. 油室；4. 筛管群；
5. 韧皮部；6. 形成层；7. 木质部；
8. 髓部；9. 纤维束；10. 射线

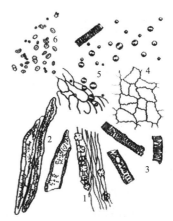

图 11-49　川芎粉末图

1. 草酸钙簇晶；2. 木纤维；3. 导管；
4. 木栓细胞；5. 油室碎片；6. 淀粉粒

【化学成分】①含挥发油：含量约 1%，主要为苯酞类化合物，如藁本内酯（ligustilide）、正丁烯酰内酯（butylidenephthalide）、4-羟基-3-丁基酞内酯、洋川芎内酯 A 至 H 和新蛇床内酯（neocnidilide）等多种内酯类化合物。②生物碱：如川芎嗪（四甲基吡嗪，tetramethylpyrazine，chuanxiongzine）、佩洛里因（perlolyrine）、尿嘧啶（uracil）。③酚酸类：川芎酚（chuanxiongol）、阿魏酸（ferulic acid）、瑟丹酸（sedanonic acid）、香草酸（vanillic acid）等。

洋川芎内酯A　　　　　川芎嗪　　　　　阿魏酸

【理化鉴别】1. 薄层色谱　按薄层色谱法操作，供试品色谱中，在与川芎对照药材、欧当内酯 A 对照品色谱相应的位置上显相同颜色的斑点。

2. 含量测定　按高效液相色谱法测定，本品按干燥品计算，含阿魏酸（$C_{10}H_{10}O_4$）不得少于 0.10%。

【药理作用】川芎的药理作用见表 11-35。

表 11-35 川芎的药理作用

药理作用	作用机制	有效成分
对心血管的作用	水提取物有增加心肌收缩力、扩冠、增加冠脉流量、改善心肌供氧及显著持久的降压作用	生物碱、阿魏酸
解痉作用	浸膏微量时增强妊娠动物子宫的收缩力，大量则使子宫麻痹而停止收缩	生物碱、阿魏酸及川芎内酯
镇静作用	挥发油少量时对动物大脑的活动具有抑制作用，而对延脑呼吸中枢、血管运动中枢及脊髓反射中枢具有兴奋作用；水煎剂能对抗咖啡因的兴奋作用	挥发油

【功能主治】辛、温。归肝、胆、心包经。活血行气，祛风止痛。用于胸痹心痛、胸胁刺痛、跌扑肿痛、月经不调、经闭痛经、癥瘕腹痛、头痛、风湿痹痛。用量 3~10g。

【制剂】**1. 川芎茶调片** 由川芎、白芷、羌活等组成。具有疏风止痛的功能。用于外感风邪所致的头痛，或有恶寒、发热、鼻塞。

2. 复方川芎胶囊 由川芎和当归组成。具有活血化瘀，通脉止痛的功能。用于冠心病稳定型心绞痛属心血瘀阻证者。

> **课堂互动**
>
> 1. 川芎的来源和药用部位是什么？
> 2. 川芎的横切面具有哪些特征？

白芷 Angelicae Dahuricae Radix

本品为伞形科植物白芷 *Angelica dahurica*（Fisch. ex Hoffm.）Benth. et Hook. 或杭白芷 *Angelica dahurica*（Fisch. ex Hoffm.）Benth. et Hook. f. var. *formosana*（Boiss.）Shan et Yuan 的干燥根。夏秋间叶黄时采挖，除去须根和泥沙，晒干或低温干燥。白芷主产于河南禹县（禹白芷）和河北安国（祁白芷）；杭白芷主产于浙江（杭白芷）和四川（川白芷）。销全国并出口。白芷根呈长圆锥形，长 10~25cm，直径 1.5~2.5cm，表面灰褐色或黄棕色，根头部钝四棱形或近圆形，具纵皱纹、支根痕及多数长 0.5~1.5cm 的皮孔样横向突起，有的排列成四纵列，顶端有凹陷的茎痕。质坚实，断面白色或灰白色，粉性，形成层环棕色，近方形或近圆形，皮部散有多数棕色油点（油管）；气芳香，味辛，微苦。杭白芷根呈圆锥形，长 10~20cm，直径 2~2.5cm，上部粗大，略具四棱，皮孔样突起较大，于四棱处尤多，略排列成四纵行。断面形成层环似方形。白芷主要含香豆素类化合物，如比克白芷内酯（byak-angelicin）、脱水比克白芷内酯（byak-angelicol）、欧前胡素（imperatorin）、异欧前胡素（isoimperatorin）、氧化前胡内酯（oxypeucedanin）、珊瑚菜素（phelloptorin）等。依据《中国药典》（2020 年版），本品含欧前胡素（$C_{16}H_{14}O_4$）不得少于 0.080%。本品性温，味辛。具有解热散表、祛风止痛、宣通鼻窍、消肿排脓功能。用于感冒头痛、眉棱骨痛、鼻塞流涕、鼻衄、鼻渊、牙痛、带下、疮疡肿痛。用量 3~10g。

防风 Saposhnikoviae Radix

本品为伞形科植物防风 *Saposhnikovia divaricata*（Turcz.）Schischk. 的干燥根。春秋二季采挖未抽

花茎植株的根，除去须根和泥沙，晒干。主产于黑龙江、吉林、辽宁。药材呈长圆柱形或长圆锥形，长 15~30cm，直径 0.5~2cm，表面灰棕色或棕褐色，有纵槽，并有多数横向皮孔样突起及点状细根痕，根头部有密集的环节，习称"蚯蚓头"，环节上残留毛状叶基，顶端有茎痕。质轻而松，断面皮部有裂隙及细小油点。气特异，味微甘。防风主要含有挥发油、色原酮类、香豆素类、多糖类、有机酸类、聚乙炔类、甘油酯类等成分。依据《中国药典》（2020 年版），本品含升麻素苷（$C_{22}H_{28}O_{11}$）和 5-O-甲基维斯阿米醇苷（$C_{22}H_{28}O_{10}$）的总量不得少于 0.24%。本品性微温，味辛、甘。具有祛风解表、胜湿止痛、止痉之功能。用于风寒感冒头疼、风湿性关节炎、偏头痛、皮肤瘙痒、破伤风。用量 5~10g。

伞形科其他常用生药

伞形科其他常用生药见表 11-36。

表 11-36　伞形科其他常用生药

生药	来源	活性成分	药理作用	功能
小茴香	茴香 Foeniculum vulgare Mill. 的干燥成熟果实	挥发油（反式-茴香脑、柠檬烯、小茴香酮）	促进胃肠蠕动和分泌、祛痰作用	散寒止痛，理气和胃
独活	重齿毛当归 Angelica pubescens Maxin. f. biserrata Shan et Yuan 的干燥根	香豆素	抗炎、镇痛、镇静、抗血小板聚集、降压	祛风除湿，通痹止痛
羌活	羌活 Notopterygium incisum Ting ex H. T. Chang 或宽叶羌活 Notopterygium franchetii H. de Boiss. 的干燥根茎及根	挥发油	解热、抗炎、镇痛、抗心律失常	解表散寒，祛风除湿，止痛
蛇床子	蛇床 Cnidium monnieri （L.） Cuss. 的干燥成熟果实	挥发油（左旋蒎烯、左旋莰烯、异戊酸龙脑酯）	性激素样作用、杀阴道滴虫、抗真菌	燥湿祛风，杀虫止痒，温肾壮阳

三十一、山茱萸科　Cornaceae

PPT

山茱萸　Corni Fructus

本品为山茱萸科植物山茱萸 Cornus officinalis Sieb. et Zucc. 的干燥成熟果肉。秋末冬初果皮变红时采收果实，用文火烘或置沸水中略烫后及时除去果核，干燥。主产河南、浙江、安徽和陕西等地。果肉呈不规则的片状或囊状，长 1~1.5cm，宽 0.5~1cm，表面紫红色至紫黑色，皱缩，有光泽。有的可见圆形宿萼痕，基部有果梗痕。质柔软。气微，味酸涩而微苦。山茱萸主要含：①环烯醚萜类，如山茱萸苷（cornin，verbenalin）、马钱苷（loganin）、莫诺苷（morroniside）、獐牙菜苷（sweroside）、7-脱氢马钱苷（7-dehydrologanin）等；②鞣质类，如山茱萸鞣质（cornustannin）、异诃子素（isoterchebin）、椋木鞣质 B（cornusin B）等。依据《中国药典》（2020 年版），本品含莫诺苷（$C_{17}H_{26}O_{11}$）和马钱苷（$C_{12}H_{26}O_{10}$）的总量不得少于 1.2%。山茱萸对非特异性免疫功能有增强作用；对化疗、放疗引起的白细胞下降有升高作用；醇提取物具有降血糖、降血脂的作用；有抗菌、抗炎、抗衰老和健脑等作用。本品性微温，味酸、涩。具有补益肝肾、收涩固脱之功能。用于眩晕耳鸣、腰膝酸痛、阳痿遗精、遗尿尿频、崩漏带下、大汗虚脱、内热消渴。用量 6~12g。

三十二、木犀科 Oleaceae

秦皮 Fraxini Cortex

本品为木犀科植物苦枥白蜡树 *Fraxinus rhynchophylla* Hance、白蜡树 *Fraxinus chinensis* Roxb.、尖叶白蜡树 *Fraxinus szaboana* Lingelsh. 或宿柱白蜡树 *Fraxinus stylosa* Lingelsh. 的干燥枝皮或干皮。春、秋二季剥取，晒干。苦枥白蜡树主产于辽宁、吉林；白蜡树主产于四川；尖叶白蜡树、宿柱白蜡树主产于陕西等地。枝皮呈卷筒状或槽状，外表面灰白色、灰棕色至黑棕色或相间呈斑状，平坦或稍粗糙，并有灰白色圆点状皮孔及细斜皱纹，有的具分枝痕。内表面黄白色或棕色，平滑。质硬而脆，断面纤维性，黄白色。气微，味苦。干皮为长条状块片，外表面灰棕色，具龟裂状沟纹及红棕色圆形或横长的皮孔。质坚硬，断面纤维性较强。本品水浸出液在日光下可见碧蓝色荧光。秦皮主含秦皮甲素（esculin hydrate）、秦皮乙素（esculetin）、秦皮苷（fraxin）、秦皮素（fraxetin）等香豆素类成分。依据《中国药典》（2020 年版），本品含秦皮甲素（$C_{15}H_{16}O_9$）和秦皮乙素（$C_9H_6O_4$）的总量不得少于 1.0%。秦皮有抑菌、抑制流感病毒及疱疹病毒、抗炎、利尿、抗凝、抗过敏、止咳祛痰平喘等作用。本品性寒，味苦、涩。具有清热燥湿、收涩止痢、止带、明目之功能。用于治疗湿热泻痢、赤白带下、目赤肿痛、目生翳膜。用量 6~12g。外用适量。

连翘 Forsythiae Fructus

本品为木犀科植物连翘 *Forsythia suspensa* (Thunb.) Vahl 的干燥果实。秋季果实初熟尚带绿色时采收，除去杂质，蒸熟，晒干，习称"青翘"；果实熟透时采收，晒干，除去杂质，习称"老翘"。主产于山西、陕西和河南等省。药材呈长卵形至卵形，长 1.5~2.5cm，直径 0.5~1.3cm。表面有不规则的纵皱纹及多数凸起的小斑点，两侧各有 1 条明显的纵沟。先端渐尖或长渐尖，多向内弯曲，基部有果柄或其断痕。青翘多不开裂，表面绿褐色，凸起的灰白色小斑点较少；质硬；种子多数，一侧有翅。老翘自顶端开裂或裂成两瓣，表面黄棕色或红棕色，粗糙，有多数小疣状突起；内表面平滑，浅黄棕色，具一纵隔；质脆；种子多已脱落。气微香，味苦。连翘含连翘苷（phillyrin），连翘苷元（phillygenin），连翘酯苷（forsythoside）A、B、C、D、E，牛蒡子苷（arctiin），罗汉松脂苷（martairesinoside），桦木酸（betulinic acid），松脂素（pinoresinol），齐墩果酸，熊果酸等。依据《中国药典》（2020 年版），本品含连翘苷（$C_{27}H_{34}O_{11}$）不得少于 0.15%。药理实验表明，连翘和种子挥发油有广谱的抗菌作用，对一些病毒、真菌亦有不同程度的抑制作用，并有显著的解热、抗炎、利尿、保护肝脏以及镇吐作用。抗菌活性成分主要为连翘酯苷 A、B、C、D，其中以 C、D 尤为显著。本品性微寒，味苦。具有清热解毒、消肿散结之功能。用于治疗痈疽、瘰疬、乳痈、丹毒、风热感冒、温病初起、湿热入营、疏散风热、神昏发斑、热淋证痛。用量 6~15g。

女贞子 Ligustri Lucidi Fructus

本品为木犀科植物女贞 *Ligustrum lucidum* Ait. 的干燥成熟果实。冬季果实成熟时采收，除去枝叶，稍蒸或置沸水中略烫后干燥，或直接干燥。主产于浙江、江苏、湖南、福建。药材呈椭圆形、卵形或肾形，长 6~8.5cm，直径 3.5~5.5mm，表面灰黑色或黑紫色，有不规则网状皱纹，基部常有宿萼及短梗或果柄痕。外果皮薄；中果皮较松软，易剥离；内果皮木质，黄棕色，具有纵棱，内有种子 1~2 枚。种子紫黑色或红棕色，略呈肾形，有纵棱。气微，味甘、微苦涩。女贞子含女贞子苷（nuzhenide）、女贞子酸（nuzhenidic acid）、洋橄榄苦苷（oleuropein）、齐墩果酸（oleanolic acid）、乙酰齐墩果酸（acetyloleanolic acid）、熊果酸（ursolic acid）、19α-羟基-3-乙酰乌索酸（19α-hydroxy-3-acetylursodic acid）、羽扇豆醇（lupeol）、桦木醇（betulin）、α-甘露醇（α-mannitol）及亚麻酸（linolenic acid）等。依据《中国药典》（2020年版），本品含女贞子苷（$C_{31}H_{42}O_{17}$）不得少于0.70%。药理实验表明，本品对金黄色葡萄球菌、结核杆菌等多种微生物有抑制作用；能升高因化疗或放疗引起的白细胞下降。本品性凉，味甘、苦。具有滋补肝肾、乌发明目之功能。用于治疗肝肾阴虚、眩晕耳鸣、腰膝酸软、须发早白、目暗不明、内热消渴、骨蒸潮热。用量6~12g。

三十三、马钱科　Loganiaceae

PPT

马钱子　Strychni Semen

本品为马钱科植物马钱 Strychnos nux-vomica L. 的干燥成熟种子。冬季采收成熟果实，取出种子，晒干。主产于印度、越南、缅甸、泰国、斯里兰卡。我国云南等地引种成功。药材呈纽扣状圆板形，常一面隆起，一面稍凹下，直径1.5~3cm，厚0.3~0.6cm。表面密被灰棕或灰绿色绢状茸毛，自中间向四周呈辐射状排列，有丝状光泽。边缘稍隆起，较厚，有微突起的珠孔，底面中心有突起的圆点状种脐，种脐与珠孔间隐约见一隆起线。质坚硬，平行剖面可见淡黄白色胚乳，角质状，子叶心形，掌状脉5~7条。气微，味极苦。马钱子主要含吲哚类生物碱，含量3%~5%，其中士的宁（番木鳖碱，strychnine）含量约1.23%、马钱子碱（brucine）约1.55%、α-、β-可鲁勃林（α-、β-colubrine）、异马钱子碱（isobrucine）、番木鳖次碱（vomicine）、马钱子新碱（novacine）等。此外尚含马钱苷（loganin）、脂肪油和蛋白质。依据《中国药典》（2020年版），本品含士的宁（$C_{21}H_{22}N_2O_2$）应为1.20%~2.20%，马钱子碱（$C_{23}H_{26}N_2O_4$）不得少于0.80%。药理研究表明，马钱子有镇痛、抗炎、中枢兴奋和抗肿瘤作用。本品性温，味苦，有大毒。具有通络止痛、散结消肿之功能。用于跌打损伤、骨折肿痛、风湿顽痹、麻木瘫痪、痈疽疮痛、咽喉肿痛。用量0.3~0.6g，炮制后入丸散用。不宜多服久服及生用；运动员慎用；孕妇禁用。有毒成分能经皮肤吸收，外用不宜大面积涂敷。

【附】**马钱子粉**　为马钱子的炮制加工品。取制马钱子，粉碎成细粉，加适量淀粉，混匀，即得。为黄褐色粉末。气微香，味极苦。依据《中国药典》（2020年版），本品按干燥品计算，含士的宁（$C_{21}H_{22}N_2O_2$）应为0.78%~0.82%，马钱子碱（$C_{23}H_{26}N_2O_4$）不得少于0.50%。本品性温，味苦，有大毒。具有通络止痛、散结消肿之功能。用于跌打损伤、骨折肿痛、风湿顽痹、麻木瘫痪、痈疽疮毒、咽喉肿痛。用量0.3~0.6g，入丸散用。不宜多服久服及生用；运动员慎用；孕妇禁用。有毒成分能经皮肤吸收，外用不宜大面积涂敷。

三十四、龙胆科　Gentianaceae

PPT

草本。单叶对生，全缘。花常两性，辐射对称；花冠漏斗状、辐状或管状；雄蕊与花冠裂片同数而互生；子房上位，常2心皮合成1室。蒴果2瓣裂。

本科植物约80属，900多种，广布于全世界，主产于北温带。我国19属，400余种，各地有分布，以西南山区种类较多。已知药用15属，109种。重要的生药有龙胆、秦艽、广地丁、当药、青叶胆、肺形草等。

本科植物多数无毛，有的具1~2细胞的非腺毛，稀见腺毛。叶表皮及叶肉中常有黏液细胞。草酸钙结晶通常细小，针晶、棱柱晶、砂晶或棱晶。维管束大多为双韧型。

本科化学成分包括裂环烯醚萜苷、黄酮类和生物碱类。裂环烯醚萜苷，如龙胆苦苷（gentiopicroside）、獐牙菜苷（sweroside）、当药苦苷（swertiamarin）具抗菌消炎、促进胃液分泌等作用；叫酮类，如龙胆叫酮（gentisin）、当药叫酮（swertianin）有抗结核及利胆作用；生物碱，如龙胆碱（gentianine）能镇静、抗过敏。

龙胆 Gentianae Radix et Rhizoma*

（英）Gentian Root

【来源】为龙胆科植物条叶龙胆 *Gentiana manshurica* Kitag.、龙胆 *Gentiana scabra* Bge.、三花龙胆 *Gentiana triflora* Pall. 或坚龙胆 *Gentiana rigescens* Franch. 的干燥根及根茎。前3种习称"龙胆"，后1种习称"坚龙胆"。

【植物形态】**龙胆** 多年生草木。茎直立，略具四棱，粗糙；叶对生，边缘及下面主脉粗糙，基部抱茎；花无梗，花冠钟状，5裂，先端尖；蒴果卵圆形，有柄。种子条形，边缘有翅（彩图32）。

条叶龙胆 叶片边缘反卷；花有短梗，花冠裂片三角形卵形，先端急尖。

三花龙胆 叶边缘及叶脉光滑；花冠裂片卵圆形，先端钝。

坚龙胆 叶近革质；花冠裂片卵状椭圆形，顶端急尖。

> 　　由于长期开发利用，龙胆野生资源日趋减少。保护野生资源，迫在眉睫。在几十年的时间内野生资源便遭到了严重破坏。在东北产的龙胆中，以条叶龙胆质量最佳，历史上产量也最大，由于过度开荒、放牧、采挖等，野生资源接近枯竭，栽培发展滞后，产量不断下降，条叶龙胆已被列为国家三级保护物种。要注意生态环境的保护，合理利用及保护野生资源，避免野生资源枯竭，珍惜大自然赐予的宝贵资源，要具有开发性和可持续性的意识。

【采制】春、秋二季采挖，洗净，干燥。

【产地】龙胆、三花龙胆主产于黑龙江、辽宁、内蒙古，生药习称"关龙胆"，产量大，销全国并出口。条叶龙胆产于江苏、浙江、安徽，生药习称"苏龙胆"，产量小。坚龙胆产于云南、贵州、四川。

【性状】**龙胆** 药材根茎呈不规则的块状，长1~3cm，直径0.3~1cm，表面暗灰棕色或深棕色，皱缩，上端有茎痕或残留茎基，周围和下端丛生多数细长的根。根圆柱形，略扭曲，长10~20cm，直径0.2~0.5cm；表面淡黄色或黄棕色，上部常有细密横皱纹，下部较细，有纵皱纹及侧根痕。质脆，易折断，断面略平坦，皮部黄白色或淡黄棕色，木部色较浅，呈点状环列。气微，味甚苦（彩图32）。

龙胆饮片呈不规则形的段。根茎呈不规则块片，表面暗灰棕色或深棕色。根呈圆柱形，表面淡黄色至黄棕色，有的有横皱纹，具纵皱纹。切面皮部黄白色至棕黄色，木部色较浅。气微，味甚苦。

实例解析

【实例】由于龙胆的价格不断上涨，经常出现龙胆中掺有伪品，引起中毒的现象。1992年，广东省湛江市曾发生误服假龙胆而中毒至死事件。1998年前后，山西、江西陆续发生假龙胆中毒事件：山西省中毒人数高达36人；江西省上高县一年轻妇女年仅22岁，服用含假龙胆的中药煎剂后即发生中毒反应，经数日抢救无效而死亡。经鉴定，引起中毒的假龙胆主要为桃儿七和威灵仙。

【解析】桃儿七为小檗科植物桃儿七 *Podophyllum emodi* Wall 的干燥根及根茎，别名鬼白。桃儿七中含有的鬼白毒素（aodophyllotoxin）毒性相当大，人体服用后轻者出现上腹部不适、轻度腹泻、头痛头晕，重者可导致中毒身亡。威灵仙中含有的白头翁素（anemonin）和白头翁内酯（amemonol）为有毒成分，服用过量可至中毒。

坚龙胆 药材表面无横皱纹。外皮膜质，易脱落。木部黄白色，易与皮部分离。坚龙胆饮片呈不规则形的段。根表面无横皱纹，膜质外皮已脱落，表面黄棕色至深棕色。切面皮部黄棕色，木部色较浅。

【显微特征】**1. 根横切面：龙胆** ①表皮细胞有时残存，外壁较厚。②皮层窄；外皮层细胞类方形，壁稍厚，木栓化；内皮层细胞切向延长，每一个细胞由纵向壁分隔成数个类方形小细胞。③韧皮部宽广，有裂隙。④木质部导管3~10个成群，有的导管成V形排列，髓部明显。⑤薄壁细胞含细小草酸钙针晶。

坚龙胆 ①内皮层以外的组织多已脱落。②韧皮部宽广，筛管群稀疏散在。③木质部导管发达，均匀密布于根的中央。④无髓部（图11-50）。

2. 粉末：龙胆 淡黄棕色。①外皮层细胞表面观类纺锤形，每个细胞由横壁分隔成数个扁方形的小细胞，每个小细胞又由纵壁分隔为二。②内皮层细胞巨大，表面观类长方形或类方形，平周壁横向纹理纤细，每个细胞由纵壁分隔成数个栅状小细胞，纵隔壁大多连珠状增厚。③薄壁细胞草酸钙针晶长约至10μm，不规则散在薄壁细胞中或充塞于细胞一角（图11-51）。

坚龙胆 根中无外皮层细胞：①内皮层细胞类方形或类长方形。平周壁横向纹理较粗而密，有的粗达3μm，每一细胞分隔成数个栅状小细胞，隔壁稍增厚或呈连珠状。②含细小草酸钙菱晶或细梭晶。

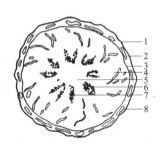

图11-50 龙胆横切面简图
1. 外皮层；2. 皮层；3. 内皮层；4. 韧皮部；
5. 髓部；6. 形成层；7. 木质部；8. 裂隙

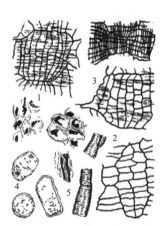

图11-51 龙胆粉末图
1. 草酸钙针晶；2. 外皮层碎片；
3. 内皮层碎片；4. 石细胞；5. 导管

【化学成分】主含龙胆苦苷（gentiopicrin）、獐牙菜苦苷（swertiamarin）、獐牙菜苷（sweroside）等裂环烯醚萜苷类，还含有龙胆呫酮（gentisin）、龙胆三糖（gentianose）等成分。

龙胆苦苷

【理化鉴别】**1. 薄层色谱** 按薄层色谱法操作，供试品色谱中，在与龙胆苦苷对照品色谱相应的位置上显相同颜色的斑点。

2. 含量测定 按高效液相色谱法测定，本品按干燥品计算，龙胆含龙胆苦苷（$C_{16}H_{20}O_9$）不得少于3.0%，坚龙胆含龙胆苦苷（$C_{16}H_{20}O_9$）不得少于1.5%。

【药理作用】龙胆的药理作用见表11-37。

表 11-37　龙胆的药理作用

作用	作用机制	有效成分
保肝利胆作用	对肝损伤有明显的保护作用，能减轻肝坏死和肝细胞病变程度；对健康及肝损害动物均能显著增加胆汁流量	龙胆苦苷
抗菌作用	对铜绿假单胞菌、变形杆菌、痢疾杆菌、金黄色葡萄球菌、星形奴卡菌等有抑制作用	龙胆提取物
抗炎作用	对巴豆油和角叉莱胶引起的肿胀均有显著的抑制作用	獐牙菜苦苷
镇静、镇痛与解痉作用	能抑制中枢神经系统，具镇静与镇痛作用；对肠及子宫平滑肌有解痉作用	獐牙菜苦苷
健胃作用	广泛应用的苦味健胃药	龙胆苦苷

【功能主治】苦，寒。归肝、胆经。清热燥湿，泻肝胆火。用于湿热黄疸、阴肿阴痒、带下、湿疹瘙痒、肝火目赤、耳鸣耳聋、胁痛口苦、强中、惊风抽搐。用量 3~6g。

【制剂】**1. 龙胆泻肝丸**　由龙胆、柴胡、栀子等组成。具有清肝胆、利湿热的功能。用于肝胆湿热、头晕目赤、耳鸣耳聋、耳肿疼痛、胁痛口苦、尿赤涩痛、湿热带下。

2. 泻肝安神丸　由龙胆、黄芩、栀子、珍珠母、牡蛎、龙骨、柏子仁、炒酸枣仁等组成。具有清肝泻火、重镇安神的功能。用于肝火亢盛、心神不宁所致的失眠多梦和心烦；神经衰弱症见上述证候者。

课堂互动

　　1. 简述龙胆的正品来源。
　　2. 如何通过性状特征鉴别龙胆？

秦艽　Gentianae Macrophyllae Radix

　　本品为龙胆科植物秦艽 *Gentiana macrophylla* Pall.、麻花秦艽 *Gentiana straminea* Maxim.、粗茎秦艽 *Gentiana crassicaulis* Duthie ex Burk. 或小秦艽 *Gentiana dahurica* Fisch. 的干燥根。春、秋二季采挖，除去泥沙；秦艽和麻花艽晒软，堆置"发汗"至表面呈红黄色或灰黄色时，摊开晒干，或不经"发汗"直接晒干；小秦艽趁鲜时搓去黑皮，晒干。秦艽主产于陕西、甘肃；麻花秦艽主产于四川、云南；粗茎秦艽主产于山西、内蒙古、河北；小秦艽主产于河北、内蒙古、陕西等地。秦艽和小秦艽呈圆锥形或类圆柱形，扭曲不直，根头部膨大或裂生为 2~4 个根茎（由木栓组织环分割形成），秦艽长 10~30cm，直径 1~3cm，小秦艽长 8~15cm，直径 0.2~1cm，表面都有纵向或扭曲的纵皱纹，顶端有残存茎基及纤维状叶鞘；麻花秦艽根由多个裂生根缠绕而成麻花状，直径可达 7cm，表面有裂隙呈网状孔纹。质硬而脆，易折断，断面略显油性，皮部黄色或棕黄色，木部黄色。气特异，味苦、微涩。秦艽含龙胆苦苷（gentiopicroside）和落干酸（loganic acid）及少量的挥发油、糖类等。其生物碱类成分秦艽甲素（龙胆碱，gentianine）、秦艽乙素（龙胆次碱，gentianidine）、秦艽丙素（gentianol）在提取处理过程中由裂环烯醚萜苷类成分与氨作用转化而来，是体内产生抗炎、镇痛作用的活性成分。依据《中国药典》（2020 年版），本品含龙胆苦苷（$C_{16}H_{20}O_9$）和马钱苷酸（$C_{16}H_{24}O_{10}$）的总量不得少于 2.5%。药理实验表明，秦艽煎剂和龙胆碱对大鼠有镇静、镇痛的作用；龙胆碱对大鼠因甲醛或蛋清而致的关节炎有抗炎作用，对过敏性休克有缓解作用；龙胆苦苷能抑制 TNF 产生而具有抗肝炎作用。本品性平，味辛、苦。具有祛风湿、清湿热、止痹痛、退虚热之功能。用于风湿痹痛、中风、半身不遂、筋脉拘挛、骨节酸痛、湿热黄疸、骨蒸潮热、小儿疳积发热。用量 3~10g。

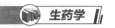

三十五、夹竹桃科 Apocynaceae

萝芙木 Rauvolfiae Verticillatae Radix

本品为夹竹桃科植物萝芙木 *Rauvolfia verticillata* （Lour.）Baill. 的干燥根。主产于广东、广西、云南等省区。药材圆柱形或圆锥形，常弯曲，长 15~30cm，直径 1~2.5cm，主根下常有数个分枝。表面灰色或淡棕色，具不规则的纵沟，皮部暗棕色，木部暗棕色或黄色。质坚硬，不易折断，断面皮部窄，木部宽阔。气弱，味极苦。萝芙木含多种吲哚类生物碱，总生物碱含量为 1%~2%。其中具降压作用的主成分是利血平（reserpine）、利血胺（rescinnamine）、坎尼生（canesscine）、四氢蛇根碱（ajmalicine）、萝芙木碱（ajmaline）等，以利血平的作用最强。总生物碱的商品名为"降压灵"，临床降压疗效温和缓慢，作用力持久，副作用小。本品性寒，味苦，有小毒。具有降压、镇静之功能。主要用作提取利血平等生物碱的原料药。

另外，我国同属多种植物具有相同的成分：蛇根木 *Rauvolfia serpentina*（L.）Benth. ex Kurz.，广东、广西、云南有栽培，根含总生物碱 1.50%，利血平 0.155%；云南萝芙木 *R. yunanensis* Tsiang 产于云南西双版纳，根含总生物碱 1.3%~2.7%；红果萝芙木 *R. verticillata*（Lour.）Baill. var. *rubrocarpa* Tsiang 产于海南岛，总生物碱含量 0.9%~1.2%。它们与萝芙木功效相同，亦为生产降压药物的原料。

三十六、萝藦科 Asclepiadaceae

香加皮 Periplocae Cortex

本品为萝藦科植物杠柳 *Periploca sepium* Bge. 的干燥根皮。春秋二季采挖，剥取根皮，晒干。主产于山西、河北、山东等地。根皮呈卷筒状或槽状，少数呈不规则块片状，长 3~10cm，筒径 1~2cm，厚 0.2~0.4cm。外表面灰棕色或黄棕色，栓皮松软，常呈鳞片状，易剥落；内表面淡黄色或淡黄棕色，较平滑，有细纵纹。体轻，质脆，易折断，断面不整齐，黄白色。有特异香气，味苦。含北五加皮苷（periplocoside）A~K，其中北五加皮苷 H 和 K 为 C_{21} 甾体苷，北五加皮苷 G（又名杠柳苷 periplocin）为强心苷。另含 4-甲氧基水杨醛，为香加皮香气成分。依据《中国药典》（2020年版），本品含 4-甲氧基水杨醛（$C_8H_8O_3$）不得少于 0.20%。香加皮具强心作用，其强心作用具有迅速、持续时间短、无积蓄作用等特点，并具有一定的抗辐射、抗肿瘤、抗炎等作用。杠柳苷脱去葡萄糖成为杠柳加拿大麻糖苷，也有相同的强心作用。本品性温，味苦、辛，有毒。具有利水消肿、祛风湿、强筋骨之功能。用于下肢水肿、心悸气短、风寒湿痹、腰膝酸软。用量 3~6g。本品有毒，不宜过量或久服。

三十七、旋花科 Convolvulaceae

菟丝子 Cuscutae Semen

本品为旋花科植物南方菟丝子 *Cuscuta australis* R. Br. 或菟丝子 *Cuscuta chinensis* Lam. 的干燥成熟种子。秋季果实成熟时采收植株，晒干，打下种子，除去杂质。主产于山东、河北、山西等省。药材呈类球形或卵圆形，直径 1~2mm。表面灰棕色或黄棕色，具细密突起的小点，一端有微凸的线形种脐。质坚实，用指甲不易压碎。加沸水浸泡后，表面有黏性；加热煮至种皮破裂时，可露出黄白色卷旋状的胚，形如吐丝。气微，味淡。菟丝子含槲皮素（quercetin）、紫云英苷（astragalin）、金丝桃苷（hyperin）、胆甾醇（cholesterol）及生物碱、蒽醌、三萜酸等化合物。依据《中国药典》（2020 年版），本品含金丝桃苷（$C_{21}H_{20}O_{12}$）不得少于 0.10%。药理实验表明，菟丝子能提高肌注氢化可的松所致阳虚小鼠体重、肾重、胸腺重、红细胞数、血红蛋白含量及 SOD 活力。此外尚有增强免疫功能、改善微循环、保肝及抗白内障等作用。本品性平，味辛、甘。具有肝肾、固精缩尿、安胎、明目、止泻之功能。外用消风祛斑。用于肝肾不足、腰膝酸软、阳痿遗精、尿有余沥、遗尿尿频、腰膝酸软、目昏耳鸣、肾虚胎漏、胎动不安、脾肾虚泻。外用治白癜风。用量 6~12g，外用适量。

牵牛子 Pharbitidis Semen

本品为旋花科植物裂叶牵牛 *Pharbitis nil* (L.) Choisy 或圆叶牵牛 *Pharbitis purpurea* (L.) Voight 的干燥成熟种子。秋末果实成熟、果壳未开裂时采割植株，晒干，打下种子，除去杂质。全国大部分地区均可栽培。药材呈三棱状弓形小粒，似橘瓣状，长 4~8mm，宽 3~5mm。表面灰黑色或淡黄白色，背面隆起有一线形纵沟，腹面棱线的下面有一凹点状种脐，两侧面平坦，稍有凹凸。质硬，横切面可见淡黄色或黄绿色折叠皱缩的子叶，微显油性。气微，味辛、苦，有麻感。牵牛子含牵牛子苷（pharbitin）、牵牛子酸甲（nilic acid）、没食子酸（gallic acid）、麦角醇（lysergol）、裸麦角醇（chanoclavine）、麦角新碱（ergonovine）及蛋白质、甾醇类等化合物。药理实验表明，牵牛子乙醇、水浸液与牵牛子苷均对小鼠有泻下作用，后者的泻下作用更强；对家兔离体肠管、大鼠离体子宫有兴奋作用。本品性寒，味苦，有毒。具有泻水通便、消痰涤饮、杀虫攻积之功能。用于水肿胀满、二便不通、痰饮积聚、气逆喘咳、虫积腹痛。用量 3~6g。入丸散服，每次 1.5~3g。孕妇禁用，不宜与巴豆、巴豆霜同用。

三十八、紫草科 Boraginaceae

紫草 Arnebiae Radix

本品为紫草科植物新疆紫草 *Arnebia euchroma* (Royle) Johnst. 或内蒙紫草 *Arnebia guttata* Bunge 的干燥根。春秋二季采挖，除去泥沙，干燥。主产于新疆、东北、华北、内蒙古等省区。新疆紫草（软紫草）呈不规则的长圆柱形，多扭曲，长 7~20cm，直径 1~2.5cm。表面紫红色或紫褐色，有光泽，皮部疏松，呈条形片状，常 10 余层重叠，易剥落成鳞片状薄片。上部为根茎，约占 1/2，常 2~5 分枝，顶端残存茎基，每分枝又分成数束而扭结。体轻，质松软，易折断，断面不整齐，木部较小，黄白色或黄色，中心常显紫色。气特异，味微苦、涩。内蒙紫草呈圆锥形或圆柱形，扭曲，长 6~20cm，直径 0.5~4cm。根头部略粗大，顶端有 1 至数个残茎，被短硬毛。表面紫红色或暗紫色，皮部略薄，常数层相叠，易剥离。质硬脆，断面较整齐，皮部紫红色，木部较小，黄白色。气特异，味涩。新疆紫草含紫草素（shikonin）、乙酰紫草素（acetylshikonin）、β-羟基异戊酰紫草素（β-hydroxyisovalerylshikonin）、β, β'-二甲基丙烯酰紫草素（β, β'-dimethylacrylshikonin）、去氧紫草素（deoxyshikonin）、去氢阿卡宁（dehydroalkannin）、β-羟基异戊酰阿卡宁（β-hydroxyisovalerylalkanin）等。依据《中国药典》（2020 年版），本品含羟基萘醌总色素以左旋紫草素（$C_{16}H_{16}O_5$）计，不得少于 0.80%，含 β, β'-二甲基丙烯酰阿卡宁（$C_{21}H_{22}O_6$）不得少于 0.30%。药理实验表明，紫草提取物与紫草素有一定程度的抗炎、抑菌、抗病毒、抗生育、抗肿瘤及免疫调节的作用。本品性寒，味甘、咸。具有清热凉血、活血解毒、透疹消斑之功能。用于血热毒盛、斑疹紫黑、麻疹不透、疮疡、湿疹、水火烫伤。用

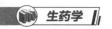

量 5~10g，外用适量，熬膏或用植物油浸泡涂擦。

（周学刚）

三十九、唇形科　Labiatae（Lamiaceae）

PPT

多为草本，稀灌木，多含挥发油而有香气。茎呈四棱形。叶对生，单叶，稀复叶。轮状聚伞花序（轮伞花序），有的再集成穗状、总状、圆锥状或头状的复合花序；花冠唇形；雄蕊通常 4 枚，2 强；雌蕊子房上位，4 深裂成假 4 室；花柱着生于 4 裂子房隙中央的基部。果实由 4 枚小坚果组成。

本科约 220 属，3500 种，广布于世界各地。我国 99 属，808 种，全国各地均有分布；已有药用记载 75 属，436 种。主要的生药有丹参、黄芩、益母草、薄荷、冬凌草、溪黄草、荆芥、紫苏、广藿香、夏枯草、半枝莲、连钱草等。

本科植物主要含有二萜、挥发油、黄酮、生物碱和甾酮类成分。二萜类：丹参属（Salvia）植物中的丹参酮（tanshinone）、隐丹参酮（cryptotanshinone）、异丹参酮（isotanshinone）等，具抗菌、消炎、降血压、活血祛瘀等作用；香茶菜属（Rabdosia）植物中的冬凌草甲素（rubescensin A）、冬凌草乙素（rubescensin B）、延命草素（enmein），具抗菌消炎和抗癌等作用；挥发油：薄荷油、荆芥油、广藿香油和紫苏油等，具有抗菌、消炎及抗病毒等作用；黄酮类：黄芩苷（baicalin）、黄芩素（scutellarein）等，有抗菌、消炎等作用；生物碱类：益母草碱（leonurine）、水苏碱（stachydrine）；甾酮类：筋骨草属（Ajuga）植物中含羟基促蜕皮甾酮（ecdysterone）、筋骨草甾酮（ajugasterone）、杯苋甾酮（cyasterone）等昆虫变态激素，具有促进蛋白质合成和降血脂作用。

薄荷　Menthae Haplocalycis Herba*

（英）Mentha Herb

【来源】 为唇形科植物薄荷 Mentha haplocalyx Briq. 的干燥地上部分。

【植物形态】 多年生草本，全株有清凉香气。茎直立，方形，有倒向微柔毛和腺鳞。叶对生，叶片卵形或长圆形，先端稍尖，基部楔形，边缘具细锯齿。轮伞花序腋生；花冠淡紫色；雄蕊 4。小坚果卵球形。花期 8~10 月，果期 9~11 月（彩图 33）。

【采制】 7~8 月收割第一次，割取地上部分（称"头刀"）供提取挥发油用；10~11 月第二次割取（称"二刀"）供药用。选晴天采收，收割后晒至半干，捆把，堆放 1~2 天，再摊开晒至全干。

实例解析

【实例】 2018 年 8 月 17 日，国家药品监督管理局官网发布 12 批次药品不符合规定。其中经山西省食品药品检验所检验，有 6 批次薄荷不符合规定，不符合规定项目包括性状、显微特征、薄层色谱。

【解析】 市场上除药典规定的正品薄荷外，常混入一种性状特征与正品相似的伪品，其来源为同属植物留兰香 Mentha spicata L. 的地上部分。二者主要区别：薄荷叶外被微柔毛，显微鉴别可见橙皮苷结晶，挥发性成分主要含有薄荷油、薄荷脑，香气清凉刺鼻；而留兰香叶脉凹陷，叶两面均无毛，香气清甜柔，微凉，显微鉴定无橙皮苷结晶，挥发油中不含薄荷脑、薄荷油，而含有香旱芹子油萜酮。可根据以上特征进行鉴别，二者不能混用。

【产地】　主产于江苏、安徽等地（称"苏薄荷"），江西、河南、四川、云南亦产。

【性状】　药材茎呈方柱形，有对生分枝，长 15~40cm，直径 0.2~0.4cm；表面紫棕色或淡绿色，棱角处具茸毛，节间长 2~5cm；质脆，断面白色，髓部中空。叶对生，有短柄；叶片卷曲皱缩，完整者展平后呈宽披针形、长椭圆形或卵形，长 2~7cm，宽 1~3cm；上表面深绿色，下表面灰绿色，稀被茸毛，有凹点状腺鳞。轮伞花序腋生，花萼钟状，先端 5 齿裂，花冠淡紫色。揉搓后有特殊清凉香气，味辛凉。以叶多、色绿深、气味浓者为佳（彩图 33）。

饮片呈不规则的段。茎方柱形，表面紫棕色或淡绿色，具纵棱线，棱角处具茸毛。切面白色，中空。叶多破碎，上表面深绿色，下表面灰绿色，稀被茸毛。轮伞花序腋生，花萼钟状，先端 5 齿裂，花冠淡紫色。揉搓后有特殊清凉香气，味辛凉。

【显微特征】　茎横切面呈四方形：①表皮为 1 列，长方形，外被角质层，有腺鳞、小腺毛及非腺毛。②皮层薄壁细胞数列，排列疏松，四棱角处由厚角细胞组成。③内皮层明显。④韧皮部狭窄；形成层成环；木质部在四棱处发达，导管及木纤维均多角形，射线宽窄不一。⑤髓部由大型薄壁细胞组成，中心常呈空洞（图 11-52）。

叶横切面：①上表皮细胞呈方形，下表皮细胞较小，具气孔；上下表皮细胞有多数凹陷，内有大型特异的扁球形腺鳞，可见少数小腺毛和非腺毛。②叶异面型，叶内栅栏组织为 1 列薄壁细胞，海绵组织为 4~5 列不规则薄壁细胞，排列疏松；叶肉细胞中常含针簇状橙皮苷结晶。③主脉维管束外韧型，木质部导管常 2~6 个排列成行，韧皮部外侧与木质部外侧均有厚角组织。④薄壁细胞及少数导管中有时可见橙皮苷结晶（图 11-53）。

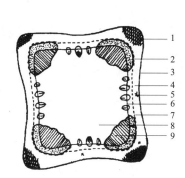

图 11-52　薄荷茎横切面简图
1. 厚角组织；2. 韧皮部；3. 表皮；4. 皮层；
5. 橙皮苷结晶；6. 形成层；
7. 内皮层；8. 髓；9. 木质部

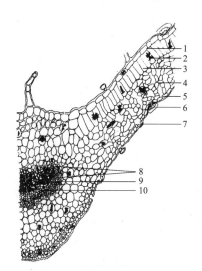

图 11-53　薄荷叶横切面详图
1. 上表皮；2. 橙皮苷结晶；3. 栅栏组织；
4. 海绵组织；5. 下表皮；6. 腺鳞；7. 气孔；
8. 厚角组织；9. 木质部；10. 韧皮部

粉末：淡黄绿色，微有香气。①表皮细胞壁薄，呈波状；下表皮有众多直轴式气孔。②腺鳞头部顶面观球形，侧面观扁球形，直径 60~100μm，由 6~8 个分泌细胞组成，内含淡黄色分泌物；柄单细胞，极短，基部四周表皮细胞 10 余个，呈辐射状排列。③小腺毛头部椭圆形，单细胞，直径 15~26μm，内含淡黄色分泌物；单细胞柄。④非腺毛由 2~8 个细胞组成，常弯曲，壁厚 2~7μm，外壁有疣状突起。此外尚有茎表皮细胞、导管、木纤维等（图 11-54）。

【化学成分】　主要含挥发油，又含黄酮类、有机酸等。挥发油：全草含挥发油 1.3%~2.0%，油中主要含 *l*-薄荷醇（薄荷脑，*l*-menthol，77%~87%）、*l*-薄荷酮（*l*-menthone，约 10%）、乙酰薄荷酯类（3%~6%）及异薄荷酮（约 1.75%）。其他还有胡薄荷酮（pulegone）、*d*-月桂烯（*d*-myrcene）和柠檬烯（limonene）等成分。

黄酮类：异瑞福灵（isoraifolin）、木犀草素-7-O-β-D-葡萄糖苷（luteolin-7-O-β-D-lucoside）、薄荷异黄酮苷（menthoside）等。

有机酸：迷迭香酸（rosmarinic acid）、咖啡酸（coffeic acid）等。

【理化鉴别】**1. 显色反应** 取本品叶的粉末少量，经微量升华得油状物，加硫酸2滴及香草醛结晶少量，初显黄色至橙黄色，再加水1滴，即变紫红色。

2. 薄层色谱 按薄层色谱法操作，供试品色谱中，在与薄荷对照药材及薄荷脑对照品色谱相应的位置上应显相同颜色的斑点。

3. 含量测定 按挥发油测定法测定，本品按干燥品计算，含挥发油不得少于0.80%（ml/g）。按气相色谱法测定，本品按干燥品计算，含薄荷脑（$C_{10}H_{20}O$）不得少于0.20%。

【药理作用】薄荷的药理作用见表11-38。

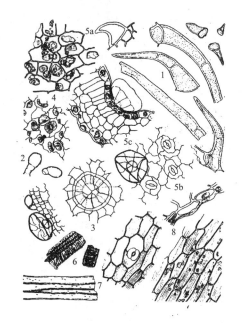

图 11-54　薄荷粉末图
1. 非腺毛；2. 小腺毛；3. 腺鳞；4. 橙皮苷结晶；
5. 叶片碎片（a. 上表皮细胞；b. 下表皮细胞；
c. 断面观）；6. 导管；7. 木纤维；8. 茎表皮细胞

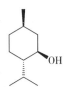　　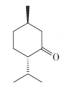

l-薄荷醇　　　　　*l*-薄荷酮

表 11-38　薄荷的药理作用

药理作用	作用机制	活性成分
抗病原微生物作用	水煎剂对多种致病球菌、杆菌及病毒有抑制作用	薄荷醇
发汗解热作用	小剂量服用可兴奋中枢神经系统，促使皮肤毛细血管扩张，并促进汗腺分泌，增加散热量	挥发油、薄荷酮
解痉、祛痰的作用	薄荷油能抑制胃肠道平滑肌收缩；薄荷脑有祛痰作用	挥发油、薄荷醇、薄荷酮
止痛、抗炎的作用	外用有止痒、止痛及对抗刺激的作用；对大鼠角叉菜胶性足肿有抑制作用	薄荷醇、薄荷酮
抗早孕作用	水溶液及薄荷油对大鼠、小鼠均有明显的抗早孕作用	薄荷油

【功能主治】辛，凉。归肺、肝经。疏散风热，清利头目，利咽，透疹，疏肝行气。用于风热感冒、风温初起、头痛、目赤、喉痛、口疮、风疹、麻疹、胸胁胀闷。用量3~6g。

【制剂】**1. 风油精** 成分为薄荷脑、樟脑、桉油等。具有清凉、止痛、驱风、止痒的功能。用于伤风感冒引起的头痛、头晕及由关节痛、牙痛、腹部胀痛和蚊虫叮咬、晕车等引起的不适感。

2. 黄氏响声丸 由薄荷、薄荷脑、浙贝母等组成。具有疏风清热，化痰散结，利咽开音的功能。用于风热外束、痰热内盛所致的急慢性喉痹，症见声音嘶哑、咽喉肿痛、咽干灼热、咽中有痰、或寒热头痛、或便秘尿赤；急慢性喉炎及声带小结、声带息肉初起见上述证候者。

【附】**1. 薄荷素油（薄荷油）** 为薄荷的新鲜茎和叶经水蒸气蒸馏、冷冻、部分脱脑加工提取的挥发油。为无色或淡黄色澄清液体，有特异清凉香气，味初辛，后凉。长时间存放，则色渐变深。本品为芳香剂、驱风剂、调味剂；用于皮肤，能产生清凉感并减轻疼痛。口服一次剂量为 0.02~0.2ml，一日为 0.06~0.6ml。外用适量。

2. 薄荷脑 为薄荷新鲜茎和叶经水蒸气蒸馏、冷冻、重结晶得到的一种饱和环状醇。本品为无色针状或棱柱状结晶或白色结晶粉末；有薄荷的特殊香气，味初灼热后清凉。功能同薄荷油。用量 0.02~0.1g。

课堂互动

1. 试述薄荷的主要鉴别特征。
2. 试述薄荷的来源、主要化学成分及药理作用。

黄芩 Scutellariae Radix*

（英）Scutellaria Root

【来源】 为唇形科植物黄芩 *Scutellaria baicalensis* Georgi 的干燥根。

【植物形态】 多年生草本。主根粗壮，圆锥形，老根中心常腐朽、中空。茎高 30~120cm，钝四棱形，基部多分枝。叶对生，披针形至条状披针形，顶端钝，基部圆形，全缘。总状花序顶生，花偏生于花序一侧，萼 2 唇形；花冠蓝紫色或紫红色；雄蕊 4；雌蕊花柱细长。小坚果卵球形。花期 7~8 月，果期 8~9 月（彩图 34）。

【采制】 春秋季采挖，以春季采挖为好。除去地上部分及须根、泥土，晒至半干后撞去栓皮，再晒干。新根色鲜黄、内部充实者称为"子芩"、"条芩"或"枝芩"；老根内部暗棕色、中心枯朽者称为"枯芩"。以子芩质佳，枯芩次之。黄芩软化切制饮片，不宜冷浸，而以蒸（不超过 1 小时）或沸水煮（10 分钟）后切制为好，这样才不影响药材有效成分的含量。

实例解析

【实例】2020 年 4 月 28 日，上海市药品监督管理局发布《上海市药品监督管理局 2020 年第 1 期药品质量抽检通告》。公告显示，上海药监局抽检发现 41 批次中药饮片不合格，一半系性状不达标，其中包含某公司生产的 1 批次黄芩饮片性状、炮制不符合规定。

【解析】市场上除正品黄芩外，也常有黄芩非正品出现，常见的有唇形科植物滇黄芩 *Scutellaria amoena* C. H. Wright、甘肃黄芩 *Scutellaria rehderiana* Diels 和黏毛黄芩 *Scutellaria visicidula* Bge 干燥根。3 种黄芩药材外形与正品黄芩十分相似，所含的主要有效成分也相同，因此根据外形及薄层鉴别无法区分，主要通过显微鉴别进行区分：正品黄芩根横切面韧皮部宽广，既有石细胞又有纤维分布；而滇黄芩没有石细胞，甘肃黄芩皮层有石细胞和纤维分布，且韧皮部较小；黏毛黄芩韧皮部无石细胞，可据此进行区分。另外，市场上也发现有黄芩染色及在饮片炮制加工过程中用硫磺熏蒸的情况。

【产地】 主产于河北、山西、内蒙古、辽宁等省区，山西产量最多，河北承德产质量最好。近年栽培品（1~3 年生）逐渐增多，在商品黄芩中占 1/3 以上。

【性状】 药材呈圆锥形，扭曲，长 8~25cm，直径 1~3cm。表面棕黄色或深黄色，有稀疏的疣状细根痕，上部较粗糙，有扭曲的纵皱纹或不规则的网纹，下部有顺纹和细皱纹。质硬而脆，易折断，断面黄色，中心红棕色；老根中心呈枯朽状或中空，暗棕色或棕黑色。气微，味苦。以条粗长、质坚实、色黄者为佳。

栽培品较细长，多有分枝。表面浅黄棕色，外皮紧贴，纵皱纹较细腻。断面黄色或浅黄色，略呈角质样。味微苦（彩图34）。

饮片为类圆形或不规则形薄片。外表皮黄棕色或棕褐色。切面黄棕色或黄绿色，具放射状纹理。

【显微特征】 根横切面：①木栓层有8～20列细胞组成，其中散在石细胞、木栓组织外缘多破裂。②皮层与韧皮部界限不明显，有多数石细胞与韧皮纤维，单个或成群散在，石细胞多分布于外侧，韧皮纤维多分布于内侧。③形成层环明显。老根中央的木质部有1～数个栓化细胞环。④薄壁细胞中含有淀粉粒（图11-55）。

粉末：黄色。①韧皮纤维单个散在或数个成束，梭形，长60～250μm，直径9～33μm，壁厚，孔沟细。②石细胞类圆形、类方形或长方形，壁较厚或甚厚。③木栓细胞棕黄色，多角形。④网纹导管多见，直径24～72μm。⑤木纤维多碎断，直径约12μm，有稀疏斜纹孔。此外，淀粉粒甚多，单粒类球形，直径2～10μm，脐点明显，复粒由2～3分粒组成（图11-56）。

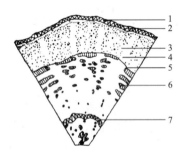

图11-55 黄芩根横切面简图
1. 木栓层；2. 皮层；3. 石细胞及纤维；4. 韧皮部；
5. 形成层；6. 木质部；7. 木栓化细胞环

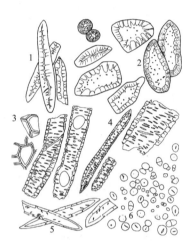

图11-56 黄芩根的粉末图
1. 韧皮纤维；2. 石细胞；3. 木栓细胞；
4. 网纹导管；5. 木纤维；6. 淀粉粒

【化学成分】 含多种黄酮类化合物，主要为黄芩苷（baicalin）（含量3%～16%）、汉黄芩苷（wogonoside）、黄芩素（scutellarein）、汉黄芩素（wogonin）、黄芩新素 I 、II（skullcapflavone I，II）、去甲汉黄芩素（norwogonin）等30余种黄酮类化合物。此外含挥发油、苯乙醇糖苷类成分等。黄芩中黄酮类成分的含量与根的新老及炮制方法有关，如子芩中含的黄芩苷、汉黄芩苷比枯芩高。黄芩根在水中浸3小时，有62.5%～93.5%的黄芩苷水解成苷元。

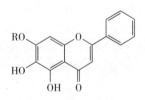

黄芩苷 R=葡萄糖醛酸基
黄芩素 R=H

汉黄芩苷 R=葡萄糖醛酸基，R_1=CH₃
汉黄芩素 R=H，R_1=CH₃

【理化鉴别】 1. 薄层色谱 按薄层色谱法操作，供试品色谱中，在与黄芩苷、黄芩素、汉黄芩素对照品色谱相应的位置上应显相同颜色的斑点。

2. 含量测定 按高效液相色谱法测定，本品按干燥品计算，含黄芩苷（$C_{21}H_{18}O_{11}$）不得少于9.0%。

黄芩片及酒黄芩含黄芩苷不得少于 8.0%。

【药理作用】 黄芩的药理作用见表 11-39。

表 11-39 黄芩的药理作用

药理作用	作用机制	活性成分
抗病原微生物作用	黄芩对多种球菌、杆菌、病毒、真菌、阿米巴原虫、钩端螺旋体有抑制作用	黄芩苷、黄芩素、汉黄芩苷、汉黄芩素
抗变态反应、抗炎作用	能抑制大鼠角叉菜胶性足肿胀和小鼠醋酸性血管通透性增加；可抑制小鼠被动皮肤过敏反应和大鼠腹腔内肥大细胞脱颗粒反应	黄芩素、汉黄芩素、黄芩苷
利胆、解痉及改善脂肪代谢作用	黄芩及黄芩苷有利胆作用；黄芩素有解痉作用；黄酮类成分能改善脂肪代谢，抑制脂类过氧化作用	黄芩素、汉黄芩素、黄芩新素Ⅱ、黄芩苷
降压作用	浸剂能使麻醉动物和肾性或神经性高血压犬血压降低	黄芩苷

【功能主治】 苦，寒。归肺、胆、脾、大肠、小肠经。清热燥湿，泻火解毒，止血，安胎。用于湿温、暑湿、胸闷呕恶、湿热痞满、泻痢、黄疸、肺热咳嗽、高热烦渴、血热吐衄、痈肿疮毒、胎动不安。用量 3~10g。

【制剂】 1. 双黄连口服液　由金银花、黄芩、连翘组成。具有疏风解表、清热解毒的功能。用于外感风热所致的感冒，症见发热、咳嗽、咽痛。

2. 三黄片　由大黄、黄芩浸膏、盐酸小檗碱组成。具有清热解毒、泻火通便的功能。用于三焦热盛所致的目赤肿痛、口鼻生疮、咽喉肿痛、牙龈肿痛、心烦口渴、尿黄、便秘，亦用于急性胃肠炎，痢疾。

课堂互动

　　1. 黄芩的性状特征是什么？
　　2. 黄芩的显微特征有哪些？

丹参 Salviae Miltiorrhizae Radix et Rhizoma*

（英）Dan-shen Root

【来源】 为唇形科植物丹参 *Salvia miltiorrhiza* Bge. 的干燥根和根茎。

【植物形态】 多年生草本，高 30~80cm，全株密被柔毛。根圆柱形，砖红色。茎四棱形。叶对生，奇数羽状复叶，卵形至椭圆状卵形，边缘有锯齿，两面被柔毛。轮伞花序组成顶生或腋生的假总状花序；花萼钟状，紫色；花冠二唇形，蓝紫色，雄蕊 2。小坚果椭圆形。花期 5~8 月，果期 8~9 月（彩图 35）。

【采制】 春、秋二季采挖，以秋季采挖质量较好。栽培品于种植第二、三年秋季采挖，除去地上部分及须根，将根摊开曝晒，晒至五六成干时集中堆积发热，使内部颜色变为紫色，再晒干。

【产地】 主产于安徽、江苏、山东、四川等省。商品丹参多为栽培品。

【性状】 药材根茎短粗，顶端有时残留茎基。根数条，长圆柱形，略弯曲，有的分枝并具须状细根，长 10~20cm，直径 0.3~1cm。表面棕红色或暗棕红色，粗糙，具纵皱纹。老根外皮疏松，多显紫棕色，常呈鳞片状剥落。质硬而脆，断面疏松，有裂隙或略平整而致密，皮部棕红色，木部灰黄色或紫褐色，导管束黄白色，呈放射状排列。气微，味微苦涩。

栽培品较粗壮，直径 0.5~1.5cm。表面红棕色，具纵皱纹，外皮紧贴不易剥落。质坚实，断面较平整，略呈角质样（彩图 35）。

饮片呈类圆形或椭圆形的厚片。外表皮棕红色或暗棕红色，粗糙，具纵皱纹。切面有裂隙或略平整而致密，有的呈角质样，皮部棕红色，木部灰黄色或紫褐色，有黄白色放射状纹理。气微，味微苦涩。

【显微特征】 根横切面：①木栓层为4~6列细胞，含紫棕色物质。有的可见落皮层。②韧皮部较窄，筛管群明显。③形成层呈环。④木质部宽广，8~10多束呈放射状排列，导管在近形成层处较多，呈切向排列，渐至中央导管呈单列。木纤维常成束存在于初生木质部（图11-57）。

粉末：红棕色。①石细胞类圆形、类三角形、类长方形或不规则形，也有延长呈纤维状，边缘不平整，直径14~70μm，长可达257μm，孔沟明显，有的胞腔内含黄棕色物。②木纤维多为纤维管胞，长梭形，末端斜尖或钝圆，直径12~27μm，具缘纹孔点状，纹孔斜裂缝状或"十"字形，孔沟稀疏。③网纹导管和具缘纹孔导管直径11~60μm（图11-58）。

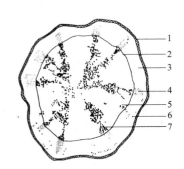

图11-57　丹参横切面简图

1. 木栓层；2. 形成层；3. 皮层；4. 韧皮部；
5. 导管；6. 厚壁细胞；7. 木质部

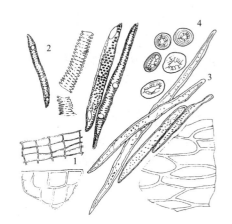

图11-58　丹参粉末图

1. 木栓细胞；2. 导管；3. 木纤维；4. 石细胞

【化学成分】 主要含脂溶性二萜醌类和水溶性的酚酸类成分。二萜醌类有丹参酮Ⅰ、ⅡA、ⅡB（tanshinone Ⅰ，ⅡA，ⅡB），异丹参酮Ⅰ、Ⅱ（isotanshinone Ⅰ，Ⅱ），隐丹参酮（cryptotanshinone），异隐丹参酮（isocryptotanshinone），丹参新酮（miltirone）等。酚酸类有丹参酸（salvianolic acid）A、丹参酚、原儿茶醛、迷迭香酸等。

丹参酮ⅡA　R = CH₃
丹参酮ⅡB　R = CH₂OH

隐丹参酮

【理化鉴别】 **1. 薄层色谱**　按薄层色谱法操作，供试品色谱中，在与丹参酮ⅡA、丹酚酸B对照品色谱相应的位置上应显相同颜色的斑点。

2. 含量测定　按高效液相色谱法测定，本品按干燥品计算，含丹参酮ⅡA（$C_{19}H_{18}O_3$）、隐丹参酮（$C_{19}H_{20}O_3$）和丹参酮Ⅰ（$C_{18}H_{12}O_3$）的总量不得少于0.25%；丹酚酸B（$C_{36}H_{30}O_{16}$）不得少于0.30%。

【药理作用】 丹参的药理作用见表11-40。

表 11-40　丹参的药理作用

药理作用	作用机制	活性成分
对心脑血管的作用	可扩张冠状动脉，增加血流量，抗心肌缺血；降低脑缺血大鼠的脑梗死面积和水肿	丹参酮、丹参酚酸
抗血栓作用	有抗凝血、促进纤溶的作用；有改善微循环、抗血栓形成和降低血黏度等作用	丹参素、丹参酮、原儿茶醛、丹参酚酸、迷迭香酸
抗氧化、抗病原微生物的作用	丹酚酸、丹参素有较强的抗氧化自由基作用；对多种致病球菌、杆菌、真菌等均有抑制作用	丹参酮ⅡA、丹参素、丹酚酸
抗肿瘤作用	具有杀伤肿瘤细胞、诱导癌细胞分化和凋亡的作用	丹参酮ⅡA
促进组织修复和再生的作用	改善骨组织的血供应量，对骨组织的细胞有明显的修复作用，对皮肤切口愈合有明显的促进作用	丹参酮、丹参酚酸

【功能主治】苦，微寒。归心、肝经。活血祛瘀，通经止痛，清心除烦，凉血消痈。用于胸痹心痛、脘腹胁痛、癥瘕积聚、热痹疼痛、心烦不眠、月经不调、痛经经闭、疮疡肿痛。用量 10~15g。不宜与藜芦同用。

【制剂】1. 丹参片　由丹参组成。具有活血化瘀的功能。用于瘀血闭阻所致的胸痹，症见胸部疼痛、痛处固定、舌质紫暗；冠心病心绞痛见上述证候者。

2. 复方丹参滴丸　由丹参、三七、冰片组成。具有活血化瘀、理气止痛的功能。用于气滞血瘀所致的胸痹，症见胸闷、心前区刺痛；冠心病心绞痛见上述证候者。

课堂互动

1. 丹参的主要鉴别特征有哪些？
2. 试述丹参的化学成分、药理作用及功能。

益母草　Leonuri Herba

本品为唇形科植物益母草 *Leonurus japonicus* Houtt. 的新鲜或干燥地上部分。鲜品春季幼苗期至初夏花前期采割；干品夏季茎叶茂盛、花未开或初开时采割，晒干，或切段晒干。全国各地均产。鲜益母草幼苗期无茎，基生叶圆心形，5~9 浅裂，每裂片有 2~3 钝齿。花前期茎呈方柱形，上部多分枝，四面凹下成纵沟，长 30~60cm，直径 0.2~0.5cm；表面青绿色；质鲜嫩，断面中部有髓。叶交互对生，有柄。叶片青绿色，质鲜嫩，揉之有汁。下部茎生叶掌状 3 裂，上部叶羽状深裂或浅裂成 3 片，裂片全缘或具少数锯齿。气微，味微苦。干益母草 茎表面灰绿色或黄绿色。体轻，质韧，断面中部有髓。叶片灰绿色，多皱缩、破碎，易脱落。轮伞花序腋生，小花淡紫色，花萼筒状，花冠二唇形。切段者长约 2cm。益母草含益母草碱（leonurine，0.02%~0.12%）、水苏碱（stachydrine，0.59%~1.72%）、益母草啶（leonuridine）、槲皮素（quercetin）、芹菜素（apigenin）、月桂酸、亚麻酸、亚油酸等。依据《中国药典》（2020 年版），本品含盐酸水苏碱（$C_7H_{13}NO_2 \cdot HCl$）和盐酸益母草碱（$C_{14}H_{21}N_5O_3 \cdot HCl$）分别不得少于 0.50% 和 0.050%。药理研究表明，益母草有兴奋子宫、抗早孕、抑制血小板聚集、增加冠脉流量、降血压、利尿、抗炎等作用。本品性微寒，味辛、苦。归肝、心包、膀胱经。具有活血调经、利尿消肿、清热解毒之功能。用于月经不调、痛经经闭、恶露不尽、水肿尿少、疮疡肿毒。用量 9~30g。鲜品 12~40g。孕妇慎用。

广藿香 Pogostemonis Herba

本品为唇形科植物广藿香 *Pogostemon cablin*（Blanco）Benth. 的干燥地上部分。枝叶茂盛时采割，日晒夜闷，反复至干。主产于海南及广东，大量栽培。商品广藿香按产地分为海南广藿香及石牌广藿香，以海南广藿香为大宗，销全国。传统认为石牌广藿香质优，但产量少，主销广州地区。药材茎略呈方柱形，多分枝，枝条稍曲折，长 30~60cm，直径 0.2~0.7cm。表面淡绿色，被黄白色柔毛，质脆，易折断，折断面裂片状，中心有小型髓。老茎类圆柱形，直径 1~1.2cm，被灰褐色栓皮，质较坚硬。叶对生，多脱落或皱缩成团，展开后叶片呈卵形或椭圆形，长 4~9cm，宽 3~7cm；两面均被灰白色柔毛；先端短尖或钝圆，基部楔形或钝圆，边缘具大小不规则的钝齿；叶柄细，长 2~5cm，被柔毛。气香特异，味微苦。广藿香含挥发油 2%~2.8%，油中的主要成分为广藿香醇（patchouli alcohol）占 52%~57%，还含广藿香酮（pogostone）、刺蕊草醇（pogostol）、丁香油酚、桂皮醛、丁香烯等。尚含多种黄酮类化合物，如芹菜素（apigenin）、芹黄苷（apigenin-7-O-β-glucoside）等。依据《中国药典》（2020 年版），本品含百秋李醇（$C_{15}H_{26}O$）不得少于 0.10%。药理研究表明，广藿香具有促进胃液分泌、缓解胃肠平滑肌痉挛、镇吐、抗菌、抗炎、止泻、扩张血管等作用。本品性微温，味辛。归脾、胃、肺经。具有芳香化浊、和中止呕、发表解暑之功能。用于湿浊中阻、脘痞呕吐、暑湿表证、湿温初起、发热倦怠、胸闷不舒、寒湿闭暑、腹痛吐泻、鼻渊头痛。用量 3~10g。

唇形科其他常用生药

唇形科其他常用生药见表 11-41。

表 11-41 唇形科其他常用生药

生药	来源	活性成分	药理作用	功能主治
荆芥	荆芥 *Schizonepeta tenuifolia* Briq. 的干燥地上部分	挥发油	解热、抗炎、抗病原微生物	解表散风，透疹，消疮
紫苏叶	紫苏 *Perilla frutescens*（L.）Britt. 的干燥叶（或带嫩枝）	挥发油	解热、抗病原微生物、抗炎、促进消化液分泌	解表散寒，行气和胃
香薷	石香薷 *Mosla chinensis* Maxim. 或江香薷 *Mosla chinensis* ' Jiangxiangru' 的干燥地上部分	挥发油	发汗、解热、抗病原物微生物	发汗解表，化湿和中
夏枯草	夏枯草 *Prunella vulgaris* L. 的干燥果穗	三萜皂苷	降血压、抗炎、抗病原微生物	清肝泻火，明目，散结消肿
泽兰	毛叶地瓜儿苗 *Lycopus lucidus* Turcz. var. *hirtus* Regel 的干燥地上部分	挥发油、葡萄糖苷、鞣质	抗血栓、抗凝血、增强纤溶活性、强心	活血调经，祛瘀消痈，利水消肿

四十、茄科 Solanaceae

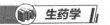

PPT

草本或灌木，稀小乔木或藤本。单叶互生，有时呈一大一小双生状，稀复叶。花两性，辐射对称，单生、簇生或成各式的聚伞花序；花冠 5 裂，呈辐状、钟状、漏斗状或高脚碟状；雄蕊常 5 枚，着生花冠上，与花冠裂片互生；子房上位，中轴胎座，胚珠多数，柱头头状或 2 浅裂。蒴果或浆果。种子盘形或肾形。

本科约 80 属，3000 种，广布于温带及热带地区。我国 26 属，115 种，各地均产；已知药用 25 属，84 种。重要的生药材有：枸杞子、地骨皮、洋金花、龙葵、颠茄、莨菪、酸浆等。

本科植物的化学成分以含多种托品类、甾体类和吡啶类生物碱为特征。莨菪烷类生物碱：莨菪碱（hyoscyamine）、东莨菪碱（scopolamine）、颠茄碱（belladonine），为抗胆碱药，能扩瞳、解痉、止痛及抑制腺体分泌，多含于颠茄属（*Atropa*）、莨菪属（*Scopolia*）及曼陀罗属（*Datura*）的一些植物中。甾体类生物碱：龙葵碱（solanine）、澳茄碱（solasonine）等，多具抗菌消炎和抗真菌作用，为甾体药物合成的原料，主要存在于茄属（*Solanum*）、酸浆属（*Physalis*）及辣椒属（*Capsicum*）植物中。吡啶类生物碱：烟碱（nicotine）、胡芦巴碱（trigonelline）、石榴碱（pelletierine）。此外还含吡咯类、吲哚类、嘌呤类生物碱等。睡茄属（*Withania*）植物还含有醉茄内酯（withanolides），具增加机体免疫和抗炎等作用。

枸杞子 Lycii Fructus*

（英）Barbary Wolfberry Fruit

【来源】为茄科植物宁夏枸杞 *Lycium barbarum* L. 的干燥成熟果实。

【植物形态】多分枝灌木，高 0.5~2m；枝条细弱，弓状弯曲或俯垂，淡灰色，有纵条纹，棘刺长 0.5~2cm。单叶互生或数片丛生于短枝上，长椭圆形披针形或卵状长圆形，基部楔形并下延成柄，全缘。花腋生，常 1 至数朵簇生于短枝上；花萼杯状；花冠漏斗状，粉红色或紫红色。浆果椭圆形，红色。花期 5~9 月，果期 7~10 月（彩图 36）。

实例解析

【实例】宁夏中宁枸杞为枸杞的道地药材，2019 年 9 月中宁枸杞地方标准发布并实施。2020 年 5 月，中宁县人民政府发布关于加强枸杞产品质量安全管理的通告，切实规范枸杞种植、生产、加工及流通等环节秩序，保障枸杞产品质量安全。

【解析】中宁枸杞是宁夏特产，但近年来也发现有不法商家以次充好，甚至有染色及用硫磺熏蒸的情况。染色枸杞整个都是红色，而天然枸杞尖端蒂处多为白色。天然枸杞颜色偏暗红，味道清香带甜，而硫磺熏蒸过的枸杞颜色鲜红，口尝有酸涩味；天然枸杞泡水为淡黄色，而熏蒸枸杞冷水泡则无色。中宁县政府以上措施的出台，可有力保障枸杞市场的健康运行。

【采制】夏秋二季果实呈红色时采收，热风烘干，除去果梗，或晾至皮皱后，晒干，除去果梗。

【产地】主产于宁夏，甘肃、青海、新疆、河北亦产，多系栽培。

【性状】本品呈类纺锤形或椭圆形，长 6~20mm，直径 3~10mm。表面红色或暗红色，顶端有小突起状的花柱痕，基部有白色的果梗痕。果皮柔韧，皱缩；果肉肉质，柔润。种子 20~50 粒，类肾形，扁而翘，长 1.5~1.9mm，宽 1~1.7mm，表面浅黄色或棕黄色。气微，味甜（彩图 36）。

【显微特征】果实横切面：①外果皮为 1 列扁平细胞，壁较厚，外被角质层，外缘作细齿状突起。②中果皮为 10 余列薄壁细胞，外侧 1~2 列细胞较小，中部细胞形状较大，有的细胞中含草酸钙砂晶；维管束双韧型，多数，散列。③内果皮细胞 1 列，椭圆形，切向延长。④种皮表皮为 1 列石细胞，类长方形，侧壁及内壁呈 U 字形增厚。其下为 3~4 列被挤压的薄壁细胞。最内一层为扁长方形薄壁细胞，微木化。胚乳及胚根、子叶薄壁细胞含有脂肪油及颗粒状内含物（图 11-59）。

粉末：黄橙色或红棕色。①外果皮表皮细胞表面观呈类多角形或长多角形，垂周壁平直或细波状弯曲，外平周壁表面有平行的角质条纹。②中果皮薄壁细胞呈类多角形，壁薄，胞腔内含橙红色或红棕色球形颗粒。③种皮石细胞表面观不规则多角形，壁厚，波状弯曲，层纹清晰（图 11-60）。

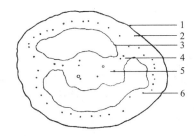

图 11-59　枸杞子横切面简图
1. 外果皮；2. 中果皮；3. 内果皮；
4. 横隔；5. 中轴；6. 维管束（双韧型）

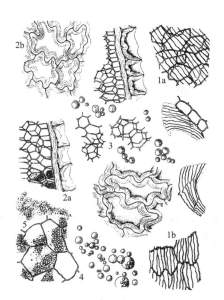

图 11-60　枸杞子粉末图
1. 外果皮表皮细胞（a. 断面观；b. 表面观）；
2. 种皮石细胞（a. 断面观；b. 表面观）；
3. 内胚乳细胞；4. 中果皮薄壁细胞；5. 草酸钙砂晶

【化学成分】含枸杞多糖、甜菜碱（betaine，约 0.091%）、胡萝卜素（carotene，约 3.3%）、维生素 C（ascorbic acid，约 3%）、维生素 B$_1$（thiamine，约 0.2%），维生素 B$_2$（riboflavine）、烟酸（nicotinic acid）、l-莨菪碱、莨菪亭（scopoletin）及天冬氨酸、谷氨酸等多种氨基酸。

【理化鉴别】**1. 薄层色谱**　按薄层色谱法操作，供试品色谱中，在与枸杞子对照药材色谱相应的位置上应显相同颜色的荧光斑点。

2. 含量测定　按苯酚-硫酸法测定，本品按干燥品计算，枸杞多糖以葡萄糖（$C_6H_{12}C_6$）计，不得少于 1.8%；按高效液相色谱法测定，本品按干燥品计算，含甜菜碱（$C_5H_{11}NO_2$）不得少于 0.50%。

【药理作用】枸杞子的药理作用见表 11-42。

表 11-42　枸杞子的药理作用

药理作用	作用机制	活性成分
免疫调节作用	能提高巨噬细胞的吞噬功能，增强血清溶菌酶的活力，增加鼠脾脏中抗绵羊红细胞的抗体形成细胞数量	枸杞多糖
抗衰老作用	可抑制 LPO 生成，并使血中 GSH-Px 和红细胞 SOD 活力提高；对造血功能有促进作用	枸杞多糖
抗肝损伤、降血糖的作用	可降低大鼠血中的胆固醇含量，对 CCl$_4$ 引起的肝损伤有保护作用；有显著而持久的降血糖作用	甜菜碱、枸杞多糖
雌激素样作用	具雌激素样作用，能使大鼠垂体前叶、卵巢及子宫重量明显增加	提取物

【功能主治】甘，平。归肝、肾经。滋补肝肾，益精明目。用于虚劳精亏、腰膝酸痛、眩晕耳鸣、阳痿遗精、内热消渴、血虚萎黄、目昏不明。用量 6～12g。

【制剂】**杞菊地黄丸（浓缩丸、胶囊、片）**　由枸杞子、菊花、熟地黄等组成。具有滋肾养肝的功能。用于肝肾阴亏、眩晕耳鸣、羞明畏光、迎风流泪、视物模糊。

【附】**地骨皮**　为茄科植物枸杞 *Lycium chinense* Mill. 或宁夏枸杞 *Lycium barbarum* L. 的干燥根皮。本

品呈筒状或槽状，长 3~10cm，宽 0.5~1.5cm，厚 0.1~0.3cm。外表面灰黄色至棕黄色，粗糙，有不规则纵裂纹，易成鳞片状剥落。内表面黄白色至灰黄色，较平坦，有细纵纹。体轻，质脆，易折断，断面不平坦，外层黄棕色，内层灰白色。气微，味微甘而后苦。含甜菜碱（betaine）、枸杞酰胺（lyciumamide）、柳杉酚（sugioll）、蜂蜜酸（melissic acid）等。具解热、降压、降血糖、降血脂等药理作用。本品甘，寒。归肺、肝、肾经。具有凉血除蒸、清肺降火的功能。用于阴虚潮热、骨蒸盗汗、肺热咳嗽、咯血、衄血、内热消渴。用量 9~15g。

> **课堂互动**
>
> 1. 枸杞子的来源及主要鉴别特征是什么？
> 2. 试述枸杞子的产地及功效。

洋金花　Daturae Flos

本品为茄科植物白花曼陀罗 *Datura metel* L. 的干燥花，习称"南洋金花"。4~11 月花初开时采收，晒干或低温烘干。通常扎成小把。主产于江苏，广东、浙江、安徽等地亦产。以江苏产者质佳。药材多皱缩成条状，完整者长 9~15cm。花萼呈筒状，长为花冠的 2/5，灰绿色或灰黄色，先端 5 裂，基部具纵脉纹 5 条，表面微有茸毛；花冠呈喇叭状，淡黄色或黄棕色，先端 5 浅裂，裂片有短尖，短尖下有明显的纵脉纹 3 条，两裂片之间微凹；雄蕊 5，花丝贴生于花冠筒内，长为花冠的 3/4；雌蕊 1，柱头棒状。烘干品质柔韧，气特异；晒干品质脆，气微，味微苦。洋金花含多种莨菪烷类生物碱、醉茄甾内酯类、黄酮类等成分。其中，总生物碱的含量为 0.47%~0.75%，以东莨菪碱（scopolamine）的含量最高，约占总碱的 85%，还有少量 *l*-莨菪碱（*l*-hyoscyamine）。依据《中国药典》（2020 年版），本品含东莨菪碱（$C_{17}H_{21}NO_4$）不得少于 0.15%。药理研究表明，洋金花有中枢抑制、抗心律不齐、散瞳、松弛平滑肌等作用。本品性温，味辛，有毒。归肺、肝经。具平喘止咳、解痉定痛的功能。用于哮喘咳嗽、脘腹冷痛、风湿痹痛、小儿慢惊、外科麻醉。用量 0.3~0.6g，宜入丸散；可作卷烟分次燃吸（一日量不超过 1.5g）。外用适量。孕妇、外感及痰热咳嗽、青光眼、高血压及心动过速者禁用。在制药工业上，洋金花用作提取东莨菪碱的原料。

四十一、玄参科　Scrophulariaceae

PPT

草本，少灌木或乔木。叶多对生，少互生或轮生。花两性，常两侧对称，成总状或聚伞花序；花冠 4~5 裂，裂片多少不等或作二唇形；雄蕊多为 4 枚，2 强；子房上位，中轴胎座，每室胚珠多数；花柱顶生。蒴果。种子多而细小。

本科约 200 属，3000 种以上，广布于全世界。我国 60 属，634 种，全国分布，主产于西南；已知药用 231 种。主要的生药有：地黄、玄参、毛花洋地黄叶、洋地黄叶、胡黄连、北刘寄奴等。

本科植物中含多种类型的化学成分，包括：①环烯醚萜苷类，如桃叶珊瑚苷（aucubin）、玄参苷（harpagoside）、胡黄连苷（kurroside）；②强心苷类，如洋地黄毒苷（digitoxin）、地高辛（digoxin）、毛花洋地黄苷 C（lanatoside C）等，为临床常用的强心药；③黄酮类，如柳穿鱼苷（pectolinarin）、蒙花苷（linarin）；④蒽醌类，如洋地黄醌（digitoquinone）；⑤生物碱类，如槐定碱（sophoridine）、骆驼蓬碱（peganine）。

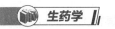

地黄 Rehmanniae Radix*

（英）Rehmannia Root

【来源】为玄参科植物地黄 *Rehmannia glutinosa* Libosch. 的新鲜或干燥块根。

【植物形态】多年生草本，高 10~40cm，全株密被长柔毛及腺毛。块根肉质肥大，呈圆柱形或纺锤形，表面红黄色。基生叶丛生，倒卵形至长椭圆形，先端钝圆，基部渐狭下延成柄，边缘有不整齐钝齿，叶面多皱缩。总状花序顶生；花冠筒状稍弯曲，先端 5 裂，略呈二唇形，紫红色；雄蕊 4，二强；子房上位。蒴果卵圆形。花期 4~6 月，果期 5~7 月（彩图 37）。

【采制】秋季采挖，除去芦头、须根，沙藏或窖藏备用，称"鲜地黄"；将块根缓缓烘焙至约八成干，习称"生地黄"。

实例解析

【实例】2018 年 9 月，国家药品监督管理局官网发布关于 17 批次药品不符合规定的通告，其中经河南省食品药品检验所检验，有 3 批次地黄（生地黄）含量测定不合格。2016 年 10 月，湖北省食品药品监督管理局官网公布药品抽验结果，其中有 1 批次熟地黄含量测定不合格。

【解析】地黄为临床常用中药，饮片分为生地黄和熟地黄。《中国药典》（2015 年版）规定，按高效液相色谱法测定，生地黄含梓醇不得少于 0.20%，毛蕊花糖苷不得少于 0.020%；熟地黄毛蕊花糖苷不得少于 0.020%。地黄由于含有糖类物质而色深质黏，因而极易掺杂使假，或原药材本身质量低劣均会导致含量不合格。另毛蕊花糖苷在药材中含量偏低，熟地黄在炮制过程中，毛蕊花糖苷会进一步降低，也会造成含量不符合要求。《中国药典》（2020 年版）对地黄的含量测定进行了修改，删掉了毛蕊花糖苷，更改为更为客观可控的地黄苷 D 的含量。

【产地】主产于河南、山东、山西等地。野生、家种兼有，商品多为栽培。以河南产者质佳，习称"怀地黄"。

【性状】**鲜地黄** 呈纺锤形或条状，长 8~24cm，直径 2~9cm。外皮薄，表面浅红黄色，具弯曲的纵皱纹、芽痕、横长皮孔样突起及不规则瘢痕。肉质，易断，断面皮部淡黄白色，可见橘红色油点，木部黄白色，导管呈放射状排列。气微，味微甜、微苦。以粗壮、色红黄者为佳。

生地黄 多呈不规则的团块状或长圆形，中间膨大，两端稍细，有的细小，长条状，稍扁而扭曲，长 6~12cm，直径 2~6cm。表面棕黑色或棕灰色，极皱缩，具不规则的横曲纹。体重，质较软而韧，不易折断，断面棕黄色至黑色或乌黑色，有光泽，具黏性。气微，味微甜。以块大、体重、断面乌黑者为佳（彩图 37）。

饮片呈类圆形或不规则的厚片。外表皮棕黑色或棕灰色，极皱缩，具不规则的横曲纹。切面棕黄色至黑色或乌黑色，有光泽，具黏性。气微，味微甜。

【显微特征】生地黄块根横切面：①木栓细胞数列。②栓内层薄壁细胞排列疏松；散有较多分泌细胞，含橙黄色油滴；偶有石细胞。③韧皮部较宽，分泌细胞较少。④形成层成环。⑤木质部射线宽广；导管稀疏，排列成放射状（图 11-61）。

粉末：深棕色。①木栓细胞淡棕色。②薄壁细胞类圆形，内含类圆形核状物。分泌细胞形状与一般薄壁细胞相似，内含橙黄色或橙红色油滴状物。③具缘纹孔导管和网纹导管直径约至 92μm（图 11-62）。

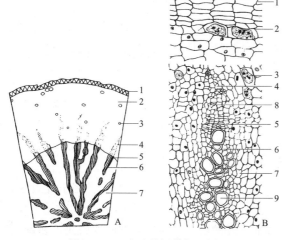

图 11-61 生地黄根横切面图

A. 简图；B. 详图

1. 木栓层；2. 皮层；3. 分泌细胞；4. 韧皮部；

5. 形成层；6. 木质部；7. 射线；8. 筛管；9. 导管

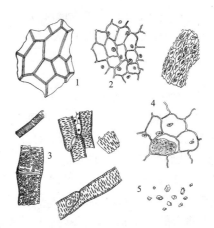

图 11-62 地黄（块根）粉末图

1. 木栓细胞；2. 薄壁组织；3. 导管；

4. 分泌细胞；5. 草酸钙方晶

【化学成分】主要含环烯醚萜苷类化合物，尚含糖类、挥发油及氨基酸等。环烯醚萜苷为鲜地黄和生地黄中的主要成分，包括：①梓醇（catalpol）、二氢梓醇（dihydrocatalpol）、益母草苷（leonuride）、桃叶珊瑚苷（aucubin），以及地黄苷 A、B、C、D（rehmannioside A，B，C，D）等，这类成分在熟地黄中的含量较低；②氨基酸：赖氨酸、组氨酸、精氨酸、天冬氨酸、谷氨酸等；③糖类：多糖、D-葡萄糖、D-果糖、D-半乳糖、毛蕊花糖、水苏糖、甘露三糖等。此外，挥发油主要成分为 2-甲基亚丁基戊烷。

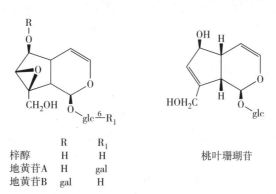

	R	R$_1$
梓醇	H	H
地黄苷A	H	gal
地黄苷B	gal	H

桃叶珊瑚苷

【理化鉴别】**1. 薄层色谱** 按薄层色谱法操作，供试品色谱中，在与梓醇、毛蕊花糖苷对照品色谱相应的位置上应显相同颜色的斑点。

2. 含量测定 按高效液相色谱法测定，本品按干燥品计算，生地黄含梓醇（$C_{15}H_{22}O_{10}$）不得少于 0.20%，地黄苷 D（$C_{17}H_{42}O_{20}$）不得少于 0.10%。

【药理作用】地黄的药理作用见表 11-43。

表 11-43 地黄的药理作用

药理作用	作用机制	活性成分
调节免疫功能作用	可增强小鼠的细胞免疫功能；增强机体非特异性免疫功能，提高类阴虚小鼠的脾脏 B 淋巴细胞功能	地黄多糖

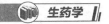

续表

药理作用	作用机制	活性成分
增强造血功能作用	促进正常小鼠骨髓造血干细胞增殖，刺激其造血功能；对放射损伤有一定的保护和促进恢复作用	地黄多糖、地黄低聚糖
抗肿瘤作用	能使 Lewis 肺癌细胞内 P53 基因的表达明显增加	地黄多糖
激素调节作用、降血糖作用	能调节甲亢型阴虚大鼠模型的甲状腺功能及异常的甲状腺激素状态；可调节实验性糖尿病的糖代谢紊乱	地黄多糖、地黄低聚糖

【功能主治】 **1. 鲜地黄** 甘、苦，寒。归心、肝、肾经。清热生津，凉血，止血。用于热病伤阴、舌绛烦渴、温毒发斑、吐血、衄血、咽喉肿痛。用量 12~30g。

2. 生地黄 甘，寒。归心、肝、肾经。清热凉血，养阴生津。用于热入营血、温毒发斑、吐血衄血、热病伤阴、舌绛烦渴、津伤便秘、阴虚发热、骨蒸劳热、内热消渴。用量 10~15g。

【制剂】 **1. 六味地黄丸** 由熟地黄、山茱萸、牡丹皮等组成。具有滋阴补肾的功能。用于肾阴亏损、头晕耳鸣、腰膝酸软、骨蒸潮热、盗汗遗精、消渴。

2. 四物合剂 由熟地黄、当归、川芎等组成。具有养血调经的功能。用于血虚所致的面色萎黄、头晕眼花、心悸气短及月经不调。

【附】 **熟地黄** 将生地黄照蒸法或酒炖法，蒸或炖至内外全黑润，取出晒至八成干时切厚片或块，干燥即得"熟地黄"。药材呈不规则的块片、碎块，大小、厚薄不一。表面乌黑色，有光泽，黏性大。质柔软而带韧性，不易折断，断面乌黑色，有光泽。气微，味甜。含单萜类成分：焦地黄素 A、B、C（jioglutin A，B，C）、焦地黄内酯（jioglutolide）、焦地黄呋喃（jiofuran）、地黄苦苷元（rehmapicrogenin）等。与生地黄相比，环烯醚萜类成分和氨基酸的含量较低，且不含赖氨酸；糖类中单糖的含量比鲜地黄高 2 倍以上。依据《中国药典》（2020 年版），本品含地黄苷 D（$C_{17}H_{42}O_{20}$）不得少于 0.050%。药理研究表明，熟地黄具有抗甲状腺功能亢进、促进物质代谢、抗衰老、抗氧化、促进肾上腺皮质激素合成、抗辐射、抗肿瘤等作用。熟地黄性微温，味甘。归肝、肾经。补血滋阴，益精填髓。用于血虚萎黄、心悸怔忡、月经不调、崩漏下血、肝肾阴虚、腰膝酸软、骨蒸潮热、盗汗遗精、内热消渴、眩晕、耳鸣、须发早白。用量 9~15g。

知识拓展

六味地黄丸

六味地黄丸是滋补肾阴的经方，源自宋代儿科名医钱乙的《小儿药证直诀》。全方有六味药组成：熟地黄、山茱萸、山药为三补，熟地黄滋阴补肾，山茱萸滋养肝肾，山药补益脾阴，三药相配肾肝脾三阴并补，以补肾阴为主；泽泻、牡丹皮、茯苓为三泻，泽泻能泻肾利湿，牡丹皮清泻肝火，茯苓淡渗脾湿，三补三泻，补中有泻，寓泻于补，构成通补开合之剂，具滋阴补肾之功效，主要用于肾阴虚引起的腰膝酸软、头晕耳鸣、骨蒸潮热、遗精盗汗等症状。

课堂互动

1. 地黄的来源及主要鉴别特征是什么？

2. 鲜地黄、生地黄、熟地黄的功效主治有何不同？

玄参　Scrophulariae Radix

本品为玄参科植物玄参 *Scrophularia ningpoensis* Hemsl. 的干燥根。冬季茎叶枯萎时采挖，除去根茎、幼芽、须根及泥沙，晒或烘至半干，堆放 3~6 天，反复数次至干燥。主产于浙江，均为栽培品。药材呈类圆柱形，中间略粗或上粗下细，有的微弯曲，长 6~20cm，直径 1~3cm。表面灰黄色或灰褐色，有不规则纵沟、横长皮孔样突起及稀疏的横裂纹和须根痕。质坚实，不易折断，断面黑色，微有光泽。气特异似焦糖，味甘、微苦。玄参主要含环烯醚萜苷类成分（均为使玄参变黑的成分）、苯丙素苷类，尚含植物甾醇、有机酸类、黄酮类、三萜皂苷、挥发油、糖类等成分。依据《中国药典》（2020 年版），本品含哈巴苷（$C_{15}H_{24}O_{10}$）和哈巴俄苷（$C_{24}H_{30}O_{11}$）的总量不得少于 0.45%。药理研究表明，玄参具有解热、抗菌、抗炎、降血压、降血糖、扩张冠状动脉、保肝、利胆、抗氧化等作用。本品性微寒，味甘、苦、咸。具有清热凉血、滋阴降火、解毒散结之功能。用于热入营血、温毒发斑、热病伤阴、舌绛烦渴、津伤便秘、骨蒸劳嗽、目赤、咽痛、白喉、瘰疬、痈肿疮毒。用量 9~15g。

毛花洋地黄叶　Digitalis Lanate Folium

本品为玄参科植物毛花洋地黄 *Digitalis lanata* Ehrh. 的干燥叶。栽培后第二年花未开放时采收，以 8 月份叶中有效成分含量最高。宜在晴天中午分批采收植株底层的成熟叶，于 20~40℃ 缓缓晾干为宜，低温贮藏于密闭容器中。长江以南各地栽培，主产于浙江杭州。药材呈披针形或倒披针形，长 5~30cm，宽 2~5cm。全缘，叶缘下半部有时有毛，上表面暗绿色，微有毛，下表面灰绿色，无柄。基生叶的叶缘略呈波状弯曲，基部渐呈翼状。气微香，味微苦。毛花洋地黄叶主要含强心苷类化合物，如洋地黄毒苷元（digitoxigenin）、羟基洋地黄毒苷元（gitoxigenin）、异羟基洋地黄毒苷元（digoxigenin）、双羟基洋地黄毒苷元（diginatigenin）和吉他洛苷元（gitaloxigenin）与不同的糖缩合而成。尚含有洋地黄甾醇苷、皂苷、黄酮、蒽醌等。药理研究表明，毛花洋地黄叶对心肌有直接作用，能增强心肌的收缩力，对衰竭的心肌更为明显，并能改善血液循环或直接抑制心内传导系统，使心率减慢，故可用于充血性心力衰竭及心房颤动。有蓄积中毒作用，可引起恶心、二联脉等中毒现象。毛花洋地黄叶为强心药，仅供提取强心苷的原料。

【附】洋地黄叶　为玄参科植物紫花洋地黄 *Digitalis purpurea* L. 的干燥叶。药材呈长卵形至卵状椭圆形；基生叶具翅状叶柄，茎生叶有短柄或无柄；叶端稍钝圆，基部狭缩而形成翅状叶柄，边缘具不规则圆钝锯齿；上表面暗绿色，微有毛，具羽状网脉，叶脉下凹；下表面浅灰绿色，密被毛，叶脉显著突出，细脉末端伸入叶缘每一锯齿；质脆。气微，味苦。本品主要含强心苷类成分，主要由 3 种不同的苷元，即洋地黄毒苷元（digitoxigenin）、羟基洋地黄毒苷元（gitoxigenin）及吉他洛苷元（gitaloxigenin）与不同的糖缩合而成。还含多种甾体皂苷、蒽醌、内酯、黄酮等成分。药理作用与功效同毛花洋地黄叶。洋地黄粉常用量为口服 0.05~0.2g，一次极量 0.4g。

四十二、列当科　Orobanchaceae

PPT

肉苁蓉　Cistanches Herba

本品为列当科植物肉苁蓉 *Cistanche deserticola* Y. C. Ma 或管花肉苁蓉 *Cistanche tubulosa* (Schrenk) Wight 的干燥带鳞叶的肉质茎。春季苗出土时或秋季冻土之前采挖，除去茎尖。切段，晒干。主产于内蒙古、甘肃、新疆、青海，生于湖边、沙地梭梭林中，寄生于藜科植物梭梭（盐木）*Haloxylon ammodendron* Bunge 的根上，属于世界濒危保护植物。肉苁蓉呈扁圆柱形，稍弯曲，长 3~15cm，直径 2~8cm。表面棕褐色或灰棕色，密被覆瓦状排列的肉质鳞叶，通常鳞叶先端已断。体重，质硬，微有柔性，不易折断，断面棕褐色，有淡棕色点状维管束，排列成波状环纹。气微，味甜、微苦。管花肉苁蓉呈类纺锤形、扁纺锤形或扁柱形，稍弯曲，长 5~25cm，直径 2.5~9cm。表面棕褐色至黑褐色。断面颗粒状，灰棕色至灰褐色，散生点状维管束。肉苁蓉主要含有 D-甘露醇、胡萝卜素、有机酸、咖啡酸糖脂、甜菜碱及多糖。依据《中国药典》（2020 年版），本品含松果菊苷（$C_{35}H_{46}O_{20}$）和毛蕊花糖苷（$C_{29}H_{36}O_{15}$）的总量不得少于 0.30%；管花肉苁蓉含松果菊苷和毛蕊花糖苷的总量不得少于 1.5%。药理研究表明，肉苁蓉有抗衰老、调节免疫功能、调节内分泌及促进代谢等作用。本品甘、咸，温。归肾、大肠经。具有补肾阳、益精血、润肠通便之功能。用于肾阳不足、精血亏虚、阳痿不孕、腰膝酸软、筋骨无力、肠燥便秘。用量 6~10g。

四十三、爵床科　Acanthaceae

穿心莲　Andrographis Herba

本品为爵床科植物穿心莲 *Andrographis paniculata*（Burm. f.）Nees 的干燥地上部分。秋初茎叶茂盛时采割，晒干。福建、广东、海南、广西、云南栽培。药材茎呈方柱形，多分枝，长 50~70cm，节稍膨大；质脆，易折断。单叶对生，叶柄短或近无柄；叶片皱缩、易碎，完整者展平后呈披针形或卵状披针形，长 3~12cm，宽 2~5cm，先端渐尖，基部楔形下延，全缘或波状；上表面绿色，下表面灰绿色，两面光滑。气微，味极苦。穿心莲主要含二萜内酯类化合物，如去氧穿心莲内酯（deoxyandrographolide）、穿心莲内酯（andrographolide）、新穿心莲内酯（neoandrographolide）、高穿心莲内酯、潘尼内酯。还含穿心莲烷、穿心莲酮、穿心莲甾醇、β-谷甾醇-D-葡萄糖苷等。依据《中国药典》（2020 年版），本品含穿心莲内酯（$C_{20}H_{30}O_5$）、新穿心莲内酯（$C_{26}H_{40}O_8$）、14-去氧穿心莲内酯（$C_{20}H_{30}O_4$）和脱水穿心莲内酯（$C_{20}H_{28}O_4$）的总量不得少于 1.5%。药理研究表明，穿心莲有广谱抗菌、解热、抗炎、护肝等作用。本品性寒，味苦。归心、肺、大肠、膀胱经。具有清热解毒、凉血、消肿之功能。用于感冒发热、咽喉肿痛、口舌生疮、顿咳劳嗽、泄泻痢疾、热淋涩痛、痈肿疮疡、蛇虫咬伤。用量 6~9g。

四十四、茜草科　Rubiaceae

钩藤　Uncariae Ramulus cum Uncis

本品为茜草科植物钩藤 *Uncaria rhynchophylla*（Miq.）Miq. ex Havil.、大叶钩藤 *Uncaria macrophylla* Wall.、毛钩藤 *Uncaria hirsuta* Havil.、华钩藤 *Uncaria Sinensis*（Oliv.）Havil. 或无柄果钩藤 *Uncaria sessilifructus* Roxb. 的干燥带钩茎枝。秋冬二季采收，去叶，切段，晒干。主产于广西、江西、湖南等省区。药材茎枝呈圆柱形或类方柱形，长 2~3cm，直径 0.2~0.5cm。表面红棕色至紫红色者具细纵纹，光滑无毛；黄绿色至灰褐色者有的可见白色点状皮孔，被黄褐色柔毛。多数枝节上对生两个向下弯曲的钩（不育花序梗），或仅一侧有钩，另一侧为突起的疤痕；钩略扁或稍圆，先端细尖，基部较阔；钩基部的枝上可见叶柄脱落后的窝点状痕迹和环状的托叶痕。质坚韧，断面黄棕色，皮部纤维性，髓部黄白色或中空。气微，味淡。钩藤主要含吲哚类生物碱，如钩藤碱（rhynchophylline）、异钩藤碱（isorhynchophylline）、柯诺辛因碱（corynoxeine）、异柯诺辛因碱、柯楠因碱、二氢柯楠因碱，尚含黄酮，儿茶素类等化合物。药理研究表明，钩藤具有降压、镇静、抗惊厥、抗血小板聚集、降血脂、抗炎、调节免疫、脑缺血保护、抗心律失常等作用。本品性凉，味甘。归肝、心包经。具有息风定惊、清热平肝之功能。用于肝风内动、惊痫抽搐、高热惊厥、感冒夹惊、小儿惊啼、妊娠子痫、头痛眩晕。用量3~12g，后下。

栀子　Gardeniae Fructus

本品为茜草科植物栀子 *Gardenia jasminoides* Ellis 的干燥成熟果实。9~11月果实成熟呈红黄色时采收，除去果梗和杂质，蒸至上气或置沸水中略烫，取出，干燥。主产于湖南、湖北、江西、浙江等地。药材呈长卵圆形或椭圆形，长1.5~3.5cm，直径1~1.5cm。表面红黄色或棕红色，具6条翅状纵棱，棱间常有1条明显的纵脉纹，并有分枝。顶端残存萼片，基部稍尖，有残留果梗。果皮薄而脆，略有光泽；内表面色较浅，有光泽，具2~3条隆起的假隔膜。种子多数，扁卵圆形，集结成团，深红色或红黄色，表面密具细小疣状突起。气微，味微酸而苦。栀子主要含环烯醚萜苷类化合物，如栀子苷（gardenoside）、京尼平苷（geniposide）、鸡矢藤次苷甲酯（scandoside methyl ester）、栀子新苷、栀子酮苷等，另含番红花苷、番红花酸、熊果酸等。依据《中国药典》（2020年版），本品含栀子苷（$C_{17}H_{21}O_{10}$）不得少于1.8%。药理研究表明，栀子有保肝、利胆、抗炎、解热、镇痛、抗惊厥、抗肿瘤、止血、降血压、降血脂、抗氧化等作用。本品性寒，味苦。归心、肺、三焦经。具有泻火除烦、清热利湿、凉血解毒之功能，外用消肿止痛。用于热病心烦、湿热黄疸、淋证涩痛、血热吐衄、目赤肿痛、火毒疮疡，外治扭挫伤痛。用量6~10g。

巴戟天　Morindae Officinalis Radix

本品为茜草科植物巴戟天 *Morinda officinalis* How 的干燥根。全年均可采挖，洗净，除去须根，晒至六七成干，轻轻捶扁，晒干。主产于广东、广西、福建。药材为扁圆柱形，略弯曲，长短不等，直径0.5~2cm。表面灰黄色或暗灰色，具纵纹和横裂纹，有的皮部横向断离露出木部；质韧，断面皮部厚，紫色或淡紫色，易与木部剥离；木部坚硬，黄棕色或黄白色，直径1~5mm。气微，味甘而微涩。巴戟天所含的化学成分主要为蒽醌类、环烯醚萜及苷类、糖类、挥发油、甾体化合物等。依据《中国药典》（2020年版），本品含耐斯糖（$C_{24}H_{42}O_{21}$）不得少于2.0%。药理研究表明，巴戟天有免疫调节、调节甲状腺功能、抗衰老、抗疲劳、增强记忆、促进骨生长及促进造血等作用。本品性微温，味甘、辛。归肾、肝经。具有补肾阳、强筋骨、祛风湿之功能。用于阳痿遗精、宫冷不孕、月经不调、少腹冷痛、风湿痹痛、筋骨痿软。用量3~10g。

茜草　Rubiae Radix et Rhizoma

本品为茜草科植物茜草 *Rubia cordifolia* L. 的干燥根和根茎。春秋二季采挖，除去泥沙，干燥。主产于陕西、安徽、河北、河南、山东。药材根茎呈结节状，丛生粗细不等的根。根呈圆柱形，略弯曲，长10~25cm，直径0.2~1cm；表面红棕色或暗棕色，具细纵皱纹和少数细根痕；皮部脱落处呈黄红色。质脆，易折断，断面平坦皮部狭，紫红色，木部宽广，浅黄红色，导管孔多数。气微，味微苦，久嚼刺舌。茜草主要含羟基蒽醌类化合物，如茜草素（alizarin）、异茜草素（isoalizarin）、羟基茜草素（purpurin）、茜草酸（munjistin）、伪羟基茜草素、茜草苷、大黄素甲醚等。依据《中国药典》（2020年版），本品含大叶茜草素（$C_{17}H_{15}O_4$）不得少于0.40%，羟基茜草素（$C_{14}H_8O_5$）不得少于0.10%。药理研究表明，茜草有止血、抗血小板聚集、升高白细胞、扩张血管、解痉、抗炎等药理作用。本品性寒，味苦。归肝经。具有凉血、祛瘀、止血、通经之功能。用于吐血、衄血、崩漏、外伤出血、瘀阻经闭、关节痹痛、跌扑肿痛。用量6~10g。

（高红莉）

四十五、忍冬科　Caprifoliaceae

PPT

灌木或木质藤本，稀草本。多单叶，对生，通常无托叶。花两性，成聚伞花序或再组成各种花序；花萼4~5裂；花冠管状，多5裂，有时二唇形；雄蕊与花冠裂片同数而互生，子房下位，通常为3室。浆果、核果或蒴果。

本科约15属，450种，分布于温带地区。我国12属，207属，全国均有分布；药用9属，106种，主要的属有忍冬属（*Lonicera*）、接骨木属（*Sambucus*）、荚蒾属（*Viburnum*）、六道木属（*Abelia*）等。

本科植物以含酚性成分和黄酮类为特征，如绿原酸（chlorogenic acid）、异绿原酸（isochlorogenic acid）、忍冬苷（lonicerin）、忍冬素（loniceraflavone）等，此类成分均有抗菌消炎作用。此外，还含三萜皂苷和环烯醚萜苷类成分等。

金银花　Lonicerae Japonicae Flos*

（英）Honeysuckle Flower

实例解析

【实例】湖南省纪委预防腐败室副主任陆某通过新浪实名微博，认为将南方金银花更名为山银花，此举给南方金银花产业造成了很大影响，认为这不仅仅是个学术问题。

【解析】金银花，以忍冬 *Lonicera japonica* Thunb. 为正品，可是各地使用的金银花不只此一种，其中可供药用的品种达47种。有效成分绿原酸的含量品种间差别甚大。根据药材使用情况，《中国药典》（2015年版）已将同属的4种植物灰毡毛忍冬 *Lonicera macranthoides* Hand.－Mazz.、红腺忍冬 *Lonicera hypoglauca* Miq.、华南忍冬 *Lonicera confusa* DC. 或黄褐毛忍冬 *Lonicera fulvotomentosa* Hsu et S. C. Cheng 的干燥花蕾或带初开的花作山银花入药，传统正品忍冬作金银花入药，二者分列为两种不同的生药。生药的来源确定应通过严格的化学成分、药理作用和临床试验等研究工作，进行科学评价。

【来源】为忍冬科植物忍冬 *Lonicera japonica* Thunb. 的干燥花蕾或带初开的花。

【植物形态】多年生半常绿木质藤本。茎中空，幼枝绿色，密被柔毛，老枝棕褐色。叶对生，卵形至长卵形，初时两面有毛，后则上面无毛。花成对腋生，花梗及花均有短柔毛；苞片叶状，卵形；花萼5齿裂，无毛或有疏毛；花冠外被柔毛和腺毛；花冠筒细长，上唇4浅裂，下唇狭而不裂；雄蕊5，伸出花冠外。花冠初开时白色，后变黄色。浆果球形。花期4~6月，果期8~10月（彩图38）。

【采制】5~6月间在晴天早晨露水干时采摘花蕾，薄摊在席上晾晒，忌在烈日下暴晒，在晾晒过程中忌直接用手翻动，否则容易变黑；阴天晾干或微火烘干，但烘者色较暗。

【产地】主产于河南、山东，销全国。

1984年国家中医药管理局将金银花确定为35种名贵中药材之一，后来又被确定为药食兼用品种。金银花药用历史悠久，早在3000年前，我们祖先就开始用它防治疾病，在《名医别录》中被列为上品。

【**性状**】本品呈棒槌状，上粗下细，略弯曲，长2~3cm；上部直径3mm，下部直径约1.5cm。表面黄白色或绿白色（贮久色渐深），密被短柔毛，偶见叶状苞片。花萼绿色，先端5裂，裂片有毛，长约2mm。开放者花冠筒状，先端二唇形，雄蕊5，附于筒壁，黄色；雌蕊1，子房无毛。气清香，味淡、微苦（彩图38）。

【**显微特征**】粉末：浅黄棕色或黄绿色。①腺毛较多，头部倒圆锥形、类圆形或略扁圆形。4~33细胞，排成2~4层，直径30~64~108μm；柄部1~5细胞，长可达700μm。②非腺毛有两种：一种为厚壁非腺毛，单细胞，长可达900μm，表面有微细疣状或泡状突起，有的具螺纹；另一种为薄壁非腺毛，单细胞，甚长，弯曲或皱缩，表面有微细疣状突起。③草酸钙簇晶直径6~45μm。④花粉粒类圆形或三角形，表面具细密短刺及细颗粒状雕纹，具3孔沟（图11-63）。

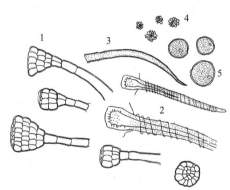

图11-63 金银花粉末图
1. 腺毛；2. 厚壁非腺毛；3. 薄壁非腺毛；
4. 草酸钙簇晶；5. 花粉粒

【**化学成分**】①有机酸类：绿原酸（chlorogenic acid）及其三个异构体4-O-caffeoyl quinic acid、5-O-caffeoyl quinic acid，1-O-caffeoyl quinic acid，异绿原酸的四个异构体（isochlorogenic acid A，isochlorogenic acid B，isochlorogenic acid C，cynarine）。②黄酮类：5-羟基-3′，4，7-三甲氧基黄酮、木犀草素-7-O-葡萄糖苷、木犀草素-7-O-半乳糖苷（木犀草苷）、忍冬苷、槲皮素-3-O-葡萄糖苷、金丝桃苷等。③环烯醚萜苷类：马钱苷（loganin）、裂马钱苷（secologanin）、7-表-马钱苷（7-epi-loganin）、獐牙菜苷（sweroside）等。④三萜皂苷类：主要包括以常春藤皂苷元和齐墩果酸为苷元的三萜皂苷，如3-O-α-L-吡喃鼠李糖基-（1→2）-α-L-吡喃阿拉伯糖基-常春藤皂苷元-28-O-β-D-吡喃木糖基

（1→6）-β-D-吡喃葡萄糖酯，3-O-α-L-吡喃阿拉伯糖基-常春藤皂苷元-28-O-α-L-吡喃鼠李糖基-（1→2）-［β-D-吡喃木糖基-（1→6）］-β-D-吡喃葡萄糖酯。⑤挥发油类：主要成分为棕榈酸、芳樟醇、油酸、亚油酸等。

绿原酸

【**理化鉴别**】**1. 薄层色谱** 按薄层色谱法操作，供试品色谱中，在与绿原酸对照品色谱相应的位置

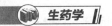

上应显相同颜色的荧光斑点。

2. 含量测定　按高效液相色谱法测定，本品按干燥品计算，含绿原酸（$C_{16}H_{18}O_9$）不得少于 1.5%，含酚酸类以绿原酸（$C_{16}H_{18}O_9$）、3，5-二-O-咖啡酰奎宁酸（$C_{25}H_{24}O_{12}$）和 4，5-二-O-咖啡酰奎宁酸（$C_{25}H_{24}O_{12}$）的总量计，不得少于 3.8%，含木犀草苷（$C_{21}H_{20}O_{11}$）不得少于 0.050%。

【药理作用】金银花的药理作用见表 11-44。

表 11-44　金银花的药理作用

药理作用	作用机制	活性成分
抗病原微生物作用	体外对多种致病细菌有不同程度的抑制作用，如金黄色葡萄球菌、溶血性链球菌、大肠杆菌、痢疾杆菌等	绿原酸、异绿原酸、木犀草素等
抗细菌毒素作用	腹腔注射能明显降低铜绿假单胞菌内毒素所致小鼠死亡，金银花蒸馏液静脉注射对铜绿假单胞菌内毒素所致家兔的白细胞数下降、白细胞核左移现象等有明显的对抗作用	绿原酸、异绿原酸、木犀草素等
抗炎作用	能明显抑制蛋清、角叉菜胶等所致的大鼠足跖肿胀，并能明显抑制大鼠巴豆油性肉芽囊肿之炎性渗出和炎性增生	绿原酸、异绿原酸、木犀草素
利胆、保肝作用	绿原酸能促进大鼠胆汁分泌；三萜皂苷对 CCl_4 引起的小鼠肝损伤有明显的保护作用	绿原酸、三萜皂苷

【功能主治】甘，寒。归肺、心、胃经。清热解毒，疏散风热。用于痈肿疔疮、喉痹、丹毒、热毒血痢、风热感冒、温病发热。用量 6～15g。

【制剂】双黄连口服液　由金银花、连翘和黄芩组成。具有疏风解表、清热解毒的功能。用于外感风热所致的感冒，症见发热、咳嗽、咽痛。

【附】**1. 忍冬藤**　为忍冬的茎枝，呈细长圆柱形，常盘曲扭卷成束状，直径 1.5～6mm，表面棕红色或暗棕色，有细纵纹，幼枝被淡黄色细柔毛，外皮易剥落，可撕裂成纤维状，节明显，有对生叶痕；质坚韧，折断面纤维性，黄白色，中空；叶多破碎不全；味微凉。鲜叶及茎枝含多种黄酮衍生物，有忍冬苷、忍冬素（loniceraflavone，5，6，4′-三羟基黄酮）等。性寒，味甘。具有清热解毒、疏风通络之功能。用于温病发热、热毒血痢、痈肿疮疡、风湿热痹、关节红肿热痛。用量 9～30g。

2. 山银花　为忍冬科植物灰毡毛忍冬 *Lonicera macranthoides* Hand.-Mazz.、红腺忍冬 *Lonicera hypoglauca* Miq. 或华南忍冬 *Lonicera confusa* DC. 或黄褐毛忍冬 *Lonicera fulvotomentosa* Hsu et S. C. Cheng 的干燥花蕾或带初开的花。灰毡毛忍冬呈棒状而稍弯曲，长 3～4.5cm，上部直径为 2mm，下部直径约 1mm。表面绿棕色至黄白色。总花梗集结成簇，开放者花冠裂片不及全长之半。质稍硬，手捏之稍有弹性。气清香，味微苦甘。红腺忍冬长 2.5～4.5cm，上部直径为 0.8～2mm。表面黄白色至黄棕色，无毛或疏被毛，萼筒无毛，先端 5 裂，裂片长三角形，被毛，开放者花冠下唇反转，花柱无毛。华南忍冬长 1.6～3.5cm，上部直径 0.5～2mm。萼筒和花冠密被灰白色毛，子房有毛。功效同金银花。

课堂互动

1. 试述金银花的来源和性状特征。
2. 金银花与山银花的区别有哪些？

四十六、葫芦科　Cucurbitaceae

PPT

天花粉　Trichosanthis Radix *

（英）Mongolian Snakegourd Root

【来源】为葫芦科植物栝楼 *Trichosanthes kirilowii* Maxim. 或双边栝楼 *Trichosanthes rosthornii* Harms 的干燥根。

【植物形态】多年生草质藤木，块根横生，多条状。茎有棱线，卷须 2~3 枝。叶互生，叶片宽卵状心形，长宽相近，5~14cm，3~5cm 浅裂至深裂，边缘常再分裂，小裂片较圆，两面稍被毛。雄花生于上端 1/3 处，3~8 朵成总状花序，有时单生，萼片线形，花冠白色，裂片扇状倒三角形，先端流苏长 1.5~2cm；雄花单生，花梗长约 6cm。果实椭圆形至球形，长 7~11cm，果瓤橙黄色。种子扁椭圆形，长 11~16mm，宽 7~12mm，光滑，近边缘处有一圈棱线。花期 6~8 月，果期 9~10 月（彩图 39）。

【采制】秋末冬初挖根，除去须根，刮去外皮，纵剖成 2~4 瓣，粗大者再横切成段，干燥。

【产销】主产山东、河南，销全国并出口。

【性状】本品呈不规则圆柱形、纺锤形或瓣块状，长 8~16cm，直径 1.5~5.5cm。表面黄白色或淡棕黄色，有纵皱纹、细根痕及略凹陷的横长皮孔，有的有黄棕色外皮残留。质坚实，断面白色或淡黄色，富粉性，横切面可见黄色木质部，略呈放射状排列，纵切面可见黄色条纹状木质部。气微，味微苦（彩图 39）。

饮片呈类圆形、半圆形或不规则形的厚片。外表皮黄白色或淡棕黄色。切面可见黄色木质部小孔，略呈放射状排列。气微，味微苦。

【显微特征】粉末：类白色。①淀粉粒极多，单粒类球形、半圆形或盔帽形，直径 6~48μm，脐点点状、短缝状或"人"字状，层纹隐约可见；复粒由 2~14 分粒组成，常由一个大的分粒与几个小分粒复合。具缘纹孔导管大，多破碎，有的具缘纹孔呈六角形或方形，排列紧密。石细胞黄绿色，长方形、椭圆形、类方形、多角形或纺锤形，直径 27~72μm，壁较厚，纹孔细密（图 11-64）。

【化学成分】含天花粉蛋白（trichosanthin），瓜氨酸（citrulline）、γ-氨基丁酸等 10 多种氨基酸、皂苷、栝楼酸（trichosantic acid）、胆酸，以及 β-谷甾醇、α-菠甾醇、豆甾醇、Δ^7-豆甾烯醇（Δ^7-stigmastenol）等甾类成分。

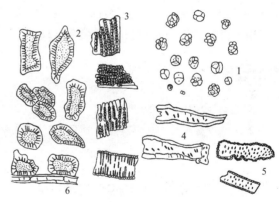

图 11-64　天花粉粉末图

1. 淀粉粒；2. 石细胞；3. 导管；4. 木纤维；
5. 木薄壁细胞；6. 韧皮纤维

我国科学家自新鲜栝楼根中提得天花粉蛋白纯品，由 19 种 234 个氨基酸组成，分子量 24 000，等电点 9.4，用于中期引产及抗早孕有效，并对治各种滋养细胞疾病、过期流产、死胎、葡萄胎等都有较好的效果。

【理化鉴别】按薄层色谱法操作，供试品色谱中，在与天花粉对照药材和瓜氨酸对照品色谱相应的位置上应显相同颜色的斑点。

【药理作用】天花粉的药理作用见表 11-45。

表 11-45　天花粉的药理作用

药理作用	作用机制	活性成分
引产作用	天花粉蛋白对小鼠及狗有中期引产作用	天花粉蛋白
抑菌作用	体外对溶血性链球菌、肺炎球菌等有抑制作用	水提物
致敏作用	对小鼠、豚鼠能引起过敏反应	天花粉蛋白

【功能主治】甘、微苦，微寒。清热泻火，生津止渴，消肿排脓。用于热病烦渴、肺热燥咳、内热消渴、疮疡肿毒。用量 10~15g。孕妇慎用；不宜与川乌、制川乌、草乌、制草乌、附子同用。

【制剂】天花粉蛋白注射剂　主要成分为天花粉蛋白。为引产药。用于终止早期及中期妊娠。

【附】同属植物日本栝楼 *Trichosanthes japonica* Regel、双边栝楼 *Trichosanthes rosthornii* Harms、南方栝楼 *Trichosanthes tamiaoshanensis* C. Y. Cheng et C. H. Yueh、王瓜 *Trichosanthes cucumeroides*（Ser.）Maxim.、川贵栝楼 *Trichosanthes crenulata* C. Y. Cheng et C. H. Yueh、长萼栝楼等的根在部分地区作天花粉用。以下同属或同科植物的根为天花粉混淆品，或质差或服后有恶心呕吐等不良反应，应注意鉴别：湖北栝楼 *Trichosanthes hupehensis* C. Y. Cheng et C. H. Yueh、长猫瓜 *Trichosanthes cavaleriei* Levl.、红花栝楼 *Trichosanthes rubriflos* Thorel ex Cayla、木鳖子 *Momordica cochinchinensis* Spreng. 等。

1. 瓜蒌　为葫芦科植物栝楼 *Trichosanthes kirilowii* Maxim. 或双边栝楼 *Trichosanthes rosthornii* Harms 的干燥成熟果实。主产山东、河南、河北。本品呈类球形或宽椭圆形，长 7~15cm，直径 6~10cm，表面深橙黄色至橙红色，皱缩或较光滑，顶端偶残存花柱基，基部略尖，具残存的果梗；轻重不一。质脆，易破开，内表面黄白色，有红黄色丝络，果瓤橙黄色，黏稠，与多数种子粘结成团，具焦糖气，味微酸、甜。果实含三萜皂苷、氨基酸、糖类、有机酸等成分；种子含脂肪油，油中含油酸、亚油酸及多种甾醇类化合物。本品性寒，味甘、微苦。归肺、胃、大肠经。具有清热涤痰、宽胸散结、润燥滑肠之功能。用于肺热咳嗽、痰浊黄稠、胸痹心痛、结胸痞满、乳痈、肺痈、肠痈、大便秘结。用量 9~15g。

2. 瓜蒌皮　为栝楼或双边栝楼的成熟果皮。常切成 2 至数瓣，边缘向内卷曲。性寒，味甘。具有清化热痰、利气宽胸之功能。用于痰热咳嗽、胸闷胁痛。用量 6~10g。

3. 瓜蒌子　为栝楼或双边栝楼的成熟种子。呈扁平椭圆形，长 12~15mm，宽 6~10mm，厚约 3.5mm，表面淡棕色，平滑，边缘有一圈沟纹，种皮硬，内种皮膜质，灰绿色，子叶 2；双边栝楼种子长 15~19mm，宽 8~10mm，厚约 2.5mm，沟纹明显而靠内。本品性寒，味甘。具有润肺化痰、润肠通便之功能。用于燥咳痰黏、肠燥便秘。用量 9~15g。

课堂互动

1. 试述天花粉的来源和性状特征。
2. 与天花粉来源于同一植物的生药有哪些？其主要功能是什么？

四十七、桔梗科　Campanulaceae

草本，常有乳汁。花两性；花冠钟状、管状或二唇形；雄蕊 5，花药通常聚合成管状或分离；子房下位或半下位，2~5 心皮合生成 2~5 室，中轴胎座，胎珠多数。蒴果，稀浆果。本科约 60 属，2000 余种。我国有 17 属，约 170 种，各地均有分布，以西南地区种类最多；药用 13 属，约 111 种，主要的属有沙参属（*Adenophora*）、党参属（*Codonopsis*）、半边莲属（*Lobelia*）、桔梗属（*Platycodon*）等。主要的生药有党参、桔梗、南沙参、羊乳、半边莲、山梗菜等。

本科植物表皮细胞常矿质化，毛茸基部及其邻近细胞中常有碳酸钙或二氧化硅晶体。乳汁管分布于植物各部，有的有菊糖或黄酮类化合物的结晶。

本科植物多数含有皂苷和多糖，如桔梗皂苷（platycodin），具有祛痰、镇咳、抗炎、抗溃疡等作用；党参多糖能增强机体免疫力。生物碱在半边莲属普遍存在，如山梗菜碱（lobeline），具有使呼吸兴奋、降压、利尿作用。

桔梗 Platycodonis Radix*

微课

实例解析

【实例】"道拉基，道拉基，白白的桔梗哟长满山野……"朝鲜族民歌中的"道拉基"就是桔梗，是朝鲜族喜欢的传统食品。但很少有人知道，韩国市场95%的桔梗来自博山池上镇。池上是全国最大的桔梗加工集散地。桔梗浑身都是宝：根可以入药，具有很好的止咳祛痰、宣肺作用，素有"二人参"的美称；嫩茎和叶子还可食用。桔梗在朝鲜半岛被用来制作泡菜，在中国东北地区常被腌制为咸菜。

【解析】桔梗的功能为宣肺、利咽、祛痰、排脓，其药用量大。另外，在全球倡导"绿色，回归自然"、"保健"等呼声下，桔梗以独特的祛痰利咽，味道鲜美，口感适中，在国内外形成一股鲜桔梗食用热潮。因此，桔梗是药市最活跃的品种之一，从改革开放至今干桔梗价格沉沉浮浮，既有低于生产成本的2元/千克的低价，也有60元/千克的天价，如此之大的价格差距是数千种药材之中绝无仅有的。

【来源】为桔梗科植物桔梗 *Platycodon grandiflorum* (Jacq.) A. DC. 的干燥根。

【植物形态】多年生草本，全株有白色乳汁。主根肥大肉质，长圆锥形，少分枝。茎高 40~120cm，无毛，通常不分枝或有时分枝。叶 3 枚轮生，对生或互生，无柄或有极短柄，无毛；叶片卵形至披针形，长 2~7cm，宽 0.5~3.2cm，顶端尖锐，基部宽楔形，边缘有尖锯齿，下面被白粉，裂片 5，三角形至狭三角形，长 2~8mm；花冠蓝紫色，宽钟状，直径 4~6.5cm，长 2.5~4.5cm，无毛，5 浅裂，雄蕊 5，花丝基部变宽，内面有短柔毛；子房下位，5 室，胚珠多数，花柱 5 裂。蒴果倒卵圆形，顶部 5 裂瓣。种子多数。花期 7~9 月，果期 8~10 月（彩图 40）。

【采制】春秋二季采挖，洗净泥土，除去地上茎和小根，用竹刀或瓷片刮去外皮（忌用铁器），晒干。

【产地】主产于南北各省区，多栽培。东北、华北产量大，称"北桔梗"；华东地区产者质量佳，称"南桔梗"，以安徽产者最佳。

【性状】药材呈圆柱形或略呈纺锤形，下部渐细，有的有分枝，略扭曲，长 7~20cm，直径 0.7~2cm。表面淡黄白色或黄色，不去外皮者表面黄棕色至灰棕色，具纵皱沟，并有横长的皮孔样斑痕及支根痕。上部有横纹。有的顶端有较短的根茎或不明显，其上有数个半月形茎痕。质脆，断面不平坦，形成层环棕色，皮部黄白色，有裂隙，木部淡黄色。气微，味微甜后苦（彩图 40）。

饮片呈椭圆形或不规则厚片。外皮多已除去或偶有残留。切面皮部黄白色，较窄；形成层环纹明显，棕色；木部宽，有较多裂隙。气微，味微甜后苦。

【显微特征】主根横切面：①木栓细胞有时残存，不去外皮的有栓皮层，细胞中含草酸钙小棱晶。②栓内层窄。③韧皮部乳管群散在，乳管壁略厚，内含微细颗粒状黄棕色物。④形成层成环。⑤木质部导管单个散在或数个相聚，呈放射状排列。⑥薄壁细胞含菊糖（图 11-65）。

粉末：米黄色。①用水合氯醛装片观察，薄壁细胞中的菊糖团块多呈扇形或类圆形结晶。②乳汁管常互相连接，内含黄色油滴样颗粒状物。③梯纹、网纹及具缘纹孔导管直径 16~72μm（图 11-66）。

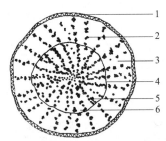

图 11-65　桔梗（根）横切面简图

1. 木栓层；2. 乳群管；3. 韧皮部；

4. 形成层；5. 木质部；6. 木射线

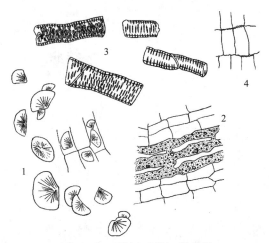

图 11-66　桔梗（根）粉末图

1. 菊糖；2. 乳汁管；3. 导管；4. 木薄壁细胞

【化学成分】含多种三萜皂苷，如桔梗皂苷 A、C、D 等。总皂苷完全水解后的皂苷元主要有桔梗皂苷元，其次有志远酸和桔梗酸 A、B、C。另外，桔梗还含菊糖、植物甾醇等。

	R_1	R_2
桔梗皂苷 A	COCH$_3$	H
桔梗皂苷 C	H	COCH$_3$
桔梗皂苷 D	H	H

【理化鉴别】**1. 薄层色谱**　按薄层色谱法操作，供试品色谱中，在与桔梗对照药材色谱相应的位置上应显相同颜色的荧光斑点。

2. 含量测定　按高效液相色普法测定，本品按干燥品计算，含桔梗皂苷 D（$C_{57}H_{92}O_{28}$）不得少于 0.10%。

【药理作用】桔梗的药理作用见表 11-46。

表 11-46　桔梗的药理作用

药理作用	作用机制	活性成分
祛痰、镇咳的作用	桔梗皂苷有镇咳和祛痰的作用。所含的桔梗皂苷对口腔、咽喉部位、胃黏膜的直接刺激，增加支气管黏膜分泌亢进从而使痰液稀释，易于排除	桔梗皂苷
降血糖作用	桔梗水或乙醇提取物可使血糖降低	桔梗提取物
抗溃疡作用	灌胃给药对大鼠醋酸所致的慢性溃疡有明显的疗效	桔梗提取物

【功能主治】苦、辛，平。归肺经。宣肺，利咽，祛痰，排脓。用于咳嗽痰多、胸闷不畅、咽痛音哑、肺痈吐脓。用量 3～10g。

课堂互动

1. 如何利用菊糖进行桔梗显微鉴别？
2. 桔梗在使用时有哪些不良反应？

党参　Codonopsis Radix

本品为桔梗科植物党参 *Codonpsis pilosula*（Franch.）Nannf.、素花党参 *Codonpsis pilosula* Nannf. var. *modesta*（Nannf.）L. T. Shen 或川党参 *Codonpsis tangshen* Oliv. 的干燥根。秋季采挖，洗净，晒干。主产于黑龙江、山西、河南、内蒙古、河北等地。党参呈长圆柱形，稍弯曲，长 10～35cm，直径 0.4～2cm。表面灰黄色、黄棕色至灰棕色，根头部有多数疣状突起的茎痕及芽，每个茎痕的顶端呈凹下的圆点状，习称"狮子盘头"；根头下有致密的环状横纹，向下渐稀疏，有的达全长的一半，栽培品环状横纹少或无；全体有纵皱纹及散在的横长皮孔样突起，支根断落处常有黑褐色胶状物。质稍柔软或稍硬而略带韧性，断面稍平坦，有裂隙或放射状纹理，皮部淡棕黄色至黄棕色，木部淡黄色至黄色。有特殊香气，味微甜。党参含多糖类化合物，如党参多糖及杂多糖 CP_1、CP_2、CP_3、CP_4；苷类化合物，如党参苷（tangshenoside）Ⅰ、Ⅱ、Ⅲ、Ⅳ，丁香苷（syringin）、党参炔苷（lobetyolin）等；内酯类化合物，如苍术内酯Ⅲ（即党参内酯，codonolactone）、苍术内酯Ⅱ（atractylnolideⅡ）等。药理研究表明，党参有调节免疫、抗溃疡、延长睡眠、改善记忆等作用。本品性平，味甘。具有健脾益肺、养血生津之功能。用于脾肺气虚、食少倦怠、咳嗽虚喘、气血不足、面色萎黄、心悸气短、津伤口渴、内热消渴。用量 9～30g。不宜与藜芦同用。

南沙参　Adenophorae Radix

本品为桔梗科植物轮叶沙参 *Adenophora tetraphylla*（Thunb.）Fisch. 或沙参 *Adenophora stricta* Miq. 的干燥根。春秋两季采挖，除去须根，趁鲜刮去粗皮，洗净，干燥。轮叶沙参主产于贵州、河南、黑龙江、内蒙古及江苏。沙参主产于安徽、江苏、浙江。药材呈圆锥形或圆柱形，略弯曲，长 7～27cm，直径 0.8～3cm。表面黄白色或淡棕黄色，凹陷处常有残存粗皮，上部多有深陷横纹，呈断续的环状，下部有纵纹及纵沟。顶端具 1 或 2 个根茎。体轻，质松泡，易折断，断面不平坦，黄白色，多裂隙。气微，味微甘。沙参根含乙酸环阿尔廷醇酯（cycloartenyl acetate）、羽扇豆烯酮（lupenone）、β-谷甾醇-O-β-D-吡喃葡萄糖苷、蒲公英赛酮（taraxerone）、二十八碳酸（octacasanoic acid）等。轮叶沙参含蒲公英赛酮、羽扇豆烯酮、24-亚甲基环阿尔廷醇等。药理研究表明，沙参具有调节免疫功能、祛痰、强心、抗皮肤真菌等作用。本品性微寒，味甘。能养阴清肺，化痰，益气。用于肺热燥咳、阴虚劳嗽、干咳痰黏、气阴不足、烦热口干。用量 9～15g。不宜与藜芦同用。

四十八、菊科　Compositae（Asteraceae）

草本，稀木本。花密集成头状花序，外有由 1 层或数层总苞片所组成的总苞围绕；花萼退化成冠毛状、鳞片状、刺状或缺如；花冠管状、舌状，或假舌状；头状花序中的小花有异型或同型；花药结合成聚药雄蕊，连成管状包在花柱外面；子房下位，2 心皮 1 室，1 枚倒生胚

PPT

珠，柱头 2 裂。瘦果。

本科分为两亚科：①管状花亚科（Tubuliflorae），整个花序全为管状花，或中央为管状花，周围为舌状花；②舌状花亚科（Liguliforae），整个花序为舌状花，叶互生，植物体含乳汁。

本科约有 1000 属，25 000～30 000 种，广布全球，主产温带。我国约 230 属，2300 余种，药用约 155 属，778 种，主要的属有蒿属（*Artenmisia*）、紫菀属（*Aster*）、术属（*Atractylodes*）、艾纳香属（*Blumea*）、菊属（*Chrysanthemum*）、蓟属（*Cirsium*）、泽兰属（*Eupatorium*）、旋复花属（*Inula*）、橐吾属（*Ligularia*）、千里光属（*Senecia*）、蒲公英属（*Taraxacum*）等。主要的生药有大蓟、小蓟、千里光、马兰、木香、艾叶、白术、苍术、全叶青兰、灯盏花、红花、青蒿、佩兰、泽兰、金佛草、茵陈、菊苣、菊花、雪莲、野菊花、旋复花、款冬花、紫菀、墨旱莲、鹤虱、蟛蜞菊等。

本科植物种类多，生态差异很大，故显微特征变异亦较大。毛茸和分泌组织较普遍存在：如"丁"字形非腺毛在菊属、千里光属、蒿属中常见；单列多细胞非腺毛的顶端细胞呈扭曲长鞭状者，在蓍属（*Achillea*）、术属、蓟属、鼠曲草属（*Gnaphalium*）中常见。腺毛的头部和柄部均可是单细胞或多细胞，有的内含乳状液；另有腺毛头部为 4、6、8 个细胞，顶面观细胞成对并生似鞋底样，侧面观叠生成 2～4 层，于蒿属中易见。分泌组织以乳管、树脂道、分泌腔或分泌细胞存在于各种不同属中，如蒲公英属、莴苣属（*Lactuca*）多具乳管；蒿属、紫菀属、菊属、蓟属等具树脂道；旋覆花属中有分泌腔；牛蒡属（*Arctium*）中有分泌细胞等。此外，常含有菊糖。

本科植物化学成分的类型可多至 30 余类，以挥发油、倍半萜内酯分布最普遍，在植物化学分类上有一定的意义。主要的化学成分有：①挥发油：很多属中均含有，如术属、木香属、菊属、泽兰属、蒿属、艾纳香属、洋甘菊属（*Matricaria*）、紫菀属等。油中成分有单萜类，如藏茴香酮（carvone）、侧柏酮（thujone）、α-蒎烯、龙脑等；倍半萜类，如木香烃内酯（costunolide）、没药烯（bisabolene）、天名精内酯（carpesia lactone）等。挥发油或其中的萜类常具生物活性。②多烯炔衍生物类：为广泛分布于菊科的一类成分，蒿属、菊属、紫菀属、蓍属、术属、一枝黄花属（*Solidago*）、飞廉属（*Carduus*）、香青属（*Anaphalis*）、木香属（*Aucklandia*）、金鸡菊属（*Coreopsis*）等属中均含有。这些多烯炔类衍生物或为直链，或具苯环、呋喃环或吡喃环，或含硫或氮，常见的如茵陈蒿中的茵陈烯炔（capillene）。③黄酮类：在金鸡菊属、红花属（*Carthamus*）、菜蓟属（*Cynara*）、蛇菊属（*Stevia*）、大丽花属（*Dahlia*）、鼠曲草属、菊属、紫菀属、蒿属、洋甘菊属、飞蓬属、木香属、蓟属、火绒草属（*Leontoppdium*）、水飞蓟属（*Silybum*）等属中均有分布。其中，水飞蓟、野菊花、菊花、三褶脉马兰（红管药）、雪莲、洋甘菊含有的黄酮类均有生物活性。④萜类及倍半萜内酯类：是菊科中研究最多的成分，分布得也很普遍，常具有显著生物活性：天名精 *Carpesium arbotanoides* L. 中含有的天名精内酯有麻痹延髓脑干作用；泽兰属植物中的泽兰苦内酯（eupatorin）、地胆草属（*Elephantopus*）植物中的苦地胆苦素（elephantopin）、天人菊属（*Gaillardia*）植物中的天人菊内酯（gaillardin）、斑鸠菊属植物中的斑鸠菊苦素（vernolpin）等均有抑制肿瘤的作用；青蒿中的青蒿素（arteannuin）可杀灭疟原虫。二萜类成分在术属、豨莶属（*Siegesbeckia*）、蒿属等植物中都有存在。三萜类成分在金盏花属（*Calendula*）、蒲公英属、紫菀属、一枝黄花属、向日葵属（*Helianthus*）及款冬花属（*Tussilago*）等属中含有。⑤生物碱类：吡咯里西啶类（pyrrolizidine）生物碱在千里光属植物中普遍存在，常统称为千里光生物碱类。这些生物碱中有的具有阿托品样的药理作用，有的具有一定的抗肿瘤作用，但常对肝脏有毒性。此外，旋覆花属植物中有二萜类生物碱，蓝刺头属（*Echinops*）植物中有喹啉类生物碱，百日菊属（*Zinnia*）植物中含有 l-毒藜碱（l-anabasine）等。⑥香豆素类：蒿属、泽兰属、洋甘菊属、山柳菊属（*Hieracium*）、菊苣属（*Cichorium*）、鳢肠属（*Eclipta*）、蟛蜞菊属（*Wedelia*）等属中均含有。

红花 Carthami Flos*

（英）Safflower

【来源】 为菊科植物红花 *Carthamus tinctorius* L. 的干燥花。

【植物形态】 一年生草本。茎直立，上部多分枝。叶长椭圆形，顶端尖，无柄，基部抱茎，边缘羽状齿裂，齿端有尖刺，两面无毛；上部叶较小，成苞片状围绕头状花序。头状花序顶生，排成伞房状；总苞片数层，外层苞片绿色，卵状披针形，边缘具尖刺；内层苞片卵状椭圆形，白色，膜质，中部以下全缘，上部边缘稍有短刺；全部为管状花，初开时黄色，后转橙红色。瘦果椭圆形或倒卵形，无冠毛，或冠毛鳞片状。花期 6~7 月，果期 8~9 月。全国各地均有栽培（彩图 41）。

【采制】 花开放后橙黄色时采收，每天清晨露水未干时较易采摘，晒干、烘干或阴干，以晒干或烘干品色泽鲜明，采收时留下子房，使能继续生长结实（白平子）。

【产地】 全国各地有栽培，主产河南，浙江、四川、江苏等地均有大量栽培。

【性状】 本品为不带子房的管状花，长 1~2cm，表面黄红色或红色。花冠筒细长，先端 5 裂，裂片狭线形，长 5~8mm；雄蕊 5，花药聚合成筒状，黄白色；柱头长圆柱形，顶端微分叉。质轻柔。气微香，味微苦。将花浸水中，水染成金黄色（彩图 41）。

【显微特征】 粉末：橙黄色。①花冠、花丝、柱头碎片多见，有长管状分泌细胞常位于导管旁，直径约至 66μm，含黄棕色至红棕色分泌物。②花冠裂片顶端表皮细胞外壁突起呈短绒毛状。③柱头和花柱上部表皮细胞分化成圆锥形单细胞毛，先端尖或稍钝。④花粉粒类圆形、椭圆形或橄榄形，直径约至 60μm，具 3 个萌发孔，外壁有齿状突起。⑤草酸钙方晶存在于薄壁细胞中，直径 2~6μm（图 11-67）。

【化学成分】 ①黄酮类，包括黄酮醇及查耳酮类。黄酮醇类有山奈酚（kaempferol，即山奈素）、槲皮素

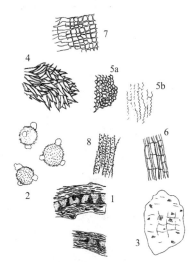

图 11-67 红花（筒状花）粉末图

1. 分泌细胞；2. 花粉粒；3. 草酸钙方晶；4. 花柱碎片；
5. 花冠裂片表皮细胞（a. 表面观；b. 顶端）；
6. 花粉囊内壁细胞；7. 花药基部细胞；8. 网纹细胞

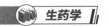

（quercetin）、芦丁、6－羟基山柰酚（6－hydroxykaempferol）、6－羟基山柰酚－3－O－葡萄糖苷（6－hydroxykaempferol－3－O－glucoside）、槲皮素－7－O－葡萄糖苷（quercetin－7－O－glucoside）、槲皮素－3－O－葡萄糖苷（quercetin-3-O-glucoside）、山柰酚-3-芸香糖苷（kaempferol-3-rutinoside）、6－羟基山柰酚－7－O－葡萄糖苷（6－hydroxykaempferol－7－O－glucoside）等；查耳酮类主要有羟基红花黄色素A（hydroxysafflor yellow A）、红花苷（carthamin）、红花醌苷（carthamone）、红花黄色素A（safflor yellow A）等。②脂肪酸类，如棕榈酸、肉豆蔻酸、月桂酸、油酸、亚油酸、二棕榈酸甘油酯等。此外，还含有聚炔类、挥发油类等成分。

红花醌苷 　　　　　　红花素 　　　　　　红花黄色素A

红花苷

【理化鉴别】1. 薄层色谱　按薄层色谱法操作，供试品色谱中，在与红花对照药材色谱相应的位置上应显相同颜色的斑点。

2. 含量测定　按高效液相色谱法测定，本品按干燥品计算，含羟基红花黄色素A（$C_{27}H_{32}O_{16}$）不得少于1.0%，含山柰素（$C_{15}H_{10}O_6$）不得少于0.050%。

【药理作用】红花的药理作用见表11-47。

表11-47　红花的药理作用

药理作用	作用机制	活性成分
对心血管的作用	对于蟾蜍离体心脏与兔在体心脏，煎剂小剂量可增强心缩力，大剂量有抑制作用。水提取液和红花注射液能使在体犬心冠脉流量增加，提高小鼠耐缺氧能力，增加小鼠心肌营养性血流量。水提取液能明显降低麻醉猫、犬的血压。水煎剂大鼠试验尚有抑制血小板凝集及抗内、外凝血的功能	红花黄色素
对平滑肌的作用	煎剂对小鼠、豚鼠、兔、猫与狗的离体子宫均呈兴奋作用，使子宫产生紧张性及节律性收缩，对已孕子宫更为明显	红花黄色素
免疫增强作用	红花多糖能促进小鼠淋巴B细胞转化，增加脾细胞对羊红细胞腔空斑形成细胞数，具有对抗泼尼松的免疫抑制作用	红花多糖

【功能主治】辛，温。归心、肝经。活血通经，散瘀止痛。用于经闭、痛经、恶露不行、癥瘕痞块、胸痹心痛、瘀滞腹痛、胸胁刺痛、跌扑损伤、疮疡肿痛。用量3~9g。孕妇慎用。

【制剂】1. 注射用红花黄色素　主要成分为红花黄色素A、红花黄色素B及氧化物。具有活血、化瘀、通脉之功能。用于冠心病稳定型劳累性心绞痛。中医辨证为心血瘀阻证，症见胸痛、胸闷、心悸。

2. 红花注射液　主要成分为红花。具有活血化瘀之功能。用于治疗闭塞性脑血管疾病、冠心病、脉管炎。

【附】白平子　红花的果实，含脂肪油15%～20%，种子中含油量可达50%，常称为"红花子油"。

脂肪油的主成分为棕榈酸、脂蜡酸、油酸、十八碳三烯酸等成分。白平子中含苦味成分穗罗汉松脂素苷（matairesinol monoglucoside），并含 2-羟基牛蒡酚苷（2-hydroxyarctiin）及 15α，20β-二羟基-Δ⁴-孕甾烯-3-酮-20-纤维双糖苷等。功效与花类似。

课堂互动

> 1. 红花的来源和性状特征是什么？
> 2. 红花的显微特征是什么？
> 3. 红花与西红花来源及性状特别有何区别？

木香 Aucklandiae Radix*

（英）Costusroot

【来源】 为菊科植物木香 *Aucklandia lappa* Decne. 的干燥根。

【植物形态】 多年生高大草本。主根粗壮，有特殊香味，茎不分枝，上部有短柔毛。基生叶大型，叶片三角状卵形或长三角形，基部楔形下延成具翅的柄或无柄，两面有短毛；茎生叶较小。头状花序顶生或腋生，单一或 2~5 个丛生于茎顶，总苞片约 10 层；花全部管状，花冠暗紫色，5 裂；雄蕊 5，聚药。瘦果矩圆形，有肋，冠毛淡褐色，羽毛状，多脱落。花期 7~9 月，果期 8~10 月（彩图 42）。

【采制】 种植第三年 10 月或次年早春未萌发前采挖，除去须根，洗净，切段，粗者纵切成 2~4 块，风干或低温烘干，撞去粗皮。

【产地】 过去因由印度等地经广州进口，故称"广木香"，现主产云南，又称"云木香"。销全国，并出口。此外，四川、湖北、湖南、广东、广西、陕西、甘肃、西藏亦产。

【性状】 本品呈圆柱形或半圆柱形，长 5~10cm，直径 0.5~5cm。表面黄棕色至灰褐色，有明显的皱纹、纵沟及侧根痕。质坚，不易折断，断面灰褐色至暗褐色，周边灰黄色或浅棕黄色，形成层环棕色，有放射状纹理及散在的褐色点状油室。气香特异，味微苦（彩图 42）。

饮片呈类圆形或不规则的厚片。外表皮黄棕色至灰褐色，有纵皱纹。切面棕黄色至棕褐色，中部有明显菊花心状的放射纹理，形成层环棕色，褐色油点（油室）散在。气香特异，味微苦。

【显微特征】 根横切面：①木栓层为 2~6 列木栓细胞，其外时有残存落皮层。②韧皮部较宽厚，筛管群明显；韧皮纤维束无或稀疏散在或略排成 1~3 环列。③形成层，断续成环。④木质部导管束径向分叉排列，导管单个散在或数个相连；木纤维少数，分布在导管间或与导管相伴，近根中心纤维较多。⑤韧皮部及木射线中均有大的油室散在，常贮有黄色分泌物。⑥薄壁细胞充满菊糖（图 11-68）。

粉末：黄绿色。①菊糖多见，用水合氯醛液装置（不加热），表面现放射状纹理。②木纤维多成束，长梭形，直径 16~24μm，壁厚 4~5μm，纹孔口横裂缝状、"十"字形或"人"字形。③网纹导管多见，也有具缘纹孔导管，直径 30~90μm。④油室碎片有时可见，内含黄色或棕色分泌物（图 11-69）。

【化学成分】 含挥发油类，主要由单萜和倍半萜内酯组成。单萜类化合物包括莰烯、水芹烯、α-和β-紫罗兰酮、β-芹子烯、月桂烯、对-聚伞花素、芳樟醇、丁香烯、β-榄香烯、松油烯等；倍半萜内酯包括木香内酯（costuslactone）、二氢木香内酯（dihydrocostuslactone）、二氢去氢木香内酯（dihydrodehydrocostuslactone）、12-甲氧基-二氢去氢木香内酯（12-methoxy-dihydrodehydrocostuslactone）、去氢木香内酯（dehydrocostuslactone）、异去氢木香内酯（isodehydrocostuslactone）、木香烃内酯（costunolide）、二氢木香烃内酯（dehydrocostunolide）、α-和β-木香醇（α-，β-costol）、木香酸（costic acid）、异木香酸（isocostic acid）、土木香内酯（alantolactone）、异土木香内酯（isoalantolactone）等。此外，木香还含有三萜类，如 α-香树脂醇和 3β-乙酰氧基-9（11）-巴卡林烯 [3β-acetoxy-9（11）-baccharene]；甾体类，如孕甾烯醇酮、蒲公类甾醇；苷类，如木香内酯葡萄糖苷（costunolide-15-Dglucopyranoside）、二氢脱氢木香烃内酯葡萄糖苷；生物碱类，如木香碱（saussurine）等。

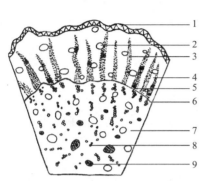

图 11-68　木香（根）横切面简图

1. 木栓层；2. 油室；3. 韧皮部；4. 韧皮射线；

5. 韧皮纤维；6. 形成层；7. 木射线；8. 导管；9. 木纤维

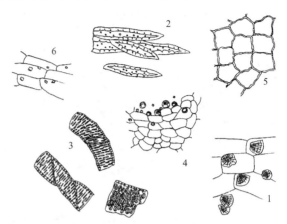

图 11-69　木香（根）粉末图

1. 菊糖；2. 木纤维；3. 导管；4. 油室碎片；

5. 木栓细胞；6. 薄壁细胞（含方晶）

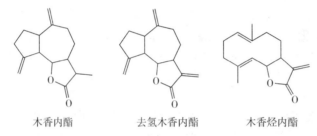

木香内酯　　　　去氢木香内酯　　　　木香烃内酯

【理化鉴别】1. 薄层色谱　按薄层色谱法操作，供试品色谱中，在与去氢木香内酯、木香烃内酯对照品色谱相应的位置上应显相同颜色的斑点。

2. 含量测定　按高效液相色谱法测定，本品按干燥品计算，含木香烃内酯（$C_{15}H_{20}O_2$）和去氢木香内酯（$C_{15}H_{18}O_2$）的总量不得少于 1.8%。

【药理作用】木香的药理作用见表 11-48。

表 11-48　木香的药理作用

药理作用	作用机制	活性成分
松弛平滑肌作用	木香对乙酰胆碱、组胺和氯化钡引起的支气管收缩有对抗作用；腹腔注射总内酯或去内酯挥发油对吸入致死量的组胺或乙酰胆碱气雾剂豚鼠有保护作用，可延长致喘潜伏期，降低死亡率，扩张支气管平滑肌	提取物
抗溃疡作用	木香丙酮提取物能显著减少盐酸-乙醇所致大鼠急性胃黏膜损伤大鼠溃疡指数，溃疡抑制率达 100%	丙酮提取物

【功能主治】辛、苦，温。行气止痛，健脾消食。用于胸胁、脘腹胀痛、泻痢后重、食积不消、不思饮食。用量 3~6g。

【制剂】香连丸　由木香、黄连组成。具有清热化湿、行气止痛之功能。主治大肠湿热所致的痢疾，症见大便脓血、里急后重、发热腹痛；肠炎、细菌性痢疾见上述证候者。

【附】我国商品木香的原植物有 9 种、1 变种及 2 变型，均属菊科。除木香外，主要尚有川木香、越西木香、土木香及藏木香。其中，木香、川木香、土木香为《中国药典》（2020 年版）收载品种。

1. 川木香　为川木香 *Vladimiria souliei*（Franch.）Ling 或灰毛川木香 *Vladimiria souliei*（Franch.）Ling var. *cinerea* Ling 的干燥根。主产四川。根较粗长，表面纤维性网纹较多，根头部常已烧黑并发黏；质较轻，棕色油点较少。显微鉴别点为韧皮部中纤维束较多，成层排列；木质部木纤维较多，成束散在；油室较少。含挥发油，油中分得土木香内酯（alantolactone）。药理试验有类似山道年的驱蛔作用。性味、功效与木香类同。

2. 越西木香 为厚叶木香 *Vladimiria berardioides*（Franch.）Ling 及越西木香 *Vladimiria denticulata* Ling 等5种及2变型的干燥根。主产于四川、云南一带，曾代木香使用。根呈圆柱形，似鸡骨样，有突起侧根痕；质坚硬、难折断，皮部与木部厚度略相等。横切面可见韧皮部与木质部中有多数树脂道散在，内含棕色树脂团块。含挥发油约0.5%。

3. 土木香（祁木香） 为土木香 *Inula helenium* L. 的干燥根。主产于河北。根圆柱形至圆锥形，表面黄褐色，有纵皱纹，顶端有稍凹陷的茎痕及叶柄残基。含挥发油1%~3%，油中主要成分为土木香内酯、异土木香内酯、土木香醇（alantol）、土木香酸（alantolic acid）、二氢土木香内酯等。功效与木香类同。

4. 藏木香 为藏木香 *Inula racemosa* Hook. f. 的干燥根。根呈圆锥形，略弯曲，根茎粗大，周围有多数支根，表面暗棕色，有纵皱纹及须根痕；质坚硬，断面略平坦，淡灰黄色，有凹点状油室及少数白色光亮针晶。显微鉴别点为薄壁细胞含草酸钙方晶。含挥发油约2.5%，从中分得土木香内酯。功效同木香。

课堂互动

1. 木香、川木香、越西木香、土木香及藏木香来源和性状有何区别？
2. 木香的显微特征是什么？

青蒿 Artemisiae Annuae Herba*

实例解析

【实例】瑞典斯德哥尔摩卡罗琳斯卡医学院，当地时间2015年10月5日11时30分，诺贝尔生理学或医学奖揭晓——中国药学家屠呦呦及另外两位外国科学家获此殊荣。疟疾是一种严重危害人类生命健康的流行病。据世界卫生组织（WHO）报告，全世界有数十亿人口生活在疟疾流行区，每年有超过2亿人患疟疾，百余万人死于疟疾。青蒿素是从青蒿中提取的高效抗疟成分，是当前世界卫生组织推荐的一线抗疟药，被认为"挽救了全球数百万人的生命"。作为青蒿素的最初发现者，屠呦呦被誉为"青蒿素之母"。经过上百次试验后，青蒿提取物对鼠疟原虫的抑制率始终只有12%至40%。屠呦呦认为这是提取物中有效成分浓度过低造成的。屠呦呦再一次转向古老的中国智慧，重新在经典医籍中细细翻找，后来，葛洪《肘后备急方》中的几句话牢牢抓住她的目光："青蒿一握，以水二升渍，绞取汁，尽服之。"一语惊醒梦中人，屠呦呦马上意识到问题可能出在常用的"水煎"法上，因为高温会破坏青蒿中的有效成分。屠呦呦决定，用沸点只有35℃的乙醚代替水或乙醇提取。这抓住了问题的关键——温度正是青蒿素提取的关键。终于，在第191次实验（先后筛选方药200余种）中，成功发掘出青蒿抗疟药物，青蒿提取物对鼠疟原虫抑制率达100%。

【解析】屠呦呦发现青蒿素，是传统智慧与现代科技结合的范例。青蒿用乙醚提取的中性部分和其稀醇浸膏对鼠疟、猴疟和人疟均呈显著的抗疟作用。体内试验表明，青蒿素对疟原虫红细胞内期有杀灭作用，而对红细胞外期和红细胞前期无效。青蒿素具有快速抑制原虫成熟的作用。蒿甲醚乳剂是治疗凶险型疟疾的理想剂型。此外，青蒿还具有抗寄生虫，抗菌和抗病毒等作用。

【来源】为菊科植物黄花蒿 *Artemisia annua* L. 的干燥地上部分。

【植物形态】一年生草本，全株具强烈气味。茎圆柱形，上部多分枝，表面黄绿色，具纵棱，断面中部有髓；叶卷缩易碎，通常为三回羽状深裂，两面被毛；头状花序多数，细小，排成圆锥状；小花黄色，为管状花；外层雌性，内层两性。瘦果细小（彩图 43）。

【产地】广布于全国南北各地，如广西、广东、云南、四川、山东等地均有大量野生，资源丰富。

【采制】秋季花盛开时采割，除去老茎，阴干。

【性状】本品茎呈圆柱形，上部多分枝，长 30~80cm，直径 0.2~0.6cm；表面黄绿色或棕黄色，具纵棱线；质略硬，易折断，断面中部有髓。叶互生，暗绿色或棕绿色，卷缩易碎，完整者展平后为三回羽状深裂，裂片及小裂片矩圆形或长椭圆形，两面被短毛。气香特异，味微苦（彩图 43）。

【显微特征】叶片上部中脉横切片：①上下表皮可见气孔、"丁"字毛及 2~3 个细胞单列的腺毛。②上下表皮均有栅栏组织。③维管束位于基本组织的中心（图 11-70）。

叶片表面观：①上下表皮细胞形状不规则，垂周壁波状弯曲，气孔椭圆形，不定式。②表面布满非腺毛和腺毛。③非腺毛为丁字形，顶端细胞长 240~816μm，常脱落，柄由 3~8 个细胞组成。④腺毛单个散在，6~12 个细胞，侧面观成对叠生（图 11-71）。

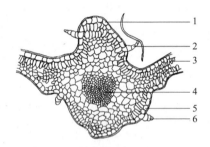

图 11-70 黄花蒿叶横切面详图

1. 上表皮细胞；2. "丁"字毛柄部；3. 栅栏细胞；
4. 维管束；5. 下表皮细胞；6. 腺毛

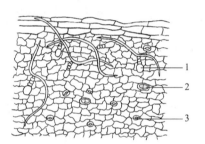

图 11-71 黄花蒿叶表皮组织图

1. "丁"字毛；2. 腺毛；3. 气孔

【化学成分】①挥发油，油中有青蒿酮（artemisia ketone）、异青蒿酮（isoartemisia ketone）、月桂烯（myrene）、枸橼烯、1，8-桉叶素、α-蒎烯（α-pinene）、樟烯（camphene）、樟脑、β-甜没药烯（β-bisabolene）、γ-杜松油烯（γ-cadinene）等。②倍半萜内酯类，如青蒿素（qinghaosu，arteannuin，artemisinin）、青蒿酸（artemisic acid）、青蒿酸甲酯（methylartemisinate）、氢化青蒿素（hydroatemisinin）、黄花蒿内酯（annulide）、青蒿醇（artemisinol）等。③香豆素类，如东莨菪素、滨蒿素等。④黄酮类，如中国蓟醇（cirsilineol）、去甲中国蓟醇（cirsiliol）、泽兰黄素（eupatorin）、鼠李素（rhamnetin）、山柰酚（kaempferol）、槲皮素（quercetin）、木犀草素（luteolin）等。

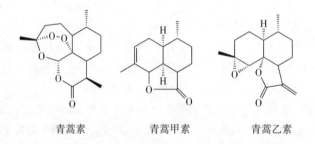

青蒿素　　　　　青蒿甲素　　　　　青蒿乙素

【理化鉴别】薄层色谱 按薄层色谱法操作，供试品色谱中，在与青蒿素对照品色谱相应的位置上应显相同颜色的荧光斑点。

【药理作用】青蒿的药理作用见表 11-49。

表11-49 青蒿的药理作用

药理作用	作用机制	活性成分
抗疟作用	青蒿素、氢化青蒿素及青蒿乙醚提取中性部分、青蒿稀醇浸膏均呈显著的抗疟作用	青蒿素
抗寄生虫作用	青蒿素对血吸虫成虫有杀灭作用	青蒿素及其衍生物
抗菌作用	青蒿水煎液对表皮葡萄球菌、卡他球菌、炭疽杆菌、白喉杆菌有较强的抑菌作用，对金黄色葡萄球菌、铜绿假单胞菌、痢疾杆菌、结核杆菌等也有一定的抑制作用。嫩青蒿的水浸液（1∶3浓度）在体外对许兰黄癣菌等皮肤真菌均有不同程度的抑制作用	水提物
抗病毒作用	青蒿水混悬剂有抗病毒作用	水提物

【功能主治】 苦、辛，寒。清虚热，除骨蒸，解暑热，截疟，退黄。用于温邪伤阴、夜热早凉、阴虚发热、骨蒸劳热、暑邪发热、疟疾寒热、湿热黄疸。用量6~12g。

【附】 **1. 青蒿素** 是我国科研工作者于20世纪70年代从黄花蒿 Artemisia annua L. 的乙醚提取物中发现的抗疟有效成分。青蒿素的高生物利用度衍生物，如二氢青蒿素、青蒿琥酯、蒿甲醚等已被广泛用于疟疾临床治疗，疗效确切而且显著，尤其对氯喹抗性疟原虫及致命性脑型疟有效，成为疟疾治疗的主要药物。青蒿素联合疗法（artemisinin-based combination therapies，ACTs）已成为世界卫生组织推荐的治疗疟疾的首选方法，其中蒿甲醚、青蒿琥酯和蒿甲醚-本芴醇复方分别在1997年、2002年和2003年被世界卫生组织列入第9版、第11版和第12版基本药物目录。

2. 黄花蒿 为广布种，我国各地均分布，但是不同地区、不同气候条件所产的青蒿药材中青蒿素含量差异较大。研究表明，北纬34°以南低纬度地区青蒿素含量相对较高，平均含量高于0.2%，而北纬34°以北高纬度地区青蒿素平均含量低于0.2%；在亚热带地区，青蒿素含量在0.4%~0.7%之间，而在温带和寒带地区青蒿素含量低于0.1%。

课堂互动

1. 青蒿的来源、性状和显微鉴别特征是什么？
2. 青蒿的主要化学成分及药理作用是什么？

苍术 Atractylodis Rhizoma*

实例解析

【实例】 据港媒报道，香港一名50岁女子2011年6月向深水埗福华街的某中医师求诊后取得中药材苍术，自行煎煮服用后半小时出现"抗胆碱能"中毒症状。香港卫生署追查后证实，该诊所的苍术样本受到"莨菪烷生物碱"污染。同年4月，香港还有一名45岁女子获处方苍术，自行煎服后约两小时出现疑似"抗胆碱能"中毒病征。医院管理局毒理参考化验室其后在患者的尿液和剩余的中药材中均验出"莨菪烷生物碱"。

【解析】 据专家分析：一种可能的情形是一些小商贩在药材仓储的时候将苍术与其他药物混放在一起，导致苍术受到污染；另一种可能的情形则是制假商贩将东莨菪根或其他杂质掺杂其中。

【来源】为菊科植物茅苍术 Atractylodes lancea（Thunb.）DC. 或北苍术 Atractylodes chinensis（DC.）Koidz. 的干燥根茎。

【植物形态】**茅苍术** 为多年生草本。高 30~80cm。具结节状圆柱形根茎。茎直立或上部少分枝，下部木质化。叶互生，革质，卵状披针形至椭圆形，边缘有刺状锯齿，上部叶多不分裂，无柄；下部叶多为 3~5 深裂或半裂，顶端裂片较大，圆形，倒卵形、侧裂片 1~2 对，椭圆形。头状花序顶生，总苞圆柱形，总苞片 6~8 层，卵形至披针形；花多数，两性，或单性多异株，全为管状花，白色或淡紫色；两性花雄蕊 5 枝，子房密被绒毛；单性花一般为雌花，退化雄蕊 5 枚。瘦果有柔毛，冠毛长约 8mm，羽状。花期 8~10 月，果期 9~10 月（彩图 44）。

北苍术 叶片较宽，卵形或狭卵形，一般羽状 5 深裂，茎上部叶 3~5 羽状浅裂或不裂。头状花序稍宽，总苞片多为 5~6 层。

【产地】茅苍术（又称为"南苍术"）主产于江苏句容、镇江，湖北、安徽、河南、浙江、江西等省亦产；北苍术主产于吉林、辽宁、河北、山西、陕西、内蒙古、甘肃等地。

【采制】春秋二季采挖，除去泥沙，晒干，撞去须根。

【性状】**茅苍术** 呈不规则连珠状或结节状圆柱形，略弯曲，偶有分枝，长 3~10cm，直径 1~2cm。表面灰棕色，有皱纹、横曲纹及残留须根，顶端具茎痕或残留茎基。质坚实，断面黄白色或灰白色，散有多数橙黄色或棕红色油室（习称"朱砂点"），暴露稍久，可析出白色细针状结晶（习称"起霜"）。气香特异，味微甘、辛、苦（彩图 44）。

北苍术 呈疙瘩块状或结节状圆柱形，长 4~9cm，直径 1~4cm。表面黑棕色，除去外皮者黄棕色。质较疏松，断面散有黄棕色油室。香气较淡，味辛、苦。

饮片呈不规则类圆形或条形厚片。外表皮灰棕色至黄棕色，有皱纹，有时可见根痕。切面黄白色或灰白色，散有多数橙黄色或棕红色油室，有的可析出白色细针状结晶。气香特异，味微甘、辛、苦。

【显微特征】**根茎横切面：茅苍术** ①木栓层有 10~40 层木栓细胞，其间夹有石细胞带（硬栓带）3~8 条不等，每一石细胞带由 2~3 层类长方形的石细胞组成。②皮层宽广，其间散有大量油室，长径 225~810μm，短径 135~450μm。③韧皮部较窄。④形成层成环。⑤木质部内侧有木纤维束，根茎缢缩部位木纤维群或导管群相间排列。⑥射线较宽，射线和髓部均有油室。⑦薄壁细胞含有菊糖，并充塞有细小的草酸钙针晶（图 11-72）。

北苍术 ①皮层有纤维束，油室直径约至 270μm。②木质部纤维束较大，与导管群相间排列。

粉末：棕色。①草酸钙针晶细小，长 5~30μm，不规则地充塞于薄壁细胞中。②纤维大多成束，长梭形，直径约 40μm，壁甚厚，木化。③石细胞甚多，有时与木栓细胞连结，多角形、类圆形或类长方形，直径 20~80μm，壁极厚。④菊糖多见，表面呈放射状纹理（图 11-73）。

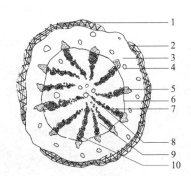

图 11-72 茅苍术（根茎）横切面简图

1. 木栓层；2. 石细胞环带；3. 皮层；4. 油室；5. 韧皮部；6. 形成层；7. 导管；8. 髓部；9. 射线；10. 木纤维束

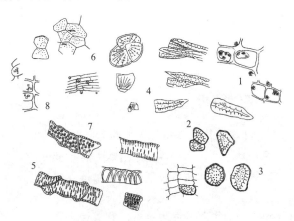

图 11-73 茅苍术（根茎）粉末图

1. 草酸钙针晶；2. 木纤维；3. 石细胞；4. 菊糖；5. 导管；6. 木栓细胞；7. 油室碎片；8. 草酸钙方晶

【化学成分】①挥发油，茅苍术根茎含挥发油 5.0%～9.0%。油中主要成分为苍术酮（atractylone）、苍术素（atractylodin）、苍术醇（atractylol）、β-桉叶醇（β-eudesmol），榄香油醇（elemol）、β-芹子烯（β-selinene）、3-β-羟基苍术酮（3-β-hydroxyatractylon）、3-β-乙酰氧基苍术酮、苍术素醇（atractylodinol）、乙酰苍术素醇（acetylatracylodionl）、3-β-羟基苍术醇（3-β-hydroxyatractylol）和苍术烯内酯甲（atractylenolid Ⅰ）等。北苍术根茎中含挥发油 3.0%～5.0%，油中主要成分为苍术酮、茅术醇、β-桉叶醇及榄香醇、γ-桉油醇、红没药醇等。②糖类，如阿拉伯糖、半乳糖、葡萄糖、蔗糖、棉子糖等；茅苍术多糖由鼠李糖、阿拉伯糖、半乳糖等单糖构成。③糖苷类，如倍半萜苷、单萜苷、芳香化合物苷、烷基苷、乙炔衍生物葡萄糖苷等。

苍术酮　　　　　　苍术醇　　　　　　β-桉叶醇

【理化鉴别】**1. 薄层色谱**　按薄层色谱法操作，供试品色谱中，在与对照药材和苍术素对照品色谱相应的位置上应显相同颜色的斑点。

2. 含量测定　按高效液相色谱法测定，本品按干燥品计算，含苍术素（$C_{13}H_{10}O$）不得少于 0.30%。

【药理作用】苍术的药理作用见表 11-50。

表 11-50　苍术的药理作用

药理作用	作用机制	活性成分
调整胃肠运动功能	苍术能明显缓解离体小肠、胃平滑肌痉挛，对小肠运动抑制有一定的对抗作用，对抗"脾虚泄泻"模型动物的小肠推进运动亢进	提取物
抗溃疡作用	苍术对幽门结扎型溃疡、幽门结扎-阿司匹林溃疡、应激性溃疡有较强的抑制作用，能显著抑制溃疡、动物的胃液量、总酸度，总消化能力及黏膜损害	提取物
对血糖的影响	苍术能降低动物血糖，同时降低肌糖原和肝糖原，抑制糖原生成	提取物
保肝作用	苍术对鼠肝细胞损害有显著的预防作用，且对小鼠肝脏蛋白质合成有明显促进作用；此外，苍术还具有抑菌消毒、中枢抑制、抗肿瘤、促进骨骼钙化等作用	提取物

【功效】辛、苦，温。燥湿健脾，祛风散寒，明目。用于湿阻中焦、脘腹胀满、泄泻、水肿、脚气痿躄、风湿痹痛、风寒感冒、夜盲、眼目昏涩。用量 3～9g。

【附】**白术**　为菊科植物白术 *Atractylodes macrocephala* Koidz. 的干燥根茎。药材为不规则的肥厚团块，长 3～13cm，直径 1.5～7cm。表面灰黄色或灰棕色，有瘤状突起及断续的纵皱和沟纹，并有须根痕，顶端有残留茎基和芽痕。质坚硬不易折断，断面不平坦，黄白色至淡棕色，有棕黄色的点状油室散在；烘干者断角质样，色较深或有裂隙。气清香，味甘、味辛，嚼之略带黏性。含挥发油，主要成分为苍术醇（atractylol）、苍术酮（atractylon）等，尚含白术内酯甲、乙，芹烷二烯酮，β-芹油烯，桉树萜等。味苦、甘，性温。归脾、胃经。能健脾益气，燥湿利水，止汗，安胎。用于脾虚食少、腹胀泄泻、痰饮眩悸、水肿、自汗、胎动不安。用量 6～12g。

课堂互动

1. 茅苍术和北苍术性状方面有何异同？
2. 苍术和白术在功能与主治方面有何异同？

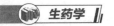

茵陈　Artemisiae Scopariae Herba

本品为菊科植物滨蒿 *Artemisia scoparia* Waldst. et Kit. 或茵陈蒿 *Artemisia capillaris* Thunb. 的去根幼苗或地上部分。春季幼苗高6~10cm时采收或夏秋花蕾长成时采制，除去根部及老茎，晒干。春采去根幼苗习称"绵茵陈"；夏秋采割的地上部分习称"茵陈蒿"。全国大部分地区均分布，主产于安徽、浙江、江苏、陕西、山西等省。绵茵陈多卷曲成团状，灰白色或灰绿色，全体密被白色茸毛，绵软如绒。茎细小，长1.5~2.5cm，直径0.1~0.2cm，除去表面白色茸毛后可见明显纵纹；质脆，卵形或稍呈倒披针形、条形，先端锐尖。气清香，味微苦。茵陈蒿茎呈圆柱形，多分枝，长30~100cm，直径0.2~0.8cm；表面淡紫色或紫色，有纵条纹，被短柔毛；体轻，质脆，断面类白色。叶密集，或多脱落；下部叶二至三回羽状深裂，裂片条形或细条形，两面密被白色柔毛；茎生叶一至二回羽状全裂，基部抱茎，裂片细丝状。头状花序卵形，多数集成圆锥状，长1.2~1.5mm，直径1~1.2mm，有短梗，总苞片3~4层，卵形，苞片3裂；外层雌花6~10个，可多达15个，内层两性花2~10个。瘦果长圆形，黄棕色。气芳香，味微苦。滨蒿主要含挥发油，油中成分有 α-、β-蒎烯（α-，β-pinene）、茵陈二炔（capillene）、茵陈二炔酮（capillin）、香芹酮（即葛缕酮，carvone）、α-姜黄烯（α-curcumene）、丁香酚（eugenol）、侧柏酮（thujone）、侧柏醇（thujylalcohol）、乙酸牻牛儿醇酯（geranylacetate）、荜澄茄烯（cadinene）等。亦含香豆素类成分，如滨蒿素（即6，7-二甲氧基香豆素，scoparone）、东莨菪素（即7-羟基-6-甲氧基香豆素，东莨菪内酯，scopoletin）、7-甲氧基香豆素、茵陈炔内酯（capillarin）、6，7-二甲基马栗树皮素（6，7-dimethyl esculetin）等。还包括黄酮类成分，如7-O-甲基香橙素（7-O-methylaromadendrin）、鼠李柠檬素（rhamnocitrin）、异泽兰素（eupatolitin）、芦丁、紫花牡荆素（casticin）等。茵陈蒿主要含挥发油，油中成分有 α-、β-蒎烯、对聚伞花素、莰烯、茵陈二炔酮、茵陈烯酮（capillone）、茵陈二炔、茵陈炔内酯（capillarin）、去氢镰叶芹酮（dehydrofalcarinone）、夫氢镰叶芹醇（dehydrofalcarinol）、β-榄香烯（β-elemene）、β-石竹烯等。亦含香豆素类成分，如东莨菪素、6，7-二甲基马栗树皮素、滨蒿素、异东莨菪素（isoscopoletin）、茵陈蒿素A、B（capillartemisin A，B）等。还包括黄酮类成分，如鼠李柠檬素、中国蓟醇（cirsilineol）、滨蓟黄泽、泽兰素、金丝桃苷（hyperoside）、茵陈蒿黄酮（arcapillin）、异茵陈蒿黄酮（isoarcapillin）等。药理研究表明，茵陈有利胆、保肝、抗病原微生物、解热作用。本品性微寒，味苦、辛。具有清湿热、退黄疸之功能。用于黄疸尿少、传染性黄疸型肝炎、湿疮瘙痒。用量6~15g。

菊花　Chrysanthemi Flos

本品为菊科植物菊 *Chrysanthemum morifolium* Ramat. 的干燥头状花序。我国大部分地区有栽培。主产于安徽亳州（亳菊）、安徽滁州（滁菊）、安徽歙县（贡菊）、浙江（杭菊，又分杭白菊、杭黄菊）、河南怀庆（怀菊）。亳菊呈倒圆锥形或圆筒形，有时稍压扁呈扇形，直径1.5~3cm，离散。总苞碟状；总苞片3~4层，卵形或椭圆形，草质，黄绿色或褐绿色，外面被柔毛，边缘膜质。花托半球形，无托片或托毛。舌状花数层，雌性，位于外围，类白色，劲直，上举，纵向折缩，散生金黄色腺点；管状花多数，两性，位于中央，为舌状花所隐藏，黄色，顶端5齿裂。瘦果不发育，无冠毛。体轻，质柔润，干时松脆。气清香，味甘、微苦。滁菊呈不规则球形或扁球形，直径1.5~2.5cm。舌状花类白色，不规则扭曲，内卷，边缘皱缩，有时可见淡褐色腺点；管状花大多隐藏。贡菊呈扁球形或不规则球形，直径1.5~2.5cm。舌状花白色或类白色，斜升，上部反折，边缘稍内卷而皱缩，通常无腺点；管状花少，外露。杭菊呈碟形或扁球形，直径2.5~4cm，常数个相连成片。舌状花类白色或黄色，平展或微折叠，彼此粘连，通常无腺点；管状花多数，外露。怀菊呈不规则球形或扁球形，直径1.5~2.5cm。多数为舌状花，舌状花类白色或黄色，不规则扭曲，内卷，边缘皱缩，有时可见腺点；管状花大多隐藏。菊花含腺嘌呤、胆碱、水苏碱（stachydrine）、密蒙花苷、木犀草素-7-O-葡萄糖苷、大波斯菊苷（cosmosiin）、刺槐素-7-O-葡萄糖苷（acacetin-7-O-glucoside）、布枯叶素-7-O-葡萄糖苷（diosmetin-7-O-glucoside），尚含挥发油，油中主含菊花酮（chrysanthenone）、龙脑、龙脑乙酸酯等。菊花具有较强的抗菌作用，对金黄色葡萄球菌、乙型链球菌、宋氏痢疾杆菌、变形杆菌、伤寒杆菌、副伤寒杆菌、铜绿假单胞菌、大肠杆菌及霍乱弧菌等具有抑制作用。菊花煎剂对兔离体心脏灌流有明显的扩张冠脉及增加冠脉流量的作用。本品微寒，味甘，苦。具有散风清热、平肝明目、清热解毒之功能。用于风热感冒、头痛眩晕、目赤肿痛、眼目昏花、疮痈肿毒。用量5~10g。

蒲公英 Taraxaci Herba

本品为菊科植物蒲公英 *Taraxacum mongolicum* Hand.-Mazz.、碱地蒲公英 *Taraxacum sinicum* Kitag. 或同属多种植物的干燥全草。全国各地普遍野生。药材呈皱缩卷曲的团块。根呈圆锥状，多弯曲，长3~7cm；表面棕褐色，抽皱；根头部有棕褐色或黄白色的茸毛，有的已脱落。叶基生，多皱缩破碎，完整叶片呈倒披针形，绿褐色或暗灰绿色，先端尖或钝，边缘浅裂或羽状分裂，基部渐狭，下延呈柄状，下表面主脉明显。花茎1至数条，每条顶生头状花序，总苞片多层，内面一层较长，花冠黄褐色或淡黄白色。有的可见多数具白色冠毛的长椭圆形瘦果。气微，味微苦。蒲公英含挥发油，油中主成分有2-呋喃甲醛、樟脑、苯甲醛、正乙醇、正辛醇、石竹烯、β-紫罗兰酮等；含有黄酮类，如槲皮素、槲皮素-3-O-葡萄糖苷、槲皮素-3-O-半乳糖苷等，以及绿原酸、咖啡酸等成分。碱地蒲公英含伪蒲公英甾醇棕榈酸酯（φ-taraxasteryl palmitate）、伪蒲公英甾醇乙酸酯（φ-taraxasteryl acetate）；含有黄酮类成分，如木犀草素、芹菜素、香叶木素、芹菜素-7-O-葡萄糖苷、木犀草素-7-O-葡萄糖苷。药理研究表明，蒲公英有抑菌、保肝等作用。本品性寒，味苦、甘。具有清热解毒、消肿散结、利尿通淋之功能。用于疔疮肿毒、乳痈、瘰疬、目赤、咽痛、肺痈、肠痈、湿热黄疸、热淋涩痛。用量10~15g；外用鲜品适量捣烂敷或煎汤熏洗患处。

菊科其他常用生药

菊科其他常用生药见表11-51。

表11-51 菊科其他常用生药

生药	来源	活性成分	药理作用	功能
艾叶	家艾 *Artemisia argyi* Lévl. et Vant. 的干燥叶	挥发油（龙脑）	平喘、抗过敏、抗菌、抗真菌	散寒止痛，温经止血
野菊花	野菊 *Chrysanthemum indicum* L. 的干燥头状花序	挥发油（白菊醇）、密蒙花苷	抑菌、抗流行性感冒病毒	清热解毒
小蓟	刺儿菜 *Cirsium setosum*（Willd.）MB. 的干燥地上部分	黄酮类（芦丁）	升血压、止血	凉血止血
大蓟	蓟 *Cirsium japonicum* Fisch. ex DC. 的干燥地上部分	黄酮类（密蒙花苷）	止血、抑菌	凉血止血，祛瘀消肿

（高春华）

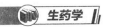

第三节　单子叶植物纲

四十九、泽泻科　Alismataceae

泽泻　Alismatis Rhizoma

本品为泽泻科植物泽泻 *Alisma orientalis*（Sam.）Juzep. 的干燥块茎。冬季茎叶开始枯萎时采挖，洗净，干燥，除去须根和粗皮。我国各地分布，主产于福建、江西、四川等省。药材呈类球形、椭圆形或卵圆形，长 2~7cm，直径 2~6cm。表面淡黄色或淡黄棕色，有不规则的横向环状浅沟纹和多数细小突起的须根痕，底部有的有瘤状芽痕。质坚实，断面黄白色，粉性，有多数细孔。气微，味微苦。泽泻主要含四环三萜类化合物，如泽泻醇 A、B、C（alisol A，B，C）及其乙酸酯、13，17-环氧泽泻醇 B（13，17-epoxy-alisol B）、新泽泻醇 A（neoalisol A）、23-乙酰泽泻醇 B（23-acetyl alisol B）等。另含倍半萜，如泽泻醇（alismol）、泽泻萜醇 A（orientalol A）、泽泻酮（orientanone）等。依据《中国药典》（2020 年版），本品含 23-乙酰泽泻醇 B（$C_{32}H_{50}O_5$）不得少于 0.050%。药理研究表明，泽泻有利尿、降血脂、抗脂肪肝、抗动脉粥样硬化、抗过敏、抗炎等作用。本品性寒，味甘、淡。归肾、膀胱经。具有利水渗湿、泄热、化浊降脂之功能。用于小便不利、水肿胀满、泄泻尿少、痰饮眩晕、热淋涩痛、高脂血症。用量 6~10g。

五十、禾本科　Gramineae（Poaceae）

PPT

薏苡仁　Coicis Semen

本品为禾本科植物薏苡 *Coix lacryma-jobi* L. var. *mayuen*（Roman.）Stapf 的干燥成熟种仁。秋季果实成熟时采割植株，晒干，打下果实，再晒干，除去外壳、黄褐色种皮和杂质，收集种仁。主产于福建、江苏、河北、辽宁等省。药材呈宽卵形或长椭圆形，长 4~8mm，宽 3~6mm。表面乳白色，光滑，偶有残存的黄褐色种皮。一端钝圆，另端较宽而微凹，有 1 淡棕色点状种脐。背面圆凸，腹面有 1 条较宽而深的纵沟。质坚实，断面白色，粉性。气微，味微甜。薏苡仁主要含脂类和多糖类成分，如薏苡仁酯（coixenolide）、薏苡多糖 A、B、C（coixan A，B，C）、中性葡聚糖 1~7 等。依据《中国药典》（2020 年版），本品含甘油三油酸酯（$C_{57}H_{104}O_6$）不得少于 0.50%。药理研究表明，薏苡仁有抗炎、抗肿瘤、免疫增强、降血糖血脂、降血压及抗病毒等作用。本品性凉，味甘、淡。归脾、胃、肺经。具有利水渗湿、健脾止泻、除痹、排浓、解毒散结之功能。用于水肿、脚气、小便不利、脾虚泄泻、湿痹拘挛、肺痈、肠痈、赘疣、癌肿。用量 9~30g。孕妇慎用。

白茅根　Imperatae Rhizoma

本品为禾本科植物白茅 *Imperata cylindrica* Beauv. var. *major*（Nees）C. E. Hubb. 的干燥根茎。春秋二季采挖，洗净，晒干，除去须根和膜质叶鞘，捆成小把。药材呈长圆柱形，长 30~60cm，直径 0.2~0.4cm。表面黄白色或淡黄色，微有光泽，具纵皱纹，节明显，稍突起，节间长短不等，通常长 1.5~3cm。体轻，质略脆，断面皮部白色，多有裂隙，放射状排列，中柱淡黄色，易与皮部剥离。气微，味微甜。白茅根主要含三萜类和糖类化合物，如芦竹素（arundoin）、白茅素（cylindrin）、羊齿烯醇（fernenol）、西米杜鹃醇（simiarenol）、蔗糖、果糖、葡萄糖等。依据《中国药典》（2020年版），本品水溶性浸出物不得少于24.0%。药理研究表明，白茅根有抗炎、免疫调节、利尿、抗菌等作用。本品性寒，味甘。归肺、胃、膀胱经。具有凉血止血、清热利尿之功能。用于血热吐血、衄血、尿血、热病烦渴、湿热黄疸、水肿尿少、热淋涩痛。用量9~30g。

五十一、棕榈科　Palmae（Arecaceae）

PPT

血竭　Draconis Sanguis

本品由棕榈科植物麒麟竭 *Daemonorops draco* Bl. 果实渗出的树脂经加工制成。主产于印度尼西亚、马来西亚和印度等地。根据不同的加工方法，分"原装血竭"与"加工血竭"。原装血竭呈扁圆形、圆形或不规则块状，大小不等；表面红褐色、红色、砖红色，多粗糙，有光泽；质脆易碎，断面有光亮，研粉为血红色；其品质不一，有时可见果实、鳞片等少量杂质。加工血竭略呈扁圆四方形或长方形，大小、重量不一，一般直径6~8cm，厚约4cm，重120~150g；表面暗红色或黑红色，有光泽，常附有因磨擦而成的红粉；底部平圆，顶端有包扎成型时形成的纵折纹；质硬脆易碎，破碎面黑红色，光亮，研粉则为血红色。气微，味淡。在水中不溶，在热水中软化，溶于乙醇、乙醚及苯中。血竭主要含黄酮类化合物，如含血竭素（dracorhodin）、血竭红素（dracorubin）、去甲血竭素（nordracorhodin）、去甲血竭红素（nordracorubin）、（2S）-5-甲氧基-6-甲基-7-黄烷醇、（2S）-5-甲氧基-7-黄烷醇、2,4-二羟基-5-甲-6-甲氧基查耳酮等。依据《中国药典》（2020年版），本品含血竭素（$C_{17}H_{14}O_3$）不得少于1.0%。药理研究表明，血竭具抗炎、镇痛、止血、活血、抗菌等作用。本品性平，味甘、咸。归心、肝经。具有活血定痛、化瘀止血、生肌敛疮之功能。用于跌打损伤、心腹瘀痛、外伤出血、疮疡不敛。研末，用量1~2g，或入丸剂。外用研末撒或入膏药用。

槟榔　Arecae Semen

本品为棕榈科植物槟榔 *Areca catechu* L. 的干燥成熟种子。春末至秋初采收成熟果实，用水煮后，干燥，除去果皮，取出种子，干燥。原产于印度尼西亚、马来西亚，我国广东、福建、台湾、海南、云南有栽培。药材呈扁球形或圆锥形，高1.5~3.5cm，底部直径1.5~3cm。表面淡黄棕色或淡红棕色，具稍凹下的网状沟纹，底部中心有圆形凹陷的珠孔，其旁有一明显疤痕状种脐。质坚硬，不易破碎，断面可见棕色种皮与白色胚乳相间的大理石样花纹。气微，味涩、微苦。槟榔主要含生物碱类化合物，如槟榔碱（arecoline）、槟榔次碱（arecaidine）、去甲槟榔碱（guvacoline）、去甲槟榔次碱（guvacine）、异去甲槟榔次碱（isoguvacoline）等，均与鞣酸（tannic acid）结合存在。此外，还含有鞣质、脂肪、氨基酸等。依据《中国药典》（2020年版），本品含槟榔碱（$C_8H_{13}NO_2$）不得少于0.20%。药理研究表明，槟榔有驱虫杀虫、促胃肠运动、抗菌、抗抑郁、抗氧化等作用。本品性温，味苦、辛。归胃、大肠经。具有杀虫、消积、行气、利水、截疟之功能。用于绦虫病、蛔虫病、姜片虫病、虫积腹痛、积滞泻痢、里急后重、水肿脚气、疟疾。用量3~10g；驱绦虫、姜片虫30~60g。

【附】大腹皮　为棕榈科植物槟榔 *Areca catechu* L. 的干燥果皮。果实煮后干燥，纵剖两瓣，剥取果皮，习称"大腹皮"；果皮打松，晒干，习称"大腹毛"。大腹皮略呈椭圆形或长卵形瓢状，长4~7cm，宽2~3.5cm，厚0.2~0.5cm。外果皮深棕色至近黑色，具不规则的纵皱纹及隆起的横纹，顶端有花柱残痕，基部有果梗及残存萼片。内果皮凹陷，褐色或深棕色，光滑呈硬壳状。体轻，质硬，纵向撕裂后可见中果皮纤维。大腹毛略呈椭圆形或瓢状。外果皮多已脱落或残存。中果皮棕毛状，黄白色或淡棕色，疏松质柔。内果皮硬壳状，黄棕色或棕色，内表面光滑，有时纵向破裂。气微，味微涩。大腹皮含大量鞣制及少量槟榔碱，性微温、味辛。具有行气宽中、行水消肿之功能。用于湿阻气滞、脘腹胀闷、大便不爽、水肿胀满、脚气浮肿、小便不利。用量3~9g。

五十二、天南星科　Araceae

PPT

多年生草本，常具块茎或根茎。叶常基生，叶柄基部常呈鞘状，单叶或复叶，多为网状叶脉。肉穗花序，常有多彩佛焰苞；花小，两性或单性，辐射对称；单性花同株或异株，同株时雄花群生于肉穗花序上部，雌花群生于肉穗花序下部，中部常有无性花相隔；花被片缺，雄蕊4或6，分离或合生；两性花，具鳞片状花被片4~6，雄蕊与其同数而互生，花药2室；雌蕊常由3心皮组成，1至多室，胚珠1至多数，子房上位。浆果，密集于花序轴上。

本科约115属，2450余种，分布热带和亚热带地区，少数种在温带。我国有35属，206种，多数分布于长江以南各地，东北、西北种类较贫乏。重要的生药材有半夏、天南星、独角莲、千年健、魔芋、石菖蒲等。

本科植物所含化学成分主要有脂肪酸、氨基酸、生物碱、挥发油、甾醇、黄酮及多糖等。挥发油在菖蒲属（*Acorus*）植物中含量较高，β-细辛醚及其他挥发油具解痉、醒神开窍、抗痴呆、抗惊厥等作用。生物碱主要分布在天南星属（*Arisaema*）、半夏属（*Pinellia*）、魔芋属（*Amorphophallus*）及菖蒲属等植物中，具有抗肿瘤、抗菌、抗凝血等作用。多糖多分布在芋属（*Colocasia*）和魔芋属，如芋头多糖具有免疫增强、抗氧化、抗突变作用。此外，本科的氨基酸、甾醇类化合物也有一定的生物活性。本科绝大多数植物有毒。

半夏　Pinelliae Rhizoma*

（英）Pinellia Tuber

实例解析

【实例】患者因患黄疸型肝炎，到某中医药大学附属医院就诊。医生在小柴胡汤基础上加减药味，开出处方，方中有柴胡、黄芩、半夏、茵陈、生姜等。患者服完三剂后，右胁胀痛和面色鲜黄的症状得以好转，而干呕的症状依然不缓解。考虑到当前中药质量有所下降的情况，医生将方中的药材拿到学校中药鉴定室进行鉴定。整个方中起降逆止呕作用的药材只有半夏和生姜，而生姜一般不存在质量问题，于是将矛头对向了半夏。经鉴定，此方中的半夏确为伪品。

【解析】方中半夏药材的形态多为椭圆形或圆锥形，遍体也可见点状根痕，表面粗糙，而正品半夏形态呈类球形，表面较光滑，二者形状特征截然不同。方中"半夏"应为天南星科植物鞭檐梨头尖的块茎，又称为水半夏，曾在20世纪70年代，半夏药材紧缺的时候被大肆充当半夏来使用，只有镇咳作用，而无镇吐作用。所以，患者的呕吐症状迟迟不得缓解。

【来源】为天南星科植物半夏*Pinellia ternata*（Thunb.）Breit. 的干燥块茎。

【植物形态】多年生草本。块茎近球形，直径1~2cm。一年生为单叶，卵状心形，第二年后为三出复叶，小叶长椭圆状披针形，羽状网脉；叶柄基部内侧常有珠芽。花单性同株，肉穗花序，花序柄长于叶柄，佛焰苞绿色，下部闭合成管状；雌花生于花序基部，贴生于佛焰苞；雄花生于上部，花序顶端附属器青紫色，伸于佛焰苞外呈鼠尾状。浆果，绿色，熟时红色（彩图45）。

【采制】夏秋二季采挖，洗净，除去外皮和须根，晒干。《中国药典》（2020 年版）收录的半夏炮制品有三种：

1. 清半夏 取净半夏，大小分开，用 8% 白矾溶液浸泡至内无干心，口尝微有麻舌感，取出，洗净，切厚片，干燥。

2. 姜半夏 取净半夏，大小分开，用水浸泡至内无干心时，取出；另取生姜切片煎汤，加白矾与半夏共煮透，或晾至半干，干燥，或切薄片，干燥。

3. 法半夏 取半夏，大小分开，用水浸泡至内无干心，取出；另取甘草适量，加水煎煮二次，合并煎液，倒入用适量水制成的石灰液中，搅匀，加入上述已浸透的半夏，浸泡，每日搅拌 1~2 次，并保持浸液 pH12 以上，至剖面黄色均匀，口尝微有麻舌感时，取出，洗净，阴干或烘干，即得。

【产地】我国大部分地区均有生产，主产于四川、浙江、湖北、湖南、河南、贵州等地。

【性状】药材呈类球形，有的稍偏斜，直径 0.7~1.6cm。表面白色或浅黄色，顶端有凹陷的茎痕，周围密布麻点状根痕；下面钝圆，较光滑。质坚实，断面洁白，富粉性。气微，味辛辣、麻舌而刺喉（彩图 45）。

【显微特征】块茎横切面：①表皮内侧有 10 余列木栓细胞。②外韧型或周木型维管束，纵横散布在基本薄壁组织中，导管常数个成群排列。③薄壁细胞内含淀粉粒，靠外侧的细胞含淀粉粒较靠内侧的少。④黏液细胞椭圆形，随处可见，内含草酸钙针晶束（图 11-74）。

粉末：类白色。①淀粉粒甚多，单粒类圆形、半圆形或圆多角形，直径 2~20μm，脐点裂缝状、"人"字状或星状；复粒由 2~6 分粒组成。②草酸钙针晶束存在于椭圆形黏液细胞中，或随处散在，针晶长 20~144μm。③螺纹导管直径 10~24μm（图 11-75）。

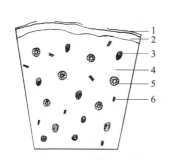

图 11-74 半夏横切面简图

1. 表皮；2. 木栓层；3. 外韧型维管束；
4. 薄壁组织；5. 周木型维管束；6. 草酸钙针晶

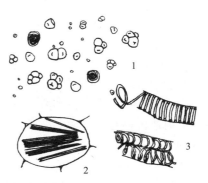

图 11-75 半夏粉末图

1. 淀粉粒；2. 草酸钙针晶；3. 导管

【化学成分】①氨基酸及蛋白质（含量 0.08%）：β-、γ-氨基丁酸（β-, γ-aminobutyric acid）、丙氨酸、谷氨酸、缬氨酸、精氨酸、丝氨酸、瓜氨酸、亮氨酸、苏氨酸、赖氨酸、天冬氨酸等，还含有一种结晶性蛋白质——半夏蛋白Ⅰ（pinelline Ⅰ）；②生物碱类化合物（含量 0.85%）：l-麻黄碱（l-ephedrine）、胆碱（choline）、鸟苷（guanosine）等；③有机酸类化合物（含量 0.002%）：尿黑酸（homogentisic acid）及其苷、十六碳烯二酸（hexadecylendioic acid）、3,4-二羟基苯甲酸（3,4-dihydroxybenzoic acid）等；④挥发油（含量 0.003%~0.01%）：3-乙酰氨基-5-甲基异噁唑（3-acetylamino-5-methyliso-oxazole）、丁基乙烯基醚（butyl-ethylene ether）、姜辣素（gingerol）等。此外，尚含 β-谷甾醇、胡萝卜苷等。

【理化鉴别】**1. 薄层色谱** 按薄层色谱法操作，供试品色谱中，在与精氨酸、丙氨酸、缬氨酸、亮氨酸色谱相应的位置上应显相同颜色的斑点。

2. 含量测定 按水溶性浸出物测定法测定，本品按干燥品计算，含水溶性浸出物不得少于 7.5%。

【药理作用】半夏的药理作用见表 11-52。

表 11-52　半夏的药理作用

药理作用	作用机制	活性成分
镇咳作用	对猫灌胃给予半夏炮制品煎剂，可明显抑制胸腔注入碘液或电刺激喉上神经引起的咳嗽	水提物
祛痰作用	半夏水提物可促进小鼠气管腺体分泌，稀释痰液，有祛痰作用	水提物
镇吐作用	半夏能激活迷走神经传出活动，进而对硫酸铜所致犬呕吐有一定的镇吐作用	l-麻黄碱

【功能主治】辛、温、有毒。归脾、胃、肺经。燥湿化痰，降逆止呕，消痞散结。用于湿痰寒痰、咳喘痰多、痰饮眩悸、风痰眩晕、痰厥头痛、呕吐反胃、胸脘痞闷、梅核气；外治痈肿痰核。内服一般炮制后使用，3~9g。外用适量，磨汁涂或研末以酒调敷患处。不宜与川乌、制川乌、草乌、制草乌、附子同用。生品内服宜慎。

【制剂】1. 二陈丸　由陈皮、制半夏、茯苓等组成。具燥湿化痰、理气和胃的功能。用于痰湿停滞导致的咳嗽痰多、胸脘胀闷、恶心呕吐。

2. 橘贝半夏颗粒　由制半夏、橘红、川贝母等组成。具化痰止咳、宽中下气的功能。用于痰气阻肺、咳嗽痰多、胸闷气急。

3. 半夏天麻丸　由法半夏、天麻、炙黄芪等组成。具健脾祛湿、化痰息风的功能。用于脾虚聚湿生痰、眩晕、头痛、胸脘满闷。

【附】1. 水半夏　为天南星科植物鞭檐犁头尖 Typhonium flagelliforme（Lodd.）Blume 的块茎。主产于广西，曾在广西、广东、福建等地作半夏使用。本品椭圆形或圆锥形，直径 0.5~1.5cm，高 0.8~3cm；表面类白色或淡黄色，不光滑；上端类圆形，常有呈偏斜而凸起的叶痕或芽痕，隐约可见点状根痕，下端略尖；质地坚实，断面白色，粉性；气微，味辛辣，麻舌而刺喉。有毒。能燥湿化痰，解毒消肿，止血。用于咳嗽痰多、支气管炎等。本品有镇咳作用，但无镇吐作用，不可代替半夏使用。

2. 虎掌南星　为天南星科植物掌叶半夏 Pinellia pedatisecta Schott 的小块茎。在河北、江苏、四川等省个别地区充当半夏入药。本品呈扁平且不规则状，直径 1.5~5cm，多以小粒混用。复粒淀粉粒由 2~10 个分粒组成，草酸钙针晶长 13~96μm。含掌叶半夏碱。

3. 在个别地区还有其他天南星属（Arisaema）植物滇南星 Arisaema yunnanensis Buchet、高原南星 Arisaema intermedium Blume、紫盔南星 Arisaema franchetianum Engl. 或犁头尖属（Typhonium）植物犁头尖 Typhonium divaricatum（L.）Decne.、三叶犁头尖 Typhonium trifoliatum Wang et Lo ex H. Li et al. 的小块茎作为半夏使用。但以上几种植物的功效与半夏不同，应予以鉴别，不宜代用。

课堂互动

1. 半夏药材的性状鉴别特征是什么？
2. 《中国药典》收载的半夏炮制品有几种？比较每种炮制方法有何不同？

天南星　Arisaematis Rhizoma

本品为天南星科植物天南星 Arisaema erubescens（Wall.）Schott、异叶天南星 A. heterophyllum Bl. 或东北天南星 A. amurense Maxim. 的干燥块茎。秋、冬二季茎叶枯萎时采挖，除去须根及外皮，干燥。全国大部分地区均分布。药材呈扁球形，高 1~2cm，直径 1.5~6.5cm。表面类白色或淡棕色，较光滑，顶端有凹陷的茎痕，周围有麻点状须根痕，有的块茎周边有小扁球状侧芽。质坚硬，不易破碎，断面不平坦，白色，粉性。气微辛，味麻辣。天南星主要含黄酮类化合物，如夏佛托苷（schaftoside）、芹菜素（apigenin）、芹菜素-6,8-二-C-半乳糖苷等；氨基酸类，如尿黑酸、精氨酸、鸟氨酸等；挥发油，如

2-糠基-5-甲基呋喃、2-烯丙基呋喃等；生物碱类，如掌叶半夏碱（pedatisectine）等。依据《中国药典》（2020年版），本品含总黄酮以芹菜素（$C_{15}H_{10}O_5$）计不得少于0.050%。药理研究表明，天南星有抗癌、抗菌、抗惊厥、镇痛、祛痰等作用。本品性温、燥，味苦、辛，有毒。具有祛风定惊、化痰、散结之功能。用于中风、口眼㖞斜、半身不遂、癫痫、破伤风。内服一般炮制后用，用量3~9g。生天南星外用消肿散结，治痈肿、毒蛇咬伤，适量研末敷患处。

天南星科其他常用生药

天南星科其他常用生药见表11-53。

表11-53　天南星科其他常用生药

生药	来源	活性成分	药理作用	功能主治
白附子	独角莲 Typhonium giganteum Engl. 的干燥块茎	脂肪酸、甾体、氨基酸、挥发油	抗肿瘤、镇静、抗惊厥、抗破伤风毒素、抗炎、抗菌、祛痰	祛风痰、定惊搐、解毒散结、止痛
千年健	千年健 Homalomena occulta（Lour.）Schott. 的干燥根茎	挥发油、倍半萜、生物碱	抗老年痴呆、抗炎、抗骨质疏松、抗病原微生物	祛风湿、壮筋骨
石菖蒲	石菖蒲 Acorus tatarinowii Schott 的干燥根茎	挥发油、黄酮、生物碱	抗抑郁、抗老年痴呆、抑菌、保护心血管	开窍豁痰、醒神益智、化湿开胃
藏菖蒲	藏菖蒲 Acorus calamus L. 的干燥根茎	单萜、倍半萜、苯丙素、黄酮	驱虫、降血脂、降血糖、抗肿瘤	温胃、消炎止痛

五十三、百部科　Stemonaceae

PPT

百部　Stemonae Radix

本品为百部科植物直立百部 Stemona sessilifolia（Miq.）Miq.、蔓生百部 S. japonica（Bl.）Miq. 或对叶百部 S. tuberosa Lour. 的干燥块根。春秋二季采挖，除去须根，洗净，置沸水中略烫或蒸至无白心，取出，晒干。直立百部呈纺锤形，上端较细长，皱缩弯曲，长5~12cm，直径0.5~1cm。表面黄白色或淡棕黄色，有不规则深纵沟，间或有横皱纹。质脆，易折断，断面平坦，角质样，淡黄棕色或黄白色，皮部较宽，中柱扁缩。气微，味甘、苦。蔓生百部两端稍狭细，表面多不规则皱褶和横皱纹。对叶百部呈长纺锤形或长条形，长8~24cm，直径0.8~2cm。表面浅黄棕色至灰棕色，具浅纵皱纹或不规则纵槽。质坚实，断面黄白色至暗棕色，中柱较大，髓部类白色。百部主要含生物碱类化合物，如直立百部含直立百部碱（sessilistemonine）、霍多林碱（hordorine）、原百部碱（protostemonine）等；蔓生百部含百部碱（stemonine）、百部宁碱（paipunine）、蔓生百部碱（stemonamine）；对叶百部含对叶百部碱（tuberostemontine）、异对叶百部碱（isotuberostemontine）等。依据《中国药典》（2020年版），本品含水溶性浸出物不得少于50.0%。本品性微温，味甘、苦。归肺经。具有润肺下气止咳、杀虫灭虱之功能。用于新久咳嗽、肺痨咳嗽、顿咳，外用于头虱、体虱、蛲虫病、阴痒。蜜百部润肺止咳。用于阴虚劳嗽。用量3~9g。外用适量，水煎或酒浸。

五十四、百合科　Liliaceae

多年生草本，常具球茎、鳞茎或根茎。茎直立或攀援状，单叶互生或全部基生，少对生或轮生。花多两性，辐射对称；花序成穗状、总状或圆锥状，有时单生或成对生于

PPT

叶腋；花被片 6，花瓣状而显著，排成 2 轮，离生或不同程度合生；雄蕊 6 枚；雌蕊由 3 心皮合生成 3 室，子房上位，中轴胎座，每室胚珠 1 至多枚。蒴果或浆果。

本科约 280 属，4000 种，全世界均分布，以温带及亚热带地区较为丰富。我国有 60 属，600 种，分布遍及全国，以西南地区种类较多。重要的生药材有：百合、川贝母、浙贝母、天冬、重楼、麦冬、知母、大蒜、菝葜、海葱等。

本科植物所含化学成分十分多样，包括生物碱、蒽醌、强心苷、多糖、含硫化合物、甾体皂苷等。生物碱类多存在于贝母属（*Fritillaria*）、藜芦属（*Veratrum*）植物中，如贝母碱（pimine），有镇咳、祛痰的作用；多种藜芦生物碱均具有显著的降血压作用。秋水仙和山慈菇中含秋水仙碱（colchicine），能抗肿瘤、抗辐射。甾体皂苷类多分布在沿阶草属（*Ophiopogon*）、菝葜属（*Smilax*）和知母属（*Anemarrhena*）植物中，如麦冬皂苷（ophiopogonin）、知母皂苷（timosaponin）、菝葜皂苷元（sarsasapogenin）等，知母皂苷具有防治老年痴呆症和保护脑缺血损伤的作用。强心苷类多存在于铃兰属（*Convallaria*）、海葱属（*Urginea*）、万年青属（*Rohdea*）等植物中，如铃兰毒苷（convallatoxin）、万年青苷（rhodexin）、海葱苷 A（scillaren A）。多糖类多分布在黄精属（*Polygonatum*）、沿阶草属、知母属等植物中，多具有免疫调节、抗衰老、降血糖的作用。蒽醌类多存在于芦荟属（Aloe）植物中，芦荟苷（aloin）有泻下作用。葱属（*Allium*）植物中含有挥发性含硫化合物，如蒜氨酸（alliin）和蒜辣素（allicin），具辛辣刺激性，有抗菌作用。

川贝母 Fritillariae Cirrhosae Bulbus*

（英）Szechuan-fritillary Bulb

实例解析

【实例】王某，因秋天干燥，有些干咳，于是在淘宝网的商家那里购买 50g 的川贝母，打算自己做些冰糖川贝炖雪梨来缓解下肺燥干咳的症状。王某收到包裹后，发现商家寄来的"川贝母"的形态是扁平的，有些类似于算盘珠状，2 瓣鳞茎的体积大小不是等同的就是相差特别悬殊，和百度上描述的正品川贝母药材的形态截然不同。于是王某向商家申请退货退款。

【解析】王某收到的药材从形态上来判断应该是平贝母，和川贝母是同科属，但是它的主产地在我国东北地区。川贝母属于名贵药材，每公斤的售价可达 2500 元，而平贝母的价格仅仅是川贝母的 1/20，两者之间有巨大的价格差。另外，虽然平贝母也是药典收载品种，也可以在市场上销售，但是商家用它来充当川贝母销售，这属于销售假药的行为，是违法的。

【来源】为百合科植物卷叶贝母 *Fritillaria cirrhosa* D. Don、暗紫贝母 *F. unibracteata* Hsiao et K. C. Hsia、甘肃贝母 *F. przewalskii* Maxim.、梭砂贝母 *F. delavayi* Franch.、太白贝母 *F. taipaiensis* P. Y. Li 或瓦布贝母 *F. unibracteata* Hsiao et K. C. Hsia var. *wabuensis*（S. Y. Tang et S. C. Yue）Z. D. Liu, S. Wang et S. C. Chen 的干燥鳞茎。按性状不同，分别习称"松贝"、"青贝"、"炉贝"和"栽培品"。

【植物形态】卷叶贝母　多年生草本。鳞茎白色由 3~4 枚肥厚的鳞茎瓣组成。最下部 2 叶对生，狭长矩圆形至宽条形，钝头，上部叶多轮生或 2 枚对生，稀互生。狭披针状条形，渐尖，先端微卷曲。单花顶生，俯垂，钟状；花被片 6，内轮的矩圆形，绿黄色至黄色，具脉纹和紫色方格斑纹；雄蕊长约花被片 1/2；花丝平滑；花柱粗壮；柱头 3 裂。蒴果，具 6 纵翅（彩图 46）。

暗紫贝母　叶仅在下面的 1~2 对为对生，上部的 1~2 枚散生或对生，先端急尖，不卷曲。叶状苞片 1 枚，先端不卷曲。花被片深紫色，略有黄色小方格，蜜腺窝稍凸出或不很明显，柱头 3 裂且外展。

甘肃贝母　与暗紫贝母相近。叶通常最下部2叶对生，向上2~3枚散生，向上部叶渐狭，先端不卷曲。单花顶生，浅黄色，具紫色至黑紫色斑点，叶状苞片1。

梭砂贝母　鳞茎较粗大。叶互生，叶片卵形至卵状披针形，顶端钝头不卷曲。单花顶生，略俯垂，浅黄色，具红深色的平行脉纹和紫红色斑点，蒴果六棱柱形，成熟时宿存的花被常略包住蒴果。

【采制】　夏秋二季或积雪融化后采挖，除去须根、粗皮及泥沙，晒干或低温干燥。

【产地】　暗紫贝母主产于四川阿坝地区，以四川松潘为集散地；甘肃贝母别名"岷贝"，主产于甘肃、青海及四川；卷叶贝母别名"川贝母"主产于四川、云南、西藏。此三种植物的鳞茎在商品上因性状不同，分为"松贝"和"青贝"。梭砂贝母主产于青海、四川、云南，因其过去集散于四川甘孜藏族自治州康定（旧称打箭炉），故称"炉贝"。太白贝母和瓦布贝母为"松贝"和"青贝"栽培品的主要原植物。

【性状】　**松贝**　呈类圆锥形或近球形，高0.3~0.8cm，直径0.3~0.9cm。表面类白色。外层鳞叶2瓣，大小悬殊，大瓣紧抱小瓣，未抱部分呈新月形，习称"怀中抱月"；顶部闭合，内有类圆柱形、顶端稍尖的心芽和小鳞叶1~2枚；先端钝圆或稍尖，底部平，微凹入，中心有1灰褐色的鳞茎盘，偶有残存须根。质硬而脆，断面白色，富粉性。气微，味微苦（彩图46）。

青贝　呈类扁球形，高0.4~1.4cm，直径0.4~1.6cm。外层鳞叶2瓣，大小相近，相对抱合，顶部开裂，习称"观音合掌"内有心芽和小鳞叶2~3枚及细圆柱形的残茎。

炉贝　呈长圆锥形，高0.7~2.5cm，直径0.5~2.5cm。表面类白色或浅棕黄色，有的具棕色斑点，习称"虎皮斑"。外层鳞叶2瓣，大小相近，顶部开裂而略尖，基部稍尖或较钝。

栽培品　呈类扁球形或短圆柱形，高0.5~2cm，直径1~2.5cm。表面类白色或浅棕黄色，稍粗糙，有的具浅黄色斑点。外层鳞叶2瓣，大小相近，顶部多开裂而较平。

【显微特征】　**松贝、青贝及栽培品**　粉末：类白色或浅黄色。①淀粉粒甚多，广卵形、长圆形或不规则圆形，有的边缘不平整或略作分枝状，直径5~64μm，脐点短缝状、点状、人字状或马蹄状，层纹隐约可见。②表皮细胞类长方形，垂周壁微波状弯曲，偶见不定式气孔，圆形或扁圆形。③螺纹导管直径5~26μm（图11-76）。

炉贝　①淀粉粒广卵形、贝壳形、肾形或椭圆形，直径约至60μm，脐点人字状、星状或点状，层纹明显。②螺纹导管和网纹导管直径可达64μm。

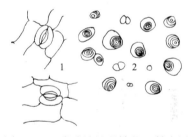

图11-76　卷叶贝母（鳞茎）粉末图
1. 气孔；2. 淀粉粒

【化学成分】　含多种异甾类生物碱（含量0.004%~0.1%）。卷叶贝母含川贝碱（fritimine）、西贝碱（imperialine）等；暗紫贝母含松贝甲素（songbeinine）、松贝乙素（songbeinone）、松贝辛（songbeisine）等；甘肃贝母含岷贝碱甲、岷贝碱乙和西贝碱等；梭砂贝母含梭砂贝母碱（delavine）、梭砂贝母酮碱（delavinone）等；太白贝母含贝母乙素、贝母辛等；瓦布贝母含贝母甲素、贝母乙素、西贝母碱等。

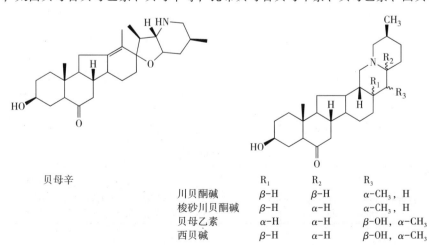

贝母辛

	R₁	R₂	R₃
川贝酮碱	β-H	β-H	α-CH₃，H
梭砂川贝酮碱	β-H	α-H	α-CH₃，H
贝母乙素	α-H	α-H	β-OH，α-CH₃
西贝碱	β-H	α-H	β-OH，α-CH₃

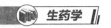

【理化鉴别】1. 薄层色谱　按薄层色谱法操作，供试品色谱中，在与贝母素乙对照品色谱相应的位置上应显相同颜色的斑点。

2. 聚合酶链式反应-限制性内切酶长度多态性检测　照琼脂凝胶电泳法测定，供试品凝胶电泳图谱上在与对照药材凝胶电泳图谱相应的位置上在100~250bp应有两条DNA条带，空白对照无条带。

3. 含量测定　按紫外-可见分光光度法测定，本品按干燥品计算，含总生物碱以西贝母碱（$C_{27}H_{43}NO_3$）计，不得少于0.050%。

【药理作用】川贝母的药理作用见表11-54。

表11-54　川贝母的药理作用

药理作用	作用机制	活性成分
镇咳作用	川贝母对小鼠灌胃给药，能减缓氨水引起的咳嗽，且镇咳效果有剂量依赖性	生物碱
平喘作用	贝母碱可松弛支气管平滑肌，减缓气管、支气管痉挛状态，改善气道进气状况	贝母碱
祛痰作用	可增加小鼠呼吸道酚红的分泌量，增加腺体组织分泌，使痰液黏度下降，显示出祛痰效果	生物碱

【功能主治】苦、甘，微寒。归肺、心经。清热润肺，化痰止咳，散结消痈。用于肺热燥咳、干咳少痰、阴虚劳嗽、痰中带血、瘰疬、乳痈、肺痈。3~10g；研粉冲服，一次1~2g。不宜与川乌、制川乌、草乌、制草乌、附子同用。

【制剂】1. 川贝枇杷止咳露　由川贝母、枇杷叶、前胡等组成。具止嗽祛痰的功能。用于风热咳嗽、痰多上气或燥咳。

2. 蛇胆川贝散　由川贝母和蛇胆汁组成。具清肺、止咳、除痰的功能。用于肺热咳嗽、痰多。

【附】1. 《中国药典》（2020年版）收载的贝母类药材，除川贝母，还有浙贝母、平贝母和伊贝母，见表11-55。

表11-55　《中国药典》（2020年版）收载的贝母类药材

药材名称	植物来源	药用部位	产地	主要鉴别特征
平贝母	平贝母 *Fritillaria ussuriensis* Maxim.	鳞茎	黑龙江、吉林、辽宁	扁球形，表面黄白色，鳞叶2瓣，大小相近或一片稍大抱合，顶端略平或微凹入，中央鳞片小，味苦
浙贝母	浙贝母 *Fritillaria thunbergii* Miq.	鳞茎	浙江、江苏、安徽、湖南	大贝　为鳞茎的单瓣鳞叶，略呈新月形，直径2~3.5cm，外表面淡黄色，内表面白色，被有白色粉末 珠贝　为完整的鳞茎，呈扁圆形，表面类白色，外层鳞叶2瓣，略似肾形，互相抱合，内有小鳞叶
伊贝母	新疆贝母 *Fritillaria walujewii* Rglel 或伊犁贝母 *F. pallidiflora* Schrenk	鳞茎	新疆	新疆贝母　呈扁球形，表面类白色，外层鳞叶2瓣，月牙形，大小相近而紧靠，顶端平展而开裂，基部圆钝 伊犁贝母　呈圆锥形，较大，表面稍粗糙，淡黄白色，外层鳞叶2瓣，心脏形，肥大，一片较大或近等大，抱合，顶端稍尖，基部微凹陷

2. 由于川贝母商品药材价格较高，在市场上充斥很多伪品，见表11-56。

表11-56　川贝母常见伪品

伪品名称	植物来源	药用部位	主要鉴别特征
丽江山慈菇	百合科植物丽江慈姑 *Iphigenia indica* Kunth ex Benth.	鳞茎	不规则块茎，表面黄棕色，一侧有自基部伸至顶端的纵沟，质坚硬，断面角质样，味苦而辛，有毒

续表

伪品名称	植物来源	药用部位	主要鉴别特征
土贝母	葫芦科植物 *Bolbostemma paniculatum*（Maxim.）Franquet	块茎	不规则块状，大小不等，表白暗棕色，凹凸不平，质坚硬，不易折断，断面角质样，味微苦
小浙贝母	百合科植物浙贝母 *Fritillaria thunbergii* Miq.	鳞茎	圆锥状，基部凹出，不能坐立，鳞叶大小相等或大小相差悬殊
薏苡仁	禾本科植物薏苡 *Coix lacryma-jobi* L. var. mayuen（Roman.）Stapf.	种仁	椭圆形，表面乳白色，偶有残存的黄褐色种皮，背面圆凸，腹面有2mm宽的纵沟，味微甜

课堂互动

1. 川贝母的商品药材分为哪几类？如何进行性状鉴别？
2. 川贝母生药材的鉴定术语有哪些？

麦冬 Ophiopogonis Radix*

（英）Dwarf Lilyturf

实例解析

【实例】唐某按照大夫给开的生脉饮药方，到药房抓取方药。药房中的麦冬主要有两种规格：一种是精品麦冬饮片，罐装，较大，呈浅黄白色；一种是普通麦冬饮片，散装，稍小，呈灰黄色。唐某根据售货员推荐，购买了卖相较好的精品麦冬饮片。回家后打开密封的包装罐，一股刺鼻的酸味扑面而来，这酸味究竟是麦冬自身的味道，还是其他东西的味道呢？

【解析】这样的酸味是麦冬用硫黄熏过后二氧化硫残留的气道，并不是麦冬自身的气味。我国有用硫黄熏蒸中药的传统，被熏过的药材不但可以保鲜防虫蛀，延长保质期，而且药材的颜色会更亮丽，卖相较好。很多颜色较白的药材都有用硫黄熏的传统，如百合、山药、菊花、白芍、麦冬、当归、天麻、天冬、天花粉、白及、白术等。硫黄过度熏蒸的药材会对人体健康产生不良影响。《中国药典》（2020年版）并没有完全取缔硫黄熏制，还是允许几个品种的药材可以使用，但对药材二氧化硫残留量予以限制，最高不得超过400mg/kg。

【来源】为百合科植物麦冬 *Ophiopogon japonicus*（L. f）Ker-Gawl. 的干燥块根。

【植物形态】多年生草本。地下茎匍匐细长，有多数须根，地上茎直立。须根中部或先端有膨大的纺锤形块根。叶丛生，线性，基部稍扩大并在边缘具膜质叶鞘。总状花序，花8~10朵，每1~2朵花，生于小苞片腋内；花被片6，披针形，淡紫色或白色；雄蕊6，花丝极短，花药三角状披针形；子房半下位，由3心皮组成3室，中轴胎座，每室胚珠2枚。浆果球形，成熟后蓝紫色至蓝黑色。种子球形，肉质，白色或黄白色（彩图47）。

【采制】夏季采挖，洗净，反复暴晒、堆置，至七八成干，除去须根，干燥。

【产地】主产于河北、河南、陕西、山东及我国南方各地。浙江、四川、广西大面积栽培。浙江产者习称"浙麦冬"，四川产者习称"川麦冬"。

【性状】本品呈纺锤形，两端略尖，长 1.5～3cm，直径 0.3～0.6cm。表面黄白色或灰黄色，有细纵纹。质柔韧，断面黄白色，半透明，中柱细小。气微香，味甘、微苦（彩图 47）。

【显微特征】块根横切面：①表皮细胞 1 列或脱落，根被为 3～5 列木化细胞。②皮层宽广，散有含草酸钙针晶束的黏液细胞，有的针晶直径至 10μm。③内皮层细胞壁均匀增厚，木化，有通道细胞，外侧为 1 列石细胞，其内壁及侧壁增厚，纹孔细密。④中柱较小，韧皮部束 16～22 个，木质部由导管、管胞、木纤维及内侧的木化细胞连结成环层。⑤髓小，薄壁细胞类圆形（图 11-77）。

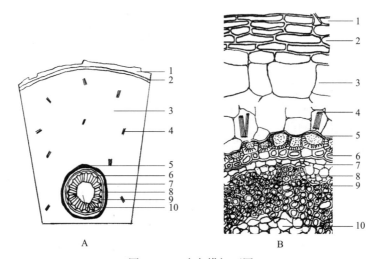

图 11-77　麦冬横切面图

A. 横切面简图；B. 横切面详图

1. 根被；2. 外皮层；3. 皮层；4. 草酸钙针晶；5. 石细胞；6. 内皮层；7. 中柱鞘；8. 韧皮部；9. 木质部；10. 髓部

粉末：类白色。①草酸钙针晶较多，散在或成束存在于黏液细胞中，长 24～50μm。②石细胞类方形或长方形，常成群存在，直径 30～64μm，长约 180μm，壁厚至 16μm，有的一边甚薄，纹孔甚密，孔沟较粗。③内皮层细胞长方形或长条形，壁增厚，木化，孔沟明显。④木纤维细长，末端倾斜，壁稍厚，微木化。⑤导管及管胞多为单纹孔或网纹，少数为具缘纹孔导管，常与木纤维相连（图 11-78）。

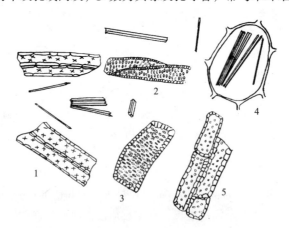

图 11-78　麦冬粉末图

1. 木纤维；2. 管胞；3. 石细胞；4. 草酸钙针晶；5. 内皮层细胞

【化学成分】①螺甾烷醇型甾体皂苷类化合物：麦冬皂苷（ophiopogonin）A、B、C、D，苷元为鲁斯可皂苷元（ruscogenin），麦冬皂苷 B′、C′、D′ 的苷元为薯蓣皂苷元（diosgenin）；②高异黄酮类化合物：甲基麦冬黄烷酮 A、B（methylophiopogonanone A，B）、麦冬黄烷酮 A、B（ophiopogonanone A，B）、6-醛基异麦冬黄烷酮 A、B（6-aldehydo-isoophiopogonanone A，B）、麦冬黄酮 A、B（ophiopogonone A，B）、去甲基异

麦冬黄酮 B（demethylisoophiopogonone B）等。此外，尚含有β-谷甾醇、豆甾醇、多糖、挥发油、有机酸等。

鲁斯可皂苷元	R	薯蓣皂苷元	R
	H		H
麦冬皂苷 A	Ac（1→3）rha（1→2）fuc-	麦冬皂苷 C′	rha（1→2）glc-
麦冬皂苷 B	rha（1→2）fuc-	麦冬皂苷 D′	rha（1→2）xyl（1→3）glc-
麦冬皂苷 C	rha（1→2）xyl（1→3）fuc-		

甲基麦冬黄烷酮A

【理化鉴别】 1. 薄层色谱　按薄层色谱法操作，供试品色谱中，在与麦冬对照药材色谱相应的位置上应显相同颜色的斑点。

2. 含量测定　按紫外-可见分光光度法测定，本品按干燥品计算，含麦冬总皂苷以鲁斯可皂苷元（$C_{27}H_{42}O_4$）计，不得少于 0.12%。

【药理作用】　麦冬的药理作用见表 11-57。

表 11-57　麦冬的药理作用

药理作用	作用机制	活性成分
对心血管的作用	麦冬总皂苷可对抗由 $CHCl_3$-Adr、$BaCl_2$、乌头碱所诱发的心律失常；能降低心肌细胞培养液上清中 LDH 含量，缓解缺氧再给氧造成的损伤	麦冬总皂苷
降血糖作用	麦冬多糖能降低四氧嘧啶、葡萄糖及肾上腺素所致的小鼠高血糖，且对正常小鼠的血糖水平亦有降低作用	麦冬多糖
免疫增强作用	麦冬多糖可使小鼠免疫器官胸腺、脾脏的质量增加，并激活网状内皮系统（RES）的吞噬功能	麦冬多糖
抗衰老作用	麦冬能降低机体自由基水平，发挥抗衰老作用	麦冬多糖

【功能主治】　甘、微苦，微寒。归心、肺、胃经。养阴生津，润肺清心。用于肺燥干咳、阴虚痨嗽、喉痹咽痛、津伤口渴、内热消渴、心烦失眠、肠燥便秘。用量 6~12g。

【制剂】 1. 麦味地黄丸　由熟地黄、山茱萸、山药、茯苓、牡丹皮、泽泻、麦冬、五味子组成。具滋肾养肺的功能。用于肺肾阴亏、潮热盗汗、咽干、眩晕耳鸣、腰膝酸软。

2. 天王补心丸　由丹参、当归、石菖蒲、党参、茯苓、五味子、麦冬等组成。具滋阴养血、补心安神的功能。用于心阴不足、心悸健忘、失眠多梦、大便干燥。

【附】　下述一些植物的块根也作麦冬作用，在商品中常有出现：

1. 山麦冬　为百合科植物湖北麦冬 *Liriope Spicata*（Thunb.）Lour. var. *prolifera* Y. T. Ma 或短葶山麦冬 *L. Muscari*（Decne.）Baily 的干燥块根。本品在商品药材中有较大数量。湖北麦冬主产于湖北襄阳；短葶山麦冬主产于华东地区，福建泉州亦栽培。湖北麦冬呈纺锤形，两端略尖，长 1.2~3cm，表面淡黄色至棕黄色，中柱细小。味甜。短葶山麦冬稍扁，长 2~5cm。味甘、微苦。本品的薄片，置紫外光灯（365nm）下观察，显浅蓝色荧光。

2. 大麦冬　为百合科植物为阔叶山麦冬 *Liriope platyphylla* Wang et Tang 的干燥块根。分布于华东、华中、华南及华西等地，南方常栽培。本品通常较其他的麦冬大，长 2~5cm，直径 0.5~1.5cm，表面土黄色至暗黄色，不透明，有多数宽大纵槽纹及皱纹。味甜。

3. 除上述 3 种植物的块根在商品药材中常见外，还有多种山麦冬属（*Liriope*）和沿阶草属（*Ophiopogon*）植物的块根作麦冬混用，称为"土麦冬"。

课堂互动

1. 麦冬药材的道地药材产区位于哪里？
2. 麦冬药材的性状鉴别特征是什么？
3. 麦冬药材的粉末鉴别特征是什么？

芦荟　Aloe

本品为百合科植物库拉索芦荟 *Aloe barbadensis* Miller、好望角芦荟 *A. ferox* Miller 或其他同属近缘植物叶的汁液浓缩干燥物。前者习称"老芦荟"，原产非洲北部，我国南方地区栽培；后者习称"新芦荟"，主要分布在非洲南部。库拉索芦荟呈不规则块状，常破碎为多角形，大小不一。表面呈暗红褐色或深褐色，无光泽。体轻，质硬，不易破碎，断面粗糙或显麻纹。富吸湿性。有特殊臭气，味极苦。好望角芦荟呈暗褐色且略带绿色，有光泽，体轻，质松，易破碎，断面玻璃样，可见层纹。芦荟主要含羟基蒽醌类化合物，如芦荟苷（barbaloin）、芦荟苦素（aloesin）、芦荟大黄素（aloe-emodin）、异芦荟苷（isobarbaloin）、高塔尔芦荟素（homonataloin）、芦荟糖苷 A、B（aloinoside A，B）、大黄酚（chrysophanol）等。依据《中国药典》（2020 年版），本品含芦荟苷（$C_{21}H_{22}O_9$）库拉索芦荟不得少于 16.0%，好望角芦荟不得少于 6.0%。药理研究表明，芦荟有泻下、抗菌、抗肿瘤、抗炎、免疫调节等作用。本品苦，寒。归肝、胃、大肠经。具有泻下通便、清肝泻火、杀虫疗疳之功能。用于热结便秘、惊痫抽搐、小儿疳积；外治癣疮。用量 2~5g，宜入丸散。外用适量，研末敷患处。

天冬　Asparagi Radix

本品为百合科植物天冬 *Asparagus cochinchinensis*（Lour.）Merr. 的干燥块根。秋冬二季采挖，洗净，除去茎基和须根，置沸水中煮或蒸至透心，趁热除去外皮，洗净，干燥。主产于贵州、四川、浙江等省。药材呈长纺锤形，略弯曲，长 5~18cm，直径 0.5~2cm。表面黄白色至淡黄棕色，半透明，光滑或具深浅不等的纵皱纹，偶有残存的灰棕色外皮。质硬或柔润，有黏性，断面角质样，中柱黄白色。气微，味甜、微苦。天冬含氨基酸，如天冬酰胺、瓜氨酸、丝氨酸、苏氨酸、甘氨酸等；含甾体皂苷类化合物，如甲基原薯蓣皂苷（methylprotodioscin）、伪原薯蓣皂苷（pseudoprotodioscin）；含多糖类化合物，如天冬多糖 A~D（asparagus polysaccharide A~D）、低聚糖等。依据《中国药典》（2020 年版），本品含稀乙醇浸出物不得少于 80.0%。药理研究表明，天冬有镇咳、抗菌、免疫增强、抗氧化、抗肿瘤、抗衰老等作用。本品性寒，味甘、苦。归肺、肾经。具有养阴润燥、清肺生津之功能。用于肺燥干咳、顿咳痰黏、腰膝酸痛、骨蒸潮热、内热消渴、热病津伤、咽干口渴、肠燥便秘。用量 6~12g。

玉竹　Polygonati Odorati Rhizoma

本品为百合科植物玉竹 *Polygonatum odoratum*（Mill.）Druce 的干燥根茎。秋季采挖，除去须根，洗净，晒至柔软后，反复揉搓、晾晒至无硬心，晒干，或蒸透后，揉至半透明，晒干。主产于辽宁、黑龙江、吉林、河北。药材呈长圆柱形，略扁，少有分枝，长4~18cm，直径0.3~1.6cm。表面黄白色或淡黄棕色，半透明，具纵皱纹和微隆起的环节，有白色圆点状的须根痕和圆盘状茎痕。质硬而脆或稍软，易折断，断面角质样或显颗粒性。气微，味甘，嚼之发黏。玉竹主要含多糖类化合物（含量6.5%~10.3%），如玉竹黏多糖（odoratan）、玉竹果聚糖A、B、C、D（polygonatum-fructan A，B，C，D），主要由D-果糖、甘露糖、葡萄糖及半乳糖醛酸按不同比例组成。另含甾体皂苷类化合物，如黄精螺甾醇（polyspirostanol）、黄精螺甾醇苷（polyspirostanoside）等。依据《中国药典》（2020年版），本品含玉竹多糖以葡萄糖（$C_6H_{12}O_6$）计不得少于6.0%。药理研究表明，玉竹有降血糖、免疫增强、抗肿瘤、抗衰老、抗病毒等作用。本品性微寒，味甘。归肺、胃经。具有养阴润燥、生津止渴之功能。用于肺胃阴伤、燥热咳嗽、咽干口渴、内热消渴。用量6~12g。

知母 Anemarrhenae Rhizoma

本品为百合科植物知母 Anemarrhena asphodeloides Bge. 的干燥根茎。春秋二季采挖，除去须根和泥沙，晒干，习称"毛知母"，或除去外皮，晒干。河北省易县产者质量最好。本品呈长条状，微弯曲，略扁，偶有分枝，长3~15cm，直径0.8~1.5cm，一端有浅黄色的茎叶残痕（习称"金包头"）。表面黄棕色至棕色，上面有一凹沟，具紧密排列的环状节，节上密生黄棕色的残存叶基，由两侧向根茎上方生长；下面隆起而略皱缩，并有凹陷或突起的点状根痕。质硬，易折断，断面黄白色。气微，味微甜、略苦，嚼之带黏性。知母主要含甾体皂苷类化合物（含量6.0%），如知母皂苷A-Ⅰ~Ⅳ（timosaponin A-Ⅰ~Ⅳ）由菝马尔可皂苷元（markogenin）、菝葜皂苷元（sarsasapogenin）或新吉脱皂苷元（neogitogenin）与葡萄糖和半乳糖结合而成。另含黄酮类化合物，如芒果苷（mangiferin）、异芒果苷（isomangiferin）、7，4′-二羟基高异黄酮等。依据《中国药典》（2020年版），本品含芒果苷（$C_{19}H_{18}O_{11}$）不得少于0.70%，含知母皂苷BⅡ（$C_{45}H_{76}O_{19}$）不得少于3.0%。药理研究表明，知母有抗氧化、改善记忆力、抑制血小板聚集、抗肿瘤、降血脂和降血糖等作用。本品性寒，味苦、甘。归肺、胃、肾经。具有清热泻火、滋阴润燥之功能。用于外感热病、高热烦渴、肺热燥咳、骨蒸潮热、内热消渴、肠燥便秘。用量6~12g。

百合科其他常用生药

百合科其他常用生药见表11-58。

表11-58 百合科其他常用生药

生药	来源	活性成分	药理作用	功能主治
黄精	滇黄精 Polygonatum kingianum Coll. et Hemsl.、黄精 P. Red. 或多花黄精 P. cyrtonema Hua 的干燥根茎	多糖、皂苷、黄酮、蒽醌	降血糖、抗肿瘤、抗炎、抗病毒	补气养阴，健脾，润肺，益肾
土茯苓	光叶菝葜 Smilax glabra Roxb. 的干燥根茎	皂苷、有机酸、苯丙素、黄酮	β-受体阻断作用、抗动脉粥样硬化、抗血栓、抗炎	解毒，除湿，通利关节
重楼	云南重楼 Paris polyphylla Smith var. yunnanensis（Franch.）Hand.-Mazz. 或七叶一枝花 P. polyphylla Smith var. Chinensis（Franch.）Hara 的干燥根茎	甾体、黄酮、多糖、脂肪酸酯	抗肿瘤、抑菌、止血、免疫调节、镇静	清热解毒，消肿止痛，凉肝定惊
菝葜	菝葜 Smilax china L. 的干燥根茎	皂苷、黄酮	抗炎、抗菌、抗肿瘤、抗凝血	利湿去浊，祛风除痹，解毒散瘀

续表

生药	来源	活性成分	药理作用	功能主治
薤白	小根蒜 *Allium macrostemon* Bge. 或薤 *A. chinense* G. Don 的干燥鳞茎	挥发油（多含硫）、甾体皂苷、脂肪酸	抗凝血、抗肿瘤、抗氧化、心血管保护	通阳散结，行气导滞
大蒜	蒜 *Allium sativum* L. 的新鲜或干燥鳞茎	含硫化合物（蒜氨酸、大蒜辣素）、皂苷	抗肿瘤、抗微生物、降血脂、抗动脉粥样硬化	解毒消肿，杀毒，止痢
铃兰	铃兰 *Convallaria keiskei* Mig. 的干燥全草	强心苷、甾体皂苷、黄酮	强心、利尿、镇静	
海葱	海葱 *Urginea maritime* Baker 的鳞茎	强心苷、黄酮、甾醇	强心、利尿、催吐、祛痰	
秋水仙	秋水仙 *Colchicum autumnale* L. 的鳞茎和种子	生物碱（秋水仙碱）、黄酮	抗炎、抗病毒	

五十五、薯蓣科　Dioscoreaceae

缠绕或攀援草本，稀直立，具块状或根状地下茎。叶多互生，单叶或掌状复叶，基出脉 3~9，侧脉网状；叶柄扭转，有时具关节。花小，多单性，多雌雄异株，排列成总状、穗状或圆锥状花序；花被片 6，2 轮，基部合生；雄花，雄蕊 6 枚，有时其中 3 枚退化；雌花，雌蕊由 3 心皮构成，子房下位，3 室，中轴胎座，每室常具胚珠 2 枚，花柱 3，分离。蒴果，具 3 棱翅。种子多具翅。

本科约 6 属，630 余种，分布于热带和亚热带地区，少数种在温带。我国有薯蓣属 1 属，约 49 种，多数分布于长江以南各地，东北和西北地区较少。重要的生药材有：山药、穿山龙、黄山药、粉萆薢、黄独等。

本科植物所含化学成分主要有甾体皂苷、多糖、生物碱、氨基酸、二苯庚烷等。甾体皂苷，如薯蓣皂苷元（diosgenin）、薯蓣皂苷（dioscin）、纤细薯蓣皂苷（gracillin）等，多具有抗炎作用。穿龙薯蓣中的甾体皂苷元可以作为甾体激素类药物的原料。多糖，如山药中的多糖，具有降血脂、免疫增强、延缓衰老等作用。二苯庚烷，如绵萆薢中的绵萆薢素 A、B（diospongin A，B）。生物碱，如山药碱（batatasine）、多巴胺（dopamine）。

PPT

山药　Dioscoreae Rhizoma*

（英）Chinese Yam

实例解析

【实例】近日，辽宁省某医药公司到河北安国药材市场采购山药。在对供货商提供不同批次山药样品进行鉴定的过程中，通过显微镜发现一个批次的样品粉末里存在有单个或成群的类方形石细胞，由此认定这个批次的山药中掺杂了伪品。

【解析】此山药样品中确实掺杂了伪品，参薯 *Dioscorea alata* L. 也是薯蓣科植物，其干燥根茎常用来伪造山药。正品山药的粉末中只有淀粉、草酸钙针晶束及一些导管。与山药不同的是，参薯在中柱鞘附近有圈石细胞环带，所以在参薯粉末，除淀粉和草酸钙针晶外，还能够找到石细胞。

【来源】为薯蓣科植物薯蓣 *Dioscorea opposita* Thunb. 的干燥根茎。

【植物形态】多年生缠绕草质藤本。块状茎肉质肥厚，略呈圆柱形，外皮灰褐色，生有须根。茎通常带紫红色，右旋。单叶在茎下部互生，中部以上对生；叶片卵状三角形至宽卵形或戟形，变异大，先端渐尖，基部深心形、宽心形或近戟形，边缘常3浅裂至深裂，叶腋内常有珠芽（零余子）。花单性，雌雄异株，成细长穗状花序；雄花序2~8个生于叶腋，雄蕊6。雌花序1~3个生于叶腋。蒴果三棱状，外面有白粉。种子有膜质翅（彩图48）。

【采制】冬季茎叶枯萎后采挖，切去根头，洗净，除去外皮和须根，干燥，习称"毛山药片"；除去外皮，趁鲜切厚片，干燥，称为"山药片"；有选择肥大顺直的干燥山药，置清水中，浸至无干心，闷透，切齐两端，用木板搓成圆柱状，晒干，打光，习称"光山药"。

【产地】主产于河南，多集中河南沁阳（旧属怀庆府），故名"怀山药"，质量好，产量大，供销全国并大量出口。此外，湖南、湖北、江西、四川等地亦产。

【性状】**毛山药**　略呈圆柱形，弯曲而稍扁，长15~30cm，直径1.5~6cm。表面黄白色或淡黄色，有纵沟、纵皱纹及须根痕，偶有浅棕色外皮残留。体重，质坚实，不易折断，断面白色，粉性。气微，味淡、微酸，嚼之发黏。

光山药　呈圆柱形，两端平齐，长9~18cm，直径1.5~3cm。表面光滑，白色或黄白色（彩图48）。

山药片　为不规则的厚片，皱缩不平，切面白色或黄白色，质坚脆，粉性。气微，味淡、微酸。

【显微特征】粉末：类白色。①淀粉粒单粒扁卵形、三角状卵形、类圆形或矩圆形，直径8~35μm，脐点点状、"人"字状、"十"字状或短缝状，可见层纹；复粒稀少，由2~3分粒组成。②草酸钙针晶束存在于黏液细胞中，长约至240μm，针晶粗2~5μm。③具缘纹孔导管、网纹导管、螺纹导管及环纹导管直径12~48μm（图11-79）。

【化学成分】①氨基酸及蛋白质（含量2.7%）：精氨酸、丝氨酸、谷氨酸、苏氨酸、缬氨酸、蛋氨酸、苯丙氨酸、异亮氨等多种氨基酸。②多糖及黏液质：多糖多由甘露糖、葡萄糖和半乳糖按不同比例组成；黏性物质由甘露聚糖（mannan）与球蛋白结合而成。此外，尚含植酸（phytic acid）、尿囊素（allantion）、3,4-二羟基苯乙胺、皂苷、脂肪酸、β-谷甾醇、油酸等化合物。

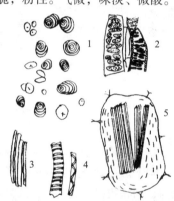

图11-79　山药粉末图
1. 淀粉粒；2. 筛管；3. 纤维；
4. 导管；5. 草酸钙针晶

【理化鉴别】按薄层色谱法操作，供试品色谱中，在与山药对照药材色谱相应的位置上应显相同颜色的斑点。

【药理作用】山药的药理作用见表11-59。

表11-59　山药的药理作用

药理作用	作用机制	活性成分
对免疫系统的作用	山药多糖能提高小鼠腹腔巨噬细胞吞噬百分率和吞噬指数，促进溶血素和溶血空斑形成，提高外周血T细胞增殖和NK细胞活性，促进淋巴细胞转化，增加血清IgG	山药多糖
降血糖作用	山药多糖可对抗四氧嘧啶、外源性葡萄糖、肾上腺素致糖尿病模型小鼠血糖升高	山药多糖
对消化系统的作用	山药多糖能抑制脾虚模型小鼠的胃排空及小肠推进	山药多糖

【功能主治】甘，平。归脾、肺、肾经。补脾养胃，生津益肺，补肾涩精。用于脾虚食少、久泻不止、肺虚喘咳、肾虚遗精、带下、尿频、虚热消渴。麸炒山药补脾健胃。用于脾虚食少、泄泻便溏、白带过多。用量15~30g。

【制剂】**薯蓣丸**　由山药、人参、地黄等组成。具调理脾胃、益气和营的功能。用于气血两虚、脾肺不足所致虚劳、胃脘痛、痹症、闭经、月经不调。

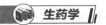

【附】山药常见的混淆品及伪品有三种，见表11-60。

表11-60 山药常见的混淆品及伪品

伪品名称	植物来源	药用部位	主要鉴别特征
参薯	薯蓣科植物参薯 Dioscorea alata L.	根茎	不规则圆柱形，表面浅棕黄色至棕黄色，有纵皱纹，常有未除尽的栓皮痕迹，质坚实，断面白色至淡黄色。外侧粉末中可见石细胞，胞腔中常含针晶
木薯	大戟科植物木薯 Manihot esculenta crantz	块根	外皮多除去，偶见棕褐色的外皮，断面乳白色，粉性。有形成层环纹，中央可见一细木心及放射状的黄色小点，有裂隙。嚼之有纤维性
山薯	薯蓣科植物山薯 Dioscorea Fordii Prain et Burk.	根茎	圆柱形，稍弯曲，略扁。栓皮多除去，表面黄白色或淡黄色，有纵沟及须根痕。体重，质坚，不易折断，断面淡黄色，粉性，散有浅棕色点状物。味微酸

课堂互动

1. 山药粉末特征主要有哪些？
2. 山药道地药材产区在哪里？

穿山龙 Dioscoreae Nipponicae Rhizoma

本品为薯蓣植物穿龙薯蓣 Dioscorea nipponica Makino 的干燥根茎。春秋二季采挖，洗净，除去须根及外皮，晒干。药材呈类圆柱形，稍弯曲，长15~20cm，直径1.0~1.5cm。表面黄白色或棕黄色，有不规则纵沟、刺状残根及偏于一侧的突起茎痕。质坚硬，断面平坦，白色或黄白色，散有淡棕色维管束小点。气微，味苦涩。穿山龙主要含甾体皂苷类化合物，如薯蓣皂苷元（diosgenin）、薯蓣皂苷（dioscin）、纤细薯蓣皂苷（gracillin）、延龄草皂苷（trillin）、甲基原薯蓣皂苷（methylprotodioscin）、伪原薯蓣皂苷（pseudoprotodiosin）等。此外，尚含有葡萄糖、鼠李糖、甾醇、树脂和淀粉等。依据《中国药典》（2020年版），本品含薯蓣皂苷（$C_{45}H_{72}O_{16}$）不得少于1.3%。药理实验表明，穿山龙有抗炎、祛痰、抗菌、平喘、增加冠脉流量、降血脂、增强心肌收缩力等作用。本品性苦、温，味甘。归肝、肾、肺经。具有祛风除湿、舒筋通络、活血止痛、止咳平喘之功能。用于风湿痹病、关节肿胀、疼痛麻木、跌扑损伤、闪腰岔气、咳嗽气喘。用量9~15g，也可制成酒剂用。

薯蓣科其他常用生药

薯蓣科其他常用生药见表11-61。

表11-61 薯蓣科其他常用生药

生药	来源	活性成分	药理作用	功能主治
粉草薢	粉背薯蓣 Dioscorea hypoglauca Palibin 的干燥根茎	甾体皂苷、二苯庚烷、木脂素	降压、降尿酸、抗炎镇痛、抗菌、提高免疫力、抗肿瘤	利湿去浊，祛风除痹
黄山药	黄山药 Dioscorea panthaica Prain et Burk. 的干燥根茎	甾体皂苷（薯蓣皂苷、原纤细薯蓣皂苷）	抗心肌缺血、降血脂、抗血小板聚集、抗肿瘤	理气止痛，解毒消肿

续表

生药	来源	活性成分	药理作用	功能主治
绵萆薢	绵萆薢 Dioscorea spongiosa J. Q. Xi. M. Mizuno et W. L Zhao 或福州薯蓣 D. futschauensis Uline ex R. Kunth 的干燥根茎	甾体皂苷（薯蓣皂苷、原纤细薯蓣皂苷）、二苯庚烷、木脂素	抗炎镇痛、抗菌、抗病毒、抗肿瘤、抗骨质疏松	利湿去浊，祛风除痹
黄独	黄独 Dioscorea bulbifera L. 的干燥块茎	甾体皂苷、黄酮、二萜内酯	抗肿瘤、抗菌、抗炎、止痛	解毒消肿，化痰散结，凉血止血

五十六、鸢尾科　Iridaceae

多年生草本，稀1年生。常具根状茎、球茎或鳞茎。叶常生于茎基部，基部鞘状而相互套叠，2侧压扁，嵌叠排列，叶条形、剑形或丝状，叶脉平行。花单生，或排列成顶生的总状、穗状、聚伞或圆锥花序；花两性，色泽鲜艳而美丽，辐射对称，稀两侧对称；花被片6，2轮排列，基部联合成花被管；雄蕊3；雌蕊3心皮构成，子房下位，花柱1，上部有3个分枝，圆柱状或膨大成扁平成花瓣状，中轴胎座，胚珠多数。蒴果。

本科约80属，1500种，世界分布，主要分布于非洲南部及美洲热带地区。中国产11属，80种，主要分布于西南、西北及东北地区。重要的生药材有：西红花、射干、马蔺、鸢尾等。

本科植物的化学成分主要有：异黄酮、共轭多烯、呫酮等。异黄酮类，如鸢尾苷（shekanin）、香鸢尾苷（iridin），具有抗病原微生物、抗炎等作用。呫酮类，如芒果苷（mangiferin），有降血糖、抗肿瘤、免疫调节、抗氧化等作用。共轭多烯类，如番红花中含番红花苷（crocin），具有抗凝血、降血脂、抗肿瘤、抗氧化等作用。此外，本科植物所含的蒽醌、氨基酸、皂苷类化合物也有一定的药理作用。

西红花　Croci Stigma*

（英）Saffron

实例解析

【实例】李女士，45岁，平时有用温水泡服小剂量西红花以保健养颜的习惯，每天取5根西红花冲泡，泡三、四杯水，最后连同花柱一起喝下去。然而，李女士最近买到的西红花泡水后的状态于以往的不太一样，水被染成红色，有些药材本身变成白色，这让李女士不禁怀疑。于是将西红花拿到市药检所中药室请人鉴定，经鉴定李女士买到的西红花中掺入了伪品。

【解析】正品的西红花泡水后，可见橙黄色带成直线下降，水最终会被染成黄色，药材本身扩展成喇叭状，有短缝，并且不褪色。在中药市场上，经常能见到用红色染料染色的玉米须或莲须伪造的西红花，这样的"西红花"泡水之后，水被染料染成红色，玉米丝或莲须露出本来的白色，且多为长丝状，而不是花柱的形态。所以，李女士买到的西红花里面就是掺杂了这样的伪品。

【来源】为鸢尾科植物番红花 Crocus sativus L. 的干燥柱头。

【植物形态】多年生草本。球茎扁圆球形，外有黄褐色的膜质包被。叶基生，9~15枚，窄条形，长15~20cm；叶丛基部包有4~5片膜质的鞘状叶。花从球茎直接抽出，花1~2朵，淡蓝色、红紫色或白色；花被裂片6，2轮排列，内外轮花被裂片皆为倒卵形；雄蕊直立，花药黄色，顶端尖，略弯曲；花柱橙红色至深红色，上部3分枝，分枝弯曲而下垂，柱头略扁，顶端楔形，有浅齿，较雄蕊长，子房狭纺锤形。蒴果椭圆形（彩图49）。

【采制】开花期早晨摘取柱头，摊放在竹匾内，或40~50℃烘干或于通风处晒干。

【产地】原产地中海沿海国家、小亚细亚和伊朗。我国北京、浙江、江苏、上海等地栽培。

【性状】本品呈线形，三分枝，长约3cm。暗红色，上部较宽而略扁平，顶端边缘显不整齐的齿状，内侧有一短裂隙，下端有时残留一小段黄色花柱。体轻，质松软，无油润光泽，干燥后质脆易断。气特异，微有刺激性，味微苦（彩图49）。

【显微特征】粉末：橙红色。①表皮细胞表面观长条形，壁薄，微弯曲，有的外壁凸出呈乳头状或绒毛状，表面隐约可见纤细纹理。②柱头顶端表皮细胞绒毛状，直径26~56μm，表面有稀疏纹理。③草酸钙结晶聚集于薄壁细胞中，呈颗粒状、圆簇状、梭形或类方形，直径2~14μm。

【化学成分】①共轭多烯及糖苷类化合物（含量2.0%）为西红花主要的药用和有色成分。有西红花苷1~4（crocin 1~4），为西红花酸（crocetin）与龙胆二糖或葡萄糖形成的一系列酯，西红花苷-1的含量常用来评价西红花的质量。尚有反式及顺式西红花酸二甲酯（$trans-$，$cis-$crocetin dimethyl ester）、西红花苦苷（picrocrocin）、$a-$，$β-$胡萝卜素（$a-$，$β-$carotene）、番茄红素（lycopene）和玉米黄素（zeaxanthin）等。②挥发油（含量0.3%~1.4%）主要成分为西红花醛（safranal），为西红花苦苷的降解产物，其次为桉脑（cineole）、蒎烯（pinene）等。

西红花苦苷　　　　　　　　　西红花醛

	R_1	R_2
$α-$西红花酸	H	H
$β-$西红花酸	CH_3	H
$γ-$西红花酸	CH_3	CH_3
西红花苷-1	$β-D-$gentiobiosyl	$β-D-$gentiobiosyl
西红花苷-2	$β-D-$gentiobiosyl	$β-D-$glucosyl
西红花苷-3	$β-D-$gentiobiosyl	H
西红花苷-4	$β-D-$glucosyl	H

【理化鉴别】**1. 水试法** 取本品浸水中，可见橙黄色成直线下降，并逐渐扩散，水被染成黄色，无沉淀。柱头呈喇叭状，有短缝；在短时间内，用针拨之不破碎。

2. 显色反应 取本品少量，置白瓷板上，加硫酸1滴，酸液显蓝色，又经紫色缓缓变为红褐色或棕色。

3. 吸光度 照紫外-可见分光光度法，在458nm的波长处测定吸光度，458nm与432nm波长处的吸光度的比值应为0.85~0.90。

4. 薄层色谱 按薄层色谱法操作，供试品色谱中，在与西红花对照药材色谱相应的位置上应显相同颜色的斑点。

5. 含量测定 按高效液相色谱法测定，本品按干燥品计算，含西红花苷-Ⅰ（$C_{44}H_{64}O_{24}$）和西红花苷-Ⅱ（$C_{38}H_{54}O_{19}$）的总量不得少于10.0%，含苦番红花素（$C_{16}H_{26}O_7$）不得少于5.0%。

【药理作用】西红花的药理作用见表11-62。

表 11-62 西红花的药理作用

药理作用	作用机制	活性成分
抗肿瘤作用	西红花提取物对小鼠移植性 S180 肉瘤、埃氏腹水癌和道氏淋巴瘤腹水型均有显著的抑制作用	西红花酸
提高学习记忆	西红花酸能显著降低由 $A\beta_{25-35}$ 引起的海马神经元 ROS 水平的升高，对神经元起到保护作用	西红花酸
抗凝血作用	西红花苷对 ADP 和凝血酶引起的家兔血小板聚集均有明显的抑制作用	西红花苷
保肝作用	西红花酸可对抗由对乙酰氨基酚和 CCl_4 所致肝损伤引起的 MDA 升高和 GSH 含量下降	西红花酸

【功能主治】甘，平。归心、肝经。活血化瘀，凉血解毒，解郁安神。用于经闭癥瘕、产后瘀阻、温毒发斑、忧郁痞闷、惊悸发狂。用量 1~3g，煎服或沸水泡服。

【附】西红花药材常见的伪品及其主要鉴别特征：

1. 玉米须 本品由禾本科玉米 *Zea mays* L. 花柱和柱头染色而成。本品每个花柱呈长丝状，全体常卷曲成团，长 2~15cm，红棕色，入水不膨胀，水染成红色。

2. 菊花舌状花 本品由菊科植物菊 *Chrysanthemum morifolium* Ramat. 舌状花经染色而成。本品呈线状，长约 1.5cm，表面暗红色，花冠上端平展成扁舌状，基部短筒状，内藏先端 2 裂的柱头。

3. 莲须 为睡莲科植物莲 *Nelumbo nucifera* Gaertn. 的干燥雄蕊。本品呈线形，花药常扭转，纵裂，直径 0.1cm，淡黄色至棕黄色，先端具棒状药隔附属物。花丝长 1.5~1.8cm，棕黄色。气微香，味涩。

4. 纸浆制品 本品由纸浆经染料和油性物质加工而成。本品多呈丝状，水中浸泡边缘不整齐，无波状突起，顶端不呈喇叭状，水染成红色。

课堂互动

1. 西红花药材性状鉴别特征是什么？
2. 西红花与红花药用部位和性状特征有何不同？

射 干 Belamcandae Rhizoma

本品为鸢尾科植物射干 *Belamcanda chinensis*（L.）DC. 的干燥根茎。春初发芽或秋末茎叶枯萎时采挖，除去须根和泥沙，干燥。主产于河南、湖北、浙江、安徽、江西等省。药材呈不规则结节状，长 3~10cm，直径 1~2cm。表面黄褐色、棕褐色或黑褐色，皱缩，有较密的环纹。上面有数个圆盘状凹陷的茎痕，偶有茎基残存；下面有残留细根及根痕。质硬，断面黄色，颗粒性。气微，味苦、微辛。射干主要含异黄酮类化合物，如鸢尾苷（tectoridin）、鸢尾黄素（tectorigenin）、野鸢尾苷（iridin）、白射干素（dichotomin）、紫檀素（murungin）、射干定（belamcandin）等。以异黄酮含量作为射干药材质量评价指标。依据《中国药典》（2020 年版），本品含次野鸢尾黄素（$C_{20}H_{18}O_8$）不得少于 0.10%。药理研究表明，射干有抗病毒、抗炎、抗菌、解热、祛痰、清除自由基等作用。本品性寒，味苦。归肺经。具清热解毒、消痰、利咽之功能。用于热毒痰火郁结、咽喉肿痛、痰涎壅盛、咳嗽气喘。用量 3~10g。

五十七、姜科 Zingiberaceae

多年生草本，常有芳香的块状根茎；叶基生或茎生，2 列或有时螺旋排列，基部常有开放的叶鞘，羽状平行脉，具叶舌；花两性，单生，或排成穗状、头状、总状或圆锥花序，生于具叶的茎顶或由根茎抽出的花葶上；萼管状，一侧开裂，或 3 齿裂；花冠管长或短，3 裂；退

PPT

化雄蕊6枚，排成2轮，内轮发育雄蕊1枚，另2枚联合成艳丽的唇瓣，外轮侧面2枚常花瓣状，前面1枚常缺；雌蕊由3心皮组成，子房下位，1至3室，中轴胎座或侧膜胎座，胚珠多枚；果实为蒴果或肉质不开裂而呈浆果状。种子具假种皮。

本科约有50属，约1500种，主要分布在热带和亚热带地区，集中在南亚和东南亚。我国有20属，约200种，主要分布在西、华南和东南地区。重要的生药材有：砂仁、莪术、生姜、郁金、山奈、益智、草果、姜黄、豆蔻等。

本科所含化合物主要有挥发油和黄酮类化合物。挥发油多存在于姜属（*Zingiber*）、姜黄属（*Curcuma*）、豆蔻属（*Amomum*）、山姜属（*Alpinia*）植物中，结构主要为单萜和倍半萜。莪术中的β-榄香烯（β-elemene）具有抗癌作用；α-姜烯有抗溃疡作用；生姜、豆蔻、砂仁、草果的挥发油多有散寒、健胃的作用。黄酮多存在于山奈属（*Kaempferia*）、山姜属，如山姜素（alpinetin）、高良姜素（galangin）等。酚类，如姜黄中的姜黄素（curcumin），具有抗老年痴呆、抗肿瘤、抗炎等多方面作用；姜酚是生姜中的主要活性成分，有典型的姜辣味，如姜醇（gingerol）、姜酮（zingerone），有抗炎、镇吐、抗病原微生物等作用。

砂仁　Amomi Fructus*

（英）Amomum Fruit

实例解析

【实例】2014年9月，广东省药监局对晋宁中药市场内的砂仁药材进行抽查。在抽查的10个药材样本中，有1个样本引起药监人员怀疑。此样本中的砂仁呈长卵圆形，表面有明显的纵棱，疏生短柔刺；种子表面灰棕色，表面纹理不明显，这些特征都与正品砂仁不同。再进一步对样品的挥发油进行GC分析，实验结果确定样品中的砂仁为长序砂仁，是伪品。

【解析】长序砂仁与正品砂仁的挥发油中所含化合物种类基本相同。但是，其相对含量有较大的差异，正品砂仁中主要成分为乙酸龙脑酯，约是长序砂仁的25倍；长序砂仁中含量最高的成分是樟脑，是正品砂仁的3倍。所以，通过GC很容易将二种药材区分开。

【来源】为姜科植物阳春砂 *Amomum villosum* Lour.、绿壳砂 *A. villosum* Lour. var. *xanthioides* T. L. Wu et Senjen 或海南砂 *A. longiligulare* T. L. Wu 的干燥成熟果实。

【植物形态】阳春砂　多年生常绿草本。根茎圆柱形，匍匐于地面节上，具鞘状膜质鳞片。茎直立，无分枝。叶2列，叶片披针形。花葶从根茎上抽出，花序成疏松的球形。花冠管细长，先端3裂；唇瓣倒卵形，白色，呈现淡黄色或黄绿色，间有红色斑点，先端2浅裂。雄蕊3，2枚退化，1枚具两药室。雌蕊花柱细长，先端嵌生两药室之中，柱头漏斗状高于花药；子房下位。蒴果椭圆形，成熟时红棕色，具软刺。种子多数，香气浓郁（彩图50）。

【采制】夏秋二季果实成熟时采收，晒干或低温干燥，即为壳砂。临用时捣碎取种子，即为砂仁。剥下的果皮称砂仁壳。

【产地】阳春砂主产于广东阳春，故名"阳春砂"，现多栽培。广西百色、靖西等地也产少量。绿壳砂仁主产于越南、缅甸、泰国、印度尼西亚，我国云南南部亦产。海南砂仁主产于广东、海南。

【性状】阳春砂、绿壳砂　椭圆形或卵圆形，有不明显的三棱，长1.5~2cm，直径1~1.5cm。表面棕褐色，密生刺状突起，顶端有花被残基，基部常有果梗。果皮薄而软。种子集结成团，具三钝棱，中有白色隔膜，将种子团分成3瓣，每瓣有种子5~26粒。种子为不规则多面体，直径2~3mm；表面棕红色或暗褐色，有细皱纹，外被淡棕色膜质假种皮。质硬，胚乳灰白色。气芳香而浓烈，味辛凉、微苦（彩图50）。

海南砂　呈长椭圆形或卵圆形，有明显的三棱，长1.5~2cm，直径0.8~1.2cm。表面被片状、分枝的软刺，基部具果梗痕。果皮厚而硬。种子团较小，每瓣有种子3~24粒；种子直径1.5~2mm。气味稍淡。

【显微特征】种子横切面：①假种皮有时残存。种皮表皮细胞1列，径向延长，壁稍厚；下皮细胞1列，含棕色或红棕色物。②油细胞层为1列油细胞，长76~106μm，宽16~25μm，含黄色油滴。③色素层为数列棕色细胞，细胞多角形，排列不规则。④内种皮为1列栅状厚壁细胞，黄棕色，内壁及侧壁极厚，细胞小，内含硅质块。⑤外胚乳细胞含淀粉粒，并有少数细小草酸钙方晶。⑥内胚乳细胞含细小糊粉粒和脂肪油滴（图11-80）。

粉末：灰棕色。①内种皮厚壁细胞红棕色或黄棕色，表面观多角形，壁厚，非木化，胞腔内含硅质块；断面观为1列栅状细胞，内壁及侧壁极厚，胞腔偏外侧，内含硅质块。②种皮表皮细胞淡黄色，表面观长条形，常与下皮细胞上下层垂直排列；下皮细胞含棕色或红棕色物。③色素层细胞皱缩，界限不清楚，含红棕色或深棕色物。④外胚乳细胞类长方形或不规则形，充满细小淀粉粒集结成的淀粉团，有的包埋有细小草酸钙方晶。⑤内胚乳细胞含细小糊粉粒和脂肪油滴。油细胞无色，壁薄，偶见油滴散在（图11-81）。

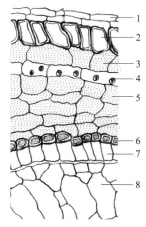

图11-80　砂仁（阳春砂种子）横切面详图
1. 假种皮；2. 表皮；3. 下皮（含色素）；4. 油细胞层；
5. 色素层；6. 硅质块；7. 内种皮；8. 外胚乳

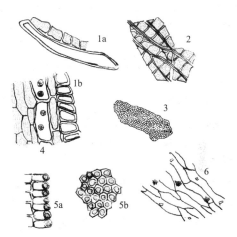

图11-81　砂仁（阳春砂）粉末图
1. 种皮表皮细胞（a. 表面观；b. 断面观）；2. 下皮细胞；
3. 外胚乳细胞及淀粉团；4. 油细胞；5. 内种皮细胞
（a. 断面观；b. 表面观）；6. 假种皮及草酸钙结晶

【化学成分】①挥发油（阳春砂含3%以上，绿壳砂含1.7%~3.0%，海南砂含量最低）含乙酸龙脑酯（borneol acetate）、龙脑（borneol）、樟脑（camphor）、α-，β-蒎烯（α-，β-pinene）和柠檬烯（limonene）等；②黄酮类化合物：槲皮苷（quercitroside）、异槲皮苷（isoquercitroside）等。此外，还含有倍半萜、酚酸、β-谷甾醇、豆角甾醇、麦角甾醇等。

【理化鉴别】**1. 薄层色谱**　按薄层色谱法操作，供试品色谱中，在与乙酸龙脑酯对照品色谱相应的位置上应显相同颜色的斑点。

2. 含量测定　按挥发油测定法，本品按干燥品计算，阳春砂、绿壳砂种子团含挥发油不得少于3.0%（ml/g）；海南砂种子团含挥发油不得少于1.0%（ml/g）。按气相色谱法测定，本品按干燥品计算，含乙酸龙脑酯（$C_{12}H_{20}O_2$）不得少于0.90%。

【药理作用】砂仁的药理作用见表11-63。

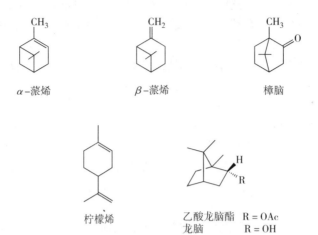

α-蒎烯　　　　　β-蒎烯　　　　　樟脑

柠檬烯　　　　　乙酸龙脑酯　R = OAc
　　　　　　　　　龙脑　　　　R = OH

表 11-63　砂仁的药理作用

药理作用	作用机制	活性成分
抗溃疡作用	砂仁挥发油可抑制大鼠乙酸性胃溃疡黏膜血小板活化因子（PAF）表达，加强胃黏液凝胶层稳定，抑制溃疡产生和复发	挥发油
对胃肠平滑肌的作用	乙酸龙脑酯能明显对抗番泻叶所致小鼠腹泻、冰醋酸所致小鼠疼痛和离体家兔小肠平滑肌运动	乙酸龙脑酯
抗炎镇痛作用	砂仁挥发油可对抗由对二甲苯所致小鼠耳肿胀及卡拉胶所致大鼠足肿胀；延长热致痛小鼠的痛阈时间	挥发油

【功能主治】辛，温。归脾、胃、肾经。化湿开胃，温脾止泻，理气安胎。用于湿浊中阻、脘痞不饥、脾胃虚寒、呕吐泄泻、妊娠恶阻、胎动不安。用量 3~6g，后下。

【制剂】**1. 香砂养胃颗粒**　由木香、砂仁、白术等组成。具温中和胃的功能。用于不思饮食、胃脘满闷或泛吐酸水。

2. 香砂六君丸　由木香、砂仁、党参等组成。具益气健脾、和胃的功能。用于脾虚气滞、消化不良、嗳气食少、脘腹胀满、大便溏泄。

【附】**1. 砂仁壳（果皮）**　含挥发油 0.34%，也可药用，功效同种子，但作用稍弱。

2. 缩砂（进口砂仁）　为缩砂 *Amomum xanthioides* Wall. 的干燥种子团或果实。主产于越南、缅甸、泰国及印度尼西亚，又名"西砂仁"或"缩砂密"。我国云南南部也产。性状特征与阳春砂等正品相似。含挥发油 1.7%~3.0%。油中化学组成与阳春砂相似。

3. 市场上可见到的砂仁伪品多来自姜科砂仁属和山姜属的植物果实，如长序砂仁 *Amomum thysoideum* Gagnep.、海南假砂仁 *A. chinense* Chen ex T. L. Wu、疣果豆蔻 *A. muricarpum* Elm.、草豆蔻 *A. katsumadai* Hayata、长柄山姜 *A. kwangsiensis* T. L. Wu et Senjen 和华山姜 *A. chinensis*（Retz.）Rosc. 等。

课堂互动

1. 砂仁药材性状鉴别特征是什么？
2. 砂仁中的主要成分是何种类型化合物？
3. 砂仁药材植物来源有几种？

莪术 Curcumae Rhizoma*

（英）Zedoary

【来源】 为姜科植物蓬莪术 Curcuma phaeocaulis Val.、广西莪术 C. kwangsiensis S. G. Lee et C. F. Liang 或温郁金 C. wenyujin Y. H. Chen et C. Ling 的干燥根茎。后者习称"温莪术"。

【植物形态】 **蓬莪术** 主根茎陀罗状至锥状陀罗形，侧根茎指状，内面黄绿色至墨绿色，或有时发蓝色，须根末端膨大成肉质纺锤形，内面黄绿或近白色。叶鞘下段常为褐紫色。叶基生，4~7 片，叶柄短；叶片长圆状椭圆形，两面无毛，上面沿中脉两侧紫色晕。穗状花序，从根茎中抽出，有苞片 20 多枚，上部苞片长椭圆形，粉红色呈紫红色；中下部苞片近圆形，淡绿色至白色。

广西莪术 主根茎卵圆形，侧根茎指状，须根末端常膨大成组锤形块根，断面白色。叶基生 2~5 片，两面密被粗柔毛，有的类型沿中脉两侧有紫晕。穗状花序，从根茎中抽出，花序下的苞片阔卵形，淡绿色，上部的苞片椭圆形，淡红色；花萼白色，一侧裂至中部，先端有 3 钝齿；花冠近漏斗状，花瓣 3，粉红色，后方的 1 片较宽，先端略成兜状；侧生退化雄蕊花瓣状，唇瓣近圆形，先端 3 浅圆裂，花药基部有距；子房被长柔毛，花柱细长，柱头头状，有毛（彩图 51）。

温郁金 主根粗壮，末端膨大成长卵形块根。块茎卵圆状，侧生，根茎圆柱状，断面黄色。叶基生。穗状花序，具鞘状叶，基部苞片阔卵圆形，小花数朵，生于苞片内，顶端苞片较狭，腋内无花；花萼白色筒状，不规则 3 齿裂；花冠管呈漏斗状，裂片 3，粉白色，上面 1 枚较大，两侧裂片长圆形；侧生退化雄蕊长圆形；子房被伏毛，花柱丝状，基部有 2 棒状附属物，柱头略呈 2 唇形，具缘毛。

【采制】 冬季茎叶枯萎后采挖，洗净，蒸或煮至透心，晒干或低温干燥后除去须根和杂质。

【产地】 蓬莪术主产于四川，广西莪术主产于广西，温郁金主产于浙江。

【性状】 **莪术** 呈卵圆形、长卵形、圆锥形或长纺锤形，顶端多钝尖，基部钝圆，长 2~8cm，直径 1.5~4cm。表面灰黄色至灰棕色，上部环节突起，有圆形微凹的须根痕或残留的须根，有的两侧各有 1 列下陷的芽痕和类圆形的侧生根茎痕，有的可见刀削痕。体重，质坚实，断面灰褐色至蓝褐色，蜡样，常附有灰棕色粉末，皮层与中柱易分离，内皮层环纹棕褐色。气微香，味微苦而辛（彩图 51）。

广西莪术 环节稍突起，断面黄棕色至棕色，常附有淡黄色粉末，内皮层环纹黄白色。

温莪术 断面黄棕色至棕褐色，常附有淡黄色至黄棕色粉末。气香或微香。

饮片呈类圆形或椭圆形的厚片。外表皮灰黄色或灰棕色，有时可见环节或须根痕。切面黄绿色、黄棕色或棕褐色，内皮层环纹明显，散在"筋脉"小点。气微香，味微苦而辛。

【显微特征】 根茎横切面：①木栓细胞数列，有时已除去。②皮层散有叶迹维管束。③内皮层明显。④中柱较宽，维管束外韧型，散在，沿中柱鞘部位的维管束较小，排列较密。⑤薄壁细胞充满糊化的淀粉粒团块，薄壁组织中有含金黄色油状物的细胞散在（图 11-82）。

粉末：黄色或棕黄色。①油细胞多破碎，完整者直径 62~110μm，内含黄色油状分泌物。②导管多为螺纹导管、梯纹导管，直径 20~65μm。③纤维孔沟明显，直径 15~35μm。④淀粉粒大多糊化（图 11-83）。

【化学成分】 **蓬莪术** 含挥发油（含量 1.5%~2.0%），油中主要成分为莪术酮（curzerenone）、莪术醇（curcumol）、吉马酮（germacrone）、莪术二醇（curcumadiol）、龙脑（borneol）、α-，β-蒎烯（α-，β-pinene）、樟烯（camphene）、柠檬烯（limonene）等。

广西莪术 含挥发油（含量 1.0%~1.2%），油中主要成分为莪术醇、龙脑、吉马酮、莪术二酮（curdione）、芳姜黄烯（artumurene）等。

温郁金 含挥发油（含量 1.4%~2.0%），油中主要成分为吉马酮、莪术二酮、莪术醇、吉马烯（germacrene）、β-蒎烯、樟烯、柠檬烯、龙脑、樟脑等。

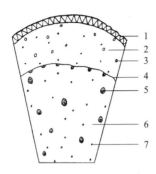

图 11-82　莪术横切面简图

1. 木栓层；2. 皮层；3. 叶迹维管束；

4. 内皮层；5. 维管束；6. 薄壁细胞；7. 油细胞

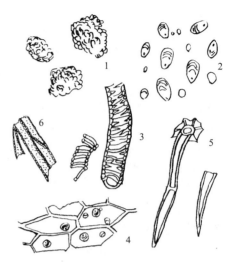

图 11-83　莪术粉末图

1. 糊化淀粉粒团块；2. 淀粉粒；

3. 导管；4. 油细胞；5. 非腺毛

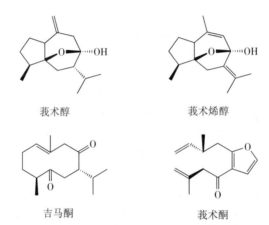

莪术醇　　　　　　　　　　　　莪术烯醇

吉马酮　　　　　　　　　　　　莪术酮

【理化鉴别】　1. 薄层色谱　按薄层色谱法操作，供试品色谱中，在与吉马酮对照品色谱相应的位置上应显相同颜色的斑点。

2. 吸光度　按紫外-可见分光光度法测定，本品三氯甲烷提取液在 242nm 波长处有最大吸收，吸光度不得低于 0.45。

3. 含量测定　按挥发油测定法测定，本品按干燥品计算，含挥发油不得少于 1.5%（ml/g）；用稀乙醇作溶剂，醇溶性浸出物不得少于 7.0%。

【药理作用】　莪术的药理作用见表 11-64。

表 11-64　莪术的药理作用

药理作用	作用机制	活性成分
抗肿瘤作用	莪术醇能显著抑制 MCF7、MM231、HeLa 细胞增殖，而对正常的细胞没有影响	莪术醇 榄香烯
抗炎作用	莪术挥发油对小鼠烫伤局部水肿、小鼠醋酸腹膜炎、巴豆油引起的小鼠耳部炎症均有明显的抑制作用	挥发油
抗凝血作用	莪术醇能降低血瘀模型大鼠的全血黏度高中切变速率；莪术挥发油可对抗由肾上腺素和 ADP 诱导的血小板凝集	莪术醇 挥发油
升高白细胞作用	莪术油可以对抗放疗、化疗及环磷酰胺所致的大鼠白细胞减少，并能使白细胞恢复加快	莪术油

【功能主治】 辛、苦，温。归肝、脾经。行气破血，消积止痛。用于癥瘕痞块、瘀血经闭、胸痹心痛、食积胀痛。用量6~9g。孕妇禁用。

【制剂】1. 莪术油注射液 成分为莪术油。用于病毒引起的感冒、上呼吸道感染、小儿病毒性肺炎、消化道溃疡、甲型病毒性肝炎、小儿病毒性肠炎及病毒性心肌炎、脑炎等。

2. 复方莪术油栓 成分为莪术油、硝酸益康唑和冰片。用于白色念珠菌阴道感染（霉菌性阴道炎）、滴虫性阴道炎、宫颈糜烂。

3. 榄香烯乳注射液 成分为β-榄香烯，并有少量的γ-、δ-榄香烯。用于肺癌、肝癌、鼻咽癌、骨转移癌、脑瘤等恶性肿瘤。

【附】1. 郁金 为姜科植物温郁金 *Curcuma wenyujin* Y. H. Chen et C. Ling、姜黄 *C. longa* L.、广西莪术 *C. kwangsiensis* S. G. Lee et C. F. Liang 或蓬莪术 *C. phaeocaulis* Val. 的干燥块根。前两者分别习称"温郁金"和"黄丝郁金"，其余按性状不同习称"桂郁金"或"绿丝郁金"。用于胸胁刺痛、胸痹心痛、经闭痛经、乳房胀痛、热病神昏、癫痫发狂、血热吐衄、黄疸尿赤。用量3~9g。不宜与丁香、母丁香同用。

2. 姜黄 为姜科植物姜黄 *Curcuma longa* L. 的根茎。本品辛、苦，温。归脾、肝经。破血行气，通经止痛。用于胸胁刺痛、闭经、癥瘕、风湿肩臂疼痛、跌扑肿痛。用量3~9g。

3. 片姜黄 本品为姜科植物温郁金 *Curcuma wenyujin* Y. H. Chen et C. Ling 的干燥根茎。用于胸胁刺痛、胸痹心痛、痛经经闭、癥瘕、风湿肩臂疼痛、跌扑肿痛。用量3~9g。孕妇慎用。

课堂互动

1. 试述莪术性状鉴别特征。
2. 莪术、郁金、姜黄、片姜黄的植物来源及药用部位有何区别？

姜科其他常用生药

姜科其他常用生药见表11-65。

表11-65 姜科其他常用生药

生药	来源	活性成分	药理作用	功能主治
山柰	山柰 *Kaempferia galanga* L. 的干燥根茎	挥发油（桂皮酸乙酯、樟烯、龙脑）、黄酮（山柰酚）	抗炎、抗肿瘤	行气温中，消食，止痛
干姜	姜 *Zingiber officinale* Rosc. 的干燥根茎	挥发油（α-姜烯、芳樟醇）、姜酚（6-辣素、4-姜辣素）	抗溃疡、抑制肠运动、镇痛、抗炎、止呕	温经散寒，回阳通脉，温肺化饮
益智	益智 *Alpinia oxyphylla* Miq. 的干燥成熟果实	挥发油、萜类、黄酮、二苯庚烷	神经保护、抗过敏、抗氧化、抗衰老	暖肾固精缩尿，温脾止泻摄唾
草果	草果 *Amomum tsaoko* Crevost et Lemaire 的干燥成熟果实	挥发油、萜类	抗菌、抗病毒、镇静、抗溃疡	燥湿温中，除痰截疟
红豆蔻	大高良姜 *Alpinia galanga* Willd. 的干燥成熟果实	挥发油、二萜、二苯庚烷、苯丙素	抗炎、抗肿瘤、抗氧化、抗胃溃疡	散寒燥湿，醒脾消食
高良姜	高良姜 *Alpinia officinarum* Hance 的干燥根茎	挥发油、黄酮、二苯庚烷、苯丙素	抗炎、抗氧化、抗肿瘤、抗菌	温胃止呕，散寒止痛
草豆蔻	草豆蔻 *Alpinia katsumadai* Hayata 的干燥近成熟种子	挥发油、黄酮、二苯庚烷、酚类	抗炎、抗氧化、抗菌、抗肿瘤	燥湿行气，温中止呕

续表

生药	来源	活性成分	药理作用	功能主治
豆蔻	白豆蔻 *Amomum kravanh* Pierre ex Gagnep. 或爪哇白豆蔻 *A. compactum* Soland ex Maton 的干燥成熟果实	挥发油、黄酮、二苯庚烷	抗炎、抗氧化、抗肿瘤、抗菌	化湿行气，温中止呕，开胃消食

五十八、兰科　Orchidaceae

PPT

多年生草本，地生、附生或腐生。地生和腐生种类常有块茎和肥厚的根状茎，附生种类常有肉质假鳞茎；多单叶互生，常具封闭的叶鞘。花两性，两侧对称，单生或成总状、穗状、圆锥花序；花被片6，排成2轮；外轮3片称萼片，上方中央1片称中萼片，下方两侧的2片称侧萼片；内轮侧生的2片称花瓣，中央的1片特化为唇瓣，形态各异，子房180°扭转而居于下方；雄蕊与花柱、柱头愈合成合蕊柱，与唇瓣对生；合蕊柱顶端具有能育雄蕊1枚，稀2枚，生于合蕊柱两侧；花药2室，花粉粒黏结成花粉块；雌蕊子房下位，3心皮，1室，侧膜胎座；胚珠细小，数目极多；柱头常前方侧生于雄蕊下，通常侧生的2个裂片能育，中间不育的1裂片则演变成位于柱头和雄蕊间的舌状突起称蕊喙，能分泌黏液。蒴果。种子极多，细小粉状。

本科约730属，20 000种，广布全球，热带及亚热带地区最为丰富。我国171属，1247余种，主产于长江以南地区，以云南、海南、台湾等地种类最多。重要的生药材有：天麻、铁皮石斛、金钗石斛、白及、杜鹃兰、独蒜兰等。

本科植物所含化学成分有酚苷、生物碱、菲类、黏液质等。菲类主要存在于白及属（*Bletilla*）、独蒜兰属（*Pleione*）、竹叶兰属（*Arundina*）等植物中，多具有抗肿瘤活性。生物碱，如石斛碱（dendrobine）、石斛酮碱（nobilonine），有退热作用。酚苷，在天麻属（*Gastrodia*）和珊瑚兰属（*Galeola*）植物中分布得较多，如天麻苷（gastrodin），有抗惊厥、舒张冠脉、镇痛作用。黏液质，如白及胶质有止血和生肌的作用。此外，黄酮、香豆素、木质素类化合物也在本科植物中偶有发现。

天麻　Gastrodiae Rhizoma*
（英）Gastrodia Tuber

实例解析

【实例】2013年6月，唐先生到云南丽江旅游，看见旅游景点有摊贩在卖附近山上挖的天麻，价格较市面低，更重要的是摊贩宣称这些都是野生天麻。虽然有围观人告诫不要买来路不明的药材，但是在摊贩的花言巧语下，唐先生还是兴冲冲地花800元买下这些天麻。旅游回来后，恰巧唐先生的朋友在药店工作，在看了带回的天麻后指出这天麻是假的。朋友说这些所谓的天麻虽表面也有环节，但下端无肚脐状疤痕，实际上是芭蕉芋根茎加工品，唐先生大呼上当。

【解析】天麻鉴定要点：①表面黄白色至淡黄棕色，呈透明角质状；②顶端有红棕色至深棕色的芽（俗称"鹦哥嘴"）或残留茎基；③另端有圆脐形疤痕（俗称"肚脐眼"）；④味甘；⑤天麻断面维管束排列是不规则的，而且没有明显的髓和形成层。

【来源】为兰科植物天麻 *Gastrodia elata* Bl. 的干燥块茎。

【植物形态】 多年生真菌营养型草本。不含叶绿素，无根。块茎，横生，肥厚，长椭圆形或卵圆形，肉质，有均匀的环节，节上生膜质鳞片。茎单一，直立，圆柱形，黄褐色，叶鳞片状，膜质，互生，下部鞘状抱茎。总状花序顶生，苞片膜质，长圆状披针形，长为 1~1.5cm；花淡绿黄、蓝绿、橙红或黄白色，近直立；萼片与花瓣合生成壶状，口部偏斜，顶端 5 裂；萼裂片大于花冠裂片；唇瓣白色，先端 3 裂；合蕊柱，子房下位，倒卵形，子房柄扭转，柱头 3 裂。蒴果长圆形或倒卵形。种子多而极小，成粉末状（彩图 52）。

天麻常生于腐殖质较多而湿润的林下。天麻种子萌发时须与紫萁小菇（*Mycenaosmun dicola* Lange.）共生，才能形成原球茎；白蘑科真菌密环菌 [*Armillariella mellea* （Vahk ex Fr.）Karst.] 又为原球茎长成健康的天麻块茎提供营养。

【采制】 立冬以后茎枯时采挖的称"冬麻"，有鹦哥嘴、断面明亮、质地饱满质量佳；立夏以前植株出芽时采挖的称"春麻"，有残留茎基、断面晦暗、体松皮多皱缩质量次。采挖后，除去地上茎及菌丝，洗净，蒸透，敞开低温干燥。以体实泽亮半透明者为佳。

【产地】 主产于四川、云南、贵州，现多为栽培品，销全国并出口。

【性状】 药材呈椭圆形或长条形，略扁，皱缩而稍弯曲，长 3~15cm，宽 1.5~6cm，厚 0.5~2cm。表面黄白色至黄棕色，有纵皱纹及由潜伏芽排列而成的横环纹多轮，有时可见棕褐色菌索。顶端有红棕色至深棕色的芽（俗称"鹦哥嘴"）或残留茎基；另端有圆脐形疤痕（俗称"肚脐眼"）。质坚硬，不易折断，断面较平坦，黄白色至淡棕色，角质样。气微，味甘（彩图 52）。

饮片呈不规则的薄片。外表皮淡黄色至黄棕色，有时可见点状排成的横环纹。切面黄白色至淡棕色。角质样，半透明。气微，味甘。

【显微特征】 块茎横切面：①表皮有残留，下皮由 2~3 列切向延长的本栓化细胞组成。②皮层为 10 数列多角形细胞，有的含草酸钙针晶束。③较老块茎皮层与下皮相接处有 2~3 列椭圆形厚壁细胞，木化，纹孔明显。④中柱占绝大部分，有小型周韧维管束散在。⑤薄壁细胞含草酸钙针晶束（图 11-84）。

粉末：黄白色至黄棕色。①厚壁细胞椭圆形或类多角形，直径 70~180μm，壁厚 3~8μm，木化，纹孔明显。②草酸钙针晶成束或散在，长 25~75（93）μm。③用醋酸甘油水装片观察含糊化多糖类物的薄壁细胞无色，有的细胞可见长卵形、长椭圆形或类圆形颗粒，遇碘液显棕色或淡棕紫色。④螺纹导管、网纹导管及环纹导管直径 8~30μm（图 11-85）。

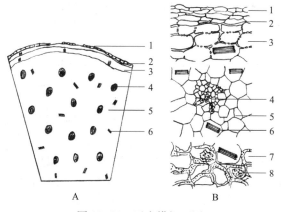

图 11-84 天麻横切面图

A. 横切面简图；B. 横切面详图

1. 表皮；2. 下皮；3. 皮层；4. 维管束；5. 中柱；

6. 草酸钙针晶；7. 具纹孔薄壁细胞；8. 多糖类团块状物

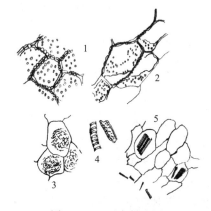

图 11-85 天麻粉末图

1. 厚壁细胞；2. 薄壁细胞；3. 多糖类团块状物；

4. 导管；5. 草酸钙针晶

【化学成分】 ①酚类化合物：如天麻素（天麻苷，gastrodin）、对羟基苯甲醇（天麻苷元，*p*-hydroxybenzyl alcohol）、对羟基苯甲醛（*p*-hydroxybenzal dehyde）、香草醇（vanillyl alcohol）、天麻醚苷

(gastrodioside)；②有机酸类化合物：如柠檬酸（citric acid）、柠檬酸单甲酯（methyl citrate）、棕榈酸（hexadecanoic acid）、琥珀酸（amber acid）、L-焦谷氨酸（L-pyroglutamic acid）和对羟基苯甲酸（p-hydroxybenzcic acid）。此外，尚含有氨基酸、腺嘌呤、β-谷甾醇、豆甾醇、胡萝卜苷、天麻羟胺（gastrodamine）等化合物。

香草醇	天麻醚苷	
		天麻苷 β-D-glc CH$_2$OH
		对羟基苯甲醇 H CH$_2$OH
		对羟基苯甲醛 H CHO

【理化鉴别】**1. 显色反应**　取本品粉末 1g，加水 10ml，浸泡 1 小时，随时振摇，过滤。滤液加碘试液 2 滴，显紫红至酒红色。（与淀粉区别）

2. 薄层色谱　按薄层色谱法操作，供试品色谱中，在与天麻素对照品色谱相应的位置上应显相同颜色的斑点。

3. 含量测定　按高效液相色谱法测定，本品按干燥品计算，含天麻素（$C_{13}H_{18}O_7$）和对羟基苯甲醇（$C_7H_8O_2$）的总量不得少于 0.25%。

【药理作用】天麻的药理作用见表 11-66。

表 11-66　天麻的药理作用

药理作用	作用机制	活性成分
免疫促进作用	天麻多糖可显著增加 C57BL 小鼠的胸腺重量；连续皮下注射 7 天，可促进小鼠腹腔吞噬细胞的功能	天麻多糖
抗惊厥作用	天麻素及其苷元能延长戊四氮阵发性惊厥的潜伏期；对马桑内酯所致的家兔癫痫有延长潜伏期、减轻大发作程度、缩短大发作时程的作用	天麻素 天麻苷元
镇静安神作用	天麻素可降低脑内多巴胺和去甲肾上腺素含量；对小鼠自主活动有明显的抑制作用	天麻素
改善学习记忆的作用	天麻提取物能缩短血管性痴呆大鼠的逃避平台潜伏期和搜索距离	
对循环系统的作用	天麻素可以降低血压和外周血管阻力，增加动脉血管中血流惯性，以及动脉血管的顺应性	天麻素

【功能主治】甘，平。归肝经。息风止痉，平抑肝阳，祛风通络。用于小儿惊风、癫痫抽搐、破伤风、头痛眩晕、手足不遂、肢体麻木、风湿痹痛。用量 3~10g。

【制剂】**1. 天麻素片**　主要成分为天麻素。具镇静和安眠作用。用于神经衰弱、头痛、偏头痛等症。

2. 天麻丸　由天麻、羌活、独活等组成。具祛风除湿、舒筋通络、活血止痛的功能。用于肝肾不足、风湿瘀阻、肢体拘挛、手足麻木、腰腿酸痛。

3. 天麻钩藤颗粒　由天麻、钩藤、石决明等组成。具平肝熄风、清热安神的功能。用于肝阳上亢所引起的头痛、眩晕、耳鸣、眼花、震颤、失眠；高血压见上述证候者。

4. 头痛散　由天麻、当归、白菊花等组成。具活血祛瘀、祛风镇痛的功能。用于偏头痛、失眠、多梦。

【附】天麻药材常见的伪品及其主要鉴别特征见表 11-67。

表 11-67　天麻药材常见的伪品

伪品名称	植物来源	药用部位	主要鉴别特征
紫茉莉	紫茉莉科紫茉莉 *Mirabilis jalapa* L.	根	呈长圆锥形，有的有分支。有时可见数轮同心环纹。有辛辣味。镜下可见草酸钙针晶及糊化淀粉粒团块
大理菊	菊科大丽菊 *Dahlia pinnata* Cav.	根	呈纺锤形。表面有明显不规则的纵皱纹。顶端及末端呈纤维样。嚼之粘牙。镜下可见石细胞和菊糖
马铃薯	茄科马铃薯 *Solanum tuberosum* L.	块茎	嚼之有马铃薯味。镜下可见草酸钙砂晶及糊化淀粉粒团块
芭蕉芋	美人蕉科 *Canna edulis* Ker-Gawl	块茎	呈扁圆形或长椭圆形，未去皮者表面有环节，下端无肚脐状疤痕。外侧略呈纤维状。味甜，嚼之粘牙。镜下可见木栓细胞、草酸钙簇晶和糊化淀粉

课堂互动

1. 天麻药材性状鉴别特征是什么？
2. 天麻药材中的草酸钙结晶是什么类型？
3. 天麻须与何种真菌共生才能顺利成长？

石斛　Dendrobii Caulis

本品为兰科植物金钗石斛 *Dendrobium nobile* Lindl.、霍山石斛 *D. huoshanense* C. Z. Tang et S. J. Cheng、鼓槌石斛 *D. chrysotorum* Lindl. 或流苏石斛 *D. fimbriatum* Hook. 的栽培品及其同属植物近似种的新鲜或干燥茎。全年均可采收，鲜用者除去根和泥沙；干用者采收后，除去杂质，用开水略烫或烘软，再边搓边烘晒，至叶鞘搓净，干燥。主产于广西、广东、贵州、云南、四川等地。鲜石斛呈圆柱形或扁圆柱形，长约30cm，直径0.4~1.2cm。表面黄绿色，光滑或有纵纹，节明显，色较深，节上有膜质叶鞘。肉质多汁，易折断。气微，味微苦而回甜，嚼之有黏性。金钗石斛呈扁圆柱形，长20~40cm，直径0.4~0.6cm，节间长2.5~3cm。表面金黄色或黄中带绿色，有深纵沟。质硬而脆，断面较平坦而疏松。气微，味苦。霍山石斛干条呈直条状或不规则弯曲形，长2~8cm，直径1~4mm。表面淡黄绿色至黄绿色，偶有黄褐色斑块，有细纵纹，节明显，节上有的可见残留的灰白色膜质叶鞘；一端可见茎基部残留的短须根或须根痕，另一端为茎尖，较细。质硬而脆，易折断，断面平坦，灰黄色至灰绿色，略角质状。气微，味淡，嚼之有黏性。鼓槌石斛呈粗纺锤形，中部直径1~3cm，具3~7节。表面光滑，金黄色，有明显凸起的棱。质轻而松脆，断面海绵状。气微，味淡，嚼之有黏性。流苏石斛等呈长圆柱形，长20~150cm，直径0.4~1.2cm，节明显，节间长2~6cm。表面黄色至暗黄色，有深纵槽。质疏松，断面平坦或呈纤维性。味淡或微苦，嚼之有黏性。石斛主要含四氢吡咯类生物碱（含量0.3%~0.8%），如石斛碱（dendrobine）、石斛酮碱（nobilonine）、6-羟基石斛碱（6-hydrodendrobine）、石斛酯碱（dendrine）、次甲基石斛素（nobilmethylene）等。此外，尚含有倍半萜、联苄、挥发油和多糖等化合物。药理研究表明，石斛有抗氧化、抗衰老、降血糖、抗肿瘤、抗炎、退热等作用。本品性微寒，味甘。归胃、肾经。具有益胃生津、滋阴清热之功能。用于热病津伤、口干烦渴、胃阴不足、食少干呕、病后虚热不退、阴虚火旺、骨蒸劳热、目暗不明、筋骨痿软。干品用量6~12g；鲜品15~30g。

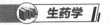

白及　Bletillae Rhizoma

本品为兰科植物白及 *Bletilla striata* (Thunb.) Reichb. f. 的干燥块茎。夏秋二季采挖，除去须根，洗净，置沸水中煮或蒸至无白心，晒至半干，除去外皮，晒干。主产于河北、河南、山东、山西、江苏、安徽、浙江等省。药材呈不规则扁圆形，多有 2~3 个爪状分枝，长 1.5~5cm，厚 0.5~1.5cm。表面灰白色至灰棕色，或黄白色，有数圈同心环节和棕色点状须根痕，上面有突起的茎痕，下面有连接另一块茎的痕迹。质坚硬，不易折断，断面类白色，角质样。气微，味苦，嚼之有黏性。白及含白及胶质约 60%，为一种白及葡萄糖甘露聚糖（bletilla-glucominnan）。另含大量菲类化合物 2，4，7-三甲氧基菲（2，4，7-trimethoxy phenanthrene）、2，3，4，7-四甲氧基菲（2，3，4，7-tetramethoxy phenanthrene）、2，4，7-三甲氧基-9，10-二氢菲（2，4，7-trimethoxy-9，10-dihydrophenanthrene）、白及联菲 A、B、C（blestriarene A，B，C）等。依据《中国药典》（2020 年版），本品含 1，4-二［4-（葡萄糖氧）苄基］-2-异丁基苹果酸酯（$C_{34}H_{46}O_{17}$）不得少于 2.0%。药理研究表明，白及有止血、保护胃黏膜、抗菌、抗肿瘤、抗炎等作用。本品性微寒，味苦、甘、涩。归肺、肝、胃经。具有收敛止血、消肿生肌之功能。用于咯血、吐血、外伤出血、疮疡肿毒、皮肤皲裂。用量 6~15g；研末吞服 3~6g。外用适量。

兰科其他常用生药

兰科其他常用生药见表 11-68。

表 11-68　兰科其他常用生药

生药	来源	活性成分	药理作用	功能主治
山慈菇	杜鹃兰 *Cremastra appendiculata*（D. Don）Makino、独蒜兰 *Pleione bulbocodioides*（Franch.）Rolfe 或云南独蒜兰 *P. yunnanensis* Rolfe 的干燥假鳞茎	二苯乙烯、黄烷、木脂素、黄酮	抗炎、抑菌、抗肿瘤、降血脂血糖	清热解毒、化痰散结
手参	手参 *Gymnadenia conopsea*（L.）R. Br. 的干燥块茎	有机酸苄酯苷、二苯乙烯、菲类	抗过敏、抗氧化、抗乙肝病毒	补肾益精、理气止痛

本章小结

　　被子植物已知 2700 多属，约 3 万种，其中药用植物约 11 000 种，是最重要的药用植物。被子植物分为双子叶植物纲和单子叶植物纲。双子叶植物纲中马兜铃科、蓼科、毛茛科、防己科、木兰科、樟科、蔷薇科、豆科、芸香科、五加科、伞形科、龙胆科、唇形科、茄科、玄参科、葫芦科、桔梗科、菊科，以及单子叶植物中天南星科、百合科、姜科、兰科都有大量植物药用。重要的生药有细辛、大黄、何首乌、黄连、附子、白芍、淫羊藿、木通、防己、厚朴、五味子、肉桂、延胡索、板蓝根、山楂、苦杏仁、黄芪、甘草、黄柏、沉香、丁香、人参、三七、当归、柴胡、川芎、龙胆、薄荷、黄芩、丹参、枸杞子、地黄、金银花、天花粉、桔梗、红花、苍术、青蒿、木香、半夏、川贝母、麦冬、山药、西红花、砂仁、莪术、天麻。生药可通过原植物鉴别、性状特征、显微构造、理化鉴别等手段进行鉴别，但一些伪品、混淆品增加了鉴定的难度。很多生药的化学成分及药理研究也非常深入。

练习题

一、选择题

1. 黄柏的来源是（　　　）
　　A. 芸香科植物黄檗的干燥树皮　　　　　　B. 芸香科植物黄皮树的干燥树皮
　　C. 芸香科植物黄皮树的干燥根皮　　　　　D. 芸香科植物黄檗的干燥根皮

2. 含有分枝状石细胞、晶鞘纤维、木栓细胞的生药有（　　　）
　　A. 厚朴　　　　　　B. 甘草　　　　　　C. 黄连　　　　　　D. 黄柏

3. 远志的药用部位是（　　　）
　　A. Rhizoma　　　　B. Frictus　　　　C. Radix　　　　　D. Ramus

4. 五倍子的药用部位是（　　　）
　　A. 花　　　　　　　B. 果实　　　　　　C. 种子　　　　　　D. 虫瘿

5. 原植物不是伞形科的药材是（　　　）
　　A. 白芷　　　　　　B. 当归　　　　　　C. 防风　　　　　　D. 白芍

6. 取粉末水浸液用力振摇，产生持久性泡沫的药材是（　　　）
　　A. 当归　　　　　　B. 防风　　　　　　C. 柴胡　　　　　　D. 藁本

7. 龙胆的薄层色谱用对照品为（　　　）
　　A. 龙胆苦苷　　　　B. 当药苦苷　　　　C. 当药苷　　　　　D. 秦艽甲素

8. 呈圆柱形，根头略膨大，见暗绿色或暗棕色轮状排列的叶基及密集的疣状突起的药材是（　　　）
　　A. 党参　　　　　　B. 板蓝根　　　　　C. 桔梗　　　　　　D. 三七

9. 下列不是药材沉香的主产地的是（　　　）
　　A. 广东　　　　　　B. 海南　　　　　　C. 湖南　　　　　　D. 广西

10. 下列不属于人参加工品的是（　　　）
　　A. 生晒参　　　　　B. 活性参　　　　　C. 红参　　　　　　D. 林下参

11. 诃子的药用部位为（　　　）
　　A. 种子　　　　　　B. 果实　　　　　　C. 根茎　　　　　　D. 花蕾

12. 不属于三七的术语有（　　　）
　　A. 苄　　　　　　　B. 剪口　　　　　　C. 筋条　　　　　　D. 绒根

13. 苦杏仁苷水解后，产生的成分有（　　　）
　　A. 氢氰酸　　　　　B. 苯甲醇　　　　　C. 苯甲醛　　　　　D. 葡萄糖

14. 山楂的主要化学成分是（　　　）
　　A. 木脂素　　　　　B. 有机酸　　　　　C. 黄酮类　　　　　D. 环烯醚萜类成分

15. 属于人参的鉴别术语有（　　　）
　　A. 枣核艼　　　　　B. 铁线纹　　　　　C. 星点　　　　　　D. 芦碗

16. 含有三萜皂苷类成分的药材有（　　　）
　　A. 刺五加　　　　　B. 三七　　　　　　C. 西洋参　　　　　D. 人参

17. 下列属于三七的功效的是（　　　）
　　A. 祛风散寒　　　　B. 散瘀止血　　　　C. 止咳平喘　　　　D. 消肿定痛

18. 三七横切面的显微特征有（　　　）
　　A. 木栓层为数列细胞　　　　　　　　　　B. 韧皮部外侧有裂隙

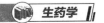
    C. 形成层成环   D. 射线宽广

二、思考题

1. 简述苦杏仁的主要化学成分及产生毒性的原因。

2. 延胡索镇痛的主要活性成分是什么?

3. 板蓝根和南板蓝根的来源、性状有何不同?

（靳　鑫）

第十二章

动物类生药

学习导引

知识要求

1. **掌握** 动物类重点生药的来源、性状（药材、饮片）、显微特征、理化鉴别。

2. **熟悉** 动物类生药的分类；重点生药的产地、化学成分、药理作用、功能主治、制剂；非重点生药的来源、性状、显微特征、理化鉴别。

3. **了解** 动物类生药概述；动物的命名与分类；动物类生药的活性成分；重点生药的附注；非重点生药的产地、化学成分、药理作用、功能主治等；动物类其他生药。

能力要求

学会应用生药鉴定技术解决重点生药的真伪鉴别。

第一节 概　　述

PPT

动物类生药在我国有悠久的应用历史。远在 4000 年前，甲骨文中就记载了麝、犀、牛、蛇等 40 余种药用动物；战国时期《山海经》的"五藏三经"中就有关于牛、熊、麝、鹿、犀等 60 多种动物药的记载；麝香、鹿茸、阿胶、蕲蛇等在我国的药用也有两三千年的历史。秦汉时期的《神农本草经》收载动物药 65 种（占全书 365 种的 17.6%），唐代的《新修本草》载动物药 128 种（占全书 850 种的 15.1%），明代《本草纲目》载动物药 461 种（占全书 1892 种的 24.4%），并将其分为虫、鳞、介、禽、兽、人各部，清代《本草纲目拾遗》载有动物药 160 种。据统计，历代本草中收载动物药共计 600 余种。近年出版的《中国药用动物志》收载药用动物 1581 种，分布在 11 门、33 纲、141 目、415 科、861 属中。《中国动物药资源》则报告我国现有药用动物 2215 种，《中国药典》（2020 年版）载动物类生药 45 种。由此可见，动物类生药从古至今都是我国医药宝库的重要组成部分，为中华民族的繁衍昌盛作出了重要贡献。

动物药，尤其是某些来源于高等动物类生药，被中医称为"血肉有情之品"，因其构造及其化学成分与人体中某些构造和成分相似，可直接用于改善和调节人体的生理功能，所以有独特的疗效。近年，随着科技的发展，人们从动物类生药中发现了不少疗效显著的物质，如水蛭素由 65~66 个氨基酸多肽类化合物组成，是迄今为止世界上最强的凝血酶抑制剂，对各种血栓病均有效；从蝮蛇蛇毒中提取的以精氨酸为主的抗栓酶，现已开发成临床用于治疗脑血管疾病的注射剂；从斑蝥中提取的斑蝥素有治疗原发性肝癌和病毒性肝炎的作用；蟾酥中的脂蟾毒配基有强心、升压、兴奋呼吸的作用，用于治疗呼吸循环衰竭和失血性低血压休克等病症，蟾毒灵的麻醉作用为可卡因的 30~60 倍；鹿茸中多胺类化合物可促进核酸和蛋白质合成；麝香中的多肽类成分有明显的抗凝血、抗肿瘤、抗炎、抗氧化、抗真菌、强心等生理活性。

随着动物类生药用途不断拓展，加之自身独特的疗效，需求量不断增大，导致资源珍稀、濒危，甚至枯竭。我国学者在寻找和扩大新药源，以及珍稀、濒危药用动物的驯养、繁殖和寻找类同品、代用品、人工合成等方面取得可喜的成绩。①在动物驯化、养殖方面，已有40多种动物类生药由野生变为人工养殖，如人工养麝，活体取香；人工养熊，活体引流胆汁；人工育珠；人工培育牛黄，体外培育牛黄等。②在扩大药源、寻找类同品、代用品方面，如水牛角代犀角，塞隆骨代虎骨，灵猫香代麝香，新阿胶代阿胶等。③在人工合成方面，如人工麝香、人工牛黄、人工虎骨及其制剂已广泛应用于临床。

知识拓展

人工虎骨的研制

虎骨来源于猫科动物虎 *Panthera tigris* L. 的骨骼。1993 年，国务院颁布《关于禁止犀牛角和虎骨贸易的通知》，明令禁止虎骨及其衍生物的国内和国际贸易。《中国药典》（1995 年版）取消了虎骨的药用标准及有关药品处方中的虎骨成分。为保护这一传统名贵生药，我国科研人员采用仿生研究方法确定了天然虎骨的全部化学成分，再选用其他动物的骨骼进行对照分析研究，最后通过合理配比，制定出与天然虎骨成分基本相似的人工虎骨配方。经检测，人工虎骨指纹图谱与天然虎骨几乎相同，理化生化性质及氮含量等也十分接近，经多项药理指标证明，人工虎骨与天然虎骨的药理药效无明显差异，均具有明显的抗炎、镇痛、抗骨质疏松等作用。

一、动物体的基本结构

（一）动物体的基本组织

动物细胞在形态结构上的分化产生不同的细胞群，每个细胞群都由许多形态相似、结构和功能相同的细胞和细胞间质联合在一起构成，这样的细胞群被称为组织。动物由各种不同的组织组成，按组织的机能分为以下 4 种。

1. 上皮组织　由密集排列的上皮细胞和极少量细胞间质构成的动物的基本组织，具有保护、呼吸、感觉、分泌、吸收和排泄等功能。

2. 结缔组织　由排列疏松的多种细胞和大量细胞间质构成，具有连接、支持、营养、保护等多种功能。

3. 肌肉组织　由收缩力很强的肌细胞构成，许多肌细胞聚集在一起，被结缔组织包围而成肌束，其间有丰富的毛细血管和纤维分布，肌细胞纤维状，故又称为肌纤维，可以分为平滑肌、骨骼肌和心肌三种。具有收缩和运动的功能。

4. 神经组织　由神经元（神经细胞）和神经胶质细胞组成。神经元是神经组织中的主要成分，也是神经活动的基本功能单位，具有接受刺激和传导兴奋的功能。神经胶质在神经组织中有支持、保护和营养的作用。

（二）动物体的器官和器官系统

器官是由不同类型的细胞和组织综合形成的结构，具有一定的形态特征和生理功能。动物体很多器官结合在一起，专门执行某种共同的生理功能，构成器官系统。动物越高等，其器官系统的分化就越趋于完善。较高等脊椎动物的器官系统一般分为十大类：

1. 皮肤系统　高等动物的皮肤由表皮、真皮、皮下组织组成。皮肤被覆在动物表面，发挥保护、感觉、呼吸、分泌、排泄等功能。脊椎动物的皮肤系统还包括毛发、趾甲、羽毛、鳞片及腺体等附属器官。

2. 骨骼系统　脊椎动物的骨骼可分软骨和硬骨，具有支持、保护和运动的功能，包括头骨、脊柱和四肢骨等。

3. 肌肉系统　包括体肌和脏肌。体肌附着于骨骼上，受运动神经支配；脏肌可使脏器蠕动。

4. 消化系统　主要包括消化道和消化腺。消化道，如口腔、咽、食道、胃、肠等；消化腺主要有唾液腺、肝脏和胰腺，具有消化和吸收等作用。

5. 呼吸系统　由呼吸道和肺组成，具有执行与外界交换气体、呼出二氧化碳、吸进新鲜氧气的功能。水生动物用皮肤或鳃进行呼吸，陆生动物用气管或肺进行呼吸。

6. 循环系统　由动物体的细胞外液及其借以循环流动的管道组成，包括心脏、动脉、静脉、微血管、淋巴管等器官，具有运输养料、氧气及排出废物等功能。

7. 排泄系统　由肾脏、输尿管、膀胱和尿道组成，排出尿的同时，还具有调节体内水、盐代谢和酸碱平衡、维持体内环境相对稳定的功能。

8. 生殖系统　由性器官和附属器官组成。主要的生殖器官为卵巢和精巢，分别产生卵和精子。附属器官有雌性的卵黄腺、受精囊、输卵管、子宫、阴道和雄性的附睾、输精管、贮精囊、前列腺、阴茎等。生殖系统具有产生动物新个体的作用。

9. 神经系统　分为中枢神经系统和周围神经系统。中枢神经系统，如脑、脊髓等；周围神经系统，如脑神经、脊神经及交感神经等。神经系统对动物体起调节控制作用，能使动物体适应经常不断变化着的周围环境，进行正常的生命活动。

10. 内分泌系统　由内分泌腺和分布于其他器官的内分泌细胞组成。机体内腺体分泌物直接进入血液或淋巴液，随体液环流全身，这类腺体称为内分泌腺，包括脑垂体、甲状腺、副甲状腺、胰腺、肾上腺、性腺等。其产生的分泌物称为激素。激素对机体的代谢、生长、发育、生殖等重要生理机能具有调节作用。

二、动物的命名与分类

（一）动物的命名

动物命名基本上和植物命名一样，采用林奈（Linnieus）首创的双名法，即由属名和种加词组成，其后附加命名人姓氏。属名和种加词用斜体表示，属名和命名人姓氏的首字母大写，如中华蜜蜂 *Apis cerana* Fabricius、林麝 *Moschus berezovskii* Flerov 等。动物与植物命名也有以下不同之处。

1. 动物在种以下只有亚种，如果种内有不同亚种时，则采用三名法。亚种加词写在种加词之后，只写亚种命名人姓氏，而不写该种命名人姓氏。如黄牛 *Bos taurus domesticus* Gmelin，此学名第一个词为属名，第二个词为种加词，第三个词为亚种加词，最后一个词为亚种定名人姓氏。

2. 如动物有亚属，则将亚属名放在属名和种加词之间，亚属名首字母大写，并且外加括号。如乌龟 *Chinemys*（*Geoclemys*）*reevesii*（Gray），第一个词为属名，第二个词为亚属名，第三个词为种加词，最后 Gray 为原学名定名人姓氏，外加括号表示这一学名是经过重新组合而来的。

3. 如属名改变，则在原定名人姓氏外加括号，而重新组合的人名一般不写出，如鳖原学名为 *Trionyx sinensis* Wiegmann，学名重新组合后为 *Amyda sinensis*（Wiegmann）。

4. 动物命名一般不用变种、变型。

（二）动物分类的意义和等级

动物分类的基本单位与植物分类的基本单位相同。种（species）又称物种，也是动物分类的基本单位。

本教材采用自然分类法进行分类。动物分类等级和植物分类等级相同，由大到小也分为界、门、纲、目、科、属、种。等级之间还有亚门、亚纲、亚目、亚科、亚属、亚种等。

可供药用的动物多属于以下几个门。

1. 腔肠动物门　多数生活在海洋中，具有内外两胚层，外层在体表，内层细胞围成身体内腔，称为腔肠。骨骼为钙质或角质，如海蜇、珊瑚等。

2. 软体动物门　身体柔软，由头、足及躯干组成，由外套膜分泌出一个或两个贝壳保护体部。外套膜和贝壳是软体动物的显著特征。如石决明、珍珠贝、牡蛎、乌贼、蚌等。

3. 环节动物门 体圆柱形或扁平形，由许多彼此极为相似的环节（体节）组成。具三胚层。多数长有运动器官——刚毛或疣足。如蚯蚓、水蛭等。

4. 节肢动物门 为动物界最大的一门。一般分为头、胸、腹，由许多体节连接而成，体节上具有成对的附肢，常分节，体外被有甲壳质的外骨骼，消化系统完整，口器适于咀嚼或吸吮，形式多样。眼有单眼和复眼两种。如蜈蚣、中华蜜蜂、地鳖虫、家蚕等。

5. 棘皮动物门 体表有许多棘刺，既无体节，又无头部。具有由中胚层形成的内骨骼，主要起支持作用。常见的如海参、海胆、海星等。

6. 脊索动物门 在动物界是身体结构最复杂、进化最高级的一门。主要特征为有脊索（或脊椎），它位于背部，是一条由胶质细胞组成、具有支持身体作用的棒状结构。高等脊索动物只在胚胎期及幼体期有脊索，很快被脊柱所取代。中枢神经系统呈管状，位于脊索的背面，高等种类中神经管又分化为脑和脊髓两部分。

脊索动物门又可分为 3 个亚门，即尾索动物亚门、头索动物亚门和脊椎动物亚门。其中，以脊椎动物亚门最高级，最重要的特点是身体各部分高度分化，具有动物界中最发达和集中的神经系统，出现明显的头部。脊椎动物亚门中的鱼纲（如海马、海龙）、两栖纲（如蟾蜍、林蛙）、爬行纲（如龟、鳖、银环蛇、蛤蚧）、鸟纲（如鸡、鸭）和哺乳纲（如熊、麝、梅花鹿、牛）与药用关系最为密切。

三、动物类生药的分类

动物类生药按药用部位不同分类如下。

1. 动物整体 如全蝎、水蛭、斑蝥、土鳖虫、蜈蚣、海马、海龙、紫梢花等。

2. 除去内脏的动物体 如地龙、蛤蚧、乌梢蛇、蕲蛇、金钱白花蛇等。

3. 动物体的某一部分 ①贝壳类：石决明、牡蛎、壳、海螵蛸、珍珠母、瓦楞子等。②角类：鹿茸、鹿角、羚羊角、水牛角等。③鳞甲类：龟甲、鳖甲等。④骨类：豹骨、猴骨等。⑤脏器类：蛤蟆油、鸡内金、海狗肾、鹿鞭、刺猬皮等。

4. 动物的生理产物 如蟾酥、桑螵蛸、熊胆粉、麝香、五灵脂、夜明砂、蝉蜕、蜂蜜等。

5. 动物的病理产物 如牛黄、珍珠、僵蚕、马宝、猴枣等。

6. 动物的加工品 如阿胶、鹿角胶、鹿角霜、龟甲胶、水牛角浓缩粉、血余炭、人工牛黄等。

四、动物类生药的活性成分

（一）氨基酸、多肽、蛋白质类

1. 氨基酸 在动物体内，氨基酸以肽键结合，构成各种功能与结构不同的蛋白质。动物类生药普遍含有数种不同的氨基酸，有的氨基酸直接有医疗作用，如牛黄中的牛磺酸（taurine）有刺激胆汁分泌和降低眼压作用；地龙中的氨基酸具有解热作用。

天然氨基酸为无色结晶，绝大多数易溶于水，可溶于醇，不溶于有机溶剂。只有胱氨酸和酪氨酸难溶于水。所有的氨基酸均溶于酸碱溶液。除甘氨酸外，均有旋光性。

氨基酸都可与茚三酮反应，显蓝紫色，此反应灵敏度高，是经典的氨基酸定性反应。此外，氨基酸还可与吲哚醌试剂反应，显示不同的颜色。

2. 多肽 一般为由 2~20 个氨基酸组成的直链或环状的物质。很多动物多肽都具有较好的药理活性，如人尿中提制的尿激酶（urokinase）有很强的促纤维蛋白溶解作用，为良好的血栓溶解剂；由猪心提制的细胞色素 C（cytochrome C）是以铁卟啉为辅基的细胞呼吸基酶，对因组织缺氧引起的一系列症状有改善作用。

多肽一般可溶于水，在热水中不凝固，也不被硫酸铵沉淀。与氨基酸相似，可以与茚三酮、吲哚醌试剂显色。因结构中有两个相邻的肽键，也可以与双缩脲试剂反应。

3. 蛋白质 由 α-氨基酸按一定顺序结合形成一条多肽链，再由一条或一条以上的多肽链按照其特定方式结合而成的高分子化合物。很多动物蛋白都具有较好的生理活性，如甲壳类动物中国鲎 *Tachypleus tridentatus* 的血液中分离出来的血蓝蛋白溶解物鲎试剂，可与细菌内毒素产生凝胶化反应，可用于药品热原质及临床内毒素的检查。

蛋白质是由 20 个以上的氨基酸构成的，因此化学性质与氨基酸相似。大多数蛋白质为水溶性，低浓度的盐溶液能促进蛋白质溶解，如向蛋白质水溶液中加入高浓度无机盐溶液，可使蛋白质的溶解度降低而析出，这一过程是可逆的，不影响原来蛋白质的性质。如蛋白质水溶液在加热、强酸、强碱、重金属盐、紫外线等作用下，蛋白质会发生变性而沉淀，这种沉淀是不可逆的。

蛋白质颜色反应和多肽类基本相似，也可以用茚三酮、吲哚醌、双缩脲试剂对其进行检验。

（二）生物碱类毒素

在动物类生药中分布较广，多数具有类似生物碱的性质，分子结构中多数具有复杂的氮环结构。常见类型如下所述。

1. 环外含氮类　沙海葵毒素（palytoxin，PTX）是从腔肠动物皮沙海葵科沙群海葵属毒沙海葵 *Palythoa toxica* 中分离出来的一种非蛋白毒素，毒性极强，LD_{50} 为 0.25μg/kg（小鼠，ip），具有强烈的平滑肌、心肌和骨骼肌收缩作用，同时也具有抗癌、溶血等活性。

2. 胍类衍生物　河豚毒素（tetrodotoxin，TTX）是从鲀科红鳍东方鲀 *Fugn rubripes* 的卵巢和肝脏中提取出来的具有强烈毒性的小分子量非蛋白质神经毒素，LD_{50} 为 8μg/kg（小鼠，iv），河豚毒素制剂有良好的镇痛作用，强度为普鲁卡因的 4000 倍，可以用作消炎镇痛药物。此外，还有局麻、治疗肌肉痉挛等的功效。

石房蛤毒素（saxitoxin，STX）是从海洋贝类大石房蛤 *Saxidomus gigantus* 中分离出来的毒性很强的非蛋白生物毒素，LD_{50} 为 10μg/kg（小鼠，iv），其毒性为氰化钾的 1000 倍，为钠离子通道阻滞剂，主要影响呼吸系统和心血管系统，可引起呼吸麻痹而死亡。

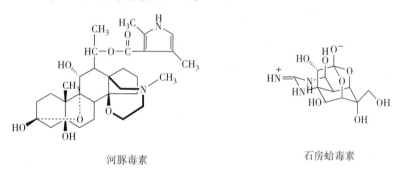

河豚毒素　　　　　　　　　　　石房蛤毒素

（三）甾体类

甾体类成分基本上存在于所有动物体中，具有生物活性的甾体类，主要有蟾毒配基类、胆汁酸类、甾体激素类及蜕皮甾体类等。

1. 蟾毒配基类　主要存在于蟾蜍及其耳后腺的分泌物（蟾酥）中，为类似强心苷毒性的一类化合物。生药蟾酥中有 15 余种，如华蟾毒精（cinobufagin）、脂蟾毒配基（recibufogenin）、华蟾毒灵（cinobufalin）、蟾毒灵（bufalin）、羟基华蟾毒精（hydroxicinobufagin）、日蟾它灵（gamabufotalin）、蟾毒它灵（bufotalin）、远华蟾毒精（telocinobufagin）及海蟾毒精（marinobufagin）等。

蟾毒配基类具有明显的强心作用，可以增强心肌收缩力，增加心输出量，减慢心率；脂蟾毒配基可以收缩外周血管，升高动脉血压。此外，还有抗菌、抗炎、抗肿瘤等多种作用。

2. 胆汁酸类　胆汁酸是胆甾酸与甘氨酸和牛磺酸结合物的总称，是胆汁的主要成分和特征性成分，广泛存在于熊、牛、羊、猪、鸡、鹅、蛇、鸟、鱼等高等动物胆汁中，胆汁酸水解后产生各种游离的胆甾酸。已发现的胆甾酸有 100 多种，最常见的有：胆酸（cholic acid，CA）、去氧胆酸（deoxycholic acid，DCA）、鹅去氧胆酸（chenodeoxycholic acid，CDCA）、熊去氧胆酸（ursodeoxycholic acid，UDCA）和猪去氧胆酸（hyodeoxycholic acid，HDCA）等。

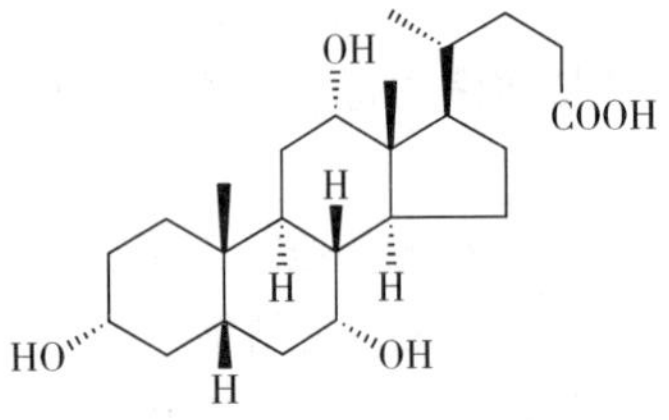

胆酸

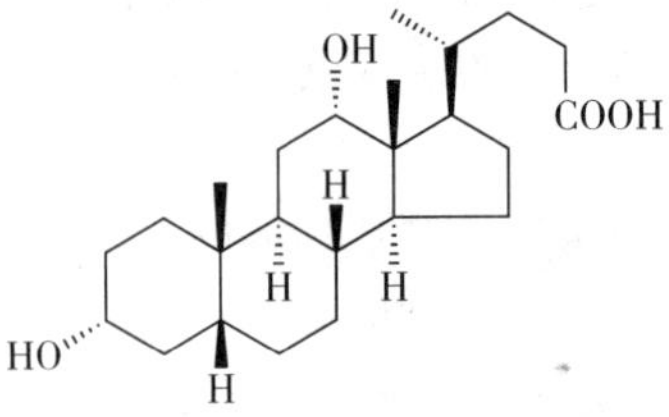

去氧胆酸

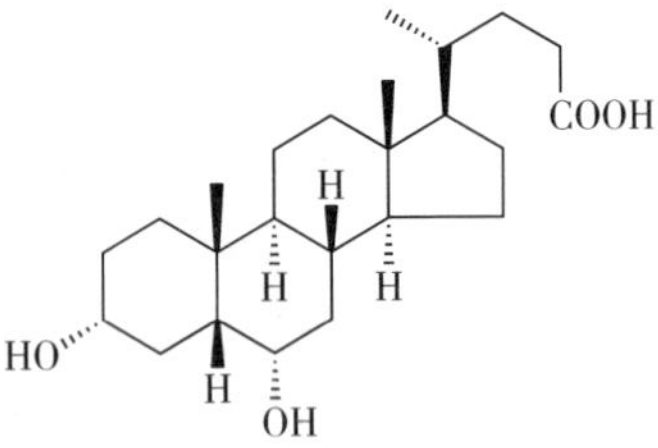

猪去氧胆酸

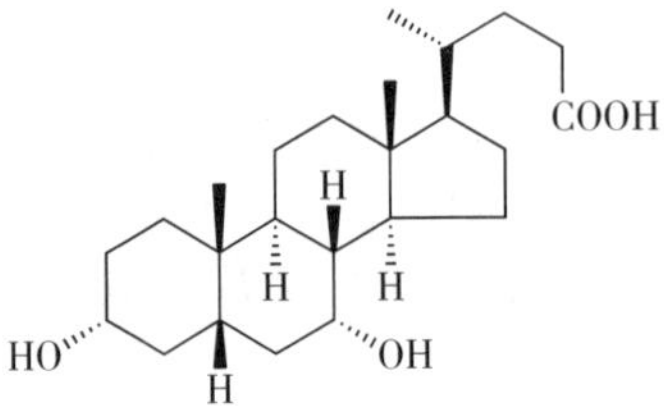

鹅去氧胆酸

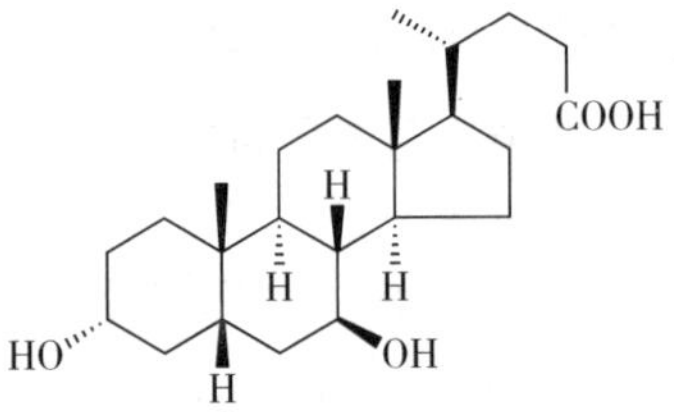

熊去氧胆酸

胆汁酸能促进脂肪酸、胆固醇、脂溶性维生素及 Ca^{2+} 等吸收；在镇咳方面，胆汁酸具有镇痉作用。此外，还有降血脂、解热、抑菌、抗炎等作用。

3. 甾体激素类　甾体激素类广泛存在于生物体中，是一类重要的内源性生理活性物质。天然存在和人工合成的有生物活性的甾体激素有上千种，按它们的生理作用可分为糖皮质甾类激素、盐皮质甾类激素、雄激素、雌激素、孕激素五种类型。它们是动物体生长发育、代谢和生殖不可缺少的物质，如鹿茸中的雌酮（oesterone）、海狗肾中的雄甾酮（androsterone）等。

4. 蜕皮甾体类　脱皮激素主要有昆虫类变态激素脱皮素（ecdysone）和甲壳类动物变态激素蜕皮甾酮（ecdystero）等，广泛分布于昆虫及甲壳动物中，分布的种类和数量因动物的种属而异。如蚕类脱皮激素以 α-蜕皮酮为主，β-蜕皮酮含量极微；蝗虫则以 β-蜕皮酮占优势。蜕皮素对昆虫及甲壳动物可促进细胞生长，刺激真皮细胞分裂，产生表皮并使其脱皮。蜕皮素和蜕皮酮可促进人体蛋白质合成，降血脂和抑制血糖升高等。

课堂互动

1. 高等动物的组织、器官系统有哪些？
2. 动物类生药是怎么分类的？

PPT

第二节　动物类生药选论

鹿茸　Cervi Cornu Pantotrichum *
（英）Pilose Antler

【来源】为鹿科动物梅花鹿 *Cervus nippon* Temminck 或马鹿 *Cervus elaphus* L. 的雄鹿未骨化密生茸毛的幼角。前者习称"花鹿茸"，后者习称"马鹿茸"。

【动物形态】梅花鹿　体长约 1.5 米，雄鹿有角，雌鹿无角。耳大直立，颈及四肢细长，臀部有明显的白色臀斑，尾短。雄鹿第 2 年开始生角，不分叉，密被黄色或白色细柔毛，以后每年早春脱换新角，增生 1 叉，长全有 4~5 叉。冬毛厚密，呈棕灰色或黄棕色，夏毛稀薄，无绒毛，红棕色，四季均有白色斑点，夏季明显（彩图53）。

　　马鹿　体形高大。身长2米多，角分叉多至6叉以上，可达8叉。冬毛灰褐色，臀部有黄赭色斑。夏毛较短无绒毛，无白色斑点。

　　【产地】花鹿茸主产于吉林、辽宁、河北等省；马鹿茸主产于黑龙江、吉林、内蒙古、新疆、青海等省区。东北产者称"东马鹿茸"，西北产者称"西马鹿茸"。梅花鹿为国家一级保护动物，马鹿为国家二级保护动物，药用鹿茸主要来源于人工饲养。

　　【采制】**锯茸**　雄鹿从第三年开始锯茸，"二杠"每年采收二次，第一次在清明后45～50天，习称"头茬茸"，第二次约立秋前后，习称"二茬茸"；"三岔"每年采收一次，通常在7月下旬锯取，伤口敷上止血药。锯下的鹿茸应立即加工，用钉扎口，清洗排血，固定于架上，放入沸水中烫炸3～4次，每次20～30秒，使鹿茸内血液排出，至锯口处冒白沫，嗅之有蛋黄气味为止。然后晾干，次日再烫炸数次，风干或烘干。马鹿茸加工方法不同处是煮烫时不要求排血，煮烫和干燥时间比花鹿茸要长。

　　砍茸　将老鹿、病鹿或伤残鹿的鹿头砍下，再将鹿茸连脑盖骨一起锯下。除尽残肉，绷紧脑皮，再如上法反复烫炸，最后放置通风处晾干。

　　【性状】**花鹿茸**　呈圆柱状分枝，具有一个分枝者习称"二杠"，主枝习称"大挺"，长17～20cm，锯口直径4～5cm，离锯口约1cm处分出侧枝，习称"门庄"，长9～15cm，直径较大挺略细。外皮红棕色或棕色，多光润，表面密生红黄色或棕黄色细茸毛，上端较密，下端较疏；分岔间具1条灰黑色筋脉，皮茸紧贴。锯口黄白色，外围无骨质，中部密布细孔。具两个分枝者，习称"三岔"，大挺长23～33cm，直径较二杠细，略呈弓形，微扁，枝端略尖，下部多有纵棱筋及突起疙瘩；皮红黄色，茸毛较稀而粗。体轻，气微腥，味微咸（彩图53）。

　　二茬茸（二杠）与头茬茸（二杠）相似，但挺长而不圆或下粗上细，下部有纵棱筋。皮呈灰黄色，茸毛较粗糙，锯口外围多已骨化。体较重，无腥气。

　　花鹿茸片　"蜡片"，为鹿茸顶端切片，表面浅棕色，切面有蜡样光泽。"粉片"，为鹿茸中上部切片，表面淡黄白色，切面中间有细的蜂窝孔，又分"红粉片"和"白粉片"。"骨片"，为鹿茸下部切片，中间有蜂窝状小孔，周边具骨质。

　　马鹿茸　较花鹿茸粗大，分枝较多。侧枝一个者习称"单门"，二个者习称"莲花"，三个者习称"三岔"，四个者习称"四岔"或更多。按产地分为"东马鹿茸"和"西马鹿茸"。

　　东马鹿茸"单门"大挺长25～27cm，直径约3cm。外皮灰黑色，茸毛灰褐色或灰黄色，锯口外皮较厚，灰黑色，中部密布细孔，质嫩；"莲花"大挺长可达33cm，下部有棱筋，锯口面蜂窝状小孔稍大；"三岔"皮色深，质较老；"四岔"茸毛细而稀，大挺下部只棱筋及疙瘩，分枝顶端多无毛，习称"捻头"。

　　西马鹿茸枝大挺多不圆，顶端圆扁不一，长30～100cm，表面有棱，多抽缩干瘪，分枝较长且弯曲，毛茸细长，灰色或黑灰色。锯口色较深，常见骨质。气腥臭，味咸。

　　马鹿茸片　表面灰黑色，周边较花鹿茸粗糙，外皮较厚。

　　鹿茸粉　取鹿茸，燎去茸毛，刮净，劈成碎块，研成细粉。若用带血茸加工呈红棕色，用排血茸加工则呈淡黄色。

实例解析

　　【实例】2008年11月29日，中国最大的鹿茸在新疆乌鲁木齐拍卖成功，南京医药股份有限公司以118万元人民币的价格一举夺冠。这副马鹿茸由位于塔克拉玛干沙漠边缘的新疆生产建设兵团农二师养鹿场6岁的塔里木河马鹿所产，收锯于2008年6月，鲜重23.5kg，共有8个分枝，为八岔茸。

【解析】马鹿比梅花鹿体型高大，其茸更粗壮，分枝更多，因此马鹿较梅花鹿产茸量更大。塔里木河马鹿也称为塔河马鹿，是马鹿诸多亚种中唯一栖息在荒漠中的品种，主要分布在新疆塔里木河及其支流沿岸，具有耐干旱、耐高温、耐粗饲、饲料转化率高、茸料比高的亚种群，6~11岁为最佳产茸期。塔河马鹿在世界马鹿品种中属单位体重产茸量较高的亚种之一。

【显微特征】横切面：①外有外表层，由角质层、透明层、颗粒层和生发层组成。②下为真皮层，由乳头层、毛干、皮脂腺、动静脉小血管等组成。③其下为原胶纤维层，由网状纤维组成。④再下为骨质层，由骨小梁，骨陷窝等组成（图12-1）。

粉末：淡黄色。①表皮角质层表面颗粒状，茸毛脱落后的毛窝呈空洞状。②毛干中部直径13~50μm，表面由扁平鳞状细胞呈覆瓦状排列的毛小皮包围，细胞的游离缘指向毛尖，皮质有棕色色素，髓质断续或无。毛根常与毛囊相连，基部膨大呈撕裂状。③骨碎片表面有纵纹及点状空隙；骨陷窝呈类圆形或类梭形，边缘骨小管呈放射状沟纹；横断面可见大的圆孔洞，边缘凹凸不平。④未骨化组织表面具多数不规则的块状突起物。⑤角化梭形细胞散在（图12-2）。

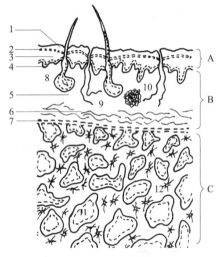

图12-1　鹿茸横切面简图

1. 角质层；2. 鳞状细胞层；3. 颗粒细胞层；4. 乳头层；
5. 网状层；6. 胶原纤维层；7. 梭形细胞层；8. 毛干、毛囊；
9. 汗腺导管；10. 皮脂腺；11. 骨小梁间隙；12. 骨陷窝
A. 表皮层；B. 真皮层；C. 骨小梁

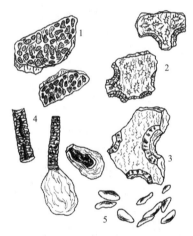

图12-2　梅花鹿（幼角）粉末图

1. 表皮角质层；2. 毛茸；3. 骨碎片；
4. 未骨化骨组织碎片；5. 角化梭形细胞

【化学成分】鹿茸主要含：①氨基酸类成分，占干重的50.13%，包括赖氨酸（lysine）、甘氨酸（glycine）、谷氨酸（glutamic acid）、脯氨酸（proline）等；②多胺类，如精脒（spermidine）、精胺（spermine）、腐胺（putrescine）等；③激素类，如前列腺素 PGE_1、前列腺素 PGE_2 等多种前列腺素、雌激素（estrogen）等。此外，尚含硫酸软骨素A等酸性多糖类、核酸类及26种微量元素。其中多胺类成分可促进核酸和蛋白质合成，在鹿茸顶端含量较高。

【理化鉴别】1. 显色反应　取本品粉末0.1g，加水4ml，加热15分钟，放冷，滤过，取滤液1ml，加茚三酮试液3滴，摇匀，加热煮沸数分钟，显蓝紫色；取滤液1ml，加10%氢氧化钠溶液2滴，摇匀，滴加0.5%硫酸铜溶液，显蓝紫色。

2. 薄层色谱　按薄层色谱法操作，供试品色谱中，在与鹿茸对照药材和甘氨酸对照品色谱相应的位置上显相同颜色的斑点。

【药理作用】鹿茸的药理作用见表12-1。

表 12-1　鹿茸的药理作用

药理作用	作用机制	活性成分
雄、雌激素样作用	能显著增加未成年动物（大小鼠）性腺质量，促进雌性幼鼠生殖系统发育，增加子宫和卵巢的质量	激素类物质
对循环系统的作用	可使大鼠心脏活动明显增强，心率加快，冠脉流量增加；能减轻大鼠心肌细胞结构损伤，使疲劳、衰弱的心功能明显恢复	鹿茸精
对免疫功能的作用	能增强小鼠网状内皮系统的吞噬功能，使小鼠胸腺重量增加，促进溶血素抗体生成，提高细胞免疫和体液免疫功能	多糖、多肽、酶解物
对创伤的影响	对大鼠长期不愈合和新生不良的溃疡伤口能增强其再生能力，并能促进家兔骨折愈合	多胺类

【功能主治】温，甘、咸。归肝、肾经。壮肾阳，益精血，强筋骨，调冲任，托疮毒。用于肾阳不足阳痿、精血亏虚、阳痿滑精、宫冷不孕、羸瘦、神疲、畏寒、眩晕、耳鸣、耳聋、腰脊冷痛、筋骨痿软、崩漏带下、阴疽不敛。用量 1~2g，研末冲服。

【制剂】**1. 鹿茸胶囊**　由鹿茸（去毛）组成。具有补肾壮骨、活血止痛的功能。用于治疗骨质疏松症，属肝肾不足证者，症见腰背疼痛、腰膝酸软、足跟疼痛、头目眩晕、耳聋耳鸣等。

2. 鹿茸口服液　由鹿茸组成。具有温肾、生精养血、补髓健骨的功能。用于畏寒无力、血虚眩晕、腰膝痿软、虚寒血崩。

【附】**1. 鹿角**　为马鹿或梅花鹿已骨化的角或锯茸后翌年春季脱落的角基，分别习称"马鹿角"、"梅花鹿角"、"鹿角脱盘"。性温，味咸。能温肾阳，强筋骨，行血消肿。用于肾阳不足、阳痿遗精、腰脊冷痛、阴疽疮疡、乳痈初起、瘀血肿痛。6~15g，研末冲服。

2. 鹿角胶　为鹿角经水煎煮、浓缩制成的固体胶。呈扁方块状，黄棕色或红棕色，半透明，上部常有黄白色泡沫层。质脆，易碎，断面光亮。气微，味微甜。性温，味甘、咸，温。能温补肝肾，益精养血。用于肝肾不足所致的腰膝酸软、阳痿遗精、虚劳羸瘦、崩漏下血、便血尿血、阴疽肿痛。3~6g，烊化兑服。

3. 鹿角霜　为鹿角熬去胶质后的角块。呈长圆柱形或不规则的块状，大小不一。表面灰白色，显粉性，常具纵棱，偶见灰色或灰棕色斑点。体轻，质酥，断面外层较致密，白色或灰白色，内层有蜂窝状小孔，灰褐色或灰黄色。有吸湿性。气微，味淡，嚼之有粘牙感。性温，味咸、涩。能温肾助阳，收敛止血。用于脾肾阳虚、白带过多、遗尿尿频、崩漏下血、疮疡不敛。9~15g，先煎。

课堂互动

1. 什么是二杠、三岔、单门、莲花？花鹿茸三岔和马鹿茸三岔有什么不同？
2. 花鹿茸的加工方法是什么？

麝香　Moschus*
（英）Musk

微课

【来源】为鹿科动物林麝 *Moschus berezovskii* Flerov、马麝 *Moschus sifanicus* Przewalski 或原麝 *Moschus moschiferus* L. 成熟雄体香囊中的干燥分泌物。

【动物形态】**林麝**　体长为 70~80cm，体重约 10kg。头小尾短，耳长直立，耳缘、耳端多为黑褐色或棕褐色，耳内白色；眼圆大，眼的下部有两条白色或黄白色毛带延伸至颈和胸部；吻端裸露，成年雄麝有 1 对上颌犬齿，长而尖，外露，习称"獠牙"；腹部在脐和阴茎之间有麝香腺成囊状，习称"香囊"，内有麝香。雌麝无香囊和獠牙（彩图 54，图 12-3）。

马麝　体形较大，体长 85~90cm，体重 15kg 左右。全身沙黄褐色或灰褐色，后部棕褐色较强。颈背有栗色块斑，上有土黄色毛丛形成 4~6 个斑点排成两行。

原麝 体长为 85~90cm，体重 8~13kg。身体毛色为暗褐色，背部隐约有 6 行肉桂黄色的斑点，颈部两侧至腋部有两条明显的白色宽带纹。

【产地】 主产于西藏、四川、陕西、甘肃、贵州、云南、青海、内蒙古、黑龙江等地。林麝、马麝、原麝均为国家一级保护动物，数量日渐稀少，禁止滥捕。现四川都江堰、马尔康、米亚罗，安徽佛子岭，陕西镇坪等多地进行家养繁殖，活麝取香。

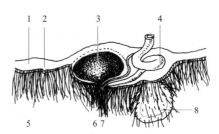

图 12-3　雄麝香囊着生部位简图

1. 腹皮；2. 肚脐；3. 香囊；4. 阴茎；5. 麝毛；
6. 香囊口；7. 尿道口；8. 阴囊

【采制】 野麝多在冬季至次春猎取，猎获后，割取香囊，阴干，习称"毛壳麝香"；剖开香囊，除去囊壳，习称"麝香仁"。现多采用活麝取香，即饲养 1 年以上的麝定期用特制挖勺深入香囊掏取麝香仁，低温干燥，密封保存。

知识拓展

家养麝香的采集

　　家养麝 1 岁后可取香，每年 5~7 月为泌香期。泌香盛期时，食量逐渐减少，进而拒食、停便、睾丸肿胀，香囊膨大，香腺开始泌香，囊口常有乳白色香液流出，神态异常兴奋，喜欢格斗撕咬。7 天后恢复常态，再过一段时间，香囊内的液体逐渐变为褐色粉末或颗粒状，这时即可取香。

　　一般取香需 3 人。备全工具与药品，如不锈钢挖勺、盛香盘、镊子、剪刀、药棉、消炎膏、酒精、红药水等。将麝绑定好，操作人员用左手中指和食指在香囊基部固定，大拇指按住香囊口，无名指和小指按住香囊体，右手持挖勺插入香囊内，徐徐转动挖勺，向外抽动，麝香便顺香囊口落入香盘。除去杂质，干燥后保存在密闭容器内，防止受潮。1 头公麝可连续取香 13 年以上，3~13 岁是取香盛期。个体年产湿香 10~15g，得干香 5~8g。

【性状】 **毛壳麝香** 药材为扁圆形或类椭圆形的囊状体，直径 3~7cm，厚 2~4cm。开口面的皮革质，棕褐色，略平，密生白色或灰棕色短毛，从两侧围绕中心排列，中间有 1 小囊孔。另一面为棕褐略带紫色的皮膜，微皱缩，偶显肌肉纤维，略有弹性，剖开后可见中层皮膜呈棕褐色或灰褐色，半透明，内层皮膜呈棕色，内含颗粒状、粉末状的麝香仁和少量毛及脱落的内层皮膜（习称"银皮"）（彩图 54）。

麝香仁 野生者质软，油润，疏松。其中，呈不规则圆球形或颗粒状者为"当门子"，表面多呈紫黑色，油润光亮，微有麻纹，断面深棕色或黄棕色；粉末状者多呈棕褐色或黄棕色，并有少量脱落的内层皮膜和细毛。饲养者呈颗粒状、短条或不规则团块；表面不平，紫黑色或深棕色，显油性，微有光泽，并有少量毛和脱落的内层皮膜。气香浓烈而特异，味微辣、微苦带咸。

麝香仁饮片 野生者由当门子和散香组成。当门子呈不规则圆形或颗粒状，表面多呈紫黑色，油润光亮，微有麻纹，断面深棕色或黄棕色；散香呈粉末状，多呈棕褐色或黄棕色。质软，油润，疏松，气香浓烈而特异，味微辣，微苦带咸。养殖者呈颗粒状、短条形或不规则的团块；表面不平，紫黑色或深棕色，显油性，微有光泽。

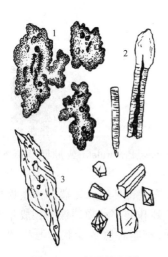

图 12-4　麝香粉末图

1. 分泌物团块；2. 麝毛；
3. 表皮组织碎片；4. 晶体

【显微特征】 麝香仁粉末：呈棕褐色或黄棕色。①为多数无定形颗粒状物集成半透明或透明团块，淡黄色或淡棕色；②团块中包埋或散在方形、八面体状、柱状、簇状或不规则结晶，并可见圆形油滴，偶见毛和内皮层膜组织（图 12-4）。

【化学成分】 主要含麝香酮（muscone）0.5%~2.0%，为麝香的香气的主要成分，麝吡啶（musopyridine）、降麝香酮（normuscone）、麝香醇（muscol）、5-顺式环十四烯酮（5-*cis*-cyclotetradecene-1-one）等，均系大分子环酮。此外，尚含 15 种雄甾烷类衍生物、多肽及蛋白质等，为麝香抗炎作用成分。还含有（2*R*，5*S*）-musclide A₁、（2*R*，5*R*）-musclide A₂、（4*S*）-musclide A₂ 及（2*S*，5*S*）-musclide B 等庚二醇亚硫酸酯类化合物，具有强心作用。

麝香吡啶　　　　　　麝香酮　　　　　　（2*S*，5*S*）-musclide B

【理化鉴别】1. 取毛壳麝香用特制槽针从囊孔插入，转动槽针，立即检视，槽内的麝香仁应有逐渐膨胀高出槽面的现象，习称"冒槽"。麝香仁应油润，颗粒疏松，无锐角，香气浓烈。不应有纤维等异物或异常气味。

2. 取麝香仁粉末少量，置手掌中，加水润湿，应搓之能成团，轻揉即散，不应粘手、染手、顶指或结块。

3. 取麝香仁少量，置于炽热的坩埚中灼烧，初则迸裂，随即熔化膨胀起泡似珠，香气浓烈四溢，应无毛、肉烧焦臭，无火焰或火星出现。灰化后，残渣呈白色或灰白色。

4. 含量测定　按气相色谱法测定，本品按干燥品计算，含麝香酮（$C_{16}H_{30}O$）不得少于 2.0%。

【药理作用】麝香的药理作用见表 12-2。

表 12-2　麝香的药理作用

药理作用	作用机制	活性成分
强心作用	可使离体心脏收缩振幅加大，收缩力加强，心输出量增多；可扩张外周血管，使心脏处于低耗氧状态，能缓解心绞痛	麝香酮
中枢调节作用	小剂量兴奋中枢，大剂量抑制中枢，故麝香既能治中风不省，又能治惊痫；增强中枢神经系统对缺氧的耐受性，改善脑循环	麝香酮
活血作用	能影响血小板收缩蛋白质功能和延长凝血时间	麝香酮
抗炎作用	对多种炎症均有显著的抑制作用。能降低毛细血管通透性，抑制炎症肿胀；刺激肾上腺皮质，使其功能增强，起到抗炎作用	多肽、蛋白质
兴奋子宫作用	对家兔、豚鼠、大鼠的离体子宫有明显的兴奋作用，妊娠子宫比非妊娠子宫的兴奋作用强，晚期妊娠子宫更为敏感	麝香酮

【功能主治】温，辛。归心、脾经。开窍醒神，活血通经，消肿止痛。用于热病神昏、中风痰厥、气郁暴厥、中风昏迷、经闭、癥瘕、难产死胎、胸痹心痛、心腹暴痛、跌扑伤痛、痹痛麻木、痈肿瘰疬、咽喉肿痛。用量 0.03~0.1g，多入丸散用。外用适量。孕妇禁用。

【制剂】**1. 六神丸**　由麝香、蟾酥、雄黄等组成。具有清凉解毒、消炎止痛的功能。用于烂喉丹痧、咽喉肿痛、喉风喉痈、单双乳蛾、小儿热疖、痈疡疔疮、乳痈发背、无名肿毒。

2. 片仔黄　由麝香、牛黄、三七等组成。具有清热解毒、凉血化瘀、消肿止痛的功能。用于热毒血瘀所致急慢性病毒性肝炎、痈疽疔疮、无名肿毒、跌打损伤及各种炎症。

【附】**1. 人工麝香**　根据天然麝香的分析结果，以合成麝香酮（*dl*-muscone）为主要成分，按规定比例与其他物质配制而成。经药理试验、理化分析、临床试用证明与天然麝香近似，并对心绞痛有显著的缓解作用。

2. 灵猫香　为灵猫科动物大灵猫 *Viverricula zibetha* L. 及小灵猫 *Viverricula indica* Desmarest 会阴泌香腺的分泌物。其新鲜品为蜂蜜样的稠厚液体，呈白色或黄白色，经久置色泽由黄色变成褐色，呈软膏状。气香，近嗅带尿臭，远嗅则似麝香，味苦。主要成分为灵猫酮（zibetone）等大环酮类化合物，均有类似麝香的香气，药理作用也相似。

3. 麝鼠香 为田鼠科动物麝鼠 *Ondatra zibethicus* L. 雄性香囊中的分泌物。原产北美洲，也称为美国麝香，具有类似麝香的特殊香气，治疗冠心病有较好的疗效。

4. 掺伪品 麝香为名贵药材，掺假和伪充现象多有发生，常以动物的皮毛、膀胱或麝皮缝制捆扎而成。掺入物多为熟蛋黄粉、动物肉松、肝脏、血块、黄豆粉、生地、锁阳、桂皮粉、丁香、海金沙、淀粉、雄黄、铅粒、铁末及沙石等 30 余种。利用显微鉴别、理化鉴别方法可以加以区分。

课堂互动

1. 什么是当门子、银皮、冒槽？
2. 麝香常见代用品有哪些？

牛黄 Bovis Calculus*
（英）Cow-Bezoar

【来源】 为牛科动物牛 *Bos taurus domesticus* Gmelin 干燥的胆结石，习称"天然牛黄"。出自胆囊的牛黄习称"胆黄"，出自胆管或肝管的牛黄习称"管黄"或"肝黄"。

【产地】 主产于西北、东北、华北及西南。产于西北者习称西牛黄，产于东北者习称东牛黄，产于华北者习称京牛黄。

【采制】 牛黄多见于羸弱的病牛。宰牛时，检查胆囊、胆管，如发现有牛黄，即滤去胆汁，将牛黄取出，除去外部薄膜，阴干。

【性状】**胆黄** 多呈卵圆形、类球形、三角形或四方形，大小不一，直径 0.6~3cm，重量多在 25g 以下。表面黄红色至棕黄色，有的表面挂有一层黑色光亮的薄膜，习称"乌金衣"。有的粗糙，具疣状突起；有的具龟裂纹。体轻，质酥脆，易分层剥落，断面金黄色，可见细的同心层纹，有的夹有白心。气清香，味苦而后甘，有清凉感，嚼之易碎，不粘牙（彩图 55）。

管黄 呈管状，长约 3cm，直径 0.6~1.5cm，或为破碎的小片，表面红棕色或黄棕色，粗糙不平或有横曲纹、裂纹及小突起。质酥脆，断面有较少层纹，有的中空。

【显微特征】 用水合氯醛试液装片，不加热，镜下观察可见不规则团块由多数黄棕色或红棕色小颗粒集成，稍放置色素迅速溶解，并显鲜明金黄色，久置后变成绿色。

【化学成分】 天然牛黄主含胆色素和胆汁酸。胆色素以胆红素（bilirubin）为主，分为游离胆红素、共价胆红素和结合型胆红素。胆汁酸包括胆酸（cholic acid）0.8%~1.8%、去氧胆酸（deoxycholic acid）0.45%、鹅去氧胆酸（chenodeoxycholic acid）及其盐等。此外，还包含胆甾醇（cholesterol）、麦角甾醇（ergosterol）、卵磷脂、维生素、多肽及多种氨基酸。

胆红素

【理化鉴别】 1. 取本品少量，加清水调和，涂于指甲上，可使指甲染成黄色，习称"挂甲"。

2. 薄层色谱 按薄层色谱法操作，供试品色谱中，在与胆酸、去氧胆酸、胆红素对照品色谱相应的位置上显相同颜色的斑点。

3. 含量测定 按薄层色谱扫描法测定，本品按干燥品计算，含胆酸（$C_{24}H_{40}O_5$）不得少于 4.0%；按高效液相色谱法测定，本品按干燥品计算，含胆红素（$C_{33}H_{36}N_4O_6$）不得少于 25.0%。

【药理作用】牛黄的药理作用见表 12-3。

表 12-3 牛黄的药理作用

药理作用	作用机制	活性成分
镇静、镇惊作用	牛磺酸为中枢性抑制性神经介质；对大脑皮层的抗惊厥作用较强，对脑干作用较弱，对脊髓性惊厥无效	牛磺酸、胆酸、胆红素
解热、抗炎作用	对某些药物引起的大鼠发热有明显的解热降温作用；牛磺酸的解热作用明显，猪、牛、羊胆酸及其盐类也有一定的解热作用	牛磺酸、胆酸
对心血管系统的作用	牛磺酸有明显的强心作用，能明显增强心肌收缩力，增强心率；对自发性高血压和肾性高血压均有明显而持久的降压作用	牛磺酸
保肝利胆作用	牛磺酸有促进肝细胞康复和预防脂肪肝的作用；去氧胆酸能松弛胆道括约肌，具有利胆作用	牛磺酸、胆酸

【功能主治】凉，甘。归心、肝经。清心，豁痰，开窍，凉肝，息风，解毒。用于热病神昏、中风痰迷、惊痫抽搐、癫痫发狂、咽喉肿痛、口舌生疮、痈肿疔疮。用量 0.15～0.35g，多入丸散用。外用适量，研敷患处。孕妇慎用。

【制剂】1. **安宫牛黄丸（散）** 由牛黄、水牛角浓缩粉、麝香（人工麝香）等组成。具有清热解毒、镇惊开窍的功能。用于热病、邪入心包、高热惊厥、神昏谵语。

2. **万氏牛黄清心丸** 由牛黄、黄连、黄芩等组成。具有清热解毒、镇惊安神的功能。用于热入心包、热盛动风证，证见高热烦躁、神昏谵语及小儿高热惊厥。

【附】1. **人工牛黄** 参照天然牛黄成分，由牛胆粉、胆酸、猪去氧胆酸、牛磺酸、胆红素、胆固醇、微量元素等加工制成。呈黄色疏松粉末，味苦微甘，入口无清凉感，水溶液也能"挂甲"。本品按《中国药典》（2020 年版）所载紫外-可见分光光度法测定，含胆酸（$C_{24}H_{40}O_5$）不得少于 13.0%；含胆红素（$C_{33}H_{36}N_4O_6$）不得少于 0.63%。

2. **体外培育牛黄** 由牛科动物牛 *Bostaurus domesticus* Gmelin 的新鲜胆汁作为母液，加入去氧胆酸、胆酸、复合胆红素钙等制成。呈球形或者类球形，直径 0.5～3cm。表面光滑，呈黄红色至深棕色。体轻，质松脆，断面有同心层纹。气香，味苦而后甘，有清凉感，嚼之易碎，不粘牙。本品按《中国药典》（2020 年版）所载薄层色谱扫描法测定，含胆酸（$C_{24}H_{40}O_5$）不得少于 6.0%；按紫外-可见分光光度法测定，含胆红素（$C_{33}H_{36}N_4O_6$）不得少于 35.0%。

实例解析

【实例】2014 年 3 月 30 日，武汉健民大鹏药业位于东西湖区辛安渡的体外培育牛黄生产线一片繁忙。发酵车间里，一字排开的"钢铁牛胆"弥漫着牛黄味道。据该公司生产部长介绍，"钢胆"里面都是新鲜牛胆汁，引入菌种发酵后会沉淀出结晶颗粒，慢慢"长"成一颗颗直径 3.5cm 的标准培育牛黄。

【解析】体外培育牛黄是模拟体内胆结石形成的原理和生物化学过程，在多种酶作用下，清除胆汁中成石的拮抗成分，制成成石牛胆汁，再通过促发作用，形成结石核心，由于静电吸引及有机高分子物质的架桥作用，呈网状向核心层层沉附、增大成牛胆结石。其性状、结构、成分、含量均与天然牛黄一致；药效学、毒理学研究结果证明安全、有效；临床疗效与天然牛黄一致，且对某些病种的疗效高于天然牛黄。

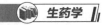

羚羊角 Saigae Tataricae Cornu*

（英）Cornu Saigae Tataricae

【来源】为牛科动物赛加羚羊 *Saiga tatarica* L. 雄性的角。

【动物形态】体形中等，身长 100~140cm，头大，鼻吻膨大，有"高鼻羚羊"之称。鼻孔大，且能灵活伸缩和左右摆动。眼大，耳短。四肢细长，蹄低而长。尾短细，下垂。夏毛短而密，冬毛粗长而厚。雄兽具角，长于眼眶之上，向后微倾。雌兽无角，仅有短的突起。

【产地】产于俄罗斯、哈萨克斯坦等国和我国新疆等地。野生赛加羚羊为国家一级保护动物，今大部分从俄罗斯等国进口。

【采制】全年均可捕捉，捕取后将角从基部锯下，洗净，晒干。以 8~10 月猎得者，锯下角色泽最好，春季猎得者青色微黄，冬季猎得者因受霜雪侵袭，角质变粗糙，发生裂隙，品质较次。

实例解析

【实例】2004 年 11 月 29 日，新疆乌鲁木齐市中级人民法院对叶某等 4 名被告因走私、出售国家重点保护的珍贵野生动物赛加羚羊的角 241kg 作出判决，主犯叶某被判处无期徒刑。2001 年 11 月 27 日，叶某以进口废钢铁为名，将 241kg 羚羊角装入铁桶，从哈萨克斯坦走私入境。2002 年 1 月 21 日，叶某以 235 元/千克的价格出售给李某，同年 1 月 29 日，当李某等人以 600 元/千克的价格进行交易时被海关侦察员当场抓获。

【解析】赛加羚羊是国家一级重点保护野生动物。经国家濒危物种进出口管理办公室乌鲁木齐办事处对缴获的 241kg 羚羊角鉴定后核定，该批羚羊角价值 4019.88 万元。我国刑法及相关法规规定，走私和非法收购、运输、出售国家重点保护的珍贵、濒危野生动物及其制品，价值在 20 万元以上的，属情节特别严重，可判无期徒刑。

【性状】**羚羊角** 呈长圆锥形，略呈弓形弯曲，长 15~33cm；类白色或黄白色，基部稍呈青灰色。嫩枝对光透视有"血丝"或紫黑色斑纹，光润如玉，无裂纹，老枝则有细纵裂纹。除尖端部分外，有 10~16 个隆起环脊，间距约 2cm，用手握之，四指正好嵌入凹处，习称"合把"。角的基部横截面圆形，直径 3~4cm，内有坚硬质重的角柱，习称"骨塞"，骨塞长占全角的 1/2 或 1/3，表面有突起的纵棱与其外面角鞘内的凹沟紧密嵌合，从横断面观，其结合部呈锯齿状。除去"骨塞"后，角的下半段成空洞，全角呈半透明，对光透视，上半段中央有一条隐约可辨的细孔道直通角尖，习称"通天眼"。质坚硬。气微，味淡。

羚羊角锉片 横片为类圆形薄片，类白色或黄白色，半透明，外表可见纹丝，微波状，中央可见空洞。质坚具韧性。气微，味淡。纵片为纵向薄片，表面光滑，半透明，有光泽。

羚羊角粉 取羚羊角，砸碎，粉碎成细粉。为类白色的粉末。气微，味淡。

【显微特征】纵切面：取角中部纵切片加 10% 氢氧化钾溶液处理，用清水洗去碱液，加甘油封藏观察，切片几无色透明。髓呈长管形，内有疏松排列或阶梯状排列的类圆球形髓细胞。髓管间主要为长棱形基本角质细胞（图 12-5）。

粉末：白色。①横断面碎片，髓腔呈双凸透镜形、椭圆形、类圆形或类三角形，长径

10~50（80）μm，有3~5层窄棱形同心性排列的皮层细胞，外侧为基本角质细胞，呈菱形、长方形或多角形，这两种细胞均不含或仅含少数灰色色素颗粒，细胞中央常有1个发亮的圆粒或线状物。②纵断面碎片，髓呈长管形，基本角质细胞为长棱形（图12-6）。

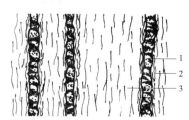

图12-5 羚羊角中部纵切面图
1. 髓；2. 皮层组织；3. 角质组织

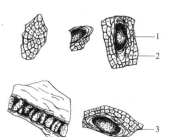

图12-6 羚羊角粉末图
1. 角质组织；2. 皮层组织；3. 髓

【化学成分】含角蛋白（keratin）和磷脂类成分，尚含甾醇类、多肽、磷酸钙和不溶性无机盐等。

【药理作用】羚羊角的药理作用见表12-4。

表12-4 羚羊角的药理作用

药理作用	作用机制	活性成分
抗炎、解热作用	可显著抑制二甲苯所致小鼠耳郭肿胀和蛋清所致大鼠足肿胀；水煎剂和醇提液均对发热家兔有明显的退热作用	角蛋白、磷脂类
抗惊厥作用	有明显抗癫痫发作作用，且抗癫痫作用有浓度依赖性，对大脑皮层的抗惊厥作用最强，对脊髓性惊厥无效	角蛋白
镇静催眠作用	羚羊角对小鼠自主活动有明显的抑制作用，对戊巴比妥钠催眠有协同作用	角蛋白
抗病原微生物作用	羚羊角注射液对金黄色葡萄球菌、白色葡萄球菌、大肠杆菌及枯草杆菌均有明显的抑制作用	角蛋白、磷脂类

【功能主治】咸，寒。归肝、心经。平肝息风，清肝明目，散血解毒。用于肝风内动、惊痫抽搐、妊娠子痫、高热惊厥、癫痫发狂、头痛眩晕、目赤翳障、温毒发斑、痈肿疮毒。用量1~3g，宜另煎2小时以上；磨汁或研粉服，每次0.3~0.6g。

【制剂】**1. 羚羊感冒胶囊** 由羚羊角、牛蒡子、淡豆豉等组成。具有清热解表的功能。用于流行性感冒、伤风咳嗽、头晕发热、咽喉肿痛。

2. 紫雪散 由羚羊角、水牛角浓缩粉、人工麝香等组成。具有清热开窍、止痉安神的功能。用于热入心包、热动肝风证，症见高热烦躁、神昏谵语、惊风抽搐、斑疹吐衄、尿赤便秘。

【附】**1. 伪品** ①同科动物鹅喉羚羊（长尾黄羊）*Gazella subgutturosa* Guldenstaedt 的角。呈长圆锥形而侧扁，弯曲度较大，角尖显著向内弯转。长14~30cm，表面灰黑色，粗糙，有明显的纵向丝纹。角的中下部有斜向的环脊5~10个，其间距为1.5cm~2cm，尖端无环脊部分较为平滑。②同科动物藏羚羊 *Pantholops hodgsoni* Abel. 的角。呈不规则细长圆锥形，弯曲，基部侧扁，较直。长40~70cm。表面黑色，较平滑，自基部向上有横向而等距的环脊10~16个。③同科动物黄羊 *Procapra gurrurosa* Pallas 的角。呈长圆锥形而侧扁，较粗短，略似S形弯曲。长20~30cm。表面灰黑色，较粗糙，不透明。自基部向上有17~20个密集的斜向环脊，尖端平滑无脊。

2. 掺杂品 曾发现羚羊角内灌有铅粒，以增加质量。可检查骨塞是否松动，或用X光透视。

课堂互动

1. 什么是合把、骨塞、通天眼？
2. 羚羊角常见的伪品有哪些？

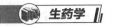

地龙　Pheretima

　　本品为钜蚓科动物参环毛蚓 *Pheretima aspergillum*（E. Perrier）、通俗环毛蚓 *Pheretima vulgaris* Chen、威廉环毛蚓 *Pheretima guillelmi*（Michaelsen）或栉盲环毛蚓 *Pheretima pectinifera* Michaelsen 的干燥体。前一种习称"广地龙"，主产于广西、广东、福建等地；后三种习称"沪地龙"，主产于上海、河南、山东等地。广地龙春季至秋季捕捉，沪地龙夏季捕捉，及时剖开腹部，除去内脏及泥沙，洗净，晒干或低温干燥。广地龙呈长条薄片状，弯曲，边缘略卷，长15~20cm，宽1~2cm。全体具环节，背部棕褐色至紫灰色，腹部浅黄棕色；第14~16环节为生殖环带，习称"白颈"，较光亮。体前端稍尖，尾端钝圆，刚毛圈粗糙而硬，色稍浅。体轻，略呈革质，不易折断。气腥，味微咸。沪地龙长8~15cm，宽0.5~1.5cm，背部棕褐色至黄褐色，腹部浅棕色。地龙主含蚯蚓素（lumbritin）、蚯蚓退热碱（lumbroferbin）、次黄嘌呤（hypoxanthine）。还含有尿激酶（urokinase）、腺嘌呤（adenine）、黄嘌呤（xanthine）等。药理研究表明，地龙有抗血栓、镇静、抗惊厥、降压平喘、抗癌和抗心律失常等作用。本品性寒，味咸。具有清热定惊、通络、平喘、利尿之功能。用于高热神昏、惊痫抽搐、关节麻痹、肢体麻木、半身不遂、肺热喘咳、水肿尿少。用量5~10g。

水蛭　Hirudo

　　本品为水蛭科动物蚂蟥 *Whitmania pigra* Whitman、柳叶蚂蟥 *Whitmania acranulata* Whitman 或水蛭 *Hirudo nipponica* Whitman 的干燥全体。夏秋二季捕捉，用沸水烫死，晒干或低温干燥。主产于山东、江苏。蚂蟥呈扁平纺锤形，有多数环节，长4~10cm，宽0.5~2cm。背部黑褐色或黑棕色，略隆起，用水浸后，可见黑褐色斑点排成5条纵纹；腹面平坦，棕黄色。两侧棕黄色，前端略尖，后端钝圆，两端各具1吸盘，前吸盘不显著，后吸盘较大。质脆，断面胶质状。气微腥。柳叶蚂蟥狭长而扁，长5~12cm，宽0.1~0.5cm。水蛭扁长圆柱形，多弯曲扭转，长2~5cm，宽0.2~0.3cm。水蛭主含肝素（heparin）、抗凝血酶（antithrombin）及多种酶和酶抑制剂。新鲜水蛭的唾液腺中含有重要的抗凝血活性物质——水蛭素（hirudin），是一种由65个氨基酸组成的单链多肽，是凝血酶的特异抑制剂。依据《中国药典》（2020年版），水蛭每1g抗凝血酶活性水蛭应不低于16.0U，蚂蟥、柳叶蚂蟥应不低于3.0U。药理研究表明，水蛭有抗凝血、抗血栓、降血脂、抗炎、抗心肌缺血等作用。本品性平，味苦、咸，有小毒。具有破血通经、逐瘀消癥之功能。用于癥瘕痞块、血瘀经闭、中风偏瘫、跌打损伤。孕妇禁用。用量1~3g。

珍珠　Margarita

　　本品为珍珠贝科动物马氏珍珠贝 *Pteria martensii*（Dunker）、蚌科动物三角帆蚌 *Hyriopsis cumingii*（Lea）或褶纹冠蚌 *Cristaria plicata*（Leach）等双壳类动物受刺激形成的珍珠。自动物体内取出，洗净，干燥。马氏珍珠贝所产珍珠称为海水珍珠，主产于广西、广东、海南等沿海；三角帆蚌、褶纹冠蚌所产珍珠称为淡水珍珠，主产于浙江、江苏、上海、安徽和黑龙江等省。药材呈类球形、长圆形、卵圆形或棒形，直径1.5~8mm；表面类白色、浅粉红色、浅黄绿色或浅蓝色，半透明，光滑或微有凸凹，具特有彩虹样光泽；质坚硬，破碎面现层纹；气微，味淡。粉末类白色，不规则碎块，半透明，具彩虹样光泽。表面显颗粒性，有数至十数薄层重叠，片层结构排列紧密，可见致密的成层线条或极细密的微波状纹理。本品粉末，加稀盐酸，有大量气泡产生。珍珠主含碳酸钙、壳角蛋白，还含氨基酸、牛磺酸（taurine）和微量元素等。药理研究表明，珍珠有抗衰老、抗癌、促进肉芽增生等作用。本品性寒，味甘、咸。具有安神定惊、明目消翳、解毒生肌、润肤祛斑之功能。用于惊悸失眠、惊风癫痫、目赤翳障、疮疡不敛、皮肤色斑。用量0.1~0.3g，多入丸散用。外用适量。

石决明　Haliotidis Concha

本品为鲍科动物杂色鲍 *Haliotis diversicolor* Reeve、皱纹盘鲍 *Haliotis discus hannai* Ino、羊鲍 *Haliotis ovina* Gmelin、澳洲鲍 *Haliotis ruber*（Leach）、耳鲍 *Haliotis asinina* L. 或白鲍 *Haliotis laevigata*（Donovan）的贝壳。夏秋捕捞，将肉剔除，除去杂质，洗净，干燥即得。杂色鲍主产于广东、福建、海南等地；皱纹盘鲍主产于辽宁、山东等地。杂色鲍呈长卵圆形，内面观略成耳形，长 7~9cm，宽 5~6cm，高约 2cm。表面暗红色，有多数不规则的螺肋和细密生长线，螺旋部小，螺体部大，从螺旋部顶处开始向右排列有 20 余个疣状突起，末端 6~9 个开孔，孔口与壳平面。内面光滑，具有珍珠样彩色光泽。壳较厚，质坚硬，不易破碎。气微，味微咸。皱纹盘鲍呈长椭圆形，长 8~12cm，宽 6~8cm，高 2~3cm。表面灰棕色，有多数粗糙而不规则的皱纹，生长线明显，常有苔藓类或石灰虫等附着物，末端 4~5 个开孔，孔口突出壳面，壳较薄。石决明主要含碳酸钙，尚含 20 余种氨基酸、胆素、壳角质（conchiolin）及少量镁、铁、磷酸盐、氯化物和极微量的碘。煅烧后碳酸盐分解，产生氧化钙，有机物则分解破坏。依据《中国药典》（2020 年版），本品含碳酸钙（$CaCO_3$）不得少于 93.0%。药理研究表明，石决明有降压、抗菌、抗氧化、中和胃酸、影响血清 Ca^{2+} 浓度及钙通道等作用。本品性寒，味咸。具有平肝潜阳、清肝明目之功能。用于头痛眩晕、目赤翳障、视物昏花、青盲雀目。用量 6~20g，先煎。

僵蚕　Bombyx Batryticatus

本品为蚕蛾科昆虫家蚕 *Bombryx mori* L. 的 4~5 龄幼虫感染（或人工接种）白僵菌 *Beauveria bassiana*（Bals.）Vuillant 而致死的干燥体。多于春秋生产，将感染白僵菌病死的蚕干燥。主产于陕西、浙江、江苏、四川、广东、广西等地，多为自然病死者，亦有蚕区进行人工培育。药材略呈类圆形，多弯曲皱缩。长 2~5cm，直径 0.5~0.7cm。表面灰黄色，被有白色粉霜状的气生菌丝和分生孢子。头部较圆，足 8 对，体节明显，尾部略呈二分歧状。质硬而脆，易折断，断面平坦，外层白色，中间有亮棕色或亮黑色的丝腺环 4 个。气微腥，味微咸。表面无白色粉霜、中空者不可入药。僵蚕主要含白僵菌素（beauverician）、植物甾醇、氨基酸、蛋白质、脂肪等。依据《中国药典》（2020 年版），本品含醇溶性浸出物不得少于 20.0%。药理研究表明，僵蚕有镇静、抗惊厥、抗凝血、降血糖、抗癌、抗菌等作用。本品性平，味辛、咸。具有息风止痉、祛风止痛、化痰散结之功能。用于肝风夹痰、惊痫抽搐、小儿急惊风、破伤风、中风口喎、风热头痛、目赤咽痛、风疹瘙痒、发颐痄腮。用量 5~9g。

斑蝥　Mylabris

本品为芫青科昆虫南方大斑蝥 *Mylabris phalerata* Pallas 或黄黑小斑蝥 *Mylabris cichorii* L. 的干燥体。夏秋二季在露水未干时捕捉，闷死、烫死或蒸死，晒干。主产于河南、广西、安徽等地，其他地区多自产自销。南方大斑蝥虫体呈长圆形，长 1.5~2.5cm，宽 0.5~1cm。头及口器向下垂，有较大的复眼及触角各 1 对，触角多已脱落。背部具革质鞘翅 1 对，黑色，有 3 条黄色或棕黄色的横纹；鞘翅下面有棕褐色薄膜状透明的内翅 2 片。胸腹部乌黑色，胸部有足 3 对。有特殊的臭气。黄黑小斑蝥虫体较小，长 1~1.5cm。斑蝥主含斑蝥素（cantharidin）、脂肪、甲酸（formic acid）、色素及树脂（resin），还含有铁、铝、钙等多种微量元素。依据《中国药典》（2020 年版），本品含斑蝥素（$C_{10}H_{12}O_4$）不得少于 0.35%。药理研究表明，斑蝥有抗癌、抗真菌、保肝、消退神经性皮炎、增强免疫等作用。本品性热，味辛，有大毒。具有破血逐瘀、散结消癥、攻毒蚀疮之功能。用于癥瘕、闭经、顽癣、瘰疬、赘疣、痈疽不溃、恶疮死肌。用量 0.03~0.06g，炮制后多入丸散用。外用适量，研末或浸酒醋，或制油膏涂敷患处，不宜大面积用；内服慎用；孕妇禁用。

全蝎　Scorpio

本品为钳蝎科动物东亚钳蝎 *Buthus martensii* Karsch 的干燥全体。春末至初秋捕捉，放入沸水或沸的盐水中，煮至全身僵硬，捞出，置通风处阴干。主产于山东、河南等地。药材头胸、前腹部呈扁平长椭圆形，后腹部呈尾状，皱缩弯曲，完整者体长约6cm。头胸部呈绿褐色，前面有1对短小的螯肢及1对长大的钳肢。背面绿褐色，覆有梯形背甲，背甲上有5条隆脊线；腹面有足4对，均为7节，前腹部由7节组成，第7节色深，后腹部棕黄色，6节，节上均有纵沟，末节有锐钩状毒刺，毒刺下方无距。质脆易断。气微腥，味咸。全蝎主含蝎毒（katsutoxin），为一类含碳、氢、氧、氮、硫等元素的毒性蛋白，含硫量高，与蛇及毒虫的神经毒类似。依据《中国药典》（2020年版），本品含醇溶性浸出物不得少于20.0%。药理研究表明，全蝎有抗惊厥、抗血栓、抗凝血、抑菌、抗肿瘤等作用。本品性平，味辛，有毒。具有息风止痉、通络止痛、攻毒散结之功能。用于肝风内动、痉挛抽搐、小儿惊风、中风口㖞、半身不遂、破伤风、风湿顽痹、偏正头痛、疮疡、瘰疬。用量3~6g。孕妇禁用。

蜈蚣　Scolopendra

本品为蜈蚣科动物少棘巨蜈蚣 *Scolopendra subspinipes mutilans* L. Koch 的干燥全虫。春夏二季捕捉，捕得后，用竹片插入头尾，绷直，干燥。主产于江苏、浙江、湖北、湖南、安徽等地。药材呈扁平长条形，长9~15cm，宽0.5~1cm。由头部和躯干组成，全体共22个环节。头部略有光泽，呈暗红色或红褐色，有头板覆盖，头板近圆形，前端稍突出，两侧贴有颚肢1对，前端两侧有触角1对。躯干部第1背板与头部同色，其余20个背板为棕绿色或墨绿色光泽，自第4背板至第20背板上常有两条纵沟线；腹部淡黄色或棕黄色，皱缩；自第2节起，每两侧有步足1对；步足黄色或红褐色，偶有黄白色，呈弯钩形，最后一对步足尾状，易脱落。质脆，断面有裂隙，头部及尾部有加工时所穿的孔。气微腥，有特殊刺鼻的臭气，味辛、微咸。蜈蚣主要含游离氨基酸、蛋白质、糖类、多肽、壳聚糖、微量元素，此外亦含有脂肪油、胆甾醇、蚁酸等。依据《中国药典》（2020年版），本品含醇溶性浸出物不得少于20.0%。药理研究表明，蜈蚣有镇静止痛、提高免疫力、强心、降压、抗肿瘤、抗真菌等作用。本品性温，味辛，有毒。具有息风镇痉、通络止痛、攻毒散结之功能。用于肝风内动、痉挛抽搐、小儿惊风、中风口㖞、半身不遂、破伤风、风湿顽痹、偏正头痛、疮疡、瘰疬、蛇虫咬伤等。用量3~5g。孕妇禁用。

土鳖虫　Eupolyphaga Steleophaga

本品为鳖蠊科昆虫地鳖 *Eupolyphaga sinensis* Walker 或冀地鳖 *Steleophaga plancyi*（Boleny）的雌虫干燥体。夏季捕捉后，置沸水烫死，然后晒干或烘干。全国大部分地区均分布，主产于福建、广东、广西等地。以江苏、浙江产者个小、体轻、腹中无泥者品质最优，称为"苏土元"；其他地区所产个大体重，腹中含泥，品质较次，称为"大土元"或"汉土元"。地鳖呈扁平卵形，长1.3~3cm，宽1.2~2.4cm。头部较窄，尾部较宽，背面紫褐色，具光泽，无翅。前胸板较发达，盖住头部；腹背板9节，呈覆瓦状排列。腹面红棕色，有光泽，头部小型，丝状触角1对，常脱落；胸部有3对足，具细毛和刺。腹部有横环节。质松脆，易碎。气腥臭，味微咸。冀地鳖长2.2~3.7cm，宽1.4~2.5cm。背部黑棕色，通常在边缘带有淡黄褐色斑块及黑色小点。土鳖虫主要含挥发油和氨基酸，另含多种脂肪醛和芳香醛，还含有二氯苯和二甲基二硫醚等其他生药少见的成分。依据《中国药典》（2020年版），本品含醇溶性浸出物不得少于15.0%。药理研究表明，土鳖虫有抗凝血、抗缺血缺氧、治疗骨折创伤、抗氧自由基及抗肿瘤等作用。本品性寒，味咸，有小毒。具有破瘀血、续筋骨之功能。用于跌打损伤、筋骨折伤、血瘀闭经、产后瘀阻腹痛、癥瘕痞块。用量3~10g。孕妇禁用。

蟾酥　Bufonis Venenum

　　本品为蟾蜍科动物中华大蟾蜍 *Bufo bufo gargarizans* Cantor 或黑眶蟾蜍 *Bufo melanostictus* Schneider 耳后腺及皮肤腺的干燥分泌物。夏秋季捕捉蟾蜍，用铜或竹制镊子（忌用铁器，以免变黑）夹其耳后腺及皮肤腺，挤出白色浆液，加工为"团蟾酥"或"片蟾酥"。主产于辽宁、山东、江苏、河北、安徽等地。药材呈扁圆形团块状或片状，棕褐色或红棕色；团块状者质坚，不易折断，断面棕褐色，角质状，微有光泽；片状者质脆，易碎，断面红棕色，半透明，沾水，即呈乳白色隆起。气微腥，味初甜而后有持久的麻辣感，粉末嗅之作嚏。蟾酥含强心甾类化合物，如蟾毒灵（bufalin）、蟾毒它灵（bufotalin）、华蟾毒基（cinobufagin）、脂蟾毒配基（resibufogenin）、远华蟾毒精（telocinobufagin）及海蟾毒精（marinobufagin）等。依据《中国药典》（2020 年版），本品含蟾毒灵（$C_{24}H_{34}O_4$）、华蟾酥毒基（$C_{26}H_{34}O_6$）和脂蟾毒配基（$C_{24}H_{32}O_4$）的总量不得少于 7.0%。药理研究表明，蟾酥有强心、升压、兴奋呼吸、抗肿瘤、镇咳平喘、消炎、镇痛、局部麻醉等作用。本品性温，味辛，有毒。具有解毒、止痛、开窍醒神之功能。用于痈疽疔疮、咽喉肿痛、中暑神昏、痧胀腹痛吐泻。用量 0.015~0.03g，多入丸散用。外用适量。孕妇慎用。

龟甲　Testudinis Carapax et Plastrum

　　本品为龟科动物乌龟 *Chinemys reevesii*（Gray）的背甲及腹甲。多在秋冬二季捕捉，捕捉后杀死，或用沸水烫死，剥去背甲和腹甲，除去残肉，晒干。主产于江苏、浙江、安徽、湖北等地。药材背甲及腹甲由甲桥相连，背甲稍长于腹甲，与腹甲常分离。背甲呈长椭圆形拱状，外表面棕褐色或黑色，脊棱 3 条；颈盾 1 块，前窄后宽；椎盾 5 块，第 1 椎盾长大于宽或近相等，第 2~4 椎盾宽大于长；肋盾两侧对称，各 4 块；缘盾每侧 11 块；臀盾 2 块。腹甲呈板片状，近长方椭圆形，外表面淡黄棕色至棕色，盾片 12 块，每块具紫褐色放射状纹理，腹盾、胸盾和股盾中缝均长，喉盾、肛盾次之，肱盾中缝最短；内表面黄白色至灰白色，有的略带血迹或残肉，除净后可见骨板 9 块，呈锯齿状嵌接；前端钝圆或平截，后端具三角形缺刻，两侧均有翼状向斜上方弯曲的甲桥。质坚硬，气味腥，味微咸。龟甲主要含天冬氨酸、甘氨酸、脯氨酸、丙氨酸等 17 种氨基酸，还含钙、锶、硅、锌、铜等微量元素，又含蛋白质、胶原（collagen）、碳酸钙等。依据《中国药典》（2020 年版），本品含醇溶性浸出物不得少于 4.5%。药理研究表明，龟甲有保护和预防肾上腺皮质萎缩、增强免疫力、抗衰老、升高白细胞等作用。本品性微寒，味咸、甘。具有滋阴潜阳、益肾强骨、养心补心、固经止崩之功能。用于阴虚潮热、骨蒸盗汗、头晕目眩、虚风内动、筋骨痿软、心虚健忘、崩漏经多。用量 9~24g，多醋制用，先煎。

蛤蚧　Gecko

　　本品为壁虎科动物蛤蚧 *Gekko gecko* L. 的干燥体。全年均可捕捉，除去内脏，拭净，用竹片撑开，使全体扁平顺直，低温干燥。主产于广西、云南、广东等地，可人工养殖。药材呈扁片状，头颈部及躯干部长 9~18cm，头颈部约占 1/3，腹背部宽 6~11cm，尾长 6~12cm。头略呈扁三角状，两眼多凹陷或成窟窿，口内有细齿，生于颚的边缘，无异型大齿。吻部半圆形，吻鳞不切鼻孔，与鼻鳞相连，上鼻鳞左右各 1 片，上唇鳞 12~14 对，下唇鳞 21 片。腹背部呈椭圆形，腹薄。背部呈灰黑色或灰色，有黄白色、灰绿色或橙红色斑点散在或密集成不显著的斑纹，脊椎骨及两侧肋骨突起。四足均具 5 趾；趾间仅具蹼迹，足趾底有吸盘。尾细而坚实，微现骨节，与背部颜色相同，有 6~7 个明显的银灰色环带，有的再生尾较原生尾短，且银灰色环带不明显。全身密被圆形或多角形微有光泽的细鳞。气腥，味微咸。蛤蚧主含性

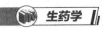

激素、肌肽（carnosine）、胆碱、肉碱（carnitine）、鸟嘌呤（guanine）与蛋白质等，另含甘氨酸、脯氨酸、谷氨酸等14种氨基酸，脂肪酸、微量元素和多种磷脂类成分。依据《中国药典》（2020年版），本品含醇溶性浸出物不得少于8.0%。药理研究表明，蛤蚧有性激素样作用、抗应激性刺激、免疫增强等作用。本品性平，味咸。具有补肺益肾、纳气定喘、助阳益精之功能。用于肺肾不足、虚喘气促、劳嗽咯血、阳痿、遗精。用量3~6g，多入丸散或酒剂。

金钱白花蛇　Bungarus Parvus

本品为眼镜蛇科动物银环蛇 *Bungarus multicinctus* Blyth 的幼蛇干燥体。夏秋二季捕捉，剖开腹部，除去内脏，擦净血迹，用乙醇浸泡处理后，盘成圆形，用竹签固定，干燥。主产于广西、广东等地，现多为人工养殖。药材呈圆盘状，盘径3~6cm，蛇体直径0.2~0.4cm。头盘在中间，尾细，常纳口中，口腔内有上颌骨前端有毒沟牙1对，上下唇鳞通常各为7片，鼻尖鳞片2片，无颊鳞。背部黑色或灰黑色，有白色环纹45~58个，黑白相间，白环纹在背部宽1~2鳞片，向腹面渐增宽，黑环纹宽3~5行鳞片，背正中有1条显著突起的脊棱，脊鳞扩大呈六角形，背鳞细密，通身15行，尾下鳞单行。气微腥，味微咸。金钱白花蛇主含蛋白质、脂肪及鸟嘌呤核苷（guanoside），头部毒腺中含强烈的神经性毒，为小分子蛋白质或多肽类，并含溶血成分及血球凝集成分。依据《中国药典》（2020年版），本品含醇溶性浸出物不得少于15.0%。药理研究表明，金钱白花蛇有抗血栓、镇痛、抗炎等作用。本品性温，味甘、咸，有毒。具有祛风、通络、止痉之功能。用于风湿顽痹、麻木拘挛、中风口眼㖞斜、半身不遂、抽搐痉挛、破伤风、麻风、疥癣。用量2~5g，研末吞服1~1.5g。

阿胶　Asini Corii Colla

本品为马科动物驴 *Equus asinus* L. 的干燥皮或鲜皮经煎煮、浓缩制成的固体胶。将驴皮浸泡去毛，切块洗净，分次水煎，滤过，合并滤液，浓缩（可分别加入适量的黄酒、冰糖及豆油）至稠膏状，冷凝，切块，晾干，即得。主产于山东、浙江等地。药材呈长方形、方形块或丁状。棕色或黑褐色，有光泽。质硬而脆，断面光亮，碎片对光照视呈棕色半透明状。气微，味微甘。阿胶主含胶原蛋白、氨基酸、氨基多糖和钴、镍、铜、锌、硫等多种微量元素。依据《中国药典》（2020年版），本品含L-羟脯氨酸不得少于8.0%，甘氨酸不得少于18.0%，丙氨酸不得少于7.0%，L-脯氨酸不得少于10.0%。特征多肽以驴源多肽 A_1（$C_{41}H_{68}N_{12}O_{13}$）和驴源多肽 A_2（$C_{51}H_{82}N_{18}O_{18}$）的总量计，应不得少于0.15%。药理研究表明，阿胶有促进造血功能、提高免疫力、抗休克、抗疲劳和抗辐射的作用。本品性平，味甘。具有补血滋阴、润燥、止血之功能。用于血虚萎黄、眩晕心悸、肌痿无力、心烦不眠、虚风内动、肺燥咳嗽、劳嗽咯血、吐血尿血、便血崩漏、妊娠胎漏。用量3~9g，烊化兑服。

动物类其他常用生药

动物类其他常用生药见表12-5。

表12-5　动物类其他常用生药

生药	来源	活性成分	药理作用	功能主治
牡蛎	为牡蛎科动物长牡蛎 *Ostrea gigas* Thunb.、大连湾牡蛎 *Ostrea talienwhanensis* Crosse 或近江牡蛎 *Ostrea rivularis* Gould 的贝壳	碳酸钙、磷酸钙、硫酸钙、无机元素、硬蛋白	保肝、增强免疫、抗肿瘤、延缓衰老、降血糖	重镇安神，潜阳补阴，软坚散结

生药	来源	活性成分	药理作用	功能主治
海螵蛸	为乌贼科动物无针乌贼 *Sepiella maindroni* de Rochebrune 或金乌贼 *Sepia esculenta* Hoyle 的干燥内壳	碳酸钙、甲壳质	中和胃酸、保护黏膜、抗溃疡	收敛止血，涩精止带，制酸止痛，收涩敛疮
桑螵蛸	为螳螂科昆虫大刀螂 *Tenodera sinensis* Saussure、小刀螂 *Statilia maculata*（Thunberg）或巨斧螳螂 *Hierodula patellifera*（Serville）的干燥卵鞘	磷脂、氨基酸、蛋白质、脂肪、无机盐	抗缺氧、增加小鼠胸腺、脾脏、睾丸指数、抗利尿	固精缩尿，补肾助阳
蜂蜜	为蜜蜂科昆虫中华蜜蜂 *Apis cerana* Fabricius 或意大利蜂 *Apis mellifera* L. 所酿成的蜜	还原糖、酶类、挥发油、维生素	保肝、提高免疫力、调节血糖、抗菌、促进伤口愈合	补中，润燥，止痛，解毒；外用生肌敛疮
海马	为海龙科动物线纹海马 *Hippocampus kelloggi* Jordan et Snyder、刺海马 *Hippocampus histrix* Kaup、大海马 *Hippocampus kuda* Bleeker、三斑海马 *Hippocampus trimaculatus* Leach 或小海马（海蛆）*Hippocampus japonicus* Kaup 的干燥体	蛋白质、酶、脂肪、氨基酸、色素	性激素样作用、抗衰老	温肾壮阳，散结消肿
蛤蟆油	为蛙科动物中国林蛙 *Rana temporaria chensinensis* David 雌蛙的干燥输卵管	蛋白质、脂肪、甾体类	抗氧化、抗衰老、增强性功能、调节血脂	补肾益精，养阴润肺
鳖甲	为鳖科动物鳖 *Trionyx sinensis* Wiegmann 的干燥背甲	骨胶原、角蛋白、氨基酸、碳酸钙、无机盐	增强免疫力、抗肝纤维化、肺纤维化	滋阴潜阳，退热除蒸，软坚散结
乌梢蛇	为游蛇科动物乌梢蛇 *Zaocys dhumnades*（Cantor）除去内脏的干燥体	蛋白质、脂肪	抗炎、镇静、镇痛	祛风，通络，止痉
蕲蛇	为蝰科动物五步蛇 *Agkistrodon acutus*（Guenther）的干燥体	蛋白质、脂肪、氨基酸、鸟嘌呤核苷、微量元素	抗炎、镇静、镇痛	祛风，通络，止痉
鸡内金	为雉科动物家鸡 *Gallus gallus domesticus* Brisson 的干燥砂囊内壁	酶类、类角蛋白、氨基酸、维生素	增强消化力和胃液分泌、促进胃排空	健胃消食，涩精止遗，通淋化石

本章小结

　　本章从动物类生药的本草应用到现代人工驯养、繁殖、活性成分的研究及寻找珍稀、濒危动物生药类同品、代用品，人工合成品等进行简要概述，介绍动物的基本结构、命名与分类，动物类生药的活性成分、鉴别方法等。讲述鹿茸、麝香、牛黄、羚羊角 4 个重点生药的来源、动物形态、产地、采制、性状、显微特征、化学成分、理化鉴别、药理作用、功能主治、制剂等；非重点生药的来源、产地、采制、性状、化学成分、药理作用、功能主治等；动物类其他生药的来源、活性成分、药理作用和功效等。

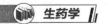

练习题

题库

一、选择题

1. 下列动物类生药中源于动物整体的是（　　　　）
   A. 乌梢蛇　　　　　B. 龟甲　　　　　　C. 水蛭　　　　　　D. 地龙

2. 下列生药来源于动物的病理产物的是（　　　　）
   A. 水牛角　　　　　B. 马宝　　　　　　C. 哈蟆油　　　　　D. 五灵脂

3. 花鹿茸有两个分枝者称（　　　　）
   A. 三岔　　　　　　B. 大挺　　　　　　C. 二杠　　　　　　D. 门庄

4. 麝香来源于（　　　　）动物成熟香囊中的干燥分泌物
   A. 牛科　　　　　　B. 鹿科　　　　　　C. 马科　　　　　　D. 麝科

5. 牛黄来源于牛科动物牛的干燥（　　　　）
   A. 肾结石　　　　　B. 肝结石　　　　　C. 胃结石　　　　　D. 胆结石

6. 牛黄按薄层色谱扫描法测定含胆红素（$C_{33}H_{36}N_4O_6$）不得少于（　　　　）
   A. 25.0%　　　　　B. 4.0%　　　　　　C. 30.0%　　　　　D. 5.0%

7. 羚羊角来源于牛科（　　　　）的角
   A. 赛加羚羊　　　　B. 鹅喉羚羊　　　　C. 藏羚羊　　　　　D. 黄羊

8. 地龙的全体环节中习称"白颈"的是（　　　　）
   A. 12~14 环节　　　B. 13~15 环节　　　C. 14~16 环节　　　D. 16~18 环节

9. 下列不属于水蛭来源的是（　　　　）
   A. 蚂蟥　　　　　　B. 柳叶蚂蟥　　　　C. 水蛭　　　　　　D. 参环毛蚓

10. 珍珠表面类白色，半透明，具特有的（　　　　）
    A. 彩虹样光泽　　　B. 浅粉色光泽　　　C. 黄绿色光泽　　　D. 浅蓝色光泽

11. 下列药物具有强心作用的是（　　　　）
    A. 地龙　　　　　　B. 蛤蚧　　　　　　C. 鹿茸　　　　　　D. 蟾酥

12. 金钱白花蛇来源于（　　　　）
    A. 蝰科　　　　　　B. 眼镜蛇科　　　　C. 游蛇科　　　　　D. 银环蛇科

13. 马鹿茸中具有两个侧枝者称为（　　　　）
    A. 莲花　　　　　　B. 单门　　　　　　C. 三岔　　　　　　D. 二杠

二、思考题

1. 花鹿茸与马鹿茸性状鉴别的主要区别是什么？

2. 麝香的经验鉴别有哪些？

（税丕先）

第十三章

矿物类生药

学习导引

知识要求

1. **掌握** 矿物的性质；朱砂的来源、性状、显微、理化鉴别特征。

2. **熟悉** 矿物类生药的鉴别方法；朱砂的产地、化学成分、药理作用、功能主治、制剂等；非重点生药的来源、性状、显微、理化鉴别特征。

3. **了解** 矿物类生药的概述及其分类；重点生药的附注；非重点生药的产地、化学成分、药理作用、功能主治等；矿物类其他生药。

能力要求

学会应用生药鉴定技术解决朱砂的真伪鉴别。

第一节 概 述

PPT

微课

矿物（mineral）是地质作用形成的天然单质或化合物。矿物类生药（mineral drugs）包括可供药用的天然矿物（如朱砂、炉甘石、自然铜等）、矿物加工品（如轻粉、芒硝等）及动物或动物骨骼的化石（如龙骨、石燕等），是以无机化合物为主要成分的一类重要药物。

我国矿物类生药起源很早，有非常悠久的药用历史。《五十二病方》是我国现存的最早医学著作，其中记载了临床应用的20种矿物药。《神农本草经》收载46种矿物药（占全书365种的12.6%），《新修本草》收载60种矿物药（占全书850种的7.0%），《本草拾遗》收载77种矿物药（占全书692种的11.1%），矿物药的种类在唐代已经到104种。宋代《证类本草》等书中记载139种矿物药。《本草纲目》收载161种矿物药（占全书1892种的5.5%），对矿物药比较全面地进行阐述。《本草纲目拾遗》增加38种药物。《中国药典》（2020年版）收载25种矿物类生药。这一切说明我们的祖先对矿物药的认识和使用是不断发展和进步的。

矿物类生药在临床上有多方面的医疗作用，其中镁、钾、钠等盐类矿物药作为泻下、利尿药；硫、砷、汞化合物外用治疗梅毒及疥癣；含铜、铁、钙、磷、锰等成分的矿物类生药作为滋养性和兴奋性的强壮药；铝、铅、锌盐作为收敛药等。

有些无机盐类具有重要的生理功能：①构成骨骼、牙齿；调节组织与体液间的正常渗透压和酸碱平衡；②维持神经肌肉正常的应激性；③维持或影响酶的活性；④构成体内有特殊功能的化合物；⑤用砒霜治疗白血病、晚期肝癌研究取得新的突破，可抑制肿瘤和延长生命，具有潜在的临床应用价值。

由于矿物药中多含有砷、汞等重金属，重金属进入人体后，与蛋白质结合，使蛋白质变性，酶失去活性，组织细胞出现结构和功能上的损害。因而矿物药的应用有进一步缩小的趋势。随着矿物药，如雄

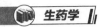

黄等砷制剂抗癌机制的深入研究，毒效关系将进一步被揭示，从而指导临床用药。我国矿物类生药资源极其丰富，深入研究和合理利用矿物类生药是药学工作者的重要任务之一。

一、矿物的性质

矿物少数是自然元素外，大多数是自然化合物，大部分呈固态，少数呈液态（Hg）或气态（H_2S）。每种固体矿物具有一定的物理和化学性质，这些性质取决于矿物的内部结构和化学成分。人们常常利用这些性质的差异来鉴定不同种类的矿物。

1. 结晶形状　由结晶质（晶体）组成的矿物都具有固定的结晶形状。晶体（结晶质）和非晶体（非结晶质）本质上的区别在于组成物质的质点是否规律地排列，凡是质点呈规律排列者为晶体，反之为非晶体。无论其形态、大小是否相同，在同一温度时，同一物质的最小单位——晶胞的三维空间的棱长和晶面夹角都是相同的，一般称其为晶体常数。根据晶体常数，可以将晶体分为七大晶系：等轴晶系、四方晶系、三方晶系、六方晶系、斜方晶系、单斜晶系及三斜晶系。通过结晶形状及 X 射线衍射，可以准确地辨认不同的晶体。

矿物常常以许多单体聚集而成，这种聚集的整体就称为集合体。集合体的形态多样，如粒状、晶簇状、放射状、结核状等。

2. 结晶习性　在含水矿物中，水在矿物中存在的形式直接影响到矿物的性质。矿物中的水按其存在的形式分为两大类：①不加入晶格的吸附或自由水。②加入晶格组成的，包括以水分子（H_2O）形式存在的结晶水，例如石膏（$CaSO_4 \cdot 2H_2O$）、胆矾（$CuSO_4 \cdot 5H_2O$）和以 H^+、OH^- 等离子形式存在的结晶水，如滑石 $[Mg_3(Si_4O_{10})(OH)_2]$。因水存在的形式不同，导致各种含水固体矿物的失水温度不同，这种性质可用来鉴定矿物。

3. 透明度　矿物透光能力的大小称为透明度。将矿物磨至 0.03mm 标准厚度时比较其透明度，可分为三类：①透明矿物（如石英、云母等）。②半透明矿物（如辰砂、雄黄等）。③不透明矿物（如代赭石、滑石等）。

透明度是鉴定矿物的特征之一。显微鉴定时，通常透明矿物利用偏光显微镜鉴定，不透明矿物利用反光显微镜鉴定。

4. 颜色　矿物的颜色是矿物对光线中不同波长的光波均匀吸收或者选择吸收表现的性质。①本色（idiochromatic color），由矿物的成分和内部构造决定的颜色，如朱红色的辰砂。②外色（allochromatic color），由混入的有色物质染成的颜色。外色的深浅，除与带色杂质的量有关外，还与分散的程度有关，如紫石英、大青盐等。③假色（pseudochromatic color），某些矿物中有时可见变彩现象，这是由于投射光受晶体内部裂缝面、解理面及表面的氧化膜反射所引起光波的干涉作用而产生的颜色，如云母、方解石等。

矿物在白色毛瓷板上划过后所留下的粉末痕迹称为条痕（streak），粉末的颜色称为条痕色。在矿物学上，条痕色比矿物表面的颜色更为固定，因而具有鉴定意义。有的粉末颜色与矿物本身颜色相同，如朱砂。也有不同色的，如自然铜本身为亮黄色而其粉末则为黑色。磁石和赭石两者表面均为灰黑色，不易区分，但磁石条痕为黑色，赭石条痕为樱桃红色，容易区分。

5. 光泽　矿物表面对于投射光线的反射能力称为光泽。反射能力越强，光泽就越强。矿物的光泽由强至弱分为金属光泽（如自然铜等）、金刚光泽（如朱砂等）、玻璃光泽（如硼砂等）。有的矿物断口或集合体由于表面不平滑、有细微的裂缝及小孔，引起一部分反射光散射或相互干扰，则可能形成特殊的光泽，主要有珍珠光泽（如云母等）、绢丝光泽（如石膏等）、油脂光泽（如硫黄等）、土状光泽（如高岭石等）。

6. 硬度　矿物抵抗外来机械作用的能力称为硬度。不同的矿物有不同硬度。普通鉴别矿物硬度所用的标准为摩斯硬度计。不同硬度的矿物按其硬度分为十级（表 13-1）。

表 13-1　矿物硬度的等级及实例

矿物	滑石	石膏	方解石	萤石	磷灰石	正长石	石英	黄玉石	刚玉石	金刚石
硬度（级）	1	2	3	4	5	6	7	8	9	10
绝对硬度	2.4	36	109	189	536	759	1 120	1 427	2 060	10 060

鉴别硬度时，可取样品与上述矿物互相刻划，使样品受损的最低硬度等级为该样品的硬度。在实际工作中通常用指甲（约2）、铜钥匙（约3.5）、小刀（约5.5）、石英或钢锉（约7）等刻划矿物，粗略估计矿物的硬度。矿物药的硬度一般小于或等于7。

精密测定矿物的硬度，可用测硬仪和显微硬度计等。测定硬度时，必须在矿物单体和新鲜解理面上进行。

7. 解理、断口 矿物受力后沿一定结晶方向裂开成光滑平面的性能称为解理（cleavage），所裂开的平面称为解理面。解理是某些结晶物质特有的性质，其形成和晶体构造的类型有关。如云母、方解石等完全解理，石英没有解理。矿物受力后不是沿着一定结晶方向断裂而形成的断裂面称为断口（fracture）。断口形状有平坦状、锯齿状、参差状、贝壳状等。

8. 比重 指在温度4℃时，矿物与同体积水的重量比。各种矿物的比重在一定条件下为一常数。如石膏的比重为2.3，朱砂为8.09~8.20，水银为13.6。

9. 磁性 指矿物本身可以被磁铁或电磁铁吸引或其本身能吸引铁物体的性质，如磁石等。矿物的磁性与其化学成分中含有磁性元素Fe、Co、Ni、Mn、Cr等有关。

10. 矿物的力学性质 指矿物遇到压轧、锤击、弯曲、拉引等外力作用时呈现的力学性质。①脆性是指矿物容易被击破或压碎的性质，如自然铜、方解石等。②延展性是指矿物能被压成薄片或拉伸成细丝的性质，如各种金属。③弹性是指矿物在外力作用下变形，除去外力后，能恢复原状的性质，如云母等。④挠性是指矿物在外力作用下趋于弯曲而不折断，除去外力后不能恢复原状的性质，如滑石等。⑤柔性是指矿物受外力切割不发生碎裂的性质，如石膏等。

11. 发光性 有些矿物受外界能量的激发，具有一定的发光性。如硅酸矿产生微黄色的鲜绿色磷光，方解石产生鲜红色荧光等。

12. 气味 有些矿物有特殊的气味，如雄黄灼烧有砷的蒜臭、胆矾具涩味，食盐具咸味等。有些矿物的气味可借助理化方法加以鉴别。

少数矿物类生药具有吸附水分的能力，因而可以吸、粘舌头或润湿的双唇，有助于鉴别，如龙骨、龙齿、软滑石（高岭土）等。

二、矿物类生药的鉴定

矿物类生药一般采用以下方法鉴定。

1. 性状鉴定 根据矿物的一般性质进行鉴定。除检查外形、颜色、质地、气味外，还应注意其硬度、条痕色、透明度、光泽、解理、断口、有无磁性及比重等。

2. 显微鉴定 进一步鉴定和研究矿物药，对外形无明显特征或呈细小颗粒状，特别是粉末状的矿物生药可用显微镜观察其形状、透明度和颜色等，如朱砂的粉末。在矿物药的研究中，常使用透射偏光显微镜研究透明非金属矿物的晶形、解理和化学性质，如折射率、双折射率等；用反射偏光显微镜对不透明与半透明的矿物进行形态、光学性质和某些必要的物理常数测试。矿物药除少数为不透明者外，绝大多数属透明矿物。

3. 理化鉴定 矿物类生药的化学成分主要为无机化合物，可用一般的物理和化学分析方法，进行定性和定量测定，以鉴定矿物类生药品质的优良度。

知识拓展

矿物类生药的理化鉴定新技术

1. 原子发射光谱分析法 根据组成物质的原子受激烈激发后发出的可见光谱来确定其化学成分，可进行对应元素的半定量或定量分析。

2. X射线分析法 由于矿物类生药的晶型、分子构型、分子内成键方式等不同，当其被X线照射会产生不同的衍射图谱，据此用于矿物类生药定性、定量的分析。

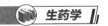

3. 热分析法 是测量物质在等速变温条件下，其物理性能与温度关系的一种技术。在矿物药鉴定和研究中，热分析研究主要采用差热分析和热重分析。热分析法可通过已知矿物的热分析曲线图，对比判断矿物的组分和量比。

4. 荧光分析法 矿物类生药经高能量的短波照射后吸收其部分能量，在短暂时间内以低能量的长波形式释放光，即荧光。

还常应用极谱分析、火焰光度法、物相分析、等离子体光谱分析等来研究矿物的成分及其化学性质，以达到定性鉴别和定量分析矿物药之目的。

三、矿物类生药的分类

（一）按阳离子的种类进行分类

根据现代医学的观点，矿物生药中阳离子通常对药效起重要的作用，故常以矿物中的主要阳离子进行分类。一般分汞化合物类，如朱砂（HgS）、轻粉（Hg_2Cl_2）、红粉（HgO）等。铁化合物类，如赭石（Fe_2O_3）、磁石（Fe_3O_4）、自然铜（FeS_2）等。铅化合物类，如铅丹（Pb_3O_4）、密陀僧（PbO）等。铜化合物类，如胆矾（$CuSO_4 \cdot 5H_2O$）、铜绿等。铝化合物类，如白矾［$KAl(SO_4)_2 \cdot 12H_2O$］、赤石脂［$Al_4(Si_4O_{10})(OH)_8 \cdot 4H_2O$］等。砷化合物类，如雄黄（$As_2S_2$）、雌黄（$As_2S_3$）、信石（$As_2O_3$）等。镁化合物类，如滑石［$Mg_3(Si_4O_{10})(OH)_2$］等。钙化合物类，如石膏（$CaSO_4 \cdot 2H_2O$）、寒水石（$CaCO_3$）、龙骨［$CaCO_3$、$Ca_3(PO_4)_2$］、钟乳石、方解石、紫石英（$CaF_2$）等。钠化合物类，如芒硝（$Na_2SO_4 \cdot 10H_2O$）、硼砂（$Na_2B_4O_7 \cdot 10H_2O$）、大青盐（$NaCl$）等。

（二）按阴离子的种类进行分类

矿物在矿物学上通常是以阴离子为依据进行分类。《中国药典》（2020年版）也采用此法，即分为氧化物类（磁铁矿、赤铁矿、砷化矿等）、硫化物类（雄黄、辰砂、黄铁矿等）、卤化物类（大青盐等）、硫酸盐类（石膏、明矾、芒硝等）、碳酸盐类（菱锌矿、钟乳石等）、硅酸盐类（滑石等）。

课堂互动

1. 什么是矿物？矿物的性质有哪些？
2. 矿物类生药的鉴定方法有哪些？

PPT

第二节 矿物类生药选论

朱砂 Cinnabaris*

（英）Cinnabar

【来源】 为硫化物类矿物辰砂族辰砂，主含硫化汞（HgS）。

【采制】 采挖后，选取纯净者，用磁铁吸净含铁的杂质，再用水淘去杂石和泥沙。

【产地】 主产于贵州、湖南、四川、广西等地。

【性状】 为粒状或块状集合体，呈颗粒状或块片状。鲜红色或暗红色，条痕红色至褐红色，具光泽。体重，质脆，硬度2~2.5，比重8.09~8.20，片状者易破碎，粉末状者有闪烁的光泽。气微，味淡。

商品常依据不同性状分为朱宝砂、镜面砂、豆瓣砂。呈细小颗粒或粉末状，色红明亮，触之不染手者，习称"朱宝砂"；呈不规则板片状、斜方形或长条形，大小厚薄不一，边缘不整齐，色红而鲜艳，光亮如镜面而微透明，质较松脆者，习称"镜面砂"；块较大，方圆形或多角形，色发暗或呈灰褐色，质重而坚，不易碎者，习称"豆瓣砂"（彩图56）。

【显微特征】粉末呈朱红色。在普通显微镜下观察，呈不规则颗粒状，大小不一，红棕色，边缘常不透明而呈现暗黑；且较不平整，微小颗粒呈黑色。

在反射偏光镜下，反射光为蓝灰色，内反射为鲜红色，偏光性显著，偏光色常被反射掩盖，反射率27%（伏黄）。在透射偏光镜下为红色，透明，平行消光，干涉色鲜红色，一轴晶，正光性。折射率：$N_0 = 2.913$，$N_e = 3.272$；双折射率较高，$N_e-N_0 = 0.359$。

【化学成分】主含硫化汞 HgS，尚含少量锌、锑、镁、铁、磷、硅等元素，常含微量砷及硒等元素。

【理化鉴别】1. 粉末用盐酸湿润后，在光洁的铜片上摩擦，铜片表面显银白色光泽，加热烘烤后，银白色消失。

原理：$HgS + 2HCl \rightarrow HgCl_2 + H_2S$

$$\underset{Cu}{\big\downarrow} \longrightarrow CuCl_2 + Hg(银白色)$$

2. 取粉末 2g，加盐酸-硝酸（3∶1）的混合液 2ml 使溶解，蒸干，加水 2ml 使溶解，滤过，滤液显汞盐及硫酸盐的鉴别反应。

3. 含量测定　按滴定法测定，含硫化汞（HgS）不得少于 96.0%。

实例解析

【实例】云南省某药检所在抽验中发现一批朱砂，外观与正品朱砂相似，但经研磨，加水试验和进一步的理化试验，发现该朱砂由红色染料与方铅矿碎块伪制而成。

【解析】朱砂为硫化物类矿物辰砂族辰砂，主含硫化汞（HgS），为鲜红色或暗红色的块片状、颗粒状或粉末状，研磨后呈红色粉末。方铅矿为黑色方块状等轴晶系，主含硫化铅（PbS），质重而脆，研磨后呈黑色粉末，加红色染料染色后呈红色，与正品朱砂外观性状极其类似。加水搅拌可观察到朱砂为红色粉末，水层不染色；染色方铅矿则为黑色粉末，水层被染成红色。铜片摩擦试验正品朱砂铜片表面显银白色光泽，加热烘烤后消失，而染色方铅矿铜片不显银白色光泽。盐酸-硝酸（3∶1）的混合液试验，朱砂溶解，溶液显汞盐及硫酸盐的鉴别反应，而染色方铅矿产生白色沉淀、红棕色蒸气和硫化氢气体，溶液不显汞盐反应，而显铅盐和硫酸盐反应。

【药理作用】朱砂的药理作用见表 13-2。

表 13-2　朱砂的药理作用

药理作用	作用机制	活性成分
镇静作用	可使苯丙胺兴奋小鼠的自发活动次数下降	硫化砷
催眠作用	可明显延长给水合氯醛小鼠的睡眠时间	硫化砷
抗惊厥作用	可使小鼠惊厥出现的时间显著延长，出现惊厥的动物数减少	硫化砷
毒性	小鼠灌胃 10g/kg，未见有动物死亡现象及其他异常；大鼠连续灌胃 12g/kg，3 周左右主要脏器有一定程度的病理学改变，停药 2 周可恢复正常	硫化砷

【功效主治】甘，微寒，有毒。归心经。清心镇惊，具有安神，明目，解毒的作用。用于心悸易惊、失眠多梦、癫痫发狂、小儿惊风、视物不清、口疮、喉痹、疮痈肿毒。用量 0.1~0.5g，多入丸散服，不宜入煎剂。外用适量。朱砂火煅则析出水银，有大毒，应忌火煅。本品有毒，不宜大量服用，也不宜少量久服，以免造成蓄积中毒。孕妇及肝肾功能不全者禁用。

【制剂】**1. 朱砂安神丸** 由朱砂、黄连、炙甘草等组成。具有养血益气、镇惊安神的功能。用于心血不足引起的心烦体倦、怔忡健忘、少眠多梦、心神不安。

2. 天王补心丸 由朱砂、丹参、当归等组成。具有滋阴养血、补心安神的功能。用于心阴不足、心悸健忘、失眠多梦、大便干燥。

【附】**朱砂粉** 也称为水飞朱砂。取朱砂，用磁铁吸去铁屑，水飞，晾干或40℃以下干燥。为朱红色极细粉末，体轻，以手指撮之无粒状物，以磁铁吸之，无铁末。气微，味淡。依据《中国药典》（2020年版），本品含硫化汞（HgS）不得少于98.0%。

课堂互动

1. 朱砂性状特征有哪些？
2. 朱砂的化学成分是什么？是否有毒？

雄黄 Realgar

本品为硫化物类矿物雄黄族雄黄。采挖后除去杂质、泥土，研磨成细粉或水飞后使用。主产于湖南、湖北、贵州、甘肃、云南等地。药材为块状或粒状集合体，呈不规则块状。深红色或橙红色，条痕淡橘红色，晶面有金刚石样光泽。质脆，易碎，断面具树脂样光泽。微有特异的臭气，味淡。精矿粉为粉末状或粉末集合体，质松脆，手捏即成粉，橙黄色，无光泽，燃烧易熔融成红紫色液体，并产生黄白色烟和强烈的蒜臭气。雄黄主含二硫化二砷（As_2S_2），其中含硫24.9%，砷75%，尚含有少量的钙、铝、硅、铁、钡、镁及微量的锰、铅、铜等元素。依据《中国药典》（2020年版），本品含砷量以二硫化二砷（As_2S_2）计，不得少于90.0%。药理研究表明，雄黄有抗菌、抗病毒、抗肿瘤等作用。本品性温，味辛，有毒。具有解毒杀虫、燥湿祛痰、截疟的功能。用于痈肿疔毒、蛇虫咬伤、虫积腹痛、惊痫、疟疾。用量0.05~0.1g，入丸散用；外用适量，熏涂患处。本品有毒，可经呼吸道、消化道或皮肤吸入人体，对血液系统、神经系统、肝脏、皮肤等都有损伤，还可诱发肿瘤。雄黄遇热易分解，生成剧毒的As_2O_3，忌用火煅。用药剂量过大易发生急性砷中毒，少剂量长期应用，亦可导致慢性砷中毒或蓄积性中毒，内服宜慎，不可久服。孕妇禁用。密闭保存。

【附】**雌黄** 常与雄黄共生，为柠檬黄色块状或粒状体，条痕鲜黄色，主含三硫化二砷（As_2S_3），功用与雄黄类同。

芒硝 Natrii Sulfas

本品为硫酸盐类矿物芒硝族芒硝，经加工精制而成的结晶体。秋冬取天然不纯硝（土硝）加水溶解，滤过；滤液经浓缩、冷却后析出结晶，称为"皮硝"或"毛硝"；有的与萝卜片共煮，滤液冷却后析出结晶，晾干。全国沿海各产盐区，山东、江苏、安徽盐碱地带及四川、内蒙古、新疆内陆盐湖等地均产。药材呈棱柱状、长方形或不规则块状及粒状结晶，两端不整齐，大小不一。无色透明或类白色透明，暴露在空气中经风化而覆盖一层白色粉末（Na_2SO_4）。质脆易碎，断面呈玻璃样光泽，硬度1.52，比重1.84，条痕白色。气微，味咸。芒硝主含含水硫酸钠（$Na_2SO_4 \cdot 10H_2O$），常夹杂硫酸钙、氯化钠等杂质，尚含镁、钙、铁、硅、铝等多种元素。依据《中国药典》（2020年版），本品含硫酸钠（Na_2SO_4）不得少于99.0%。药理研究表明，芒硝内服后其硫酸根离子较难被肠黏膜吸收，使肠内成为高渗溶液，导致肠内水分增加，引起机械性刺激，可促进肠蠕动的作用。本品性寒，味咸、苦。具有泻下通便、润燥软坚、清火消肿的功能。用于实热积滞、腹满胀痛，大便燥结、肠痈肿痛、外治乳痈、痔疮肿痛。用量

6~12g。一般不入煎剂，溶化兑服；外用适量。孕妇慎用。

【附】玄明粉 为芒硝再精制并经风化干燥而得。呈白色结晶性粉末状，有吸湿性。气微，味咸。主含硫酸钠（Na_2SO_4）。功效与芒硝同。外治咽喉肿痛、口舌生疮、牙龈肿痛、目赤、痈肿、丹毒。孕妇慎用。

石膏 Gypsum Fibrosum

本品为硫酸盐类矿物硬石膏族石膏。主产于湖北、甘肃、四川、安徽等地。药材为纤维状集合体，呈长方块、板块状或不规则块状。白色、灰白色或淡黄色，有的半透明。体重，质软，硬度1.52，比重2.5，纵断面具有绢丝样的光泽。气微，味淡。石膏主含含水硫酸钙（$CaSO_4 \cdot 2H_2O$），常夹有有机物、硫化物等，并含有少量铝、硅、镁、铁及微量锶、钡等元素。依据《中国药典》（2020年版），本品含水硫酸钙（$CaSO_4 \cdot 2H_2O$）不得少于95.0%，含重金属不得过百万分之十，含砷量不得过百万分之二。药理研究表明，石膏具有解热、抗病毒作用。本品性大寒，味甘、辛。具有清热泻火，除烦止渴的功能。用于外感热病、高热烦渴、肺热喘咳、胃火亢盛、头痛、牙痛；用量15~60g，先煎。

【附】煅石膏 为石膏的煅制品。呈白色的粉末或酥松块状物，表面透出微红色的光泽。体较轻，质软，易碎，捏之成粉。具有收湿、生肌、敛疮、止血的功能。用于外治溃疡不敛、湿疹瘙痒、水火烫伤、外伤出血。

滑石 Talcum

本品为硅酸盐类矿物滑石族滑石，习称硬滑石。采挖后，除去泥沙和杂石。主产于山东、辽宁、江西。药材多为块状集合体，呈不规则块状，白色、黄白色或淡蓝灰色，有蜡样光泽。质软，细腻，手摸有润滑感，无吸湿性，置水中不崩散。气微，味淡。滑石主含含水硅酸镁[$Mg_3(Si_4O_{10})(OH)_2$]，其中SiO_2 63.5%，MgO 31.7%，H_2O 4.8%，并常含氧化铁、氧化铝等杂质，尚含铝、镍、锰、钙、钾、铜、钡等元素。药理研究表明，滑石能吸附大量毒物或化学刺激物，撒布于疮面、黏膜后，能形成被膜，可防止局部摩擦，减少外来的刺激，同时又能吸收分泌物，促进干燥结痂，对皮肤、黏膜有保护作用。本品性寒，味甘、淡。具有利尿通淋、清热解暑、外用祛湿敛疮的功能。用于热淋、石淋、尿热涩痛、暑湿烦渴、湿热水泻，外治湿疹、湿疮、痱子。用量10~20g，先煎，外用适量。

【附】滑石粉 为滑石经精选净制、粉碎、干燥而成。呈白色或类白色，微细、无砂性的粉末状，手摸有滑腻感，气微，味淡。在水中、稀盐酸或稀氢氧化钠溶液中均不溶解。常作为药用辅料。本品含含水硅酸镁[$Mg_3(Si_4O_{10})(OH)_2$]不得少于88.0%。余同滑石。

矿物类其他常用生药

矿物类其他常用生药见表13-3。

表13-3 矿物类其他常用生药

生药	来源	活性成分	药理作用	功能主治
自然铜	为硫化物类矿物黄铁矿族黄铁矿	FeS_2	促进骨折愈合、抗真菌	散瘀止痛，续筋接骨
赭石	为氧化物类矿物刚玉族赤铁矿的矿石	Fe_2O_3	促凝血、镇静、抗惊厥、抗炎	平肝潜阳，重镇降逆，凉血止血
轻粉	为水银、白矾、食盐等经升华法制成的氯化亚汞结晶性粉末	Hg_2Cl_2	通利大小便、外用抗菌	有毒，外用杀虫、攻毒、敛疮，内服祛痰消积、逐水通便

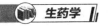

续表

生药	来源	活性成分	药理作用	功能主治
炉甘石	为碳酸盐类矿物方解石族菱锌矿	$ZnCO_3$	收敛、保护、防腐	解毒明目退翳,收敛止痒敛疮
赤石脂	为硅酸盐类矿物多水高岭石族多水高岭石	$Al_4(Si_4O_{10})$ $(OH)_8 \cdot 4H_2O$	保护胃肠黏膜、对胃肠道有止血作用	涩肠,止血,生肌敛疮
硫黄	为自然元素类矿物硫族自然硫	S	抗真菌和疥虫、溶解角质、脱毛、致泻	有毒;外用解毒杀虫疗疮,内服补火助阳通便
龙骨	为古代哺乳动物,如三趾马、犀类、鹿类、牛类、象类等的骨骼化石或象类门齿的化石	$CaCO_3$、$Ca_3(PO_4)_2$	镇静、抗惊厥	镇惊安神,收敛涩精,外用生肌敛疮

本章小结

　　本章从矿物类生药的本草记载到现代药理作用研究进行简要概述,介绍矿物的基本性质、矿物类生药的鉴定与分类。讲述重点生药朱砂的来源、采制、产地、性状、显微特征、化学成分、理化鉴别、药理作用、功能主治、制剂等;非重点生药的来源、产地、采制、性状、化学成分、药理作用、功能主治等;矿物类其他生药的来源、活性成分、药理作用和功能等。

练习题

题库

一、选择题

1. 下列关于矿物药性质的描述,正确的是（　　　）
    A. 矿物药的硬度一般大于或等于7
    B. 矿物受力后沿一定结晶方向裂开成光滑平面的性能称为断口
    C. 矿物受力后不是沿着一定结晶方向断裂而形成的断裂面称为解理
    D. 矿物在白色毛瓷板上划过后所留下的粉末痕迹称为条痕

2. 朱砂的主要成分是（　　　）
    A. As_2S_2　　　　B. HgS　　　　C. $CaSO_4 \cdot 2H_2O$　　　　D. FeS_2

3. 由矿物的成分和内部构造所决定的是（　　　）
    A. 假色　　　　B. 表面色　　　　C. 本色　　　　D. 外色

4. 燃烧时易熔融成红紫色液体,并产生黄白色烟和强烈的蒜臭气的矿物药是（　　　）
    A. 雄黄　　　　B. 朱砂　　　　C. 自然铜　　　　D. 硼砂

5. 关于石膏的描述,正确的是（　　　）
    A. 为透明矿物　　　　　　　　　　B. 性寒,味甘、辛
    C. 纵断面具有绢丝样的光泽　　　　D. 为硅酸盐类矿物硬石膏族石膏

6. 粉末用盐酸湿润后,在光洁的铜片上摩擦,铜片表面显银白色光泽,加热烘烤后,银白色消失的是（　　　）
    A. 石膏　　　　B. 磁石　　　　C. 信石　　　　D. 朱砂

7. 下列矿物药常含结晶水的是（　　　）
    A. 石膏　　　　B. 朱砂　　　　C. 雄黄　　　　D. 自然铜

8. 下列关于朱砂的描述,错误的是（　　　）

A. 具有镇静、催眠、抗惊厥的药理作用   B. 按滴定法测定，含硫化汞（HgS）不得少于96.0%

C. 粉末颜色与矿物本身颜色不相同   D. 片状者易破碎，粉末状者有闪烁的光泽

9. 朱砂的商品规格有（　　）

　　A. 镜面砂　　　　　　B. 豆瓣砂　　　　　C. 朱宝砂　　　　　　D. 红豆砂

　　E. 灵砂

10. 属于单质矿物的矿物类生药的是（　　）

　　A. 自然铜　　　　　　B. 硫磺　　　　　　C. 水银　　　　　　D. 朱砂

　　E. 磁石

二、思考题

1. 矿物药的鉴别要点有哪些？

2. 何为水飞？生产朱砂粉时为什么要进行水飞？

（韩　娜）

参考答案

绪论

1. C 2. B 3. A 4. A 5. D 6. B 7. B 8. D 9. D 10. C

第一章

1. D 2. A 3. A 4. B 5. D 6. A 7. D 8. C 9. D 10. A

第二章

1. D 2. D 3. D 4. C 5. C 6. A 7. B 8. B 9. D 10. D 11. D 12. D 13. C 14. B

第三章

1. D 2. C 3. A 4. C 5. C 6. B 7. C 8. A 9. B 10. C

第四章

1. B 2. B 3. C 4. C 5. A 6. D 7. D 8. B 9. C 10. B

第五章

1. C 2. A 3. B 4. C 5. C 6. A 7. B 8. D 9. C 10. B 11. A 12. B 13. C 14. A 15. B
16. ABC 17. ABCD 18. ABC 19. ABCD 20. ABCD

第六章

1. AB 2. ABC 3. ABD 4. ABCD 5. BCD 6. ABCD 7. ACD 8. AD 9. BCD 10. AC

第七章

1. C 2. A 3. A 4. D 5. B 6. D 7. C 8. A 9. AB 10. ABC 11. ABC 12. ABCDE

第八章

1. A 2. C 3. B 4. C 5. D 6. A 7. B 8. B 9. B 10. B 11. C 12. C 13. D

第九章

1. B 2. B 3. C 4. D 5. A 6. B 7. A 8. ABCE 9. ABCE 10. BD

第十章

1. D 2. D 3. B 4. D 5. D 6. A 7. A 8. C 9. A 10. D 11. D

第十一章

1. B 2. D 3. D 4. D 5. D 6. C 7. A 8. B 9. C 10. D 11. B 14. A 15. ACD 16. BC

17. ABD　18. ABCD　19. BD　20. ACD

第十二章

1. C　2. B　3. A　4. B　5. D　6. A　7. A　8. C　9. D　10. A　11. D　12. B　13. A

第十三章

1. D　2. B　3. C　4. A　5. D　6. D　7. A　8. C　9. ABC　10. BC

生药原植（动）物学名索引

A

Abrus cantoniensis Hance　广州相思子 ·········· 182

Acacia catechu (L. f.) Willd.　儿茶 ·········· 182

Acanthopanax gracilistylus W. W. Smith　细柱五加
·········· 203

Acanthopanax senticosus (Rupr. et Maxim.) Harms
刺五加 ·········· 202

Achyranthes bidentata Bl.　牛膝 ·········· 138

Aconitum carmichaeli Debx.　乌头 ·········· 142, 144

Aconitum kusnezoffii Reichb.　北乌头 ·········· 145

Acorus tatarinowii Schott　石菖蒲 ·········· 263

Adenophora stricta Miq.　沙参 ·········· 245

Adenophora tetraphylla (Thunb.) Fisch.　轮叶沙参
·········· 245

Agkistrodon acutus (Guenther)　五步蛇 ·········· 311

Agrimonia pilosa Ledeb.　龙芽草 ·········· 174

Akebia quinata (Thunb.) Decne.　木通 ·········· 150

Akebia trifoliata (Thunb.) Koidz. var. *australis*
(Diels) Rehd　白木通 ·········· 150

Akebia trifoliata (Thunb.) Koidz.　三叶木通
·········· 150

Albizia julibrissin Durazz.　合欢 ·········· 182

Alisma orientalis (Sam.) Juzep.　泽泻 ·········· 258

Allium chinense G. Don　薤 ·········· 272

Allium macrostemon Bge.　小根蒜 ·········· 272

Allium sativum L.　蒜 ·········· 272

Aloe barbadensis Miller　库拉索芦荟 ·········· 270

Aloe ferox Miller　好望角芦荟 ·········· 270

Alpinia chinensis (Retz.) Rosc.　华山姜 ·········· 280

Alpinia galanga Willd.　大高良姜 ·········· 283

Alpinia katsumadai Hayata　草豆蔻 ·········· 280, 283

Alpinia kwangsiensis T. L. Wu et Senjen　长柄山姜
·········· 280

Alpinia officinarum Hance　高良姜 ·········· 283

Alpinia oxyphylla Miq.　益智 ·········· 283

Amomum chinense Chen ex T. L. Wu　海南
假砂仁 ·········· 280

Amomum compactum Soland ex Maton　爪哇
白豆蔻 ·········· 284

Amomum kravanh Pierre ex Gagnep.　白豆蔻
·········· 284

Amomum longiligulare T. L. Wu　海南砂 ·········· 278

Amomum muricarpum Elm.　疣果豆蔻 ·········· 280

Amomum thysoideum Gagnep.　长序砂仁 ·········· 280

Amomum tsaoko Crevost et Lemaire　草果 ·········· 283

Amomum villosum Lour. var. *xanthioides* T. L.
Wu et Senjen　绿壳砂 ·········· 278

Amomum villosum Lour.　阳春砂 ·········· 278

Amomum xanthioides Wall.　缩砂 ·········· 280

Andrographis paniculata (Burm. f.) Nees　穿心莲
·········· 236

Anemarrhena asphodeloides Bge.　知母 ·········· 271

Angelica sinensis (Oliv.) Diels　当归 ·········· 204

Angelica dahurica (Fisch. ex Hoffm.) Benth. et
Hook.　白芷 ·········· 211

Angelica dahurica (Fisch. ex Hoffm.) Benth. et
Hook. f. var. *formosana* (Boiss.) Shan et Yuan
杭白芷 ·········· 211

Angelica pubescens Maxin. f. *biserrata* Shan et Yuan　重齿毛
当归 ·········· 212

Anredera cordifolia (Tenore) Van Steenis　落葵薯
·········· 202

Apis cerana Fabricius　中华蜜蜂 ·········· 311

Apis mellifera L.　意大利蜂 ·········· 311

Aquilaria agallocha Roxb.　沉香 ·········· 192

Aquilaria sinensis (Lour.) Gilg　白木香 ·········· 190

Areca catechu L.　槟榔 ·········· 259

Arisaema erubescens (Wall.) Schott　天南星
·········· 262

Arisaema franchetianum Engl.　紫盆南星 ·········· 262

Arisaema intermedium Blume　高原南星 ·········· 262

Arisaema yunnanensis Buchet　滇南星 ·········· 262

Arisaema. amurense Maxim.　东北天南星 ·········· 262

Arisaema. heterophyllum Bl. 异叶天南星 ………… 262

Arnebia euchroma (Royle) Johnst. 新疆紫草

………………………………………………………… 219

Arnebia guttata Bunge 内蒙紫草 ……………… 219

Artemisia annua L. 黄花蒿 ……………………… 252

Artemisia argyi Lévl. et Vant. 家艾 ………… 257

Artemisia capillaris Thunb. 茵陈蒿 ………… 256

Artemisia scoparia Waldst. et Kit. 滨蒿 …… 256

Asarum forbesii Maxim. 杜衡 ………………… 129

Asarum heterotropoides Fr. Schmidt var.
   mandshuricum (Maxim.) Kitag. 北细辛 …… 129

Asarum sieboldii Miq. var. *seoulense* Nakai 汉城
   细辛 …………………………………………………… 129

Asarum sieboldii Miq. 华细辛 ………………… 129

Asparagus cochinchinensis (Lour.) Merr. 天冬

………………………………………………………… 270

Astragalus complanatus R. Br. 扁茎黄芪 …… 182

Astragalus membranaceus (Fisch.) Bge. var.
   mongholicus (Bge.) Hsiao 蒙古黄芪 ……… 175

Astragalus membranaceus (Fisch.) Bge. 膜荚
   黄芪 …………………………………………………… 175

Atractylodes chinensis (DC.) Koidz. 北苍术

………………………………………………………… 254

Atractylodes macrocephala Koidz. 白术 …… 255

B

Baphicacanthus cusia (Nees) Bremek. 马蓝

………………………………………………………… 167

Beauveria bassiana (Bals.) Vuillant 白僵菌

………………………………………………………… 307

Belamcanda chinensis (L.) DC. 射干 ……… 277

Bletilla striata (Thunb.) Reichb. f. 白及 … 288

Bolbostemma paniculatum (Maxim.) Franquet
   葫芦科植物 ………………………………………… 267

Bombryx mori L. 家蚕 ………………………… 307

Bos taurus domesticus Gmelin 牛黄 ………… 302

Brassica juncea (L.) Czern. et Coss. 芥 … 168

Brucea javanica (L.) Merr. 鸦胆子 ………… 186

Bufo bufo gargarizans Cantor 中华大蟾蜍 … 309

Bufo melanostictus Schneider 黑眶蟾蜍 …… 309

Bungarus multicinctus Blyth 银环蛇 ……… 310

Bupleurum chinense DC. 华柴胡 …………… 206

Bupleurum longiradiatum Turcz. 大叶柴胡 … 208

Bupleurum scorzonerifolium Willd. 狭叶柴胡

………………………………………………………… 206

Buthus martensii Karsch 东亚钳蝎 ………… 308

C

Caesalpinia sappan L. 苏木 ………………… 182

Calvatia gigantea (Batsch. ex Pers.) Lloyd
   大马勃 ……………………………………………… 104

Calvatia lilacina (Mont. et Berk.) Lloyd
   紫色马勃 …………………………………………… 104

Canavalia gladiate (Jacq.) DC. 刀豆 …… 182

Canna edulis Ker-Gawl 美人蕉科 …………… 287

Cannabis sativa L. 大麻 ………………… 127，128

Carthamus tinctorius L. 红花 ……………… 247

Cassia acutifolia Delile 尖叶番泻 ………… 180

Cassia angustifolia Vahl 狭叶番泻 ……… 180

Cassia obtusifolia L. 决明子 ……………… 181

Cassia tora L. 小决明 ……………………… 181

Cephalotaxus fortunei Hook. f. 三尖杉 …… 123

Cervus elaphus L. 马鹿 …………………… 296

Cervus nippon Temminck 梅花鹿 ………… 296

Chaenomeles speciosa (Sweet) Nakai 贴梗海棠

………………………………………………………… 173

Chinemys reevesii (Gray) 乌龟 …………… 309

Chrysanthemum indicum L. 野菊 ………… 257

Chrysanthemum morifolium Ramat. 菊 …… 256

Cibotium barometz (L.) J. Sm. 金毛狗脊 … 111

Cimicifuga dahurica (Turcz.) Maxim. 兴安升麻

………………………………………………………… 148

Cimicifuga foetida L. 升麻 ………………… 148

Cimicifuga heracleifolia Kom. 大三叶升麻 … 148

Cinnamomum Burmannii (Nees) Bl. 阴香 … 160

Cinnamomum cassia Presl 肉桂 …………… 159

Cinnamomum chingii M. et Calf 细叶香桂 … 160

Cinnamomum japonicum Sieb. 天竺桂 …… 160

Cirsium japonicum Fisch. ex DC. 蓟 …… 257

Cirsium setosum (Willd.) MB. 刺儿菜 … 257

Cistanche deserticola Y. C. Ma 肉苁蓉 … 235

Cistanche tubulosa (Schrenk) Wight 管花肉苁蓉

………………………………………………………… 235

Citrus aurantium L. 酸橙 ………………… 185

Citrus reticulata Blanco 橘 ……………… 185

Citrus sinensis Osbeck 甜橙 ……………… 185

Clematis montana Buch. -Ham. 绣球藤 … 151

Clematis armandii Franch. 小木通 ……… 151

Clematis chinensis Osbeck 威灵仙 ……… 147

Clematis hexapetala Pall. 棉团铁线莲 … 147

Clematis manshurica Rupr. 东北铁线莲 … 147

Clerodendron cyrtophyllum Turcz. 路边青 … 166

Cnidium monnieri (L.) Cuss. 蛇床 …… 212

Cocculus orbiculatus（L.）DC. 木防己 ············· 153

Codonpsis pilosula Nannf. var. *modesta*

（Nannf.）L. T. Shen 素花党参 ············· 245

Codonpsis pilosula（Franch.）Nannf. 党参

·········· 245

Codonpsis tangshen Oliv. 川党参 ············· 245

Coix lacryma-jobi L. var. *mayuen*（Roman.）

Stapf. 薏苡 ············· 258，267

Convallaria keiskei Mig. 铃兰 ············· 272

Coptis chinensis Franch. 黄连 ············· 140

Coptis deltoidea C. Y. Cheng et Hsiao 三角叶

黄连 ············· 140

Coptis teeta Wall. 云连 ············· 140

Cordyceps hawkesii Gray 亚香棒虫草 ············· 102

Cordyceps liangshanensis Zhang, Liu et Hu

凉山虫草 ············· 102

Cordyceps militaris（L.）Link 蛹虫草 ············· 102

Cordyceps sinensis（Berk.）Sacc. 麦角菌科

真菌冬虫夏草菌 ············· 100

Cornus officinalis Sieb. et Zucc. 山茱萸 ············· 212

Corydalis yanhusuo W. T. Wang 延胡索 ············· 163

Crataegus cuneata Sieb. et Zucc. 野山楂 ············· 171

Crataegus pinnatifida Bge. var. *major* N. E. Br.

山里红 ············· 170

Crataegus pinnatifida Bge. 山楂 ············· 170

Cremastra appendiculata（D. Don）Makino

杜鹃兰 ············· 288

Cristaria plicata（Leach） 褶纹冠蚌 ············· 306

Crocus sativus L. 番红花 ············· 275

Croton tiglium L. 大戟科植物巴豆 ············· 187

Curcuma kwangsiensis S. G. Lee et C. F. Liang

广西莪术 ············· 281

Curcuma phaeocaulis Val. 蓬莪术 ············· 281

Curcuma wenyujin Y. H. Chen et C. Ling

温郁金 ············· 281

Cuscuta australis R. Br. 南方菟丝子 ············· 218

Cuscuta chinensis Lam. 菟丝子 ············· 218

Cyathula officinalis Kuan 川牛膝 ············· 138

D

Daemonorops draco Bl. 麒麟竭 ············· 259

Dahlia pinnata Cav. 菊科大丽菊 ············· 287

Dalbergia odorifera T. Chen 的 降香檀 ············· 182

Daphne genkwa Sieb. et Zucc. 芫花 ············· 193

Datura metel L. 白花曼陀罗 ············· 231

Dendrobium chrysotorum Lindl. 鼓槌石斛 ············· 287

Dendrobium fimbriatum Hook. 流苏石斛 ············· 287

Dendrobium nobile Lindl. 金钗石斛 ············· 287

Descurainia Sophia（L.）Webb. ex Prantl.

播娘蒿 ············· 168

Desmodium styracifolium（Osb.）Merr.

广金钱草 ············· 182

Dictamnus dasycarpus Turcz. 白鲜 ············· 185

Digitalis lanata Ehrh. 毛花洋地黄 ············· 235

Digitalis purpurea L. 紫花洋地黄 ············· 235

Dioscorea alata L. 参薯 ············· 274

Dioscorea bulbifera L. 黄独 ············· 275

Dioscorea futschauensis Uline ex R. Kunth

福州薯蓣 ············· 275

Dioscorea hypoglauca Palibin 粉背薯蓣 ············· 274

Dioscorea nipponica Makino 穿龙薯蓣 ············· 274

Dioscorea opposita Thunb. 薯蓣 ············· 272

Dioscorea panthaica Prain et Burk. 黄山药 ············· 274

Dioscorea spongiosa J. Q. Xi. M. Mizuno et

W. L Zhao 绵草薢 ············· 275

Dolichos lablab L. 扁豆 ············· 182

Drynaria fortunei（Kunze）J. Sm. 槲蕨 ············· 111

Dryopteris crassirhizoma Nakai 粗茎鳞毛蕨 ············· 108

E

Ecklonia kurome Okam. 昆布 ············· 98

Entada phaseoloides（Linn.）Merr. 榼藤子

·········· 182

Ephedra intermedia var. *tibetica* Stapf

西藏中麻黄 ············· 123

Ephedra likiangensis Florin 丽江麻黄 ············· 123

Ephedra monosperma Gmel. ex C. A. Mey.

单子麻黄 ············· 123

Ephedra przewalskii Stapf 膜果麻黄 ············· 123

Ephedra eguisetina Bunge 木贼麻黄 ············· 120，121

Ephedra intermedia Schrenk et C. A. Mey.

中麻黄 ············· 120，121

Ephedra sinica Stapf 草麻黄 ············· 120，121

Epimedium brevicornu Maxim. 淫羊藿 ············· 148

Epimedium koreanum Nakai 朝鲜淫羊藿 ············· 148

Epimedium pubescens Maxim. 柔毛淫羊藿 ············· 148

Epimedium sagittatum（Sieb. et Zucc.）

Maxim. 箭叶淫羊藿 ············· 148

Equisetum hyemale L. 木贼 ············· 111

Equus asinus L. 驴 ············· 310

Eriobotrya japonica（Thunb.）Lindl. 枇杷

·········· 174

Eucommia ulmoides Oliv. 杜仲 ············· 169

Eugenia caryophyllata Thunb. 丁香 ············· 194

Euodia rutaecarpa（Juss.）Benth. var. *bodinieri*
（Dode）Huang　疏毛吴茱萸 ················ 185

Euodia Rutaecarpa（Juss.）Benth. var. *officinalis*
（Dode）Huang　石虎 ························ 185

Euodia rutaecarpa（Juss.）Benth.　吴茱萸 ···· 185

Euphorbia ebracteolata Hayata　月腺大戟 ····· 188

Euphorbia fischeriana Steud.　狼毒大戟 ······· 188

Euphorbia pekinensis Rupr.　大戟 ············ 187

Eupolyphaga sinensis Walker　地鳖 ············ 308

F

Fagopyrum dibotrys（D. Don）Hara　金荞麦

·· 138

Foeniculum vulgare Mill.　茴香 ··············· 212

Forsythia suspensa（Thunb.）Vahl　连翘 ······ 213

Fraxinus chinensis Roxb.　白蜡树 ············· 213

Fraxinus rhynchophylla Hance　苦枥白蜡树 ···· 213

Fraxinus stylosa Lingelsh.　宿柱白蜡树 ········ 213

Fraxinus szaboana Lingelsh.　尖叶白蜡树 ······ 213

Fritillaria cirrhosa D. Don　卷叶贝母 ········· 264

Fritillaria delavayi Franch.　梭砂贝母 ········· 264

Fritillaria pallidiflora Schrenk　伊犁贝母 ······ 266

Fritillaria przewalskii Maxim.　甘肃贝母 ······· 264

Fritillaria taipaiensis P. Y. Li　太白贝母 ······ 264

Fritillaria thunbergii Miq.　浙贝母 ············ 266

Fritillaria unibracteata Hsiao et K. C. Hsia
暗紫贝母 ·································· 264

Fritillaria unibracteata Hsiao et K. C. Hsia var.
wabuensis（S. Y. Tang et S. C. Yue）
Z. D. Liu, S. Wang et S. C. Chen　瓦布贝母
·· 264

Fritillaria ussuriensis Maxim.　平贝母 ········· 266

Fritillaria walujewii Rglel　新疆贝母 ·········· 266

G

Gallus gallus domesticus Brisson　家鸡 ········· 311

Ganoderma lucidum（Leyss. ex Fr.）Karst.
多孔菌科真菌赤芝 ························ 102

Ganoderma sinense Zhao, Xu et Zhang　紫芝
·· 102

Gardenia jasminoides Ellis　栀子 ············· 237

Gastrodia elata Bl.　天麻 ···················· 284

Gekko gecko L.　蛤蚧 ······················ 309

Gentiana crassicaulis Duthie ex Burk.　粗茎秦艽
·· 217

Gentiana dahurica Fisch.　小秦艽 ············ 217

Gentiana macrophylla Pall.　秦艽 ············· 217

Gentiana manshurica Kitag.　条叶龙胆 ········ 215

Gentiana rigescens Franch.　坚龙胆 ··········· 215

Gentiana scabra Bge.　龙胆 ·················· 215

Gentiana straminea Maxim.　麻花秦艽 ········· 217

Gentiana triflora Pall.　三花龙胆 ············· 215

Ginkgo biloba L.　银杏 ··············· 115, 118

Gleditsia sinensis Lam.　皂荚 ················ 182

Glycyrrhiza glabra L.　光果甘草 ·············· 178

Glycyrrhiza inflate Bat.　胀果甘草 ············ 178

Glycyrrhiza pallidiflora Maxim　刺果甘草 ······ 177

Glycyrrhiza uralensis Fisch.　甘草 ············ 178

Gymnadenia conopsea（L.）R. Br.　手参 ······ 288

Gynura segetum（Lour.）Merr.　菊三七 ········ 202

H

Haliotis asinina L.　耳鲍 ···················· 307

Haliotis discus hannai Ino　皱纹盘鲍 ·········· 307

Haliotis diversicolor Reeve　杂色鲍 ··········· 307

Haliotis laevigata（Donovan）　白鲍 ·········· 307

Haliotis ruber（Leach）　澳洲鲍 ············· 307

Hierodula patellifera（Serville）　巨斧螳螂 ····· 311

Hippocampus histrix Kaup　刺海马 ············ 311

Hippocampus japonicus Kaup　小海马（海蛆）
·· 311

Hippocampus kelloggi Jordan et Snyder　线纹海马
·· 311

Hippocampus kuda Bleeker　大海马 ··········· 311

Hippocampus trimaculatus Leach　三斑海马 ···· 311

Hirudo nipponica Whitman　水蛭 ············· 306

Homalomena occulta（Lour.）Schott.　千年健
·· 263

Huperzia Selago（L.）Bernh.　石杉 ·········· 111

Huperzia serrata（Thunb.）Trev.　蛇足石杉
·· 111

Hyriopsis cumingii（Lea）　三角帆蚌 ·········· 306

I

Imperata cylindrica Beauv. var. *major*（Nees）
C. E. Hubb.　白茅 ······················ 258

Inula helenium L.　土木香 ··················· 251

Inula racemosa Hook. f.　藏木香 ············· 251

Iphigenia indica Kunth ex Benth.　丽江慈姑
·· 266

Isatis indigotica Fort.　菘蓝 ············ 166, 167

K

Kaempferia galanga L.　山奈 ················· 283

L

Laminaria japonica Aresch. 海带 ·········· 98

Lasiosphaera fenzlii Reic 脱皮马勃 ·········· 104

Leonurus japonicus Houtt. 益母草·········· 227

Lepidium apetalum Willd. 独行菜 ·········· 168

Ligusticum chuanxiong Hort. 川芎 ·········· 209

Ligustrum lucidum Ait. 女贞 ·········· 213

Lindera aggregata（Sims）Kosterm. 乌药 ·········· 162

Lindera obtusiloba Bl. 三钻风 ·········· 160

Lindera umbellata Thunb. 大叶钩樟 ·········· 160

Liriope Muscari（Decne.）Baily 短葶山麦冬 ·········· 269

Liriope platyphylla Wang et Tang 阔叶山麦冬 ·········· 270

Liriope Spicata（Thunb.）Lour. var. *prolifera* Y. T. Ma 湖北麦冬 ·········· 269

Lonicera confusa DC. 或黄褐毛忍冬 *Lonicera fulvotomentosa* Hsu et S. C. Cheng 华南忍冬 ·········· 240

Lonicera hypoglauca Miq. 红腺忍冬·········· 240

Lonicera japonica Thunb. 忍冬 ·········· 238

Lonicera macranthoides Hand. –Mazz. 灰毡毛忍冬 ·········· 240

Lunathyrium acrostichoides（Sw.）Ching 峨眉蕨 ·········· 110

Lycium barbarum L. 宁夏枸杞 ·········· 229

Lycopus lucidus Turcz. var. *hirtus* Regel 毛叶地瓜儿苗 ·········· 228

Lygodium japonicum（Thunb.）Sw. 海金沙 ·········· 111

M

Magnolia biondii Pamp. 望春花 ·········· 157

Magnolia officinalis Rehd. et Wils. 厚朴 ·········· 154

Magnolia officinalis Rehd. et Wils. var. *biloba* Rehd. et Wils. 凹叶厚朴 ·········· 154

Magnolia sprengeri Pamp. 武当玉兰 ·········· 157

Magnolia 玉兰 ·········· 157

Manihot esculenta crantz 木薯 ·········· 274

Matteuccia struthiopteris（L.）Todaro 荚果蕨 ·········· 110

Melaphis chinensis（Bell）Baker 五倍子蚜 ·········· 188

Melia azedarach L. 楝 ·········· 186

Melia toosendan Sieb. et Zucc. 川楝 ·········· 186

Menispermum dauricum DC. 蝙蝠葛 ·········· 154

Mentha haplocalyx Briq. 薄荷 ·········· 220

Mirabilis jalapa L. 紫茉莉 ·········· 287

Momordica cochinchinensis Spreng. 木鳖子 ·········· 242

Morinda officinalis How 巴戟天 ·········· 237

Morus alba L. 桑 ·········· 128

Moschus berezovskii Flerov 林麝 ·········· 299

Moschus moschiferus L. 原麝 ·········· 299

Moschus sifanicus Przewalski 马麝 ·········· 299

Mosla chinensis Maxim 石香薷 ·········· 228

Mosla chinensis 'Jiangxiangru' 江香薷 ·········· 228

Mylabris cichorii L. 黄黑小斑蝥 ·········· 307

Mylabris phalerata Pallas 南方大斑蝥 ·········· 307

N

Notopterygium franchetii H. de Boiss. 宽叶羌活 ·········· 212

Notopterygium incisum Ting ex H. T. Chang 羌活 ·········· 212

O

Ondatra zibethica L. 麝鼠 ·········· 302

Ophiopogon japonicus（L. f）Ker–Gawl. 麦冬 ·········· 267

Osmunda japonica Thunb. 紫萁 ·········· 110

Ostrea gigas Thunb. 长牡蛎 ·········· 310

Ostrea rivularis Gould 近江牡蛎 ·········· 310

Ostrea talienwhanensis Crosse 大连湾牡蛎 ·········· 310

P

Paeonia lactiflora Pall. 芍药 ·········· 145, 147

Paeonia suffruticosa Andr. 牡丹 ·········· 148

Paeonia veitchii Lynch 川赤芍 ·········· 147

Panax ginseng C. A. Mey. 人参 ·········· 196

Panax japonicus C. A. Mey. 竹节参 ·········· 203

Panax notoginseng（Burk.）F. H. Chen 三七 ·········· 200

Panax quinquefolium L. 西洋参 ·········· 199

Papaver somniferum L. 罂粟 ·········· 165

Paris polyphylla Smith var. *Chinensis*（Franch.）Hara 七叶一枝花 ·········· 271

Paris polyphylla Smith var. *yunnanensis*（Franch.）Hand. –Mazz. 云南重楼 ·········· 271

Perilla frutescens（L.）Britt. 紫苏 ·········· 228

Periploca sepium Bge. 杠柳 ·········· 218

Pharbitis nil（L.）Choisy 裂叶牵牛 ·········· 219

Pharbitis purpurea（L.）Voight 圆叶牵牛 ·········· 219

Phellodendron amurense Rupr. 黄檗 ·········· 185

Phellodendron chinense Schneid. 黄皮树 ·········· 183

Pheretima aspergillum （E. Perrier） 参环毛蚓 306

Pheretima 通俗环毛蚓 306

Pheretima 威廉环毛蚓 306

Pheretima 栉盲环毛蚓 306

Pinellia pedatisecta Schott 掌叶半夏 262

Pinellia ternata （Thunb.） Breit. 半夏 260

Pinus massoniana Lamb. 马尾松 118

Platycladus orientalis （L.） Franco 侧柏 119

Platycodon grandiflorum （Jacq.） A. DC. 桔梗 243

Pleione bulbocodioides （Franch.） Rolfe 独蒜兰 288

Pleione yunnanensis Rolfe 云南独蒜兰 288

Pogostemon cablin （Blanco） Benth. 广藿香 228

Polygala sibirica L. 卵叶远志 187

Polygala tenuifolia Willd. 远志 187

Polygonatum cyrtonema Hua 多花黄精 271

Polygonatum kingianum Coll. et Hemsl. 滇黄精 271

Polygonatum odoratum （Mill.） Druce 玉竹 270

Polygonatum sibiricum Red. 黄精 271

Polygonum aviculare L. 萹蓄 138

Polygonum bistorta L. 拳参 138

Polygonum cuspidatum Sieb. et Zucc. 虎杖 137

Polygonum multiflorum Thunb. 何首乌 135

Polygonum orientale L. 红蓼 138

Polygonum tinctorium Ait. 蓼蓝 .... 138，167

Polyporus umbellatus （Pers.） Fries 猪苓 104

Poria cocos （Schw.） Wolf 茯苓 104

Procapra gurrurosa Pallas 黄羊 305

Prunella vulgaris L. 夏枯草 228

Prunus armeniaca L. var. *ansu* Maxim. 山杏 171

Prunus armeniaca L. 杏 171

Prunus davidiana （Carr.） Franch. 山桃 173

Prunus humilis Bge. 欧李 174

Prunus japonica Thunb. 郁李 174

Prunus mandshurica （Maxim.） Koehne 东北杏 171

Prunus pedunculata Maxim. 长柄扁桃 174

Prunus persica （L.） Batsch 桃 173

Prunus sibirica L. 西伯利亚杏 171

Pteria martensii （Dunker） 马氏珍珠贝 306

Pueraria lobata （Willd.） Ohwi 野葛 180

Pueraria thomsonii Benth. 甘葛藤 180

Pulsatilla chinensis （Bge.） Regel 白头翁 148

Pyrrosia lingua （Thunb.） Farwell 石韦 111

Pyrrosia petiolosa （Christ） Ching 柄石韦 111

Pyrrosia Sheareri （Bak.） Ching 庐山石韦 111

P. tabulieformis Carr. 油松 118

Q

Quisqualis indica L. 使君子 193

R

Rana temporaria chensinensis David 中国林蛙 311

Raphanus sativus L. 萝卜 168

Rauvolfia serpentina （L.） Benth. ex Kurz. 蛇根木 218

Rauvolfia verticillata （Lour.） Baill. 萝芙木 218

Rehmannia glutinosa Libosch. 地黄 232

Rheum officinale Baill. 药用大黄 132

Rheum palmatum L. 掌叶大黄 132

Rheum tanguticum Maxim. ex Balf. 唐古特大黄 132

Rhodiola crenulata （Hook. f. et Thorms.） H. Ohba 大花红
  景天 168

Rhus chinensis Mill. 盐肤木 188

Rhus potaninii Maxim. 青麸杨 188

Rhus punjabensis Stew. var. *sinica* （Diels）
  Rehd. et Wils. 红麸杨 188

Rosa chinensis Jacq. 月季 174

Rosa laevigata Michx. 金樱子 174

Rosa rugosa Thunb. 玫瑰 174

Rubia cordifolia L. 茜草 237

S

Saiga tatarica L. 赛加羚羊 304

Salvia miltiorrhiza Bge. 丹参 225

Sanguisorba officinalis L. var. *longifolia* （Bert.）
  Yü et Li 长叶地榆 174

Sanguisorba officinalis L. 地榆 174

Saposhnikovia divaicata （Turcz.） Schischk. 防风 211

Sargassum fusiforme （Harv.） Setch. 羊栖菜 99

Sargassum pallidum （Turn.） C. Ag. 海蒿子 99

Schisandra chinensis（Turcz.）Baill. 五味子

.... 157

Schisandra sphenanthera Rehd. et Wils.

华中五味子 159

Schizonepeta tenuifolia Briq. 荆芥 228

Scolopendra subspinipes mutilans L. Koch

少棘巨蜈蚣 308

Scutellaria baicalensis Georgi 黄芩 223

Sedum sarmentosum Bunge 垂盆草 169

Sepia esculenta Hoyle 金乌贼 311

Sepiella maindroni de Rochebrune 无针乌贼

.... 311

Sinapis alba L. 白芥 168

Smilax glabra Roxb. 光叶菝葜 271

Solanum tuberosum L. 茄科马铃薯 287

Sophora flavescens Ait. 苦参 181

Sophora japonica L. 槐 182

Sophora tonkinensis Gagnep. 越南槐 ... 182

Statilia maculata（Thunberg） 小刀螂 ... 311

Steleophaga plancyi（Boleny） 冀地鳖 ... 308

Stellaria dichotoma L. var. *lanceolata* Bge.

银柴胡 139

Stemona sessilifolia（Miq.）Miq. 直立百部

.... 263

Stemona. japonica（Bl.）Miq. 蔓生百部 ... 263

Stemona. tuberosa Lour. 对叶百部 263

Stephania tetrandra S. Moore 粉防己（石蟾蜍）

.... 152

Strychnos nux-vomica L. 马钱 214

T

Taraxacum mongolicum Hand. -Mazz. 蒲公英

.... 257

Taraxacum sinicum Kitag. 碱地蒲公英 ... 257

Taxus chinensis（Pilg.）Rehd. 红豆杉 ... 119

Taxus cuspidata Sied. et Zucc. 东北红豆杉

.... 119

Tenodera sinensis Saussure 大刀螂 311

Terminalia chebula Retz. var. *tomentella* kurt.

绒毛诃子 193

Terminalia chebula Retz. 诃子 193

Tetrapanax papyrifer（Hook.）K. Koch 通脱木 ... 203

Thlaspi arvense L. 菥蓂 168

Torreya grandis Fort. ex Lindl 榧 123

Trichosanthes cavaleriei Levl. 长猫瓜 ... 242

Trichosanthes crenulata C. Y. Cheng et C. H. Yueh

川贵栝楼 242

Trichosanthes cucumeroides（Ser.）Maxim. 王瓜

.... 242

Trichosanthes hupehensis C. Y. Cheng et C. H.

Yueh 湖北栝楼 242

Trichosanthes japonica Regel 日本栝楼 ... 242

Trichosanthes kirilowii Maxim. 栝楼 ...... 241，242

Trichosanthes rosthornii Harms 双边栝楼

.... 241，242

Trichosanthes rubriflos Thorel ex Cayla 红花栝楼

.... 242

Trichosanthes tamiaoshanensis C. Y. Cheng et

C. H. Yueh 南方栝楼 242

Trigonella foenum-graecum L. 胡芦巴 ... 182

Trionyx sinensis Wiegmann 鳖 311

Tripterygium wilfordii Hook. f. 雷公藤 ... 189

Typhonium divaricatum（L.）Decne. 犁头尖

.... 262

Typhonium flagelliforme（Lodd.）Blume 鞭檐犁

头尖 262

Typhonium giganteum Engl. 独角莲 263

Typhonium trifoliatum Wang et Lo ex H. Li et al.

三叶犁头尖 262

U

Uncaria hirsuta Havil. 毛钩藤 236

Uncaria macrophylla Wall. 大叶钩藤 ... 236

Uncaria rhynchophylla（Miq.）Miq. ex Havil.

钩藤 236

Uncaria sessilifructus Roxb. 无柄果钩藤 ... 236

Uncaria Sinensis（Oliv.）Havil. 华钩藤 ... 236

Urginea maritime Baker 海葱 272

V

Vaccaria segetalis（Neck.）Garcke 麦蓝菜 ... 139

Vigna angularis Ohwi et Ohashi 的 赤豆 ... 182

Vigna umbellata Ohwi et Ohashi 赤小豆 ... 182

Viverricula indica Desmarest 小灵猫 ... 301

Viverricula zibetha L. 大灵猫 301

Vladimiria berardioides（Franch.）Ling 厚叶木香

.... 251

Vladimiria souliei（Franch.）Ling var. *cinerea* Ling

灰毛川木香 250

Vladimiria souliei（Franch.）Ling 川木香 ... 250

Vladimiria 越西木香 251

W

Whitmania acranulata Whitman　柳叶蚂蟥 ………… 306

Whitmania pigra Whitman　蚂蟥 ……………… 306

Woodwardia japonica（L. f.）Sm.　狗脊蕨 ………… 110

Woodwardia unigemmata（Makino）Nakai

　　单芽狗脊蕨 …………………………………… 110

Z

Zaocys dhumnades（Cantor）　乌梢蛇 …………… 311

Zingiber officinale Rosc.　姜 …………………… 283

Ziziphus jujuba Mill. var. *spinosa*（Bunge）Hu ex

　　H. F. Chou　酸枣 …………………………… 189

Ziziphus jujuba Mill.　枣 ……………………… 189

重点药材彩色图片

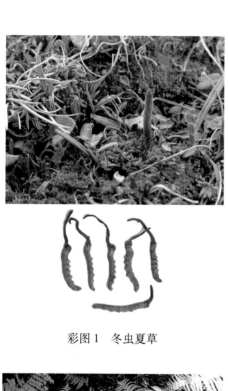

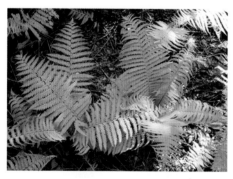

彩图 1　冬虫夏草

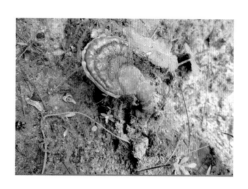

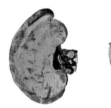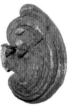

彩图 2　灵芝

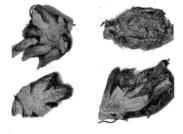

彩图 3　绵马贯众

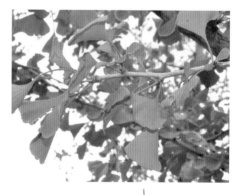

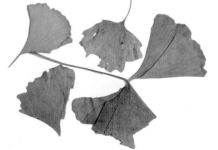

彩图 4　银杏

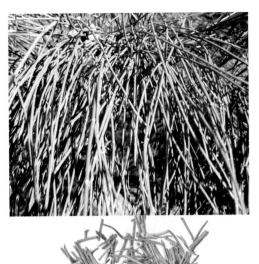

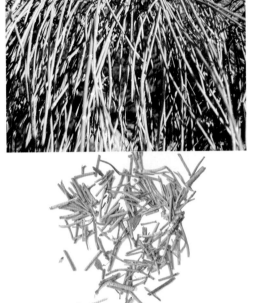

彩图 5　麻黄

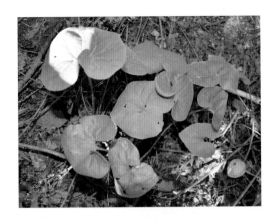

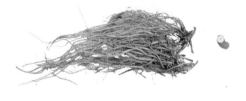

彩图 6　细辛

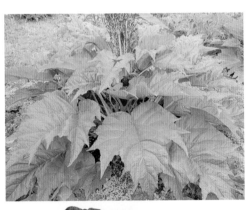

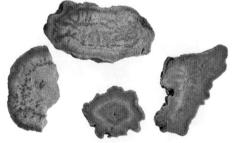

彩图 7　大黄

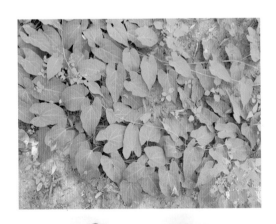

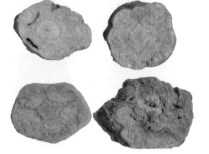

彩图 8　何首乌

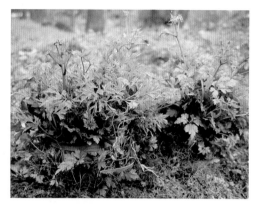
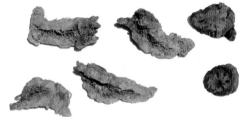

彩图 9　黄连

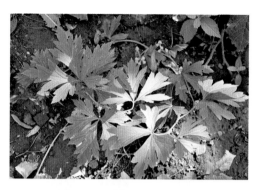
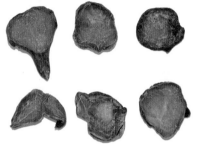

彩图 10　附子

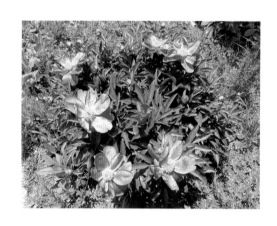
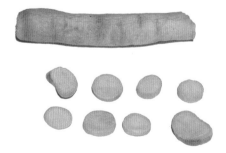

彩图 11　白芍

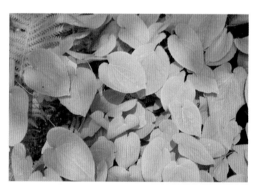
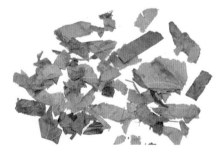

彩图 12　淫羊藿

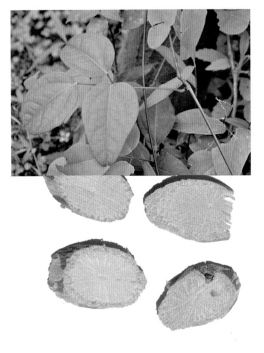

彩图 13　木通

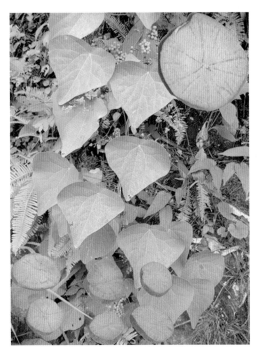

彩图 14　防己

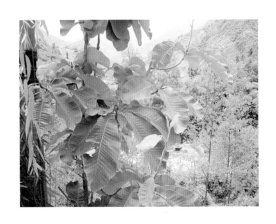

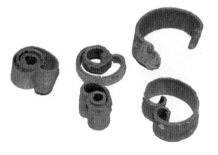

彩图 15　厚朴

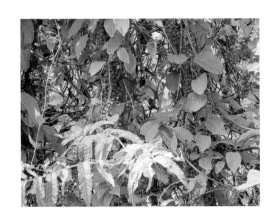

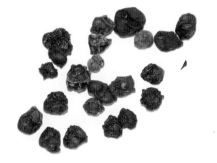

彩图 16　五味子

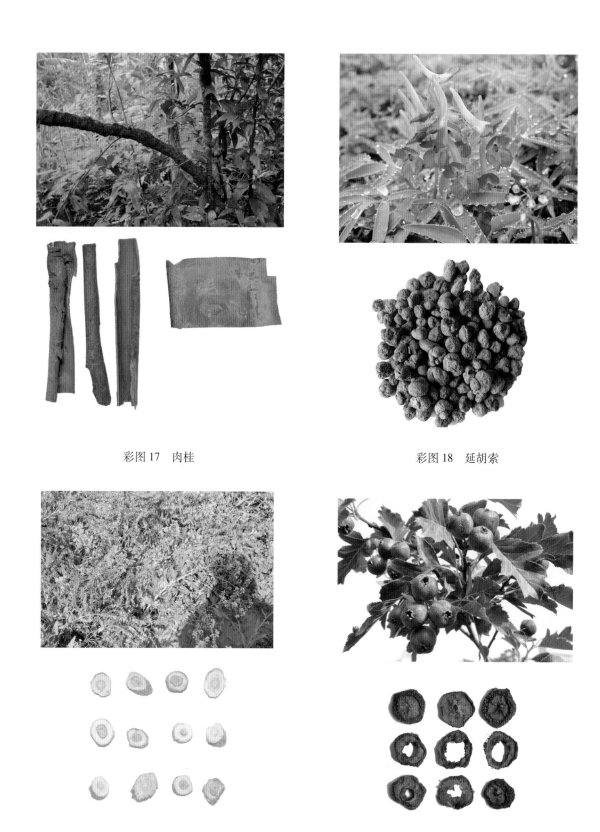

彩图 17　肉桂

彩图 18　延胡索

彩图 19　板蓝根

彩图 20　山楂

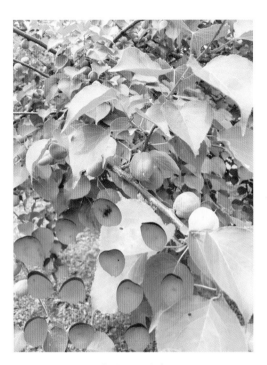

彩图 21　杏仁

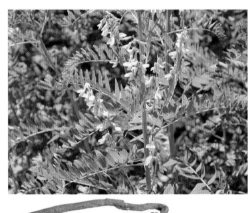

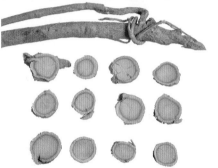

彩图 22　黄芪

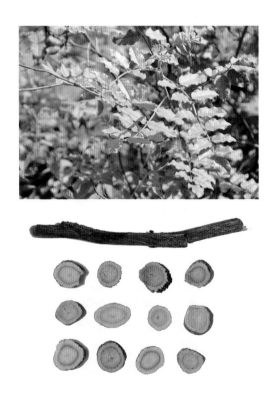

彩图 23　甘草

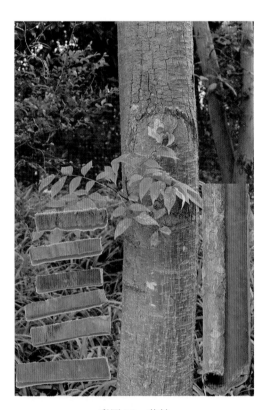

彩图 24　黄柏

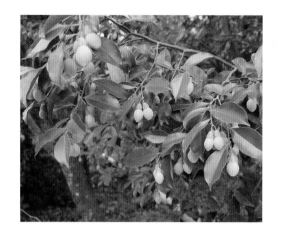

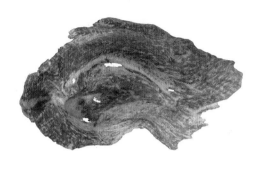

彩图 25　沉香

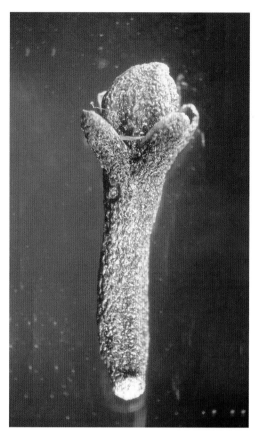

彩图 26　丁香

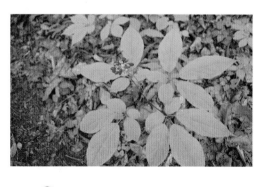

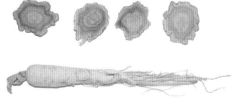

彩图 27　人参

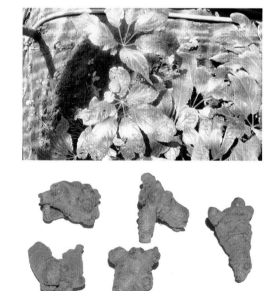

彩图 28　三七

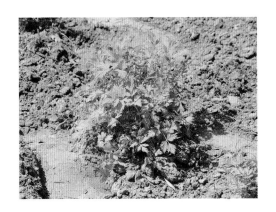

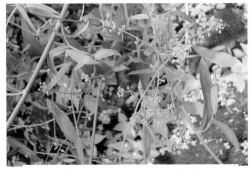

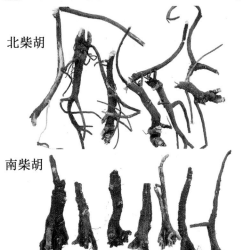

北柴胡

南柴胡

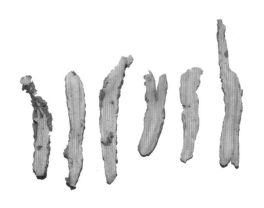

彩图 29　当归

彩图 30　柴胡

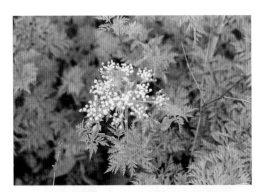

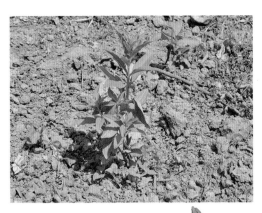

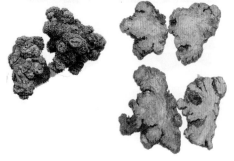

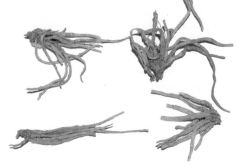

彩图 31　川芎

彩图 32　龙胆

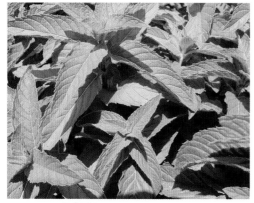

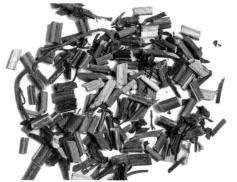

彩图 33　薄荷

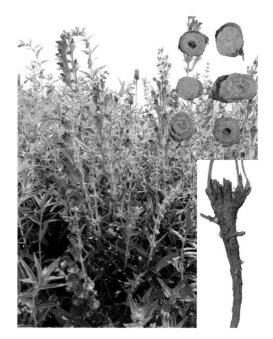

彩图 34　黄芩

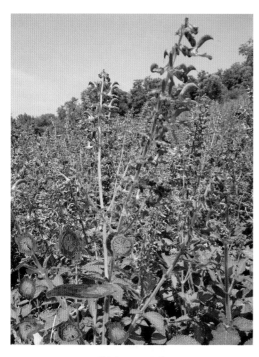

彩图 35　丹参

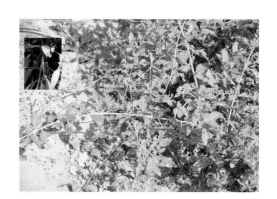

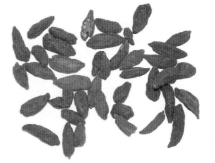

彩图 36　枸杞子

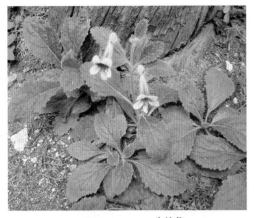

生地黄

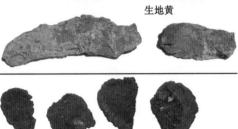

熟地黄

彩图 37　地黄

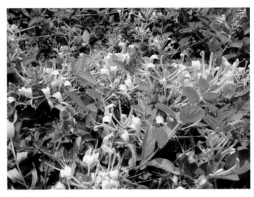

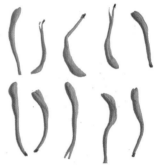

彩图 38　金银花

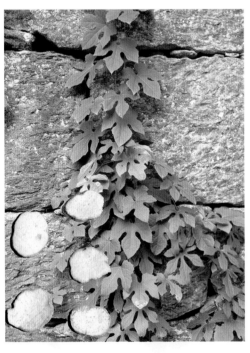

彩图 39　天花粉

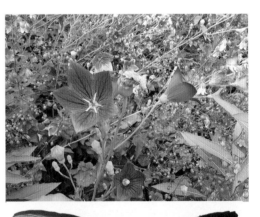

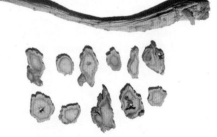

彩图 40　桔梗

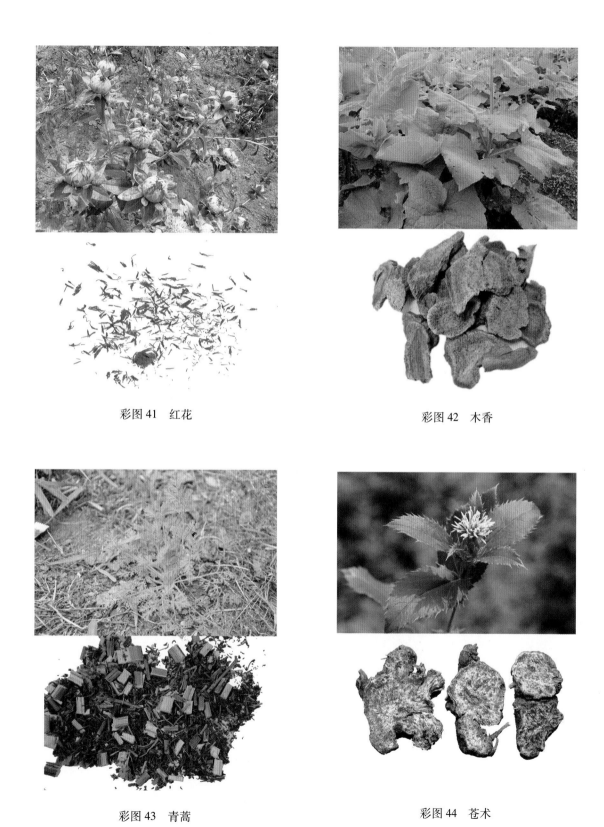

彩图 41　红花

彩图 42　木香

彩图 43　青蒿

彩图 44　苍术

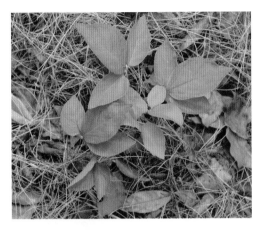

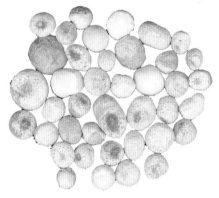

彩图 45　半夏

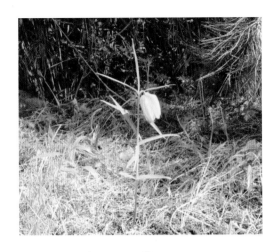

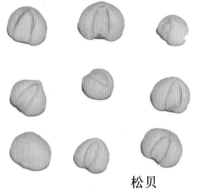

松贝

彩图 46　川贝母

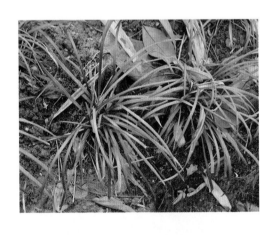

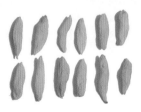

彩图 47　麦冬

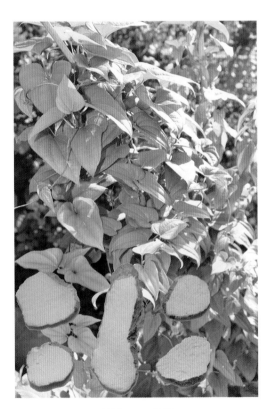

彩图 48　薯蓣

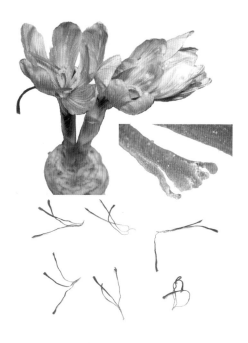

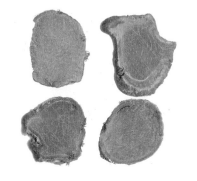

彩图 49　西红花

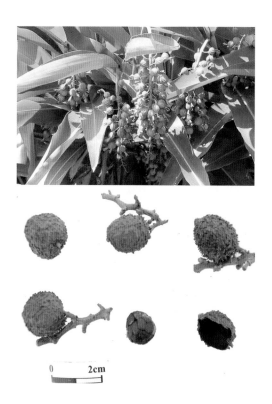

彩图 50　砂仁

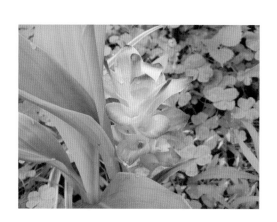

彩图 51　莪术

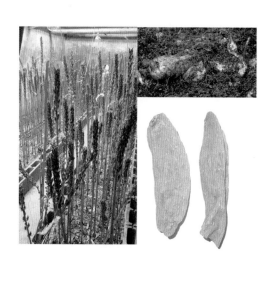

彩图 52　天麻

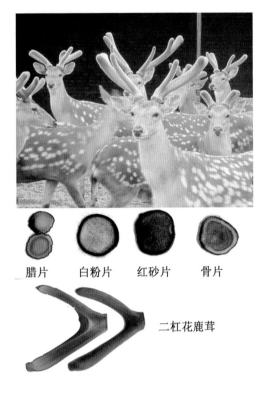

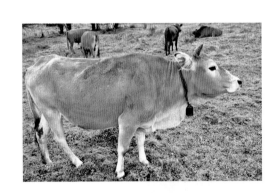

腊片　　白粉片　　红砂片　　骨片

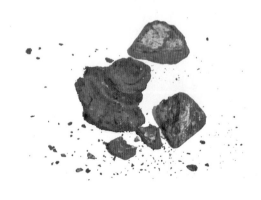

二杠花鹿茸

彩图 53　鹿茸

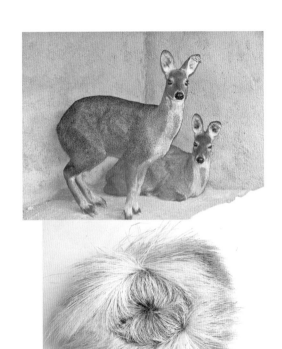

毛壳麝香

彩图 54　麝香

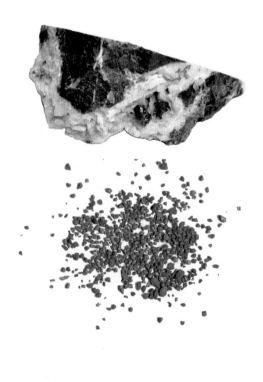

彩图 55　牛黄

彩图 56　朱砂